神经病学研究进展回眸2022

主　编◎王拥军　赵性泉

科学技术文献出版社
SCIENTIFIC AND TECHNICAL DOCUMENTATION PRESS
·北京·

图书在版编目（CIP）数据

神经病学研究进展：回眸2022 / 王拥军，赵性泉主编．—北京：科学技术文献出版社，2023．5

ISBN 978-7-5235-0229-7

Ⅰ．①神…　Ⅱ．①王…　②赵…　Ⅲ．①神经病学—研究进展　Ⅳ．① R74

中国国家版本馆 CIP 数据核字（2023）第 074826 号

神经病学研究进展：回眸2022

策划编辑：蔡蓉　责任编辑：栾璟煜　责任校对：张吲哚　责任出版：张志平

出 版 者　科学技术文献出版社
地　　址　北京市复兴路15号　邮编 100038
编 务 部　（010）58882938，58882087（传真）
发 行 部　（010）58882868，58882870（传真）
邮 购 部　（010）58882873
官方网址　www.stdp.com.cn
发 行 者　科学技术文献出版社发行　全国各地新华书店经销
印 刷 者　北京地大彩印有限公司
版　　次　2023 年 5 月第 1 版　2023 年 5 月第 1 次印刷
开　　本　710 × 1000　1/16
字　　数　378千
印　　张　21
书　　号　ISBN 978-7-5235-0229-7
定　　价　128.00元

Editorial Board

编委会

（按姓氏拼音排序）

参与编写

（按姓氏拼音排序）

边立衡　陈利利　陈玮琪　程　丝　段婉莹

高　峰　高　颖　郭　鹏　韩　颖　郝曼均

何明月　侯叶叶　霍晓川　贾白雪　江凌玲

姜睿璇　金佳宁　孔宪菲　寇文怡　冷　琦

李　晶　李光硕　李佳树　李晶卉　李鹏飞

李雯博　李朝霞　连腾宏　林怡君　刘　东

刘　洁　刘　湛　刘丽君　罗冬梅　吕书玉

马　宁　毛佳文　梅延亮　孟　瑶　莫大鹏

潘　华　濮月华　齐　婧　邱　冬　邱宝山

任雨婷　单　伟　史凯斌　苏东宁　孙大鹏

孙俊艳　邰宏飞　田德财　王　玮　王　赞

王锦锦　王俊伶　王利圆　王瑞丹　王文洁

王文娟　王新高　王昱懿　吴　涛　伍楚君

熊云云　闫　睿　杨海滨　杨华俊　杨中华

叶瑾怡　叶玉梅　岳　好　张　帆　张　华

张　亢　张冬玲　张唯佳　张文静　张智瑾

赵　威　赵一龙　郑元初　郑紫静　钟　瑶

周梦圆

PREFACE 前言

从2007年开始，首都医科大学附属北京天坛医院王拥军教授每年都会带领神经病学学科的知名专家和青年学者，一同回顾上一年脑血管病领域最重要的研究进展，集结成文并发表在《中国卒中杂志》当年首期的“卒中回眸”栏目。“回眸”系列文章也逐渐成为众多读者、神经病学领域研究者和临床医师们全面、系统梳理脑血管病领域研究的风向标。

2022年是不平凡的一年，在新型冠状病毒感染疫情的影响下，神经科学领域仍取得了众多的成就，这些研究成果将深远影响人类未来。2023年年初，持续16年的回眸系列文章也做出了重要的拓展。王拥军和赵性泉教授联合首都医科大学附属北京天坛医院神经病学中心、国家神经系统疾病临床医学研究中心、国家神经系统疾病医疗质量控制中心的核心专家，共同梳理出2022年神经病学14个领域中重要的国际研究进展，包括缺血性卒中、出血性卒中、脑小血管病、神经介入、神经重症、癫痫、头痛、运动障碍性疾病、神经感染与免疫、神经肌肉疾病/罕见病、阿尔茨海默病、头晕/眩晕、运动与健康等方面。专家们拾珠撷翠、深入解读，精准把握行业动向、厘清进展，带领读者排沙简金，寻找到适合的探索目标，推动科学研究成果及时向临床实践转化。

这 14 个领域研究进展的全系列回顾除了部分在《中国卒中杂志》正刊发表外，我们也将精华内容集结成图书，汇编成这本《神经病学研究进展：回眸 2022》。共同分享 2022 年度神经病学国际临床和科研热点，聆听 2022 年度神经病学精彩的研究之声。积蓄力量，一起向未来！

CONTENTS IN BRIEF

目 录

第 1 章

卒 中

➤➤➤ 回首2022年，国内外脑血管病研究者在卒中的院前转运、再灌注治疗及合并用药、神经保护、二级预防和基因相关药物研发等领域取得了不少突破。2023年伊始，我们共同回顾过去一年卒中领域研究的重大进展，找寻未来卒中研究的道路。

扫码观看视频解读

1　独辟蹊径：院前转运新模式或能改进偏远地区患者就诊流程

对于大血管闭塞性缺血性卒中来说，越早接受血管内治疗（endovascular treatment，EVT），患者获益的可能就越大。然而，偏远地区的初级卒中中心往往不具备开展 EVT 的能力，从而造成患者治疗的延误。在这种情况下，将疑似大血管闭塞患者绕过初级卒中中心直接转运至能开展 EVT 的综合卒中中心可能是更有效的策略。

2022 年 5 月，西班牙 Marc Ribo 教授团队在 *JAMA* 发表了 RACECAT 研究的结果。该研究是多中心、基于人群的整群随机对照试验，在加泰罗尼亚当地卒中中心无法开展 EVT 的非城市地区纳入 1401 例院前急救中疑似大血管闭塞所致卒中患者，其中 688 例直接转运至可开展 EVT 的综合卒中中心 [确诊为缺血性卒中或短暂性脑缺血发作（transient ischemic attack，TIA）者 482 例]，713 例首诊于当地初级卒中中心，之后再转运至综合卒中中心（确诊为缺血性卒中或 TIA 者 467 例）。研究发现，在随访 90 d 时，直接转运至综合卒中中心组与首诊于初级卒中中心组的改良 Rankin 量表（modified rankin scale，mRS）评分差异无统计学意义 [3（2 ~ 5）分 *vs.* 3（2 ~ 5）分，校正比值比（odds ratio，OR）1.03，95% 置信区间（confidence intervals，CI）0.82 ~ 1.29]（图 1–1）。

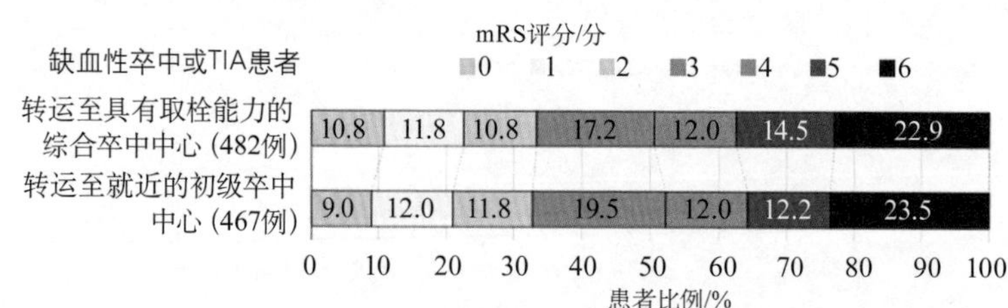

TIA—短暂性脑缺血发作；mRS—改良Rankin量表。

图1–1　RACECAT研究中不同转运方式组患者3个月mRS评分分布

图片来源：https://doi.org/10.1001/jama.2022.4404

RACECAT 研究结果提示，在加泰罗尼亚的非城市地区，对于大动脉闭塞性卒中患者来说，直接转运至综合卒中中心和首诊于初级卒中中心再转运至综合卒中中心两种转运方式在 90 d 功能结局方面差异没有统计学意义，但该结论需要在其他地区和场景下进行更多的研究进一步验证。

同期 *JAMA* 还发表了德国 Hubert 等针对飞行介入团队的研究结果。Hubert 团队于 2021 年提出卒中急救的飞行介入团队模式，即将患者转运到最近的具备卒中单元、导管室和停机坪的初级卒中中心，如果患者具有 EVT 指征，则介入团队紧急乘坐直升机至初级卒中中心开展 EVT。该研究为非随机、未设盲的对照研究，对比了飞行介入团队模式与传统转运模式对缺血性卒中患者介入治疗延误时间和预后的影响。研究共纳入 157 例患者，72 例患者进行飞行介入团队治疗，其中 60 例（83%）接受了 EVT；85 例进行传统转运，其中 57 例（67%）接受了 EVT。结果显示，飞行介入团队组从决定采取 EVT 到开始治疗的中位时间为 58（51 ~ 71）min，而传统转运组为 148（124 ~ 177）min，两组差值为 90 min（95%*CI* 75 ~ 103 min，$P < 0.001$）。3 个月随访时，两组接受 EVT 患者的 mRS 评分差异没有统计学意义 [3（2 ~ 6）分 *vs.* 3（2 ~ 5）分，校正 *OR* 1.91，95%*CI* 0.96 ~ 3.88，*P*=0.07]（图 1–2）。

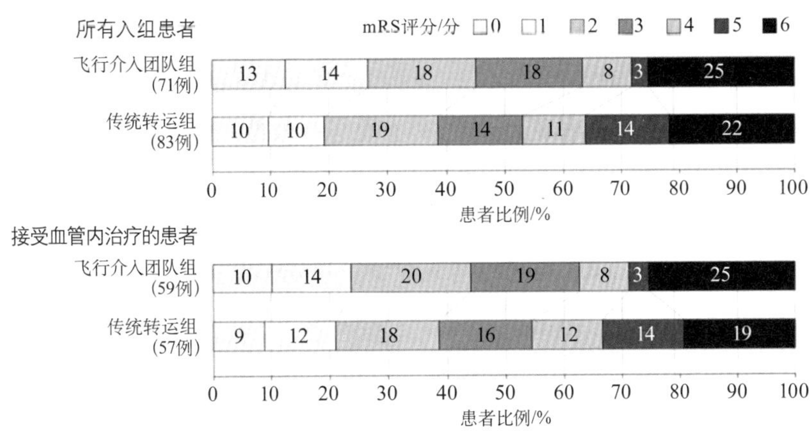

飞行介入团队失访1例，传统转运组失访2例。mRS—改良Rankin量表。

图1–2 飞行介入团队与传统转运模式中患者的3个月mRS评分分布

图片来源：https://doi.org/10.1001/jama.2022.5948

不过，Hubert 等的研究样本量较小，因此对其结果的解读需谨慎。另外，对该研究纳入的全部人群（包括未接受介入治疗的患者）的事后分析显示，飞行介入团队组的 3 个月临床预后优于传统转运组。该研究结果表明，飞行介入团队模式可以减少 EVT 前延误，因此可以考虑应用于卒中的院前转运，但该模式对患者功能预后的影响及其在其他地区的适用性都需要更多研究的支持。

以上研究提示，将偏远地区疑似大血管闭塞性卒中患者绕过初级卒中中心直接转运至综合卒中中心并没有改善患者的预后，不过飞行介入团队模式明显减少了急性缺血性卒中患者 EVT 的延误。

JAMA 同期刊登了哈佛医学院 Zachrison 教授等对上述两项研究的述评，指出

院前转运是整个卒中医疗体系的重要一环，上述两项研究无论是患者转运还是医师飞行，都创新了转运模式，为解决偏远地区医疗资源不足的难题进行了有益的探索。新模式的实行还需要考虑人力物力、转运时间、医疗条件等多种因素的影响，未来需要更多的探索介入治疗前转运流程的研究来寻找针对不同地区、不同场景、不同人群的最适宜的转运模式。除了院前转运，针对卒中医疗体系的其他环节，如院前识别、院前评估乃至 EVT 公平可及性的新模式、新措施的探索，也将为整个卒中诊疗体系的改进提供新思路。

2 曙光初现：替奈普酶将开创静脉溶栓的新格局

阿替普酶是脑血管病领域唯一具有确切循证医学证据的静脉溶栓药物，然而阿替普酶溶栓的血管再通率和预后并不理想。从 2010 年开始，第三代溶栓药物替奈普酶（tenecteplase，TNK）崭露头角。已经有多项研究对比了标准剂量阿替普酶与 TNK 在缺血性卒中静脉溶栓治疗中的安全性与有效性，但目前尚缺乏大型Ⅲ期临床随机对照试验的证据。

既往一项针对缺血性卒中 TNK 溶栓的Ⅲ期临床研究——NOR-TEST 由挪威的 Kvistad 团队牵头开展。该研究采用随机对照、开放标签、多中心、终点盲法评价、优效性设计，共纳入 1100 例患者，对比了高剂量 TNK（0.4 mg/kg）与标准剂量阿替普酶的溶栓结局，发现两种溶栓药物组的 90 d 良好功能结局（mRS 评分 0 ~ 1 分）率差异没有统计学意义（*OR* 1.08，95%*CI* 0.84 ~ 1.38，*P*=0.52）。NOR-TEST 研究的阴性结果可能是由于入组患者的神经功能缺损较轻 [美国国立卫生研究院卒中量表（the National Institute of Health stroke scale，NIHSS）评分中位数为 4 分]，且 25% 的入组患者是 TIA 或假性卒中。为进一步探索中重度卒中（NIHSS 评分 ≥ 6 分）患者应用 TNK 的有效性和安全性，在 NOR-TEST 研究 2A 部分中，研究者采用了随机对照、开放标签、多中心、终点盲法评价、非劣效性的研究设计，计划在至少 1036 例中重度卒中患者中验证 TNK 的疗效。最终研究因两组安全性事件失衡而提前终止，结果发现 0.4 mg/kg TNK 与标准剂量阿替普酶相比，显著降低了中重度卒中患者 90 d 良好功能结局的比例 [32%（31/96）*vs.* 51%（52/101），未校正 *OR* 0.45，95%*CI* 0.25 ~ 0.80，*P*=0.0064]（图 1-3），同时增加患者颅内出血的风险。NOR-TEST 研究 2A 部分的结果提示，在缺血性卒中患者中应谨慎应用 0.4 mg/kg 剂量的 TNK 静脉溶栓，NOR-TEST 研究的 2B 部分正在比较 0.25 mg/kg 剂量的 TNK 与标准剂量阿替普酶治疗中重度卒中的有效性和安全性。

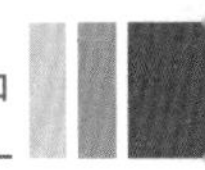

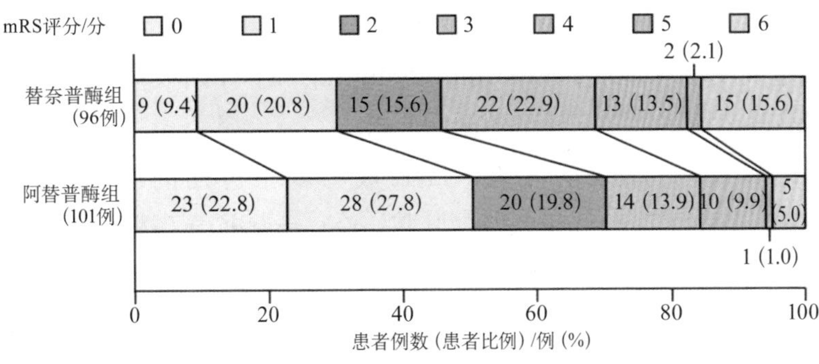

mRS—改良Rankin量表。

图1–3 NOR–TEST研究2A部分替奈普酶组和阿替普酶组的90 d mRS评分分布

图片来源：https://doi.org/10.1016/s1474–4422 (22) 00124–7

加拿大 Menon 教授牵头的 AcT 研究是一项开放标签、多中心、非劣效性、随机对照Ⅲ期临床研究，入组发病 4.5 h 内的有神经功能缺损的成年急性缺血性卒中患者，并 1 ∶ 1 随机分配到 0.25 mg/kg TNK 组或 0.9 mg/kg 阿替普酶组。研究纳入 1600 例患者，其中 1577 例接受了意向性治疗，TNK 组 806 例，阿替普酶组 771 例，最终，TNK 组有 36.9%（296/802）的患者达到了 90 ~ 120 d 良好功能结局（mRS 评分 0 ~ 1 分），这个比例在阿替普酶组为 34.8%（266/765），未校正风险差异（risk difference，RD）2.1%（95%*CI* – 2.6% ~ 6.9%），95%*CI* 下限达到了预设的 – 5% 的非劣效界值（图 1–4）。在安全性方面，两组 24 h 内症状性颅内出血（symptomatic intracerebral hemorrhage，sICH）发生率和 90 d 死亡率差异均无统计学意义。研究结果提示，0.25 mg/kg TNK 溶栓的 90 d 功能结局不劣于标准剂量阿替普酶，甚至有趋于优效的倾向，并且不增加颅内出血风险。

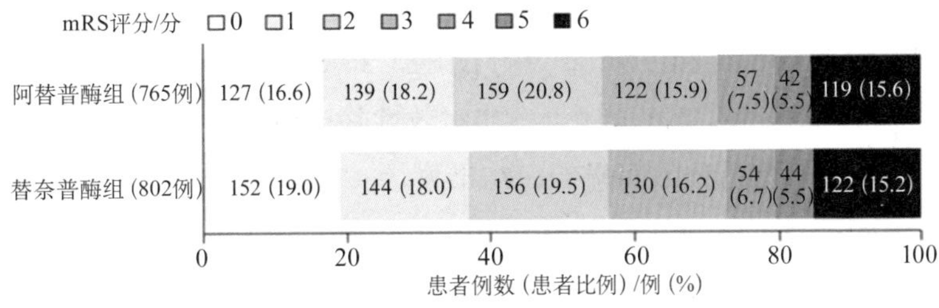

mRS—改良Rankin量表。

图1–4 AcT研究中阿替普酶组和替奈普酶组90~120 d mRS评分分布

图片来源：https://doi.org/10.1016/s0140–6736 (22) 01054–6

AcT 研究是迄今为止进行的最大规模的缺血性卒中 TNK 溶栓研究，其纳入患者的条件接近真实临床环境，为采用 0.25 mg/kg TNK 对发病 4.5 h 内缺血性卒中患者进行静脉溶栓提供了高质量的循证证据。

随着 AcT 等研究结果的发表，TNK 成为未来可期的溶栓新星。挪威的 Sandset 教授和美国的 Tsivgoulis 教授共同对 AcT 研究进行了述评，指出 AcT 研究联合真实世界的数据，为 0.25 mg/kg 剂量 TNK 溶栓的安全性和有效性提供了强有力的证据。尽管 TNK 对超时间窗和醒后卒中患者的疗效仍未确定，但对于 4.5 h 标准时间窗内患者的溶栓治疗，目前 TNK 的研究结果可能会改变相关临床指南的推荐以及后续溶栓研究的方案。

目前全球范围内已有 26 个国家或地区开展了超过 60 项 TNK 治疗缺血性卒中的研究，20 余项 TNK 溶栓相关的研究正在探寻 TNK 治疗轻型卒中、醒后或发病时间不明卒中、大动脉闭塞性卒中、后循环卒中的有效性和安全性，以及 TNK 在卒中后桥接取栓、动脉溶栓和移动卒中单元中应用的效果，这些研究成果将进一步解决 TNK 溶栓适用人群与新模式的问题。在阿替普酶临床应用近 30 年后的今天，TNK 静脉溶栓时代即将到来。

3 峰回路转：静脉溶栓桥接机械取栓仍然是首选

对于前循环大血管闭塞所致缺血性卒中患者，直接取栓是否不劣于桥接取栓是近年来脑血管领域的热点话题。“卒中：回眸 2020”和“卒中：回眸 2021”已经解读了既往 4 项相关的大型临床研究：来自中国的 DIRECT-MT 和 DEVT 两项研究发现，直接取栓的效果不劣于静脉溶栓桥接取栓；来自日本的 SKIP 研究和欧洲的 MR CLEAN-NO IV 研究则没有显示出直接取栓的非劣效性或优效性。2022 年，另外两项直接取栓对比桥接取栓的大型研究发布了其研究结果。

澳大利亚的 Mitchell 和 Yan 牵头的 DIRECT-SAFE 研究是一项国际多中心、随机对照、开放标签、终点盲法评价、非劣效性临床研究。该研究共入组了 295 例发病 4.5 h 内的颅内大动脉闭塞患者，结果显示，在 90 d 功能结局方面，直接取栓组和桥接取栓组分别有 55%（80/146）和 61%（89/147）的患者达到了 mRS 评分 0 ~ 2 分（意向治疗集 RD − 0.051，95%CI − 0.16 ~ 0.059），没有达到预设的非劣效界值（−10%），未能证实直接取栓治疗的非劣效性（图 1-5）。两组的死亡率、sICH 发生率等安全性终点差异无统计学意义。该研究未能证明直接取栓非劣效于桥接治疗，提示相关指南应推荐桥接取栓治疗作为标准治疗。

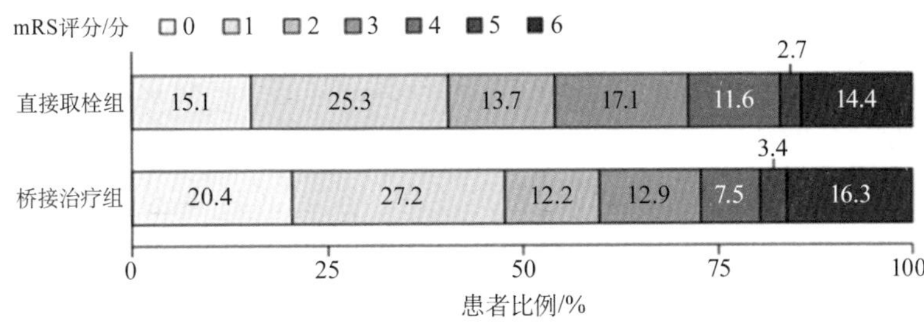

mRS—改良Rankin量表。

图1–5　DIRECT–SAFE研究中直接取栓组和桥接治疗组的90 d mRS评分分布

图片来源：https://doi.org/10.1016/s0140–6736 (22) 00564–5

Fischer 等发起的 SWIFT–DIRECT 研究是一项来自欧洲和加拿大的多中心、随机对照、非劣效性研究，共入组了 423 例患者，其中 408 例被纳入主要有效性终点分析。在 90 d 随访时，直接取栓组有 57%（114/201）的患者达到良好功能预后，桥接治疗组有 65%（135/207）的患者达到良好功能预后（校正 *RD* – 7.3%，95%*CI* – 16.6% ~ 2.1%），单侧 95%*CI* 低限（– 15.1%）未达到预设的非劣效界值（– 12%）（图 1–6）。此外，直接取栓组血管成功再通的比例低于桥接治疗组 [91%（182/201）*vs.* 96%（199/207），*RD* – 5.1%，95%*CI* – 10.2% ~ 0.0%，*P*=0.047]。该研究也未证实直接取栓相对桥接治疗的非劣效性，说明不能跨过静脉溶栓直接取栓。

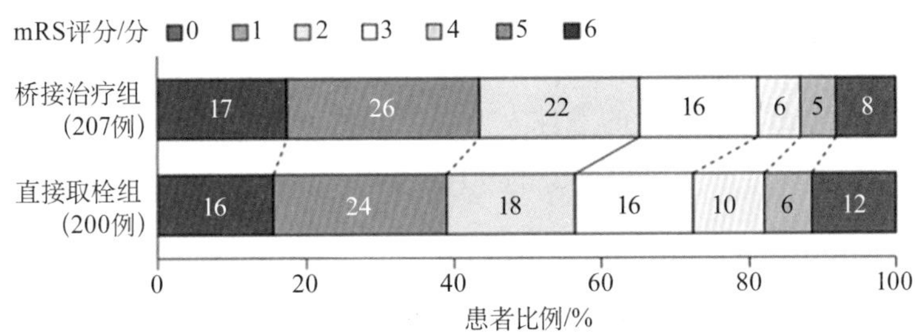

直接取栓组1例失访。mRS—改良Rankin量表。

图1–6　SWIFT–DIRECT研究中直接取栓组和桥接治疗组的90 d mRS评分分布

图片来源：https://doi.org/10.1016/s0140–6736 (22) 00537–2

上述两项研究均未能证实在急性大动脉闭塞患者中，直接取栓治疗不劣于桥接治疗，因此，桥接治疗仍然是大血管闭塞患者的首选治疗方式。Khatri 教授在同期述评中分析，静脉溶栓有取栓前血管再通作用，对于取栓困难的血管（如血管迂曲）以及远端栓子的清除有优势。另外，桥接治疗可提高机械取栓的成功率，这使得静脉溶栓成为取栓前不可跳过的环节。回顾上述 6 项研究，了解其结果不同的同时也应注意到其研究人群的异质性，包括地区、病因、人种等，不同经济水平国家的医疗流程也存在差异。此外，预设的非劣效界值与临床实际价值之间的差异也值得深入分析和探讨。

上述研究较少纳入院间转诊患者，另外，溶栓药物、取栓装置和取栓前诊治流程的更新也会影响直接取栓和桥接取栓的结果。针对 TNK 桥接治疗与直接取栓的 BRIDGE-TNK 研究（NCT04733742）和 DIRECT-TNK 研究（NCT05199194）也正在进行中，期望这两项研究的成果为该领域的治疗决策提供更充足的证据。

4　开拓创新：反向桥接提高有效再灌注

在既往取栓的随机对照试验中，EVT 后血管再通率虽然达到 70% 以上，但患者的 90 d 良好预后率却不足 50%。微循环再灌注不良可能是导致患者血管再通后仍然预后不良的原因。动脉溶栓治疗可能是改善微循环灌注的方法。CHOICE 是一项临床Ⅱ B 期的多中心、双盲、随机对照试验，由西班牙的 Chamorro 教授团队发起，探讨了取栓成功再通后辅助动脉内阿替普酶治疗能否改善患者的预后。该研究计划每组纳入 100 例受试者，因为新型冠状病毒感染疫情导致入组缓慢以及药物供应问题而提前终止，最终共有 113 例患者随机接受治疗。结果显示，阿替普酶组和安慰剂组中 90 d mRS 评分 0 ~ 1 分的患者比例分别为 59.0%（36/61）和 40.4%（21/52），校正 *RD* 18.4%（95%*CI* 0.3% ~ 36.4%，*P*=0.047）（图 1–7）。同时，阿替普酶组的出血风险更低，24 h 内发生 sICH 的风险和 90 d 死亡率也更低。该研究首次证实，对于机械取栓术后成功再灌注的急性大血管闭塞性缺血性卒中患者，联合动脉内阿替普酶溶栓治疗较安慰剂可获得更好的 90 d 功能预后。

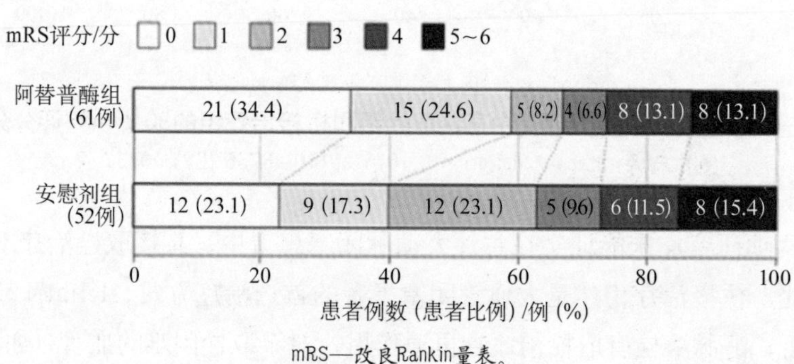

mRS—改良Rankin量表。

图1–7　CHOICE研究中阿替普酶组和安慰剂组的90 d mRS评分分布

图片来源：https://doi.org/10.1001/jama.2022.1645

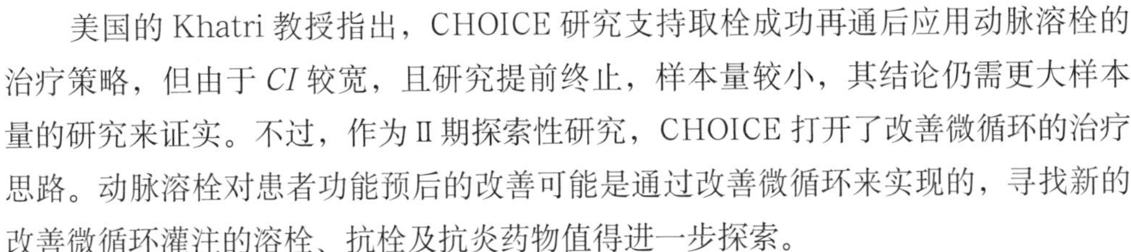

美国的 Khatri 教授指出，CHOICE 研究支持取栓成功再通后应用动脉溶栓的治疗策略，但由于 *CI* 较宽，且研究提前终止，样本量较小，其结论仍需更大样本量的研究来证实。不过，作为Ⅱ期探索性研究，CHOICE 打开了改善微循环的治疗思路。动脉溶栓对患者功能预后的改善可能是通过改善微循环来实现的，寻找新的改善微循环灌注的溶栓、抗栓及抗炎药物值得进一步探索。

5 知难而进：大面积脑梗死首添机械取栓证据

由于缺乏高质量的循证医学证据，对于 Alberta 卒中项目早期计算机断层扫描量表（Alberta stroke program early computed tomography score，ASPECTS）评分＜ 6 分或梗死核心体积＞ 70 mL 的大梗死核心患者，既往指南并未推荐进行机械取栓治疗。有荟萃分析提示大梗死核心患者也可能从机械取栓中获益。考虑到大梗死核心患者很难获得较好的功能结局，且更易出现脑疝、出血转化等并发症，因此对此类患者进行机械取栓须谨慎评估血管再通带来的获益和风险，这也对相关临床研究设计提出了更高的要求。

2022 年，日本的 Morimoto 教授团队进行的 RESCUE-Japan LIMIT 研究率先带来了好消息。这项多中心、开放标签、终点盲法评价的随机对照试验入组了 203 例前循环大血管闭塞所致大梗死核心 [磁共振成像（magnetic resonance imaging，MRI）弥散加权成像（diffusion weighted imaging，DWI）序列 ASPECTS 评分 3 ~ 5 分] 患者。90 d 随访显示，EVT 组 mRS 评分 0 ~ 3 分的患者比例为 31.0%（31/100），药物治疗组为 12.7%（13/102），相对风险 2.43（95%*CI* 1.35 ~ 4.37，*P*=0.002）（图 1-8）。EVT 组脑出血发生率为 58.0%（58/100），药物治疗组为 31.4%（32/102），组间差异有统计学意义（$P < 0.001$）。EVT 组和药物治疗组 sICH 发生率和死亡率相似。该研究结果表明，对于 ASPECTS 评分 3 ~ 5 分的患者，EVT 的功能结局优于药物保守治疗，但会增加出血风险。

需要注意的是，RESCUE-Japan LIMIT 研究与其他取栓研究存在一些区别，如该研究对良好功能结局的定义为 mRS 评分 0 ~ 3 分，而其他取栓研究对良好功能结局的定义多为 mRS 评分 0 ~ 2 分；筛选患者梗死核心大小的 ASPECTS 评分主要基于 MRI 检查结果，而不是计算机断层扫描（computed tomography，CT）的影像结果；采用头颅磁共振血管成像（magnetic resonance angiography，MRA）评估大血管闭塞，可能会高估血管闭塞的程度，因此可能会纳入部分 CT 血管成像（CT angiography，CTA）检查中仅为严重血管狭窄而非血管闭塞的患者。

另外，该研究中溶栓比例和阿替普酶的剂量（0.6 mg/kg）均偏低，也可能影响其结果与其他研究结果的差异。

总体来说，RESCUE-Japan LIMIT 研究打破了大梗死核心患者取栓治疗的禁区，将使更多患者可以通过取栓治疗获益，期待后续开展更多的相关研究以加深我们对大梗死核心取栓治疗的认识。

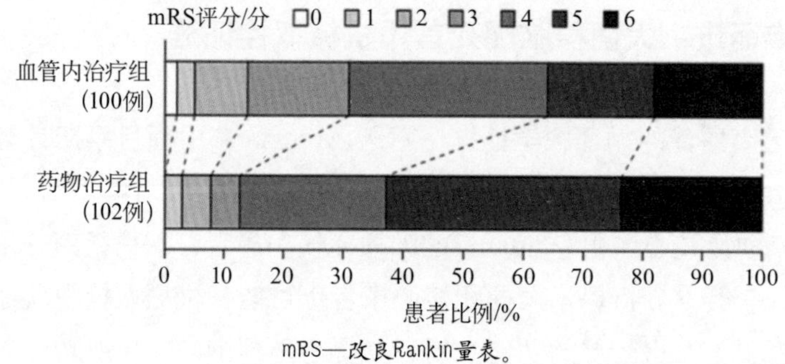

mRS—改良Rankin量表。

图1-8 RESCUE-Japan LIMIT研究中血管内治疗组和药物治疗组90 d mRS评分分布

图片来源：https://doi.org/10.1056/nejmoa2118191

6 柳暗花明：基底动脉机械取栓获益明确

与前循环取栓研究的如火如荼相比，后循环取栓的临床研究连续遇冷。但后循环卒中，特别是基底动脉闭塞性后循环卒中患者有更高的死亡和致残风险，因此基底动脉闭塞机械取栓治疗仍值得深入研究。真实世界队列研究提示基底动脉闭塞患者可以从机械取栓治疗中获益。那么，通过设计良好的临床研究获得高质量的循证医学证据成了基底动脉闭塞取栓的研究重点。

BAOCHE 研究由首都医科大学宣武医院吉训明教授牵头开展，旨在评价对发病 6 ~ 24 h 的基底动脉闭塞患者进行动脉机械取栓治疗的有效性和安全性。该研究为多中心、开放标签、终点盲法评价的随机对照临床研究。研究原计划纳入 318 例患者，但由于中期分析证实了机械取栓的有效性，入组被提前终止。在纳入统计分析的 217 例患者中，取栓组和对照组分别有 46%（51/110）和 24%（26/107）的患者达到主要疗效终点（90 d mRS 评分 0 ~ 3 分），组间差异有统计学意义（校正率比 1.81，95%*CI* 1.26 ~ 2.60，$P < 0.001$）。在安全性终点方面，取栓组 sICH 的发生率为6%（6/102），高于对照组的1%（1/88），率比 5.18（95%*CI* 0.64 ~ 42.18）（图 1-9）。取栓组 90 d 死亡率为 31%（34/110），对照组为 42%（45/107），校正率比 0.75（95%*CI* 0.54 ~ 1.04）。BAOCHE 研究的结果表明，在基底动脉闭塞

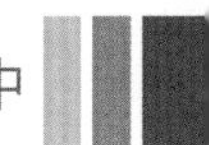

6 ~ 24 h 内，机械取栓治疗相比标准药物治疗可以为患者带来更好的 90 d 功能结局，但会增加围手术期并发症和颅内出血风险。

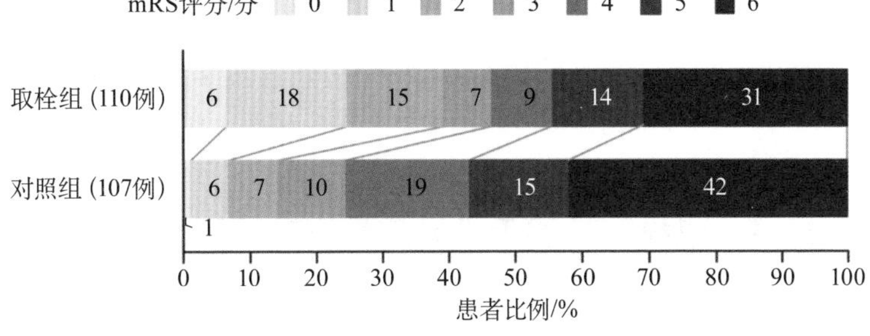

mRS—改良Rankin量表。

图1–9 BAOCHE研究中取栓组和对照组的90 d mRS评分分布

图片来源：https://doi.org/10.1056/nejmoa2207576

ATTENTION 研究由中国科学技术大学附属第一医院的刘新峰和胡伟教授牵头开展，旨在评价基底动脉闭塞 12 h 内机械取栓治疗的有效性和安全性。该研究为多中心、开放标签、终点盲法评价的随机对照临床研究，将入组患者以 2 ∶ 1 的比例随机分配至机械取栓组或药物治疗组。研究共入组 340 例意向治疗患者，其中机械取栓组 226 例，药物治疗组 114 例。机械取栓组中 46%（104/226）的患者和药物治疗组中 23%（26/114）的患者达到了 90 d mRS 评分 0 ~ 3 分，校正率比 2.06（95%*CI* 1.46 ~ 2.91，$P < 0.001$）（图 1–10）。取栓组有 5%（12/226）的患者发生了 sICH，药物治疗组无 sICH 发生。该研究结果表明，基底动脉闭塞 12 h 内进行机械取栓治疗可改善患者的功能结局，但同时也会增加围手术期颅内出血风险。

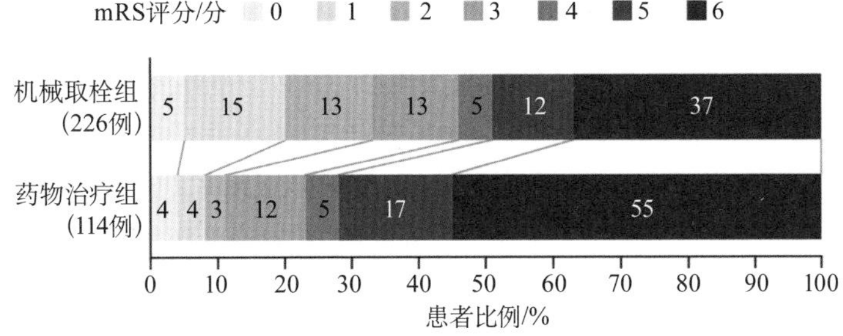

mRS—改良Rankin量表。

图1–10 ATTENTION研究中机械取栓组和药物治疗组的90 d mRS评分分布

图片来源：https://doi.org/10.1056/nejmoa2207576

上述两项基底动脉取栓研究与其他相关研究相比，患者合并大动脉粥样硬化的比例更高，由此带来的血管成形术或支架置入治疗的比例也更高。另外，这两项研究中静脉溶栓的比例更低。因此这两项研究的证据对颅内大动脉粥样硬化患病率高且静脉溶栓使用率低的人群似乎最有力。以上两项研究证实血管内取栓治疗可使急性基底动脉闭塞患者明显获益，填补了后循环大血管闭塞性卒中 EVT 缺乏高质量研究证据的空白。

7 精益求精：机械取栓围手术期药物研究的新思路

机械取栓已经成为缺血性卒中急性期的一线治疗方案，其血管再通率达到 70% 以上，但患者的 90 d 良好功能结局还有很大的提升空间。目前机械取栓围手术期药物治疗的相关证据相对较少，有研究者认为早期抗栓、降压等治疗可能有利于进一步改善患者的 90 d 功能结局。

对接受 EVT 的缺血性卒中患者来说，围手术期抗栓药物治疗可能进一步优化再灌注并降低缺血相关并发症风险，但尚不清楚围手术期抗栓药物治疗的获益是否高于其带来的出血风险。目前指南不推荐对此类患者早期使用阿司匹林，同时，对肝素治疗也没有明确的推荐意见。为了探索 EVT 围手术期静脉使用阿司匹林和普通肝素的有效性和安全性，荷兰 Erasmus 大学医疗中心的 Steen 教授团队进行了 MR CLEAN-MED 研究。该研究为随机对照、开放标签、终点盲法评价的多中心临床研究。入组前循环大血管（颈内动脉、大脑中动脉 M1 或 M2 段）闭塞性缺血性卒中且可在发病 6 h 内接受 EVT 的患者。研究采用 2×3 析因设计，患者从股动脉穿刺开始 1 ∶ 1 随机接受或不接受静脉阿司匹林治疗，同时 1 ∶ 1 ∶ 1 随机接受中等剂量普通肝素、小剂量普通肝素或不接受肝素治疗。共有 628 例患者进入研究的意向性分析集，其中 49%（310/628）的患者接受了静脉阿司匹林治疗，51%（318/628）的患者未接受阿司匹林治疗。与未接受阿司匹林治疗组相比，阿司匹林治疗组的功能结局有更差的趋势，但差异没有达到统计学意义（90 d mRS 评分：3 分 *vs.* 2 分，共同 *OR* 0.91，95%*CI* 0.69 ~ 1.21）；与未接受肝素治疗组相比，肝素治疗组的功能结局有更差的趋势，但差异没有达到统计学意义（90 d mRS 评分：3 分 *vs.* 2 分，共同 *OR* 0.81，95%*CI* 0.61 ~ 1.08）（图 1-11）。另外，阿司匹林和肝素均会增加 sICH 风险。研究结果表明，在缺血性卒中 EVT 围手术期使用阿司匹林或肝素均会增加颅内出血风险，且没有改善患者的功能结局。

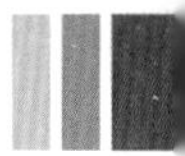

两组其他终点事件（复合缺血事件、全因死亡）的发生率差异亦没有达到统计学意义。该研究提示，慢性 RIC 与假手术相比不能有效降低症状性 ICAS 患者的卒中复发风险。加拿大的 Ganesh 教授在同期述评中指出，RICA 研究中不足 50% 的受试者依从率可能稀释了 RIC 的有效性，另外，RIC 的方法、适用人群等方面均需要未来更多研究的探索。

除了二级预防，RIC 还被尝试应用于卒中急性期治疗。2022 年 8 月，中国人民解放军北部战区总医院、辽宁省脑血管病临床医学协同创新联盟陈会生教授团队在 *JAMA* 上公布了 RICAMIS 研究的结果。RICAMIS 研究是一项多中心、开放标签、终点盲法评价的随机临床研究，旨在评价 RIC 对中度急性缺血性卒中的疗效。来自中国 55 家医院的 1893 例发病 48 h 内、中度卒中（NIHSS 评分 6 ~ 16 分）、未接受再灌注治疗且卒中前功能良好（mRS 评分 ≤ 1 分）的成年患者随机接受 10 ~ 14 d 的 RIC 联合基于指南的常规治疗（RIC 组）或单纯常规治疗（对照组），1776 例患者完成了研究，其中 RIC 组 863 例，对照组 913 例。随访 3 个月时，RIC 组有 67.4%（582/863）的患者达到了良好功能预后（mRS 评分 0 ~ 1 分），对照组有 62.0%（566/913）的患者达到了良好功能预后，RIC 可有效改善患者 90 d 功能结局（*OR* 1.27，95%*CI* 1.05 ~ 1.54，*P*=0.02；校正 *OR* 1.41，95%*CI* 1.14 ~ 1.74，*P*=0.002）（图 1–15）。在不良事件方面，两组严重不良事件发生率相似。该研究的结果证实，对于中度卒中患者，与常规治疗相比，联合 RIC 治疗可增加 90 d 良好功能预后的可能。

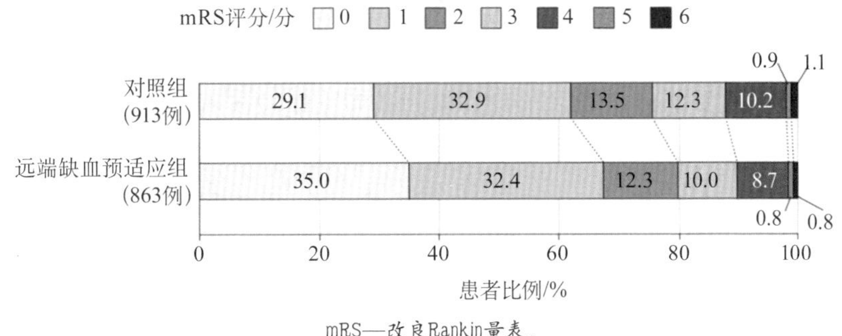

mRS—改良Rankin量表。

图1–15　RICAMIS研究中远端缺血预适应组和对照组的90 d mRS评分分布

图片来源：https://doi.org/10.1001/jama.2022.13123

RICAMIS 研究是目前规模最大的 RIC 应用于卒中急性期治疗且获得阳性结果的临床研究。*JAMA* 同期发表的述评认为 RIC 相比溶栓更安全易行，RICAMIS 研究具有重要的临床意义，但该研究采用开放标签设计，且未评估两组的康复治疗情况。另外，RIC 的最佳应用方式和启动时间均没有定论，RIC 在卒中急性期的作用需要更多后续临床证据的支持。

9　喜忧参半：颅内动脉狭窄和颈动脉狭窄管理证据再夯实

ICAS 是全球范围内缺血性卒中的主要原因之一，复发率和致残率较高。目前对血管内支架置入或血管成形术能否改善 ICAS 患者的预后仍存在争议。既往随机对照试验显示，与单纯药物治疗相比，颅内动脉支架联合药物治疗并不能降低 ICAS 患者的卒中复发风险，但尚不明确严格的患者选择和更有经验的医师进行手术操作是否能改善患者的预后。

CASSISS 研究是一项在中国进行的多中心、开放标签、终点盲法评价的随机对照试验。在 2014—2016 年入组重度 ICAS（血管狭窄率 70% ~ 99%）引起的发病 3 周以上的 TIA、非致残性和非穿支动脉区域梗死的缺血性卒中患者，共随访 3 年。研究共入组了 380 例患者，358 例完成了统计分析，其中药物治疗联合血管成形术或支架置入组 176 例，单纯药物治疗组 182 例。药物治疗包括 90 d 的双联抗血小板治疗和后期序贯单药抗血小板治疗以及卒中危险因素控制。结果显示，与单纯药物治疗相比，药物治疗联合血管成形术或支架置入术不能降低重度 ICAS 患者 30 d 内卒中或死亡及 30 d 至 1 年内责任动脉供血区卒中复发的风险 [8.0%（14/176）*vs.* 7.2%（13/181），*HR* 1.10，95%*CI* 0.52 ~ 2.35，*P*=0.82]（表 1-1）。CASSISS 研究的结果不支持对重度 ICAS 患者在药物治疗基础上联合血管成形术或支架置入术治疗。尽管该研究已经细化了患者的入组标准并提高了对术者手术能力的要求，但研究结果仍显示介入治疗带来的获益可能被其不良反应所抵消，同时该研究也提示了二级预防依从性对重度 ICAS 患者的重要性。

在心血管领域，COURAGE 研究结果显示，经皮冠状动脉介入联合药物治疗与单纯药物治疗相比并不能降低随访 5 年时冠心病患者的死亡或心肌梗死风险（*P*=0.62）；在 15 年随访时也没有显示出介入治疗的优效性。相似地，ISCHEMIA 研究也证实，在伴有中重度心肌缺血的冠心病患者中，经皮冠状动脉介入治疗与药物治疗相比，不能降低缺血性心血管事件或全因死亡风险。

上述研究提示，也许与心血管领域的血运重建结果类似，在脑血管领域，对慢性或稳定性脑动脉狭窄患者进行介入治疗对缺血或死亡事件的获益有限。

表1–1 CASSISS研究的临床结局

终点	终点事件（事件数/总数）/例（%）		事件发生率差异（95%*CI*）/%	*HR*（95%*CI*）	*P*值
	药物治疗联合血管成形术或支架置入组（176例）	单纯药物治疗组（181例）			
主要终点	14/176（8.0）	13/181（7.2）	0.4（–5.0~5.9）	1.10（0.52~2.35）	0.82
入院后30 d内卒中或死亡	9/176（5.1）	4/181（2.2）	—	—	—
30 d至1年责任动脉供血内卒中	5/176（2.8）	9/181（5.0）	—	—	—
次要终点					
2年内同一区域发生卒中	17/171（9.9）	16/178（9.0）	0.7（–5.4~6.7）	1.10（0.56~2.16）	0.80
3年内同一区域发生卒中	19/168（11.3）	19/170（11.2）	–0.2（–7.0~6.5）	1.00（0.53~1.90）	>0.99
3年内发生致残性卒中或死亡	19/168（11.3）	15/166（9.0）	2.0（–4.6~8.6）	1.28（0.65~2.52）	0.49
3年内任何卒中、TIA、支架或药物治疗相关的心血管事件	24/169（14.2）	31/172（18.0）	–4.1（–12.0~3.7）	0.76（0.45~1.30）	0.31
3年内死亡	7/160（4.4）	2/159（1.3）	3.2（–0.5~6.9）	3.75（0.77~18.13）	0.08
卒中相关死亡	4/160（2.5）	2/159（1.3）	—	—	—
非卒中相关死亡	3/160（1.9）	0/159（0）	—	—	—

注：单纯药物治疗组1例因缺少数据未纳入最终分析。主要终点为30 d内卒中或死亡及30 d至1年内责任动脉供血区卒中复发。CI—置信区间；HR—风险比；TIA—短暂性脑缺血发作。

未接受外科／介入干预的无症状颈动脉疾病患者的卒中风险难以确定，尚缺乏真实世界数据作为参考。Chang 等探讨了无症状性重度颈动脉狭窄患者的长期卒中风险并在 2022 年公布了队列研究结果。这项回顾性队列研究在 2008—2012 年共入组了 3737 例无症状性重度颈动脉狭窄（狭窄率 70% ~ 99%）患者，患者入组前 6 个月内未接受过外科手术干预，且未发生过同侧脑缺血事件，主要终点指标为同侧颈动脉相关缺血性卒中。该队列的平均随访时间为 4.1 年，结果显示，在任何手术干预之前，共发生 133 例同侧卒中事件，平均年卒中率为 0.9%（95%*CI* 0.7% ~ 1.2%）。Kaplan–Meier 生存曲线显示 5 年内同侧卒中的发生率为 4.7%（95%*CI* 3.9% ~ 5.7%）（图 1–16）。本队列研究虽然未能给出介入或药物治疗无症状性重度颈动脉狭窄孰优孰劣的证据，但考虑到其体现的是真实世界长时间随访的数据，可为未来相关临床研究提供对照数据参考，进而为无症状性重度颈动脉狭窄患者的手术和药物决策相关研究提供依据。然而，该队列研究只纳入了未接受介入治疗的颈动脉狭窄患者，这些患者往往年龄较大，且常合并较多的基础疾病，此外，考虑到该队列数据与其他临床研究数据的差异，应谨慎对待其研究结果的外推性。

随着卒中二级预防整体水平的进步，卒中复发率逐年降低。这为患者带来更大获益的同时，也对后续的临床研究提出了更高的要求。随着技术的进步，将不断有新的手术／介入治疗措施、药物或器械面世，如何通过临床研究比较不同干预措施的优劣成了临床医师和研究者需要解决的问题。另外，由于卒中复发率降低，需要更大样本量来支撑研究结论，这不但考验研究设计的科学性和先进性，还对研究人员的执行力和方案遵守程度提出了更高的要求。

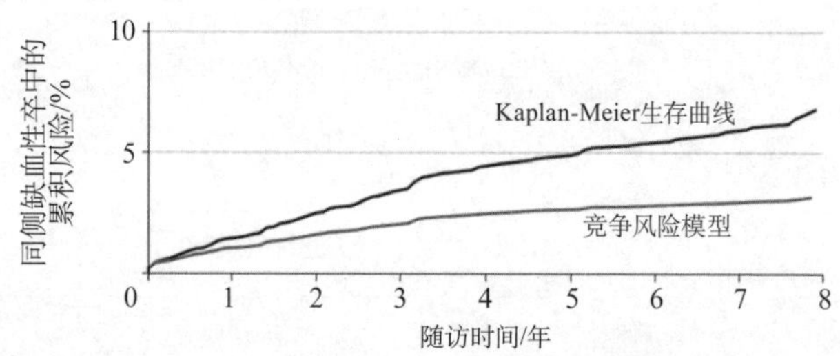

竞争风险模型包括死亡和颈动脉干预。中位观测时间为1.7（0.2～6.1）年。

图1–16 无症状性重度颈动脉狭窄患者受累动脉同侧缺血性卒中累积发生风险

图片来源：https://doi.org/10.1001/jama.2022.4835

10 跬步千里：基因组学助力卒中药物研发

多组学研究可提高药物靶点发现的效率，其中，基因组学是多组学研究的基础和核心。第1项针对卒中的全基因组关联分析（genome-wide association studies，GWAS）于2007年发布，随后陆续开展了多项成功的GWAS研究。2013年，来自瑞典的Hamsten教授团队对超过10万例受试者进行了跨族裔的GWAS荟萃分析，发现了23个纤维蛋白原相关的基因组，但没有强有力的证据证明循环中的纤维蛋白原水平与心血管疾病、卒中或静脉血栓栓塞之间的因果关系。2018年，法国的Debette教授和德国的Dichgans教授联合主导了基于欧洲人群的大型GWAS横向荟萃分析，通过纳入广泛的功能数据集和生物学信息，确定了32个卒中风险基因位点，这些卒中风险基因位点明显富集于抗血栓治疗的药物靶点：1个是已获批的溶栓药物阿替普酶，1个是已获批用于亚洲卒中预防的抗血小板药物西洛他唑。

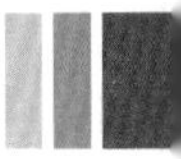

该研究展现了卒中基因组学在药物研发方面的潜力。

为了发现新的基因关联信号，探索其在卒中发病机制中的作用以及推动药物靶点的探索，GIGASTROKE 联盟发布了一项跨族裔的 GWAS 荟萃分析结果。该研究汇总了 29 个队列研究或生物库数据，共纳入 110 182 例卒中患者（5 个族裔，其中 33% 为非欧洲族裔）和 1 503 898 例对照个体，发现了 89 个卒中和卒中亚型的风险基因位点，其中新发现的基因位点有 61 个。该研究还在 89 084 例卒中患者和 1 013 843 例对照个体的独立数据集中对全基因组显著信号进行了内部验证和独立随访，并通过多基因评分，在 52 600 例心脏代谢疾病患者（欧洲、东亚和非洲人群）中有效预测了缺血性卒中的风险。研究者采用了 3 种方法来确定预防或治疗卒中的可能药物靶点。其中，针对 *F11* 和 *KLKB1* 基因位点药物（凝血因子Ⅺ和Ⅺa 抑制剂）的一级或二级卒中预防Ⅱ期临床研究正在进行中（NCT04755283、NCT04304508、NCT03766581）；由 *PROC* 基因编码的人活性蛋白 C 重组变体 3K3A-APC 是一种用于溶栓和（或）机械取栓后的神经保护剂，已在Ⅰ期和Ⅱ期临床研究中证明了其治疗急性缺血性卒中的安全性（NCT02222714），并准备进行Ⅲ期临床研究；安菲博肽（anfibatide）是一种血小板膜糖蛋白拮抗剂，可减轻小鼠缺血性卒中后血脑屏障的破坏，目前正在进行针对其治疗心肌梗死疗效的研究（NCT01585259）；普罗布考有抑制血管细胞黏附分子 -1 的作用，目前正在进行其在冠心病二级预防中应用的研究（UMIN000003307）（图 1-17）。

这项大型多族裔卒中基因组学研究汇总了全球超过 20 万例卒中患者的基因学数据，国际卒中遗传学联盟（International Stroke Genetics Consortium，ISGC）也参与了该项目，其结果可使人们更好地探索卒中的发病机制、潜在的药物靶点和遗传风险预测工具。

回眸 2022，在国内外学者的共同努力下，全球卒中领域从院前转运、急性期治疗到二级预防都发现了循证新证据和临床新启示，这些新模式、新药物、新策略的应用将使未来的卒中诊疗格局更加完善，并切实造福卒中患者。怀揣着 2022 年满满的收获，让我们一同期待 2023 年卒中研究领域的新气象和新惊喜！

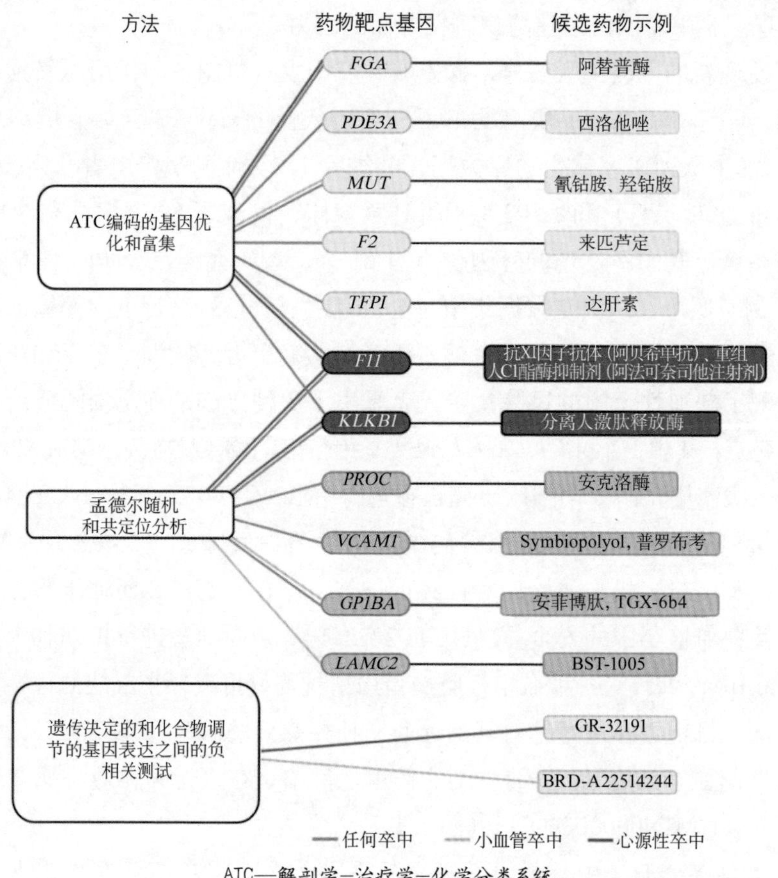

ATC—解剖学-治疗学-化学分类系统。

图1–17　GIGASTROKE联盟研究展示的基因组学驱动药物靶点探索结果

图片来源：https://doi.org/10.1038/s41586-022-05165-3

参考文献

[1] SAVER J L, GOYAL M, VAN DER LUGT A, et al. Time to treatment with endovascular thrombectomy and outcomes from ischemic stroke：a meta-analysis[J]. JAMA, 2016, 316 (12)：1279-1288.

[2] PÉREZ DE LA OSSA N, ABILLEIRA S, JOVIN T G, et al. Effect of direct transportation to thrombectomy-capable center vs local stroke center on neurological outcomes in patients with suspected large-vessel occlusion stroke in Nonurban Areas：the RACECAT randomized clinical trial[J]. JAMA, 2022, 327 (18)：1782-1794.

[3] HUBERT G J, HUBERT N D, MAEGERLEIN C, et al. Association between use of a flying intervention team vs patient interhospital transfer and time to endovascular thrombectomy among patients with acute ischemic stroke in Nonurban Germany[J]. JAMA, 2022, 327 (18)：1795-1805.

[4] ZACHRISON K S, SCHWAMM L H. Strategic opportunities to improve stroke systems of care[J]. JAMA, 2022, 327 (18)：1765-1767.

[5] LOGALLO N, NOVOTNY V, ASSMUS J, et al. Tenecteplase versus alteplase for management of acute ischaemic stroke (NOR-TEST)：a phase 3, randomised, open-label, blinded endpoint trial[J]. Lancet Neurol,

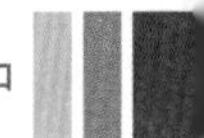

2017, 16 (10) : 781-788.

[6] KVISTAD C E, NÆSS H, HELLEBERG B H, et al. Tenecteplase versus alteplase for the management of acute ischaemic stroke in Norway (NOR-TEST 2, part A) : a phase 3, randomised, open-label, blinded endpoint, non-inferiority trial[J]. Lancet Neurol, 2022, 21 (6) : 511-519.

[7] MENON B K, BUCK B H, SINGH N, et al. Intravenous tenecteplase compared with alteplase for acute ischaemic stroke in Canada (AcT) : a pragmatic, multicentre, open-label, registry-linked, randomised, controlled, non-inferiority trial[J]. Lancet, 2022, 400 (10347) : 161-169.

[8] SANDSET E C, TSIVGOULIS G. Tenecteplase for acute ischaemic stroke[J]. Lancet, 2022, 400 (10347) : 138-139.

[9] YANG P, ZHANG Y, ZHANG L, et al. Endovascular thrombectomy with or without intravenous alteplase in acute stroke[J]. N Engl J Med, 2020, 382 (21) : 1981-1993.

[10] ZI W Z, QIU Z M, LI F L, et al. Effect of endovascular treatment alone vs intravenous alteplase plus endovascular treatment on functional independence in patients with acute ischemic stroke: the DEVT randomized clinical trial[J]. JAMA, 2021, 325 (3) : 234-243.

[11] SUZUKI K, MATSUMARU Y, TAKEUCHI M, et al. Effect of mechanical thrombectomy without vs with intravenous thrombolysis on functional outcome among patients with acute ischemic stroke: the SKIP randomized clinical trial[J]. JAMA, 2021, 325 (3) : 244-253.

[12] LECOUFFE N E, KAPPELHOF M, TREURNIET K M, et al. A randomized trial of intravenous alteplase before endovascular treatment for stroke[J]. N Engl J Med, 2021, 385 (20) : 1833-1844.

[13] MITCHELL P J, YAN B, CHURILOV L, et al. Endovascular thrombectomy versus standard bridging thrombolytic with endovascular thrombectomy within 4.5 h of stroke onset: an open-label, blinded-endpoint, randomised non-inferiority trial[J]. Lancet, 2022, 400 (10346) : 116-125.

[14] FISCHER U, KAESMACHER J, STRBIAN D, et al. Thrombectomy alone versus intravenous alteplase plus thrombectomy in patients with stroke: an open-label, blinded-outcome, randomised non-inferiority trial[J]. Lancet, 2022, 400 (10346) : 104-115.

[15] KHATRI P. Intravenous thrombolysis before thrombectomy for acute ischaemic stroke[J]. Lancet, 2022, 400 (10346) : 76-78.

[16] GOYAL M, MENON B K, ZWAM W H, et al. Endovascular thrombectomy after large-vessel ischaemic stroke: a meta-analysis of individual patient data from five randomised trials[J]. Lancet, 2016, 387 (10029) : 1723-1731.

[17] ROMÁN L S, MENON B K, BLASCO J, et al. Imaging features and safety and efficacy of endovascular stroke treatment: a meta-analysis of individual patient-level data[J]. Lancet Neurol, 2018, 17 (10) : 895-904.

[18] DALKARA T, ARSAVA E M. Can restoring incomplete microcirculatory reperfusion improve stroke outcome after thrombolysis?[J]. J Cereb Blood Flow Metab, 2012, 32 (12) : 2091-2099.

[19] RENU A, MILLÁN M, SAN ROMÁN L, et al. Effect of intra-arterial alteplase vs placebo following successful thrombectomy on functional outcomes in patients with large vessel occlusion acute ischemic stroke: the CHOICE randomized clinical trial[J]. JAMA, 2022, 327 (9) : 1-10.

[20] KHATRI P. Intra-arterial thrombolysis to target occlusions in distal arteries and the microcirculation[J]. IAMA, 2022, 327 (9) : 821-823.

[21] SARRAJ A, GROTTA J C, PUJARA D K, et al. Triage imaging and outcome measures for large core stroke thrombectomy - a systematic review and meta-analysis[J]. J Neurointerv Surg, 2020, 12 (12) : 1172-1179.

[22] YOSHIMURA S, SAKAI N, YAMAGAMI H, et al. Endovascular therapy for acute stroke with a large ischemic region[J]. N Engl J Med, 2022, 386 (14) : 1303-1313.

[23] SCHWAMM L H. In stroke, when is a good outcome good enough?[J]. N Engl J Med, 2022, 386 (14) : 1359-

1361.

[24] MEYER L, BROOCKS G. Endovascular therapy for large acute strokes[J]. N Engl J Med, 2022, 386 (25) : 2440.

[25] ZI W J, QIU Z M, WU D P, et al. Assessment of endovascular treatment for acute basilar artery occlusion via a nationwide prospective registry[J]. JAMA Neurol, 2020, 77 (5) : 561-573.

[26] TAO C R, QURESHI A I, YIN Y M, et al. Endovascular treatment versus best medical management in acute basilar artery occlusion strokes: results from the ATTENTION multicenter registry[J]. Circulation, 2022, 146 (1) : 6-17.

[27] JOVIN T G, LI C H, WU L F, et al. Trial of thrombectomy 6 to 24 hours after stroke due to basilar-artery occlusion[J]. N Engl J Med, 2022, 387 (15) : 1373-1384.

[28] TAO C R, NOGUEIRA R G, ZHU Y Y, et al. Trial of endovascular treatment of acute basilar-artery occlusion[J]. N Engl J Med, 2022, 387 (15) : 1361-1372.

[29] SCHONEWILLE W J. Favorable outcomes in endovascular therapy for basilar-artery occlusion[J]. N Engl J Med, 2022, 387 (15) : 1428-1429.

[30] STEEN W, GRAAF R A, CHALOS V, et al. Safety and efficacy of aspirin, unfractionated heparin, both, or neither during endovascular stroke treatment (MR CLEAN-MED) : an open-label, multicentre, randomised controlled trial[J]. Lancet, 2022, 399 (10329) : 1059-1069.

[31] ALMEKHLAFI M A, COUTTS S B. Anti-thrombotics cause harm in the setting of stroke thrombectomy[J]. Lancet, 2022, 399 (10329) : 1025-1026.

[32] HEO J H, LEE K Y, KIM S H, et al. Immediate reocclusion following a successful thrombolysis in acute stroke: a pilot study[J]. Neurology, 2003, 60 (10) : 1684-1687.

[33] CANNON C P, WEINTRAUB W S, DEMOPOULOS L A, et al. Comparison of early invasive and conservative strategies in patients with unstable coronary syndromes treated with the glycoprotein Ⅱb/Ⅲa inhibitor tirofiban[J]. N Engl J Med, 2001, 344 (25) : 1879-1887.

[34] QIU Z M, LI F L, SANG H F, et al. Effect of intravenous tirofiban vs placebo before endovascular thrombectomy on functional outcomes in large vessel occlusion stroke: the RESCUE BT randomized clinical trial[J]. JAMA, 2022, 328 (6) : 543-553.

[35] YANG P F, SONG L L, ZHANG Y W, et al. Intensive blood pressure control after endovascular thrombectomy for acute ischaemic stroke (ENCHANTED2/MT) : a multicentre, open-label, blinded-endpoint, randomised controlled trial[J]. Lancet, 2022, 400 (10363) : 1585-1596.

[36] MISTRY E A, NGUYEN T N. Blood pressure goals after mechanical thrombectomy: a moving target[J]. Lancet, 2022, 400 (10363) : 1558-1559.

[37] WEIR P, MAGUIRE R, O' SULLIVAN S E, et al. A meta-analysis of remote ischaemic conditioning in experimental stroke[J]. J Cereb Blood Flow Metab, 2021, 41 (1) : 3-13.

[38] ENGLAND T J, HEDSTROM A, O' SULLIVAN S, et al. RECAST (remote ischemic conditioning after stroke trial) : a pilot randomized placebo controlled phaseⅡtrial in acute ischemic stroke[J]. Stroke, 2017, 48 (5) : 1412-1415.

[39] HOU C B, LAN J, LIN Y N, et al. Chronic remote ischaemic conditioning in patients with symptomatic intracranial atherosclerotic stenosis (the RICA trial) : a multicentre, randomised, double-blind sham-controlled trial in China[J]. Lancet Neurol, 2022, 21 (12) : 1089-1098.

[40] GANESH A, SMITH E E, HILL M D. Remote ischaemic conditioning for stroke prevention[J]. Lancet Neurol, 2022, 21 (12) : 1062-1063.

[41] CHEN H S, CUI Y, LI X Q, et al. Effect of remote ischemic conditioning vs usual care on neurologic function in patients with acute moderate ischemic stroke: the RICAMIS randomized clinical trial[J]. JAMA, 2022, 328

(7)：627-636.

[42] HESS D C, BLAUENFELDT R A, ANDERSEN G. Remote ischemic conditioning: feasible and potentially beneficial for ischemic stroke[J]. JAMA, 2022, 328 (7)：622-624.

[43] DERDEYN C P, CHIMOWITZ M I, LYNN M J, et al. Aggressive medical treatment with or without stenting in high-risk patients with intracranial artery stenosis (SAMMPRIS)：the final results of a randomised trial[J]. Lancet, 2014, 383 (9914)：333-341.

[44] GAO P, WANG T, WANG D M, et al. Effect of stenting plus medical therapy vs medical therapy alone on risk of stroke and death in patients with symptomatic intracranial stenosis: the CASSISS randomized clinical trial[J]. JAMA, 2022, 328 (6)：534-542.

[45] BODEN W E, O' ROURKE R A, TEO K K, et al. Optimal medical therapy with or without PCI for stable coronary disease[J]. N Engl J Med, 2007, 356 (15)：1503-1516.

[46] SEDLIS S P, HARTIGAN P M, TEO K K, et al. Effect of PCI on long-term survival in patients with stable ischemic heart disease[J]. N Engl J Med, 2015, 373 (20)：1937-1946.

[47] MARON D J, HOCHMAN J S, REYNOLDS H R, et al. Initial invasive or conservative strategy for stable coronary disease[J]. N Engl J Med, 2020, 382 (15)：1395-1407.

[48] CHANG R W, TUCKER L Y, ROTHENBERG K A, et al. Incidence of ischemic stroke in patients with asymptomatic severe carotid stenosis without surgical intervention[J]. JAMA, 2022, 327 (20)：1974-1982.

[49] STERPETTI A V, ARICI V, BOZZANI A. Ischemic stroke in patients with asymptomatic severe carotid stenosis without surgical intervention[J]. JAMA, 2022, 328 (12)：1255-1256.

[50] HUANG K W, CHEN C W, WEI J C. Ischemic stroke in patients with asymptomatic severe carotid stenosis without surgical intervention[J]. JAMA, 2022, 328 (12)：1256.

[51] SABATER-LLEAL M, HUANG J, CHASMAN D, et al. Multiethnic meta-analysis of genome-wide association studies in >100 000 subjects identifies 23 fibrinogen-associated loci but no strong evidence of a causal association between circulating fibrinogen and cardiovascular disease[J]. Circulation, 2013, 128 (12)：1310-1324.

[52] MALIK R, CHAUHAN G, TRAYLOR M, et al. Multiancestry genome-wide association study of 520, 000 subjects identifies 32 loci associated with stroke and stroke subtypes[J]. Nat Genet, 2018, 50 (4)：524-537.

[53] MISHRA A, MALIK R, HACHIYA T, et al. Stroke genetics informs drug discovery and risk prediction across ancestries[J]. Nature, 2022, 611 (7934)：115-123.

[54] GALLEGO-FABREGA C, MUIÑO E, CÁRCEL-MÁRQUEZ J, et al. Genome-wide studies in ischaemic stroke: are genetics only useful for finding genes? [J]. Int J Mol Sci, 2022, 23 (12)：6840.

第 2 章

脑小血管病

>>> 2022 年，国内外神经病学研究者带来了脑小血管病领域众多新的突破和发现，推动了脑小血管病机制探索、诊断和治疗措施等方面的进步。脑小血管病临床研究设计框架规范重磅发布，同时，脑心微循环障碍、遗传代谢、预后、新靶点寻找等方面的研究方兴未艾。不过，脑小血管病领域仍存在许多疑问，对该领域研究者未来的工作也提出了更高的要求。

扫码观看视频解读

脑小血管病（cerebral small vessel disease，CSVD）是指由各种病因影响脑内小动脉及其远端分支、微动脉、毛细血管、微静脉和小静脉所致的一系列临床、影像、病理综合征，是复杂且具有较强异质性的一大类脑血管综合征。CSVD 的发病率与年龄呈正相关，多发于 60 岁以上人群，在中老年人群中发病率超过 70%。CSVD 可造成认知障碍、二便障碍、步态不稳等一系列问题，且显著增加卒中、血管性痴呆和阿尔茨海默病（Alzheimer’s disease，AD）的发生风险，是亟待解决的临床和大众健康问题。

新年伊始，让我们回眸 2022 年 CSVD 领域研究的主要进展和突破，共同梳理这些研究的意义和价值。

1 日臻完善：规范的脑小血管病临床研究设计框架

CSVD 的发病率高，在全球范围内造成了巨大的疾病负担，但迄今为止没有基于循证医学证据的有效治疗方法，特别是对有症状的患者。既往研究纳入标准、研究设计和终点指标的异质性限制了荟萃分析的数据统计以及治疗指南的制定。使用新发或复发性卒中、认知障碍或痴呆等指标为临床终点的研究需要较大的样本量，因此有研究者主张在较小规模的Ⅱ期临床研究中使用替代终点，以帮助确定最有希望的治疗措施，然后再将其推进到更大规模的Ⅲ期临床研究中。目前研究者们正在通过遗传学和其他方法寻找 CSVD 潜在的干预靶点，但如果要在患者中快速有效地评估潜在的治疗方法，则需要改进临床研究方法。2022 年，英国剑桥大学的研究团队在国际血管行为和认知障碍学会的支持下，建立了 CSVD 临床研究设计框架（framework for clinical trials in cerebral small vessel disease，FINESSE）（图 2–1）。该设计框架涵盖如何选择合适的研究人群以减轻样本量的压力，以及如何选择最佳临床终点等问题。

CSVD 病程隐匿，临床表现异质性大，在设计相关临床研究时，应考虑以下几个关键问题。首先，选择什么类型的 CSVD？不同表型 CSVD 血管病理机制不同，对治疗的反应也不尽相同。因此，减少潜在的病理异质性可减少研究的样本量，可借助临床影像学确定 CSVD 亚型。其次，选择什么阶段的 CSVD？ MRI 影像标志物的存在及其病变范围是临床事件（卒中及痴呆）发生风险升高的标志物，即使在无症状个体中也是如此。如果拟评价延缓疾病进展的干预措施，选择潜在可改善的疾病早期患者作为研究人群可能较为合理。再次，干预研究是什么临床阶段的？临床阶段不同，研究的目标人群也可能不同，这取决于研究的目的是在Ⅱ期临床研究

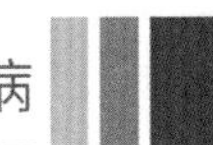

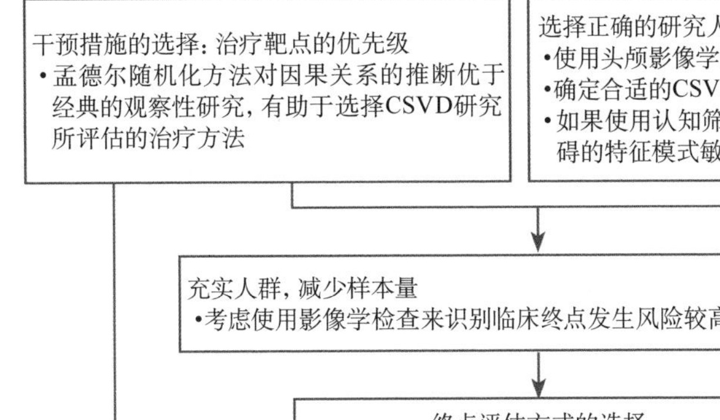

CSVD—脑小血管病；MRI—磁共振成像；WMH—脑白质高信号；DTI—弥散张量成像。

图2–1　脑小血管病临床研究设计框架

中证明药物的生物学效应，还是在更大规模的Ⅲ期临床研究中证明药物的临床获益。同时，FINESSE 还对评估和检测 CSVD 受试者的认知功能、影像和循环生物标志物进行了说明。此外，新颖的研究设计，如阶梯设计，也可在不影响研究实用性、准确性以及内部和外部效度的情况下提高效率。最后，确定 CSVD 临床研究的治疗策略、药物类别仍具有挑战性。孟德尔随机化研究或可为 CSVD 研究靶点的选择提供依据。

FINESSE 为 CSVD 临床研究设计提供了实用且规范的标准。越来越多的对 CSVD 发病机制的新认识、新发现被提出，特别是遗传学研究进展为 CSVD 治疗靶点提供了新思路。与其他卒中亚型相比，针对心血管疾病的干预措施对 CSVD 的特别疗效尚不明确。评估这些干预措施的效果需要稳健且统计学功效充足的临床随机研究数据支持，FINESSE 提出的建议或可为此类研究设计提供有用的框架。

2 破冰之旅：脑小血管病系列干预靶点的临床研究初步评价

CSVD 是腔隙性卒中的常见原因，可导致认知障碍甚至痴呆。CSVD 常见于老年人群，在头颅 MRI 上可表现为弥漫性脑白质高信号（white matter hyperintensity，WMH）、局灶性缺血性病变和脑微出血（cerebral microbleed，CMB）。目前尚无针对 CSVD 的疾病修饰疗法。

在病因机制探索上，目前研究认为 CSVD 与脑血流量（cerebral blood flow，CBF）减少有关，特别是与深灰质核、皮层下白质和 WMH 内部等皮层下区域的 CBF 减少密切相关。CBF 受一氧化氮（nitric oxide，NO）等多种因素调控。内皮细胞内源性 NO 可激活血管肌细胞的鸟苷酸环化酶，驱动环磷酸鸟苷（cyclic guanosine monophosphate，cGMP）形成，从而导致肌细胞和血管舒张。细胞质中的 cGMP 可被磷酸二酯酶（phosphodiesterase，PDE），尤其是 PDE5 降解。PDE5 存在于人脑神经元和皮层下白质内的血管肌细胞中，抑制 PDE5 可达到增加 CBF 的效果。他达拉非是一种血浆半衰期（16 h）较长的 PDE5 抑制剂，有证据表明其可通过啮齿动物和灵长类动物的血脑屏障，因其耐受性良好，目前已在心血管疾病中广泛使用。

2022 年，英国的 Pauls 等在 *Alzheimers Dementia* 上发表了第 1 项 PDE5 抑制剂治疗 CSVD 的临床随机对照试验，研究为双盲、安慰剂对照、交叉设计，旨在探索他达拉非单次给药是否会增加 CSVD 累及的皮层下区域的 CBF。该研究将中老年症状性 CSVD 患者随机分为两组，一组受试者在访视 1 时接受他达拉非 20 mg 单次治疗，在访视 2 时接受同剂量安慰剂治疗；另一组受试者则在访视 1 时接受安慰剂治疗，在访视 2 时接受他达拉非 20 mg 单次治疗。两次访视至少间隔 7 d，每次访视分别在给药前 3 h 和给药后 3 ~ 5 h 进行血压测量、MRI 检查和系列认知测试。研究的主要终点是皮层灰质下 CBF 的变化，分别在深灰质核、表观正常的脑白质和 WMH 中评估 CBF。次要终点是皮层 CBF 的改变。研究结果显示，他达拉非治疗后，上述 3 种类型的皮层下组织和总灰质中的 CBF 均增加。安慰剂治疗后深灰质核、表观正常的脑白质和总灰质的 CBF 也增加，但 WMH 中的 CBF 没有增加。事后分析显示，他达拉非治疗对收缩压（−7.8 mmHg，$P < 0.001$）和舒张压（−4.9 mmHg，$P < 0.001$）均有显著的降低作用。

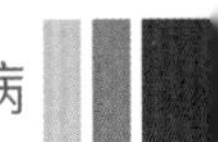

虽然数据统计未显示单次他达拉非治疗与安慰剂相比可改善皮层下血流，但他达拉非组的 WMH 灌注有增强的趋势（9.8%，P=0.096），提示他达拉非的治疗方案可能有临床获益，联合其他治疗措施或可达到改善 CBF 的效果。未来的研究应在老年（年龄≥ 65 岁）人群中采用不同的治疗方案，同时需要有足够效力检测到 WMH 中 10% 的血流变化。

弥散张量成像（diffusion tensor imaging，DTI）网络整合了 CSVD 多种病理过程的损伤，可为评估脑白质超微结构损伤程度提供额外信息，是 CSVD 临床研究中潜在的替代标志物。

对 CSVD 治疗方面的研究突破，首先应提及的是 Markus 主导的研究，该研究基于 DTI 脑网络指标评估了 PRESERVE 研究数据中的治疗相关指标，研究结果发表在 2022 年的 *Neurology* 上。

PRESERVE 是一项为期 2 年的多中心随机对照试验，比较了重度 CSVD 患者强化降压和标准降压治疗的效果。研究纳入 111 例存在临床腔隙性卒中（MRI 显示的腔隙性梗死），同时合并 Fazekas 分级≥ 2 级的融合性 WMH 患者，将其随机分配至标准降压（收缩压 130 ～ 140 mmHg）或强化降压（收缩压≤ 125 mmHg）目标组，其中标准降压目标组 56 例，强化降压目标组 55 例。研究期间，标准降压目标组和强化降压目标组的平均收缩压分别降低了 13 mmHg 和 23 mmHg（P < 0.001），终点指标分析显示，强化降压后患者 DTI 网络的完整性（加权全局效率 P=0.002，加权局部效率 P=0.002）得到了改善。但两组的单一 MRI 标志物，包括 DTI 直方图指标、脑体积或 WMH 的差异无统计学意义。

Markus 等的研究为 CSVD 患者强化降压治疗提供了一定的证据支持，其结果还提示，在针对 CSVD 患者的多中心临床研究中，脑网络指标可能比传统的 DTI 分析更敏感。有研究者担心，重度 CSVD 患者由于 CBF 减少和脑自动调节功能受损，对其进行强化降压可能导致 CBF 下降，从而加重患者的脑白质损伤和认知障碍。但 Markus 等的研究为 CSVD 强化降压提供了证据：即使是重度 CSVD 患者也可从强化降压治疗中获益。

长期高血压是公认的 CSVD 危险因素。降压治疗可以降低 CSVD 的发生风险，但这种效应是单纯来自血压控制还是继发于某类降压药物[如钙通道阻滞剂(calcium channel blocker，CCB）可降低动脉血压变异性]，目前尚不清楚。

关于 CSVD 治疗方面的探索研究，其次需要提及的是 2022 年 8 月发表在 *Stroke* 上的大型随机对照试验——SPRINT-MIND。该研究在一个高血压控制良好的队列中考察了不同种类降压药物（特别是 CCB）与 WMH 进展风险的相关性。

SPRINT–MIND 研究共纳入 448 例高血压患者，患者在基线和 4 年随访时完成两次头颅 MRI 检查，根据两次 MRI 扫描的 WMH 体积差异评估 CSVD 的进展。在两次 MRI 检查期间的随访中，记录患者服用降压药物的相关数据，统计 11 类降压药物中每类药物处方占随访期的时间百分比，同时根据 WMH 进展情况将患者分为最高三分位组和其余受试者组两个亚组。

SPRINT–MIND 研究结果显示，最高三分位组的年龄［（70.1±7.9）岁 *vs*.（65.7±7.3）岁，$P < 0.001$］和收缩压［（128.3±11.0）mmHg *vs*.（126.2±9.4）mmHg，P=0.039］高于其余受试者组，其他血管危险因素与其余受试者组的差异无统计学意义。最高三分位组中的 72 例（48.3%）患者和其余受试者组中的 177 例（59.2%）患者接受了强化降压治疗。最高三分位组的平均 WMH 进展为（4.7±4.3）mL，其余受试者组为（0.13±1.0）mL（$P < 0.001$）。血管紧张素转换酶抑制剂（angiotensin converting enzyme inhibitor，ACEI）（*OR* 0.36，95%*CI* 0.16 ~ 0.79，P=0.011）和二氢吡啶类 CCB（*OR* 0.39，95%*CI* 0.19 ~ 0.80，P=0.011）与 WMH 进展延缓相关。但将 WMH 作为连续变量进行分析时，二氢吡啶类 CCB 与 WMH 进展的相关性无统计学意义。

综合以上结果，SPRINT–MIND 研究的结论为：口服 ACEI 能延缓高血压患者的 WMH 进展，且该效应独立于血压控制和年龄等因素。

Rho 激酶（Rho–associated kinase，ROCK）是一种丝氨酸、苏氨酸蛋白激酶，有研究发现 ROCK 可能在脑血管疾病的病理过程中扮演重要角色，ROCK 抑制剂可促进长期脑白质损害后的神经功能恢复。目前对 CSVD 引起的皮层下白质损伤仍没有特效的治疗措施。Ayata 等在小鼠中观察了 ROCK 抑制剂法舒地尔对皮层下白质损伤后功能恢复的作用，实验结果发表在 2022 年的 *Stroke* 上。该实验将雄性 C57/BL6J 小鼠随机分为法舒地尔组和溶媒对照组，从接受 L–N^5–（1– 亚胺乙基）– 鸟氨酸盐酸盐注射诱导局灶性胼胝体病变模型后的第 1 天开始，进行为期 2 周的治疗，采用静息状态功能连通（resting–state functional connectivity，RSFC）与网格行走试验来评估小鼠胼胝体损伤后的结局，并在 35 d 时进行组织学与免疫组织化学实验检测小鼠脑组织的病理变化（图 2–2）。

在胼胝体损伤造模后第 1 天，小鼠脑半球间的连通性丧失。治疗 2 周后，溶媒对照组脑半球间的连通性未得到明显改善。法舒地尔组在造模后的第 1 天，脑半球间的连通性低于溶媒对照组，但在治疗 2 周后，法舒地尔组脑半球间的连通性得到了明显改善（P=0.0002）（图 2–3）。

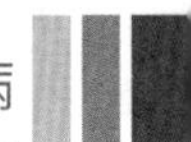

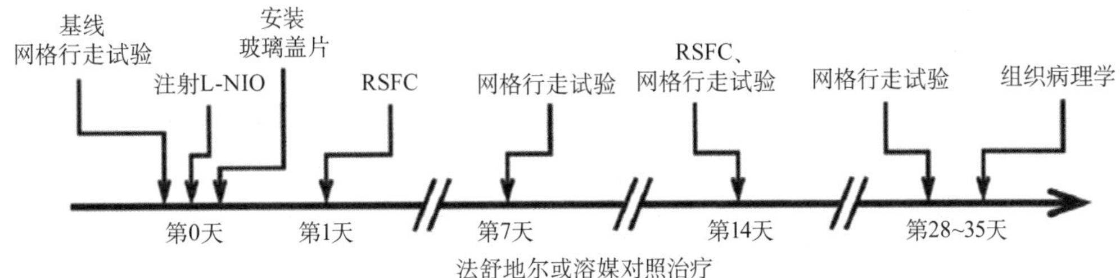

L-NIO—L-N^5-（1-亚胺乙基）-鸟氨酸盐酸盐；RSFC—静息状态功能连通。

图2-2 法舒地尔和溶媒对照治疗局灶性胼胝体病变小鼠的实验流程

图片来源：https://doi.org/10.1161/strokeaha.121.037358

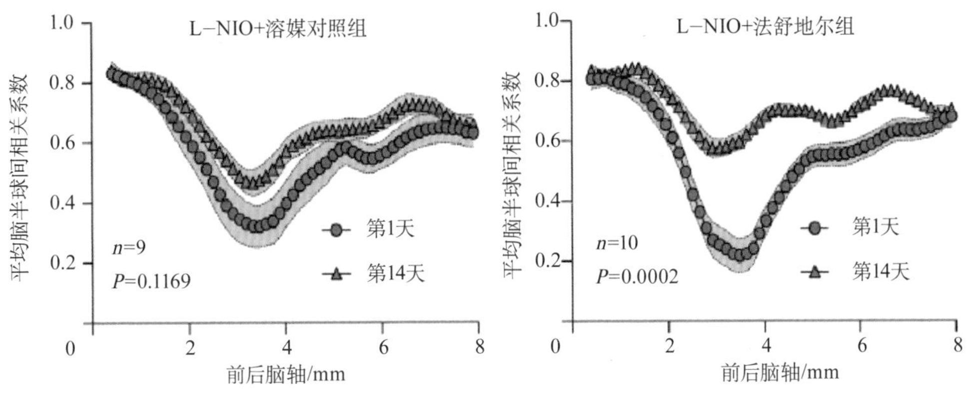

L-NIO—L-N^5-(1-亚胺乙基)-鸟氨酸盐酸盐。

图2-3 法舒地尔和溶媒对照治疗后小鼠脑半球间的静息状态功能连通性

图片来源：https://doi.org/10.1161/strokeaha.121.037358

网格行走试验结果显示，溶媒对照组在胼胝体损伤后第 1 周发生了严重的运动协调缺陷，并至少持续 4 周（与基线相比 $P < 0.05$）。与之相比，法舒地尔组在胼胝体损伤后的第 1 周到第 4 周均未出现明显的运动协调障碍（双向重复测量方差分析，与溶媒对照组相比，$P < 0.005$）。研究结果提示，法舒地尔可改善小鼠胼胝体损伤后的运动协调性（图 2-4）。

此外，在对法舒地尔改善脑白质损伤可能机制的探索中，该研究未发现法舒地尔组与溶媒对照组小鼠在反应性星形胶质细胞增生、皮层突触密度以及胼胝体成熟少突胶质细胞密度方面的差异有统计学意义（图 2-5）。

综上所述，采用法舒地尔在小鼠脑胼胝体区域白质损伤后进行延迟性治疗，能改善脑半球间的连通性以及小鼠的运动协调能力，提示 ROCK 抑制剂可改善 CSVD 引起的皮层下白质区域损伤后的神经功能恢复，但仍需进一步的研究来探索 ROCK 抑

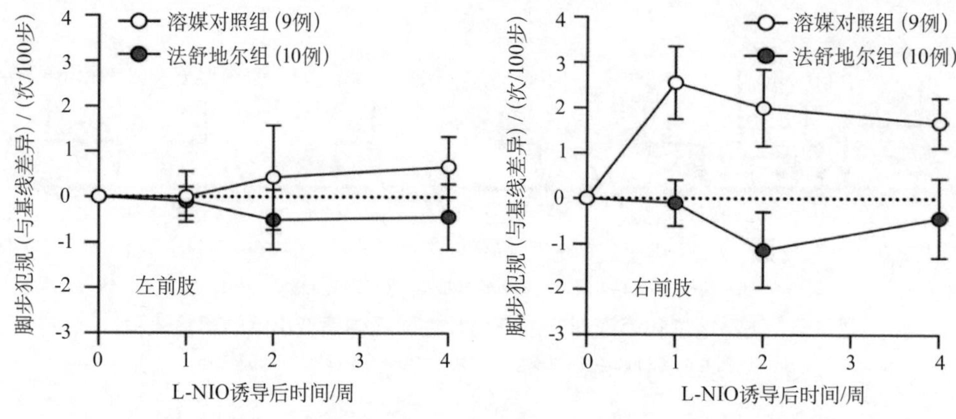

L—NIO—L—N^5—（1—亚胺乙基）—鸟氨酸盐酸盐。

图2—4　法舒地尔和溶媒对照治疗后小鼠网格行走试验结果

图片来源：https://doi.org/10.1161/strokeaha.121.037358

制剂可能的作用靶点及其作用机制。该实验为 CSVD 治疗药物的探索提供了新思路。

CSVD 尚无有效的治疗方法，尽管目前的指南共识建议使用抗血小板药物进行 CSVD 的预防和治疗，但其证据级别较低。SPS3 研究显示，氯吡格雷联合阿司匹林抗血小板治疗相较于阿司匹林单药治疗并没有降低卒中风险的优势，且死亡率更高。关于腔隙性卒中患者应用单一抗血小板药物对比安慰剂治疗效果的证据多来自大型临床随机对照试验的亚组分析，缺少独立设计的临床研究。西洛他唑是一种选择性环磷酸腺苷（cyclic adenosine monophosphate，cAMP）PDE3 抑制剂，可通过提高血管壁平滑肌细胞和血小板中的 cAMP 水平和升高蛋白激酶 A 的活性发挥舒张血管和抑制血小板聚集的作用。2010 年，日本的 CSPS 研究中腔隙性卒中亚组分析结果显示，西洛他唑与安慰剂相比，可使 2 年缺血性卒中风险降低 49%，严重出血事件的相对风险降低 54%，但西洛他唑预防卒中效果优于阿司匹林的趋势无统计学意义（*HR* 0.75，95%*CI* 0.54 ~ 1.04）。上述西洛他唑研究初步得到的良好结果，以及西洛他唑潜在的血管内皮稳定作用，引起了研究者对其治疗 CSVD 作用的关注。

2022 年，*Stroke* 发表了两篇关于西洛他唑对 CSVD 患者脑血流动力学及脑白质病变影响的研究。

2022 年 3 月，韩国 Choi 教授团队在 *Stroke* 上公布了旨在比较西洛他唑和阿司匹林对 CSVD 患者脑白质改变（white matter changes，WMC）体积影响的 CHALLENGE 研究结果。CHALLENGE 研究是一项研究者发起的、多中心、双盲、随机对照、双臂平行设计研究，持续 104 周。研究纳入头颅 MRI 上显示中度或重度 WMC 且存在至少 1 个腔隙性梗死病灶的 CSVD 患者，主要终点指标是从基线

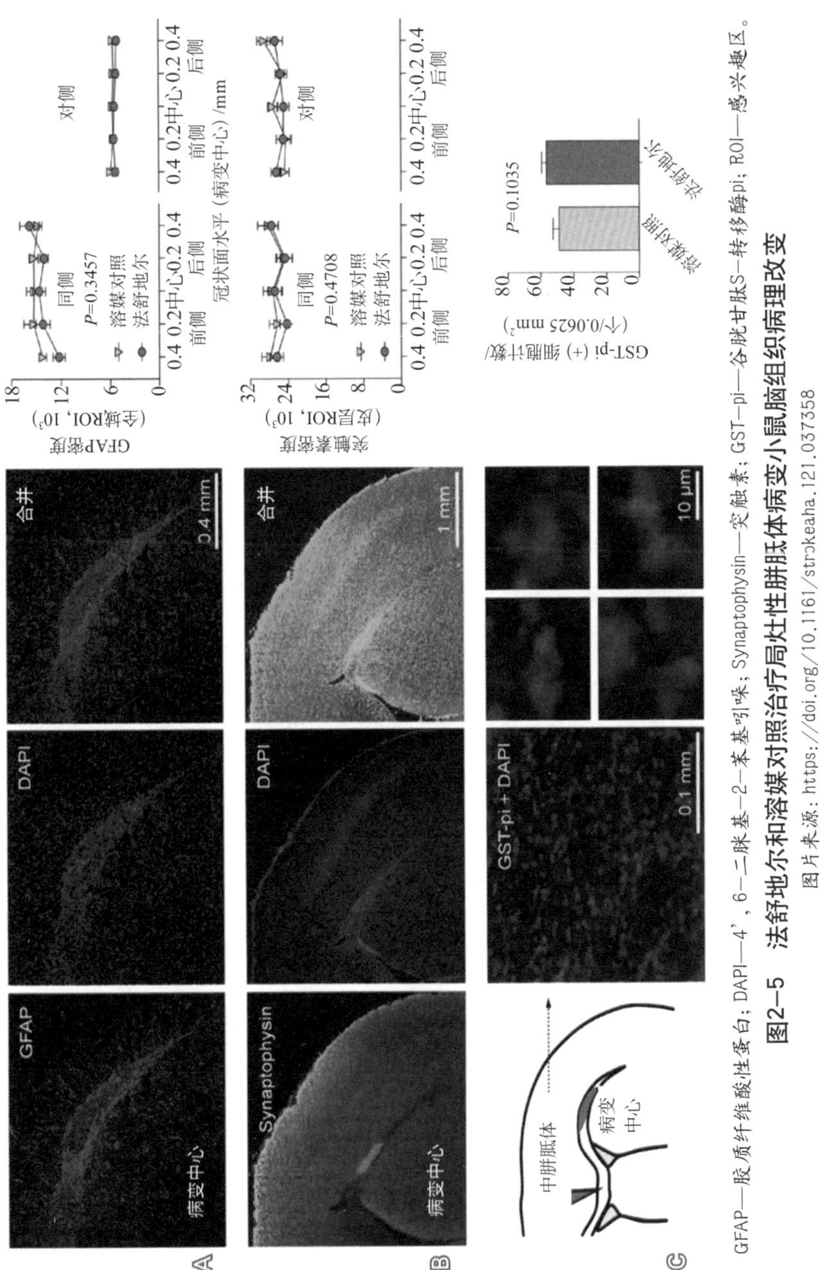

GFAP—胶质纤维酸性蛋白；DAPI—4'，6-二脒基-2-苯基吲哚；Synaptophysin—突触素；GST-pi—谷胱甘肽S-转移酶pi；ROI—感兴趣区。

图2-5 法舒地尔和溶媒对照治疗局灶性胼胝体病变小鼠脑组织病理改变

图片来源：https://doi.org/10.1161/strokeaha.121.037358

到随访 2 年 MRI 显示的 WMC 体积变化。研究结果显示，西洛他唑和阿司匹林对 CSVD 患者 2 年内 WMC 进展的影响差异没有统计学意义。不过在 CSVD 患者中，西洛他唑相比阿司匹林可更好地减轻表观正常脑白质的超微结构损伤，并可更多地降低缺血性血管事件的风险。

另一项关于西洛他唑的研究是英国 Wardlaw 教授团队的 LACI-1 研究，该研究测量了随机接受单硝酸异山梨酯（isosorbide mononitrate，ISMN）或西洛他唑单药治疗、联合治疗或未使用这些药物治疗的腔隙性卒中患者的脑血管反应性（cerebrovascular reactivity，CVR）、CBF 和脑脊液动力学。研究结果显示，使用 ISMN 和西洛他唑单药治疗患者较未服药患者的脑白质 CVR 增加，但联合治疗不增加 CVR。单独使用西洛他唑可升高患者上矢状窦的灌注指数（perfusion index，PI），单独使用 ISMN 可降低椎动脉的 PI。脑脊液搏动则无变化。该研究的样本量较小（57 例），可能会造成结果的偏倚。

综合以上研究结果，目前西洛他唑对 CSVD 治疗的有效性仍缺乏强有力的证据。未来需要更完善的研究来进一步探索西洛他唑治疗 CSVD 的有效性和安全性。

3　脑心相通：冠状动脉微循环功能障碍与认知障碍有关

缺血性心脏病和退行性脑疾病是死亡和残疾的两个主要原因。过去的 10 年间，研究者们逐渐认识到心、脑共患疾病的意义，在心、脑两个器官微血管疾病方面的研究取得了重大进展。冠状动脉微循环功能障碍（coronary microcirculatory dysfunction，CMD）和 CSVD 有共同的危险因素（如高龄、高血压、糖尿病等），这些因素可能对心、脑的微血管床有相似的影响。基于病理变化和危险因素之间的相似性，这两种疾病之间存在着潜在的联系，但在既往研究中，由于缺乏能够证明 CMD 和 CSVD 相关的大脑病理变化的客观证据，探索这一问题的研究进展受到了阻碍。

发表于 *Eur Heart J* 的 C3 研究结果显示，冠心病患者的 CMD 与 CSVD 影像学改变、脑血流动力学异常与认知障碍相关。C3 研究纳入 67 例冠状动脉疾病患者，对其进行冠状动脉生理功能评估、头颅 MRI、经颅多普勒超声（transcranial Doppler，TCD）和认知功能评估，以探索 CMD 与 CSVD 之间的关系。冠状动脉微循环功能的评价指标包括血流储备分数（fractional flow reserve，FFR）、冠状动脉血流储备（coronary flow reserve，CFR）和充血微血管阻力。研究结果显示，CFR 异常（<2.0）的患者 WMH 负担更重（43.2% *vs*. 20.0%，P=0.044）。CFR 与脑灰质体积、脑白质微结构损伤参数中的各向异性分数均呈正相关（P=0.027 和 P=0.027），与脑白质微结构损伤参数中的平均扩散率、径向扩散系数呈负相关（P=0.032 和 P=0.029）。存在 CMD 的患者，其 TCD 检查结果中阻力指数（P=0.022）和搏动指数（P=0.043）较高，认知功能评估中的简易精神状态检查（mini mental status examination，MMSE）、Addenbrooke 认知评估量表中的注意力部分和连线测试 A 部分得分较低（图 2–6）。

在这项前瞻性研究中，研究者发现冠状动脉疾病患者中 CMD 的存在与 CSVD 的相关变化有关，包括 WMH、脑白质微结构损伤、灰质萎缩和脑血流异常等。同时也发现 CMD 与认知障碍相关，CMD 反映认知功能的亚临床损害。这些发现支持这样的假设：心脏和脑的微循环功能障碍是影响冠状动脉疾病患者微循环功能的重要环节。

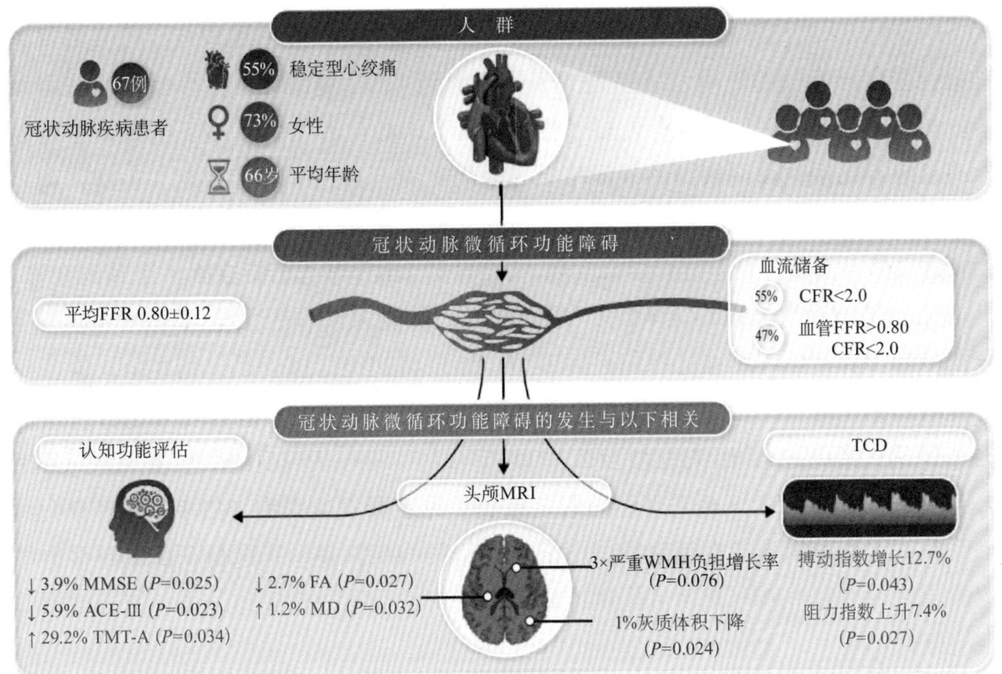

FFR—血流储备分数；CFR—冠状动脉血流储备；MRI—磁共振成像；TCD—经颅多普勒；MMSE—简易精神状态检查量表；ACE–Ⅲ—Addenbrooke认知评估量表Ⅲ；TMT–A—连线测试A部分；FA—各向异性分数；MD—平均扩散率；WMH—脑白质高信号。

图2–6　C3研究的流程和结果

图片来源：https://doi.org/10.1093/eurheartj/ehac521

4　拨云见日：脑小血管病的遗传、代谢病因探索

破译 CSVD 的遗传及代谢病因可以为 CSVD 的病理生理过程、生物学研究提供新的思路，从而有助于发现潜在的药物靶点。CSVD 的遗传及代谢病因研究主要基于影像特征，尤其是 WMH 和腔隙。

既往对 CSVD 单基因变异频率、外显率和表型关联的研究主要来自病例报告、小样本病例系列和家庭谱系研究，因此，结果数据会受到各种偏倚的影响，包括调查偏倚、发表偏倚、报告偏倚等。基于大规模人群的研究，以系统、无偏的方式收集健康数据，可以克服以上缺陷，并提供关于 CSVD 单基因罕见变异在不同环境中的频率及其对临床影响的额外信息。

2022 年 8 月，Ferguson 等在 *Neurology Genetics* 上发表了英国生物银行（UK biobank，UKB）20 万受试者中 5 个单基因 CSVD 罕见变异频率和表型相关性研究的结果。该研究通过对既往系统综述和 ClinVar 数据库的数据分析，确定了 *CTSA*、*TREX1*、*HTRA1* 和 *COL4A1/2* 等可能致病的罕见基因位点。研究者首先将与这些变异有关的表型及感兴趣的表型映射到 UKB 健康数据使用的疾病编码系统。然后，在 199 313 例具有外显子数据的 UKB 参与者中，评估了携带≥ 1 种变异的参与者比例、疑似表型的外显率，并采用二元（存在 / 不存在相关表型）和表型负担（参与者表型数量的线性评分）方法，研究基因变异携带者状态与疑似表型之间的关联（图 2–7）。研究结果发现，0.5% 的 UKB 参与者存在≥ 1 个基因变异，最常见的是 *HTRA1* 和 *COL4A1/2* 基因变异。根据入院和死亡记录，每例基因变异携带者中有 4% ~ 20% 具有相关的表型，如果将初级保健记录包括在内，这一比例将增加到 7% ~ 55%。与未携带变异基因者相比，*COL4A1* 基因变异携带者具有更高比例的 *COL4A1* 相关表型及表型负荷（*OR* 1.29，*P*=0.006）。虽然在 UKB 人群中，单基因 CSVD 相关基因的假定致病罕见变异发生率为 1/200，但只有大约一半的基因变异携带者在健康数据中记录了相关的疾病表型。这与既往多数报道中的遗传表型关联性不一致，可能是外显率较低、高估了致病性和（或）统计效力有限等原因所致。

迄今为止，遗传学研究已报道了与 CSVD 相关的多种遗传变异，多数是通过单个 CSVD 影像表型进行的分析和探索。鉴于 CSVD 的复杂性，复合表型（如 WMH 合并腔隙）可能比单个表型更能代表 CSVD。2022 年 6 月，Mishra 等在 *Brain* 上发表的研究基于 CSVD 极端表型基因分析证明 *TRIM47* 基因为 CSVD 的候选基因。该研究报告了关于极端复合 CSVD 表型（WMH 合并腔隙）的 GWAS 和全外显子组关联研究。基于 17 个具有 MRI 测量和全基因组基因分型（41 326 例）、全外显子组测序（15 965 例）或外显子组芯片（5249 例）数据的老年人群队列，分别为 GWAS 和全外显子组关联研究提供了 13 776 个和 7079 个极端 CSVD 样本。GWAS 发现 8 个基因位点变异与极端 CSVD 相关，其中 chr12q24.11 位点此前未报道与任何 CSVD 的影像标志物相关。全外显子组关联研究发现了 11 个 CSVD 相关的基因

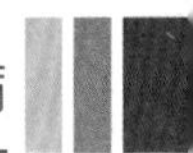

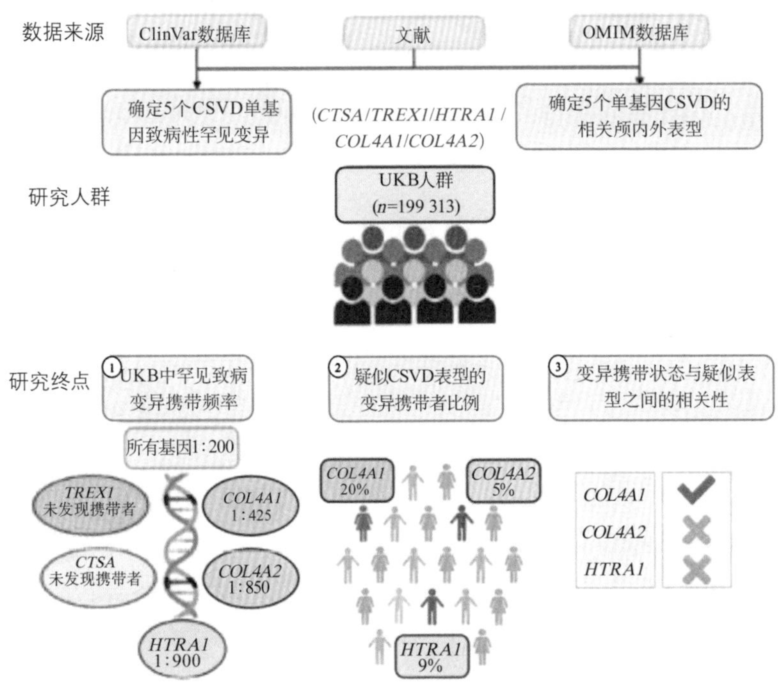

OMIM—在线人类孟德尔遗传数据库；CSVD—脑小血管病；UKB—英国生物银行。

图2–7　基于英国生物银行的CSVD单基因罕见变异频率和表型相关性研究

图片来源：https://doi.org/10.1212/nxg.0000000000200015

位点，包括 *EFEMP1* 基因 5’ 非翻译区（chr2p16.1）的常见变异和 *TRIM47* 基因 chr17q25.1 位点上的错义变异（表 2–1）。孟德尔随机化表明 CSVD 严重程度与卒中和 AD 风险增加存在因果关系。研究表明大脑和血管中的 *TRIM47* 表达与 CSVD 严重程度呈负相关。此外，研究者观察到 *TRIM47* 在小鼠分离的脑血管制剂中富集，与文献报道在单细胞水平上脑内皮细胞表达 *TRIM47* 相一致。在人脑内皮细胞中通过小干扰 RNA 降低 *TRIM47* 表达后，内皮通透性（CSVD 重要的病理特点）增加。

总之，该研究全面的基因定位分析和初步的功能评估证明，*TRIM47* 基因在 CSVD 的病理生理中具有一定的作用，可能是未来探索和临床转化工作的重要候选基因。

代谢组学有助于识别新的疾病危险因素，以更好地了解发病机制、评估疾病的严重程度和预测进展。代谢组学已成功应用于众多心血管和神经系统疾病相关研究，但其应用于 CSVD 领域的研究较少。2022 年 7 月，Harshfield 等在 *Brain* 上发表了一项 CSVD 代谢组学特征相关研究。该研究基于两项前瞻性队列研究中的 624 例症状性 CSVD 患者数据，采集患者入组时的基线血清样本，对患者定期进行头颅

表2-1 脑小血管病极端表型全基因组关联分析与全外显子组关联分析

A. 脑小血管病极端表型全基因组关联分析

基因座	rs号	染色体：碱基位置（hg19）	最近的基因	风险等位基因/其他等位基因	欧洲人（13 196例）			非裔美洲人（580例）			合计（13 776例）	
					RAF	*OR*（95%*CI*）	*P*值	RAF	*OR*（95%*CI*）	*P*值	*OR*（95%*CI*）	*P*值
2p21	rs13403122	2：43078758	*HAAO*	C/T	0.73	1.23（1.15~1.31）	1.31×10^{-10}	0.88	1.14（0.70~1.83）	0.61	1.23（1.15~1.30）	1.21×10^{-10}
2p16.1	rs78857879	2：56135099	*EFEMP1*	A/G	0.1	1.43（1.30~1.56）	9.70×10^{-14}	NA	NA	NA	1.43（1.30~1.56）	9.70×10^{-14}
6q25.1	rs275350	6：151016058	*PLEKHG1*	C/G	0.41	1.18（1.11~1.24）	1.35×10^{-8}	0.59	1.09（0.81~1.49）	0.56	1.17（1.11~1.24）	1.31×10^{-8}
12q24.11	rs73191849	12：111017205	*PPTC7*	C/T	0.94	1.42（1.25~1.61）	4.97×10^{-8}	NA	NA	NA	1.42（1.25~1.61）	4.97×10^{-8}
16q12.1	rs1948948	16：51442679	*SALL1*	C/T	0.56	1.17（1.11~1.24）	1.14×10^{-8}	NA	NA	NA	1.17（1.11~1.24）	1.13×10^{-8}
16q24.2	rs12149643	16：87231499	*LOC101928708*	T/C	0.58	1.19（1.12~1.26）	2.92×10^{-9}	NA	NA	NA	1.19（1.12~1.26）	3.01×10^{-9}
17q21.31	rs6503417	17：43144218	*NMT1*	C/T	0.63	1.20（1.13~1.27）	3.47×10^{-10}	0.77	1.23（0.86~1.75）	0.26	1.20（1.14~1.27）	1.84×10^{-10}
17q25.1	rs3744027	17：73888743	*TRIM65*	A/G	0.19	1.51（1.40~1.62）	4.24×10^{-30}	NA	NA	NA	1.51（1.40~1.62）	4.24×10^{-30}

B. 脑小血管病极端表型全外显子组关联分析

基因座	GWAS变异	连锁不平衡（r2）	rs号	染色体：碱基位置（hg19）	变异类型	PolyPhen-2得分	基因	风险等位基因/其他等位基因	RAF	*OR*（95%*CI*）	*P*值
2p16.1	rs78857879	0.95	rs3762515	2：56150864	5′ UTR 变异	—	*EFEMP1*	C/T	0.10	1.59（1.36~1.86）	4.41×10^{-9}
17q25.1	rs3744027	0.56	rs74410877	17：73832384	内含子变异	—	*UNC13D*	C/T	0.13	1.44（1.26~1.63）	2.69×10^{-8}

续表2-1

基因座	GWAS变异	连锁不平衡 (r2)	rs号	染色体：碱基位置 (hg19)	变异类型	PolyPhen-2得分	基因	风险等位基因/其他等位基因	RAF	*OR* (95%*CI*)	*P*值
17q25.1	rs3744027	0.47	rs9903200	17：73839498	内含子变异	—	*UNC13D*	G/A	0.3	1.30 (1.19~1.43)	1.96×10^{-8}
17q25.1	rs3744027	0.94	rs3744017	17：73871467	内含子变异	—	*TRIM47*	G/A	0.19	1.53 (1.37~1.70)	1.50×10^{-14}
17q25.1	rs3744027	0.73	rs3903010	17：73874012	同义变异	—	*TRIM47*	T/G	0.15	1.47 (1.30~1.67)	3.09×10^{-9}
17q25.1	rs3744027	0.74	rs4600514	17：73874071	错义变异 (NP_258411.2：p.R187W)	0.99可能有害 (HumDiv)；0.96可能有害 (HumVar)	*TRIM47*	A/G	0.15	1.47 (1.29~1.67)	4.36×10^{-9}
17q25.1	rs3744027	0.73	rs4072479	17：73874138	同义变异	—	*TRIM47*	G/C	0.15	1.47 (1.30~1.67)	2.89×10^{-9}
17q25.1	rs3744027	0.74	rs116044941	17：73874684	上游基因变异	—	*TRIM47*	G/C	0.15	1.49 (1.31~1.70)	1.04×10^{-9}
17q25.1	rs3744027	0.99	rs34974290	17：73888354	同义变异	—	*TRIM65*	G/A	0.19	1.50 (1.34~1.67)	2.99×10^{-13}
17q25.1	rs3744027	0.54	rs9902371	17：73897046	内含子变异	—	*MRPL38*	A/G	0.29	1.35 (1.23~1.48)	3.76×10^{-10}
17q25.1	rs3744027	0.27	rs1135889	17：73926121	错义变异 (NP_001306122.1：p.G79V)	0.65可能有害 (HumDiv)；0.37无害 (HumVar)	*FBF1*	C/A	0.22	1.26 (1.16~1.36)	4.39×10^{-8}

注：HumDiv和HumVar是PolyPhen-2系统中的不同数据库，其中HumVar适用于评估孟德尔遗传病相关的突变位点；HumDiv适用于评估复杂疾病或表型的突变位点。RAF—风险等位基因频率；OR—比值比；CI—置信区间；GWAS—全基因组关联分析；PolyPhen-2—Phenotypingv2多态性蛋白损伤预测；5' UTR—非翻译区。

MRI 检查和认知测试，并进行长达 14 年的随访。研究者采用超高效液相色谱－质谱仪和磁共振波谱检查，从 369 个已注释的代谢物和 54 764 个未注释的特征中获得了代谢和脂质组学特征，并分析了其与 CSVD 严重程度的关系。研究中使用 MRI CSVD 标志物、认知和全因痴呆的未来风险评估疾病严重程度，发现了 28 种代谢物与 CSVD 影像标志物和患者的认知功能相关（图 2–8）。多种甘油磷脂和鞘磷脂水平降低与 CSVD 负荷增加相关，具体表现为 WMH 体积增加，平均弥散系数降低，归一化峰升高，脑萎缩和认知损害加重。肌酸、脂肪酸[18：2（OH）]和鞘磷脂（D18：2/24：1）水平升高与腔隙数目增加、WMH 体积增大与认知功能损害相关。基线

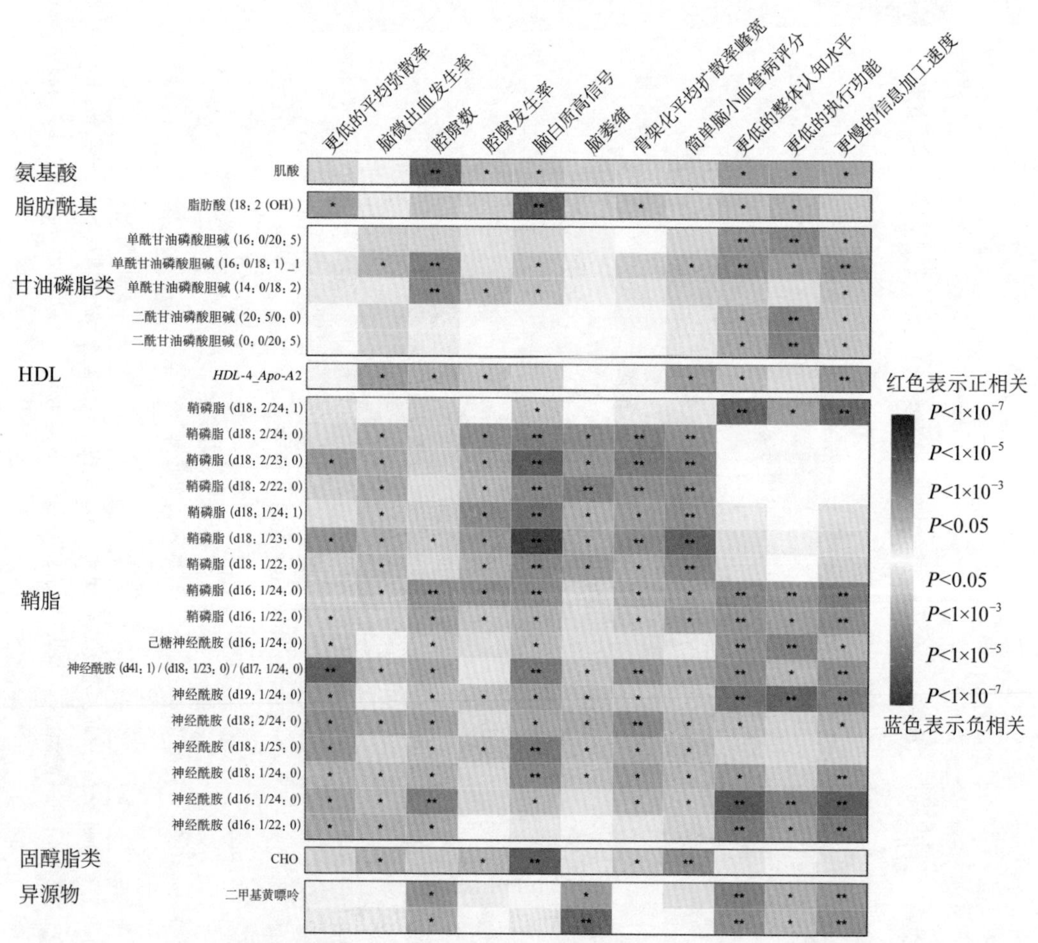

HDL—高密度脂蛋白；Apo—载脂蛋白；CHO—胆固醇；CSVD—脑小血管病。

图2–8　CSVD影像标志物及认知参数与代谢产物水平升高的相关性

图片来源：https://www.ncbi.nlm.nih.gov/core/lw/2.0/html/tileshop_pmc/tileshop_pmc_inline.html?title=Click%20on%20image%20to%20zoom&p=PMC3&id=9337813_awac041f1.jpg

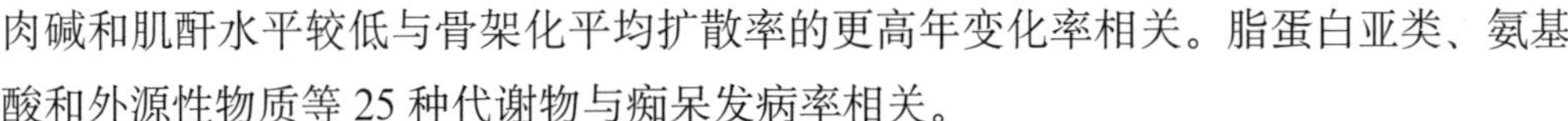

肉碱和肌酐水平较低与骨架化平均扩散率的更高年变化率相关。脂蛋白亚类、氨基酸和外源性物质等 25 种代谢物与痴呆发病率相关。

综上所述，Mishra 等的这项研究证明多个不同的代谢特征与 CSVD 影像标志物、认知障碍和痴呆有关。后续研究应评估这些因素之间的因果关系并使用代谢组筛查以提高预测 CSVD 进展和患者痴呆风险的能力。代谢组图谱还可为疾病的发病机制提供新的观点，并帮助确定新的治疗方法。

5 眼见为实：血管周围间隙与脑淀粉样血管病脑膜穿支 β-淀粉样蛋白积聚相关

扩大的血管周围间隙（enlarged perivascular spaces，EPVS）是 CSVD 常见的一种影像学表现，反映了脑内血管周围清除可溶性废物的功能障碍。2022 年 3 月，Perosa 等在 *Acta Neuropathol* 发表的研究探讨了 EPVS 的组织病理学特点及其与脑淀粉样血管病（cerebral amyloid angiopathy，CAA）患者 β-淀粉样蛋白（amyloid β-protein，Aβ）水平的相关性。研究共纳入 19 例经尸检病理证实为 CAA 的病例（平均死亡年龄 74 岁）和 5 例非 CAA 病例（平均死亡年龄 88 岁），研究者使用体外离体 3T MRI、半自动分割和验证的基于深度学习的模型来量化与 EPVS 相关的组织病理学变化，其中 16 例 CAA 病例和 4 例对照组病例在死亡前也进行了头颅 MRI（活体 MRI）检查。研究结果显示，EPVS 主要位于皮层穿通小动脉的白质部分周围，其负荷与相关动脉的 CAA 严重程度相关。此外，在单独受 EPVS 影响的血管中，平滑肌细胞减少，血管内 Aβ 积聚增加并延伸至白质。上述研究结果与 EPVS 反映小动脉物质交换功能受损的理念一致，对理解 CAA 和 AD 病理生理中重要的血管周围清除机制有重要意义。

该研究的 MRI 结果显示，EPVS 的体内负荷与体外 MRI 负荷相关。在活体和离体 MRI 上，与非 CAA 患者相比，CAA 患者的半卵圆中心均可见更严重的血管周围间隙（perivascular space，PVS）。基底节区离体 MRI 中，CAA 患者的可见 PVS 严重程度高于非 CAA 患者。活体与离体 MRI 评估的可见 PVS 严重程度呈正相关（半卵圆中心：Spearman's ρ=0.58，P<0.001；基底节区：Spearman's ρ=0.20，P=0.039）（图 2-9）。总体来说，该研究证实在活体 MRI 中，与非 CAA 患者相比，CAA 患者半卵圆中心的可见 PVS 程度更高，但基底节区的可见 PVS 程度无明显升高，与既往研究结果一致。该研究还发现，患者的颅脑组织在福尔马林中固定一段时间后，离体 MRI 仍能反映其 PVS 的严重程度。

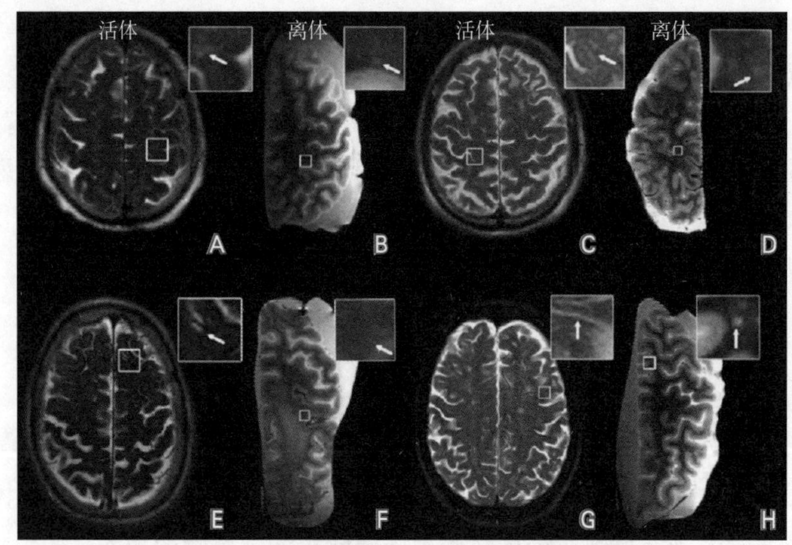

图2–9　活体和离体MRI显示的血管周围间隙

图片来源：https://doi.org/10.1007/s00401–021–02393–1

此外，该研究还通过离体 MRI 对基底节和近侧白质区域的 PVS 严重程度进行了额叶、颞叶、顶叶和枕叶等区域性评估（图 2–10）。在体外离体 MRI 上，局部 MRI 可见的 PVS 严重程度与组织病理学上的 EPVS 面积相关。在组织病理学上，MRI 可见的 PVS 对应白质血管周围的间隙扩大。值得注意的是，大多数间隙似乎不是完全空的，而是包含部分细胞、网状外观细胞外基质等物质，偶尔有含铁血黄

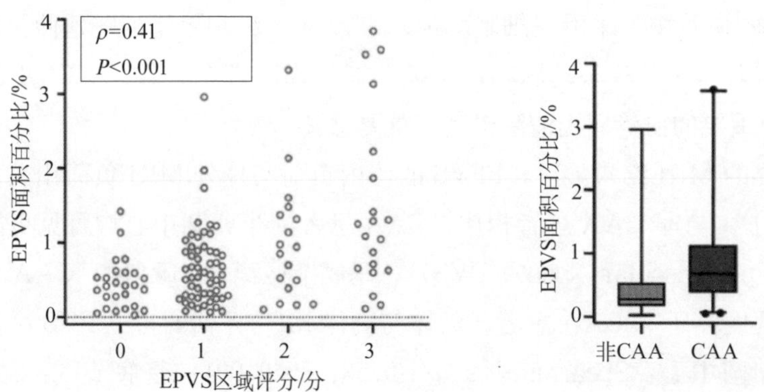

EPVS区域评分：0分—无（MRI可见PVS　0个）；1分—轻度（MRI可见PVS　1～5个）；2分—中度（MRI可见PVS　6～10个）；3分—严重（MRI可见PVS>10个）。EPVS—扩大的血管周围间隙；CAA—脑淀粉样血管病；MRI—磁共振成像；PVS—血管周围间隙。

图2–10　CAA和非CAA患者体外离体3T MRI和组织病理学EPVS情况

图片来源：https://doi.org/10.1007/s00401–021–02393–1

素沉积物。离体 MRI 扫描可见 PVS 区域评分与组织病理学上的 EPVS 面积百分比呈正相关（Spearman' s ρ=0.408，P<0.001），上述结果表明，离体 MRI 上出现可见的 PVS 可准确反映组织病理学上的 PVS 扩大。此外，与非 CAA 患者相比，CAA 患者存在组织病理学上更为严重的 EPVS（P<0.001）。

EPVS 与 CAA 严重程度呈正相关。研究者在 CAA 病例中使用线性混合效应模型，在模型的所有变量中，总 CAA 面积百分比和髓鞘稀疏程度与 EPVS 面积百分比呈正相关。总体最佳拟合模型包括总 CAA 面积百分比（皮层和软脑膜 CAA 合并）和髓鞘稀疏程度。研究发现，脑白质中纤维蛋白阳性血管（血脑屏障渗漏的衡量标准）和皮层 Aβ 斑块（AD 病理的衡量标准）面积百分比对总 CAA 面积百分比没有显著影响（图 2–11）。皮层和软脑膜血管壁上的 Aβ 沉积与潜在脑白质中的 PVS 增大有关，PVS 增大与软脑膜 CAA 密切相关。

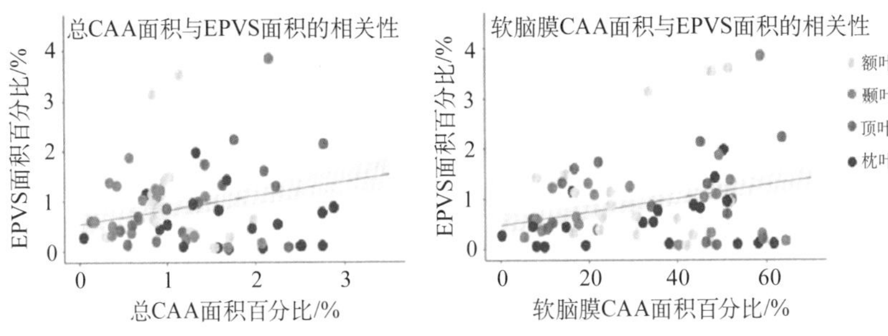

EPVS—扩大的血管周围间隙；CAA—脑淀粉样血管病。

图2–11　总体CAA、软脑膜CAA面积百分比与EPVS面积百分比的相关性

图片来源：https://doi.org/10.1007/s00401-021-02393-1

研究者利用高分辨率 MRI 的 T_2 加权成像（T_2-weighted images，T_2WI）序列对 PVS 和 PVS 相关血管的 MRI 可见形态进行了深入探索。体外离体 3T MRI 与临床活体 MRI 相比，空间分辨率更高，可以更详细地追踪单个 PVS 及相关血管。该研究观察到两个关键现象：①在病变脑白质中发现 EPVS 围绕起源于脑膜表面的单个血管（即皮层穿通血管）；②部分 EPVS 延伸至皮层，特别是在 PVS 扩大更严重的病例中。

上述研究结果提示，在经病理证实的散发性 CAA 人脑中，MRI 可见的 PVS 负担反映了组织病理学上的 EPVS 严重程度。通过合并单支血管分析，证实皮层 CAA 与基底节白质中 PVS 增大之间存在相关性。EPVS 主要位于皮层穿通小动脉周围而非小静脉周围，其负担与 CAA 的严重程度相关。平滑肌细胞和血管功能丧失可导致血管 Aβ 清除障碍以及与同一血管相连的 PVS 增大（图 2–12）。

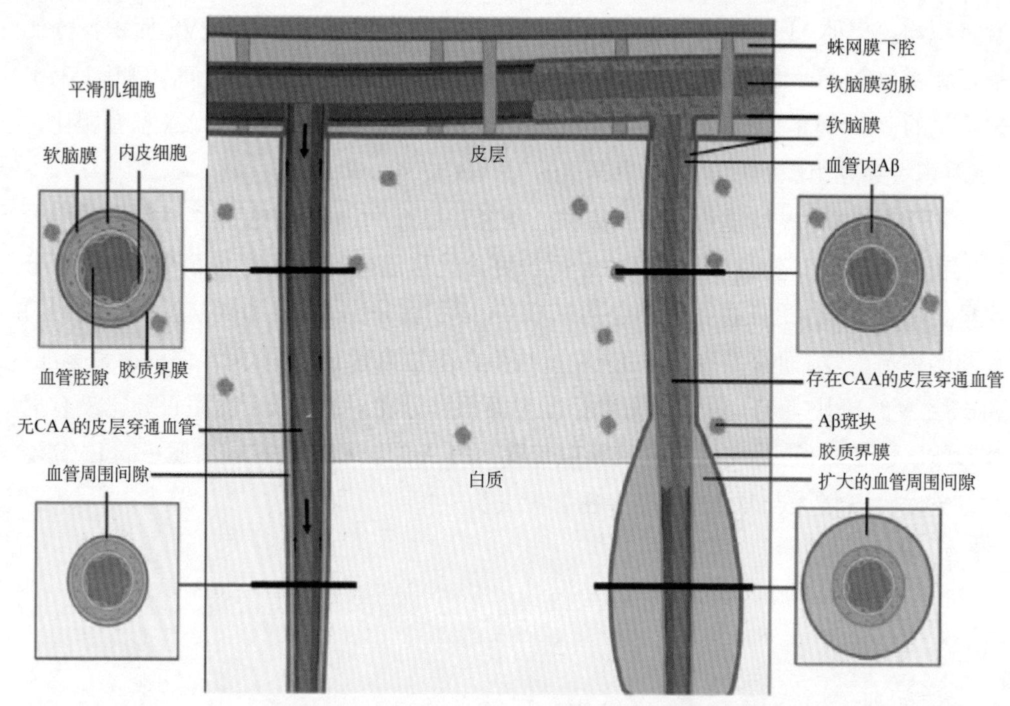

CAA—脑淀粉样血管病；Aβ—β-淀粉样蛋白。

图2-12　CAA与扩大的血管周围间隙相关的机制

图片来源：https://doi.org/10.1007/s00401-021-02393-1

6　罪魁祸首：内皮 β 位点淀粉样前体蛋白切割酶 1 通过紧密连接和内皮型一氧化氮合酶损害脑小血管

脑小血管损伤包括内皮紧密连接丢失、内皮细胞功能障碍、血脑屏障破坏等，是 AD、CAA、高血压相关 CSVD 共同的早期病理改变。这些脑小血管的病理改变是否存在共同的机制？既往研究表明，CAA 和 AD 患者的脑血管中 β 位点淀粉样前体蛋白切割酶 1（β-site-amyloid precursor protein cleavage enzyme-1，BACE1）水平显著升高，提示血管源性BACE1 可能参与了脑小血管损伤的病理过程。为进一步了解血管源性 BACE1 在脑血管损伤中的作用，中国科技大学神经退行性疾病研究中心申勇教授团队结合细胞和分子技术、质谱、免疫染色方法以及功能验证，全面揭示了血管源性 BACE1 在 CSVD 病理机制中的潜在作用。

该研究观察到高血压患者大脑微血管中 BACE1 的表达增加了 3.71 倍（图 2-13）。重要的是，研究者发现内皮细胞紧密连接蛋白闭合蛋白是一种内皮细胞 BACE1 的全新底物。BACE1 通过切割闭合蛋白减少全长的闭合蛋白和产生闭合蛋

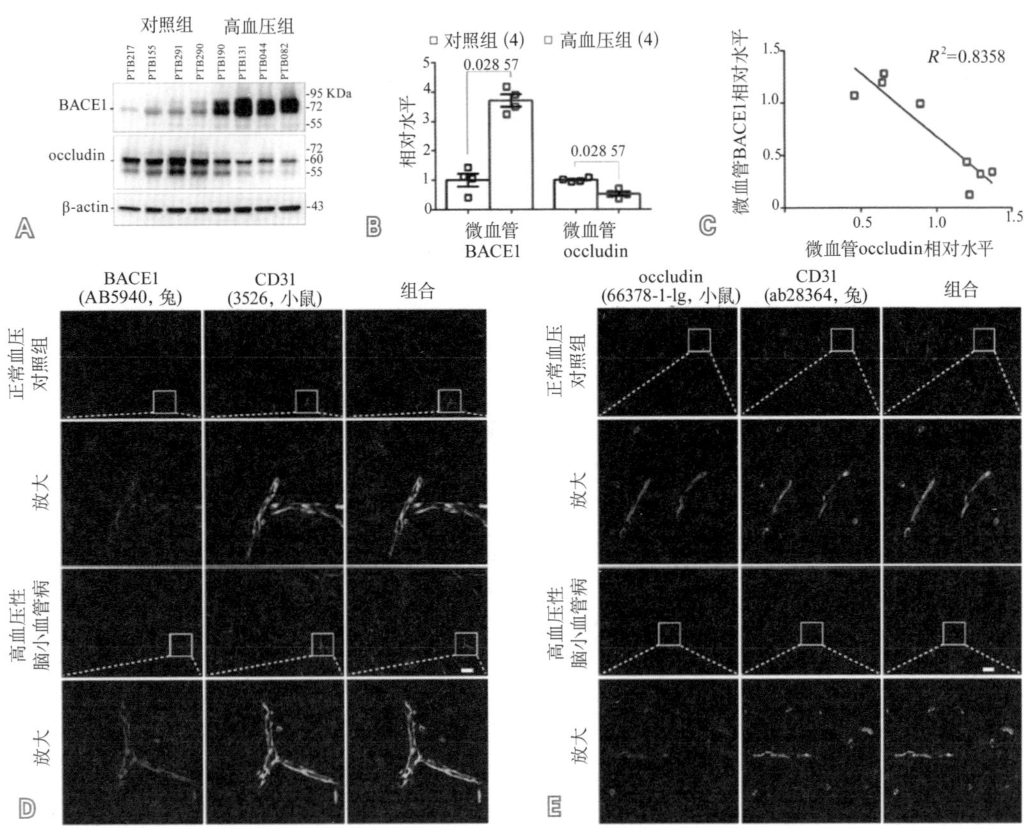

D和E图标尺为100 μm。BACE1—β位点淀粉样前体蛋白切割酶1；occludin—闭合蛋白；β-actin—β肌动蛋白。

图2-13　高血压性脑小血管病患者脑组织中内皮细胞BACE1升高和闭合蛋白降低

图片来源：https://doi.org/10.1161/circresaha.121.320183

白片段。BACE1 升高引起的过度切割诱导膜内小凹蛋白沉积，以及随后小凹蛋白 1 介导的内吞作用，导致溶酶体降解其他紧密连接蛋白。同时，膜上小凹蛋白 1 增加了与内皮型一氧化氮合酶（endothelial nitric oxide synthase，eNOS）的结合，以及由升高的 BACE1 产生的循环 Aβ 水平升高，导致 eNOS 活性减弱，最终造成内皮功能障碍。此外，在内皮特异性 *BACE1* 转基因小鼠中，初始的血管内皮损伤会引起 CBF 缓慢降低、血脑屏障通透性增加、微出血、Tau 蛋白过度磷酸化、突触丢失以及认知障碍。相反，抑制异常的 BACE1 活性可以改善紧密连接蛋白损失、内皮功能障碍和记忆缺陷。

该研究建立了血管源性 BACE1 与脑小血管损伤之间的直接关系，揭示了内皮细胞 BACE1 水平异常升高可能是 CSVD 的发病机制（图 2-14）。

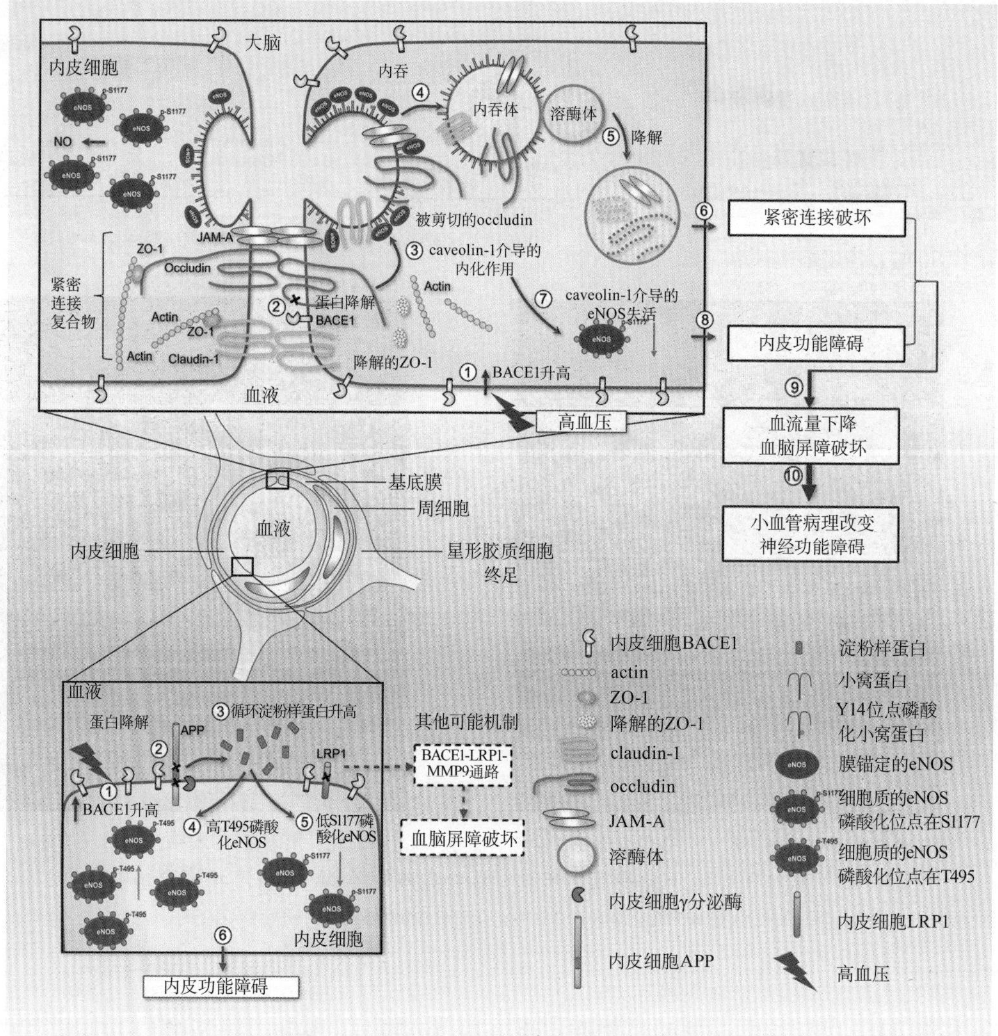

BACE1—β位点淀粉样前体蛋白切割酶1；actin—肌动蛋白；ZO-1—紧密连接蛋白；degraded—降解；claudin—密封蛋白；occludin—闭合蛋白；caveolin—小窝蛋白；JAM-A—连接黏附分子；APP—淀粉样前体蛋白；eNOS—内皮型一氧化氮合酶；LRP1—低密度脂蛋白受体相关蛋白。

图2-14　内皮细胞BACE1通过紧密连接和eNOS损害脑小血管

图片来源：https://doi.org/10.1161/circresaha.121.320183

7　祸不单行：脑小血管病 14 年长期预后的预测因素

血管危险因素和基线 CSVD 严重程度目前已被认为是 CSVD 进展的决定因素。CSVD 的进展程度和速度存在个体差异，多数患者病程进展缓慢。目前相关研究多

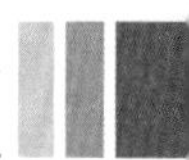

为横断面研究或随访期较短的队列研究，难以观察到 CSVD 影像标志物的长时程、动态变化并探索 CSVD 预后的预测因素。

迄今为止，CSVD 最长时程随访研究来自荷兰。2022 年，Leeuw 教授团队先后在 *Stroke* 和 *J Neurol Neurosurg Psychiatry* 上发表了他们的研究成果。该研究团队基于 RUN DMC 队列研究，对 503 例散发性中老年（50 ~ 85 岁）CSVD 患者进行了长达 14 年的随访，随访期间对受试者进行 4 次神经影像学扫描和半定量评估、认知功能测评及临床结局采集。

Leeuw 团队的研究显示，WMH 体积平均年进展为 0.6mL。部分患者在随访期间的一段时间内曾出现 WMH 逆转，但这些 WMH 逆转大多被整体时间内的 WMH 进展所覆盖。14 年随访期间，93% 的受试者整体表现为 WMH 进展，仅有 4% 的患者表现为净 WMH 减退。

同时，该研究发现高龄和基线为中度 WMH（Fazekas 评级 2 级）是 WMH 快速进展的预测因素，此外，CSVD 病变的基线负荷（估计值 0.31，95%*CI* 0.25 ~ 0.37，$P < 0.001$）和血管危险因素（估计值 0.39，95%*CI* 0.08 ~ 0.70，P=0.01）可独立且协同地预测 WMH 的进展，只有基线 CSVD 负荷可独立预测 14 年随访期间腔隙的发生（估计值 1.52，95%*CI* 1.27 ~ 1.85，$P < 0.001$）。

既往研究发现，3% ~ 4% 的散发性 CSVD 患者存在 DWI 阳性病灶。由于患者并没有明显症状，且病灶在 2 周左右可出现信号减退甚至消失，这些 DWI 阳性病灶在 CSVD 进展中的确切作用尚不明确。在 RUN DMC 队列的随访中，有 8.9% 的患者检出了 DWI 阳性病灶。相对 DWI 阴性组，DWI 阳性组的基线 WMH 体积更大，存在腔隙或 CMB 的比例更高。进一步分析发现，在至少完成 1 次随访的患者中，相对 DWI 阴性组，DWI 阳性组在中位 13.2 年的随访中有更高的 WMH 体积进展率（β=0.36，95%*CI* 0.05 ~ 0.68，P=0.023）、更高的腔隙发生率（率比 2.88，95%*CI* 1.80 ~ 4.67，$P < 0.001$）和更大的认知功能下降幅度（$\beta = -0.03$，95%*CI* − 0.05 ~ − 0.01，P=0.006）（图 2–15），但两组全因死亡、卒中、全因痴呆等终点事件的发生率差异无统计学意义。

过去，我们对 CSVD 的认识局限于临床经验和部分短时程随访研究。RUN DMC 队列为我们展示了 CSVD 长时程的影像学和临床动态变化，进一步明确了 CSVD 不良预后的预测因素既包括传统的基线血管危险因素和 CSVD 影像负荷，也包括 DWI 阳性病灶这类新的影像学标志物。这对临床识别病情快速进展风险高的患者并对其提供早期预警具有重要意义。

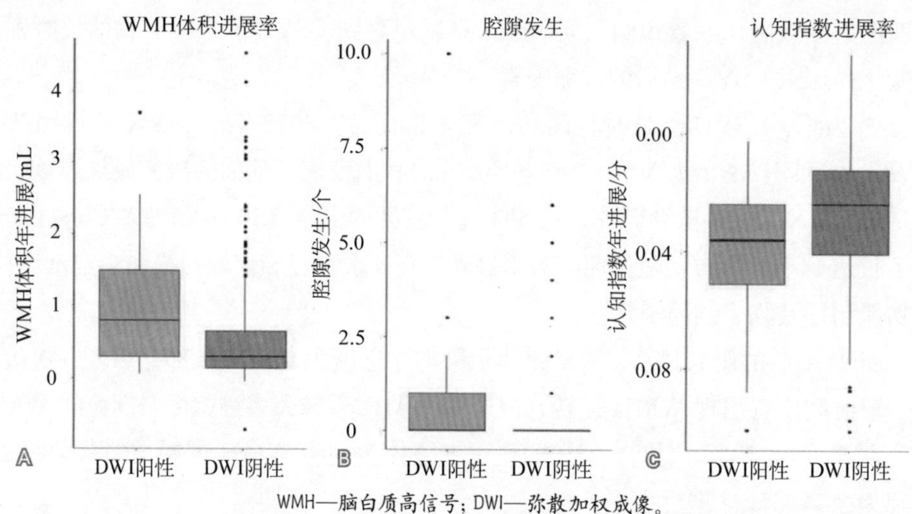

WMH—脑白质高信号；DWI—弥散加权成像。

图2–15　DWI阳性和DWI阴性组14年随访期间WMH体积进展、腔隙发生和认知指数进展情况

图片来源：https://doi.org/10.1136/jnnp-2022-330091

8　互为因果：脑龄差与脑小血管病相互影响

随着人类预期寿命的延长，年龄相关疾病也带来了日益严峻的挑战。对个体而言，生理年龄并不等同于实际年龄，两者的年龄差是导致年龄相关疾病的危险因素。通过头颅 MRI 数据库来整合和计算神经影像衍生的年龄相关特征，可评估脑的生理年龄。脑龄差（brain–age gap，BAG）是预测脑龄（生理脑龄）和实际脑龄之间的差异，能较好地反映个体的脑衰老情况。BAG 常用于评估神经系统疾病对脑衰老的影响，并预测临床预后。CSVD 是年龄相关的脑血管疾病，MRI 上主要表现为 WMH、腔隙和 CMB 等，可导致血管性认知障碍和痴呆。但是，CSVD 如何影响脑衰老及其与认知功能的相互作用尚不清楚。

2022 年，Chung 教授团队首次报道了 CSVD 患者的脑老化情况，并探讨了全脑或特定区域的BAG是否影响CSVD相关认知障碍。该研究利用1482名健康个体(年龄 18 ~ 92 岁）的 MRI 灰质特征图像，构建了全脑和区域性脑龄预测模型，并获得预测脑龄和实际脑龄的差异。然后将此模型应用于中国台湾宜兰县老龄化研究队列（年龄≥ 50 岁的非卒中、非痴呆志愿者 734 例，其中 124 例发现存在 CSVD）。数据分析发现：① CSVD 组的整体认知功能、言语记忆和执行功能等低于非 CSVD 组，差异有统计学意义(表2–2)；② CSVD组的全脑BAG高于非CSVD组[(3.71±7.60)岁 *vs*.（−0.43±9.47）岁，P=0.003，η^2=0.012]（图 2–16）；③ CSVD 组与非

表2-2 脑小血管病与非脑小血管病患者的认知功能对比

变量	非CSVD组（610例）	CSVD组（124例）	*P*值
年龄/岁	61.43±7.82	69.07±9.07	<0.001
男性/例（%）	264（43.3）	61（49.2）	0.227
教育年限/年	7.53±5.09	4.88±4.99	<0.001
熵聚焦准则指数	0.544±0.023	0.546±0.022	0.610
颅内总容积/L	1.310±0.119	1.324±0.123	0.222
血管危险因素/例（%）			
高血压	186（30.5）	58（46.8）	<0.001
糖尿病	70（11.5）	31（25.0）	<0.001
血脂异常	29（4.8）	12（9.7）	0.030
吸烟	86（14.1）	21（16.9）	0.058
认知功能/分			
MMSE	26.7±3.1	24.2±4.0	0.002
10 min中文版言语记忆测验	6.8±1.9	5.5±2.3	0.006
画钟测试	8.1±2.2	6.8±2.9	0.147
泰勒复杂图形测验	31.5±5.7	27.9±8.9	0.088
波士顿命名测验	12.5±2.4	11.3±2.5	0.851
言语流畅性测验	15.3±4.9	13.2±4.4	0.018
倒背数字测验	3.8±2.0	2.8±2.1	0.423

注：CSVD—脑小血管病；MMSE—简易精神状态检查量表。

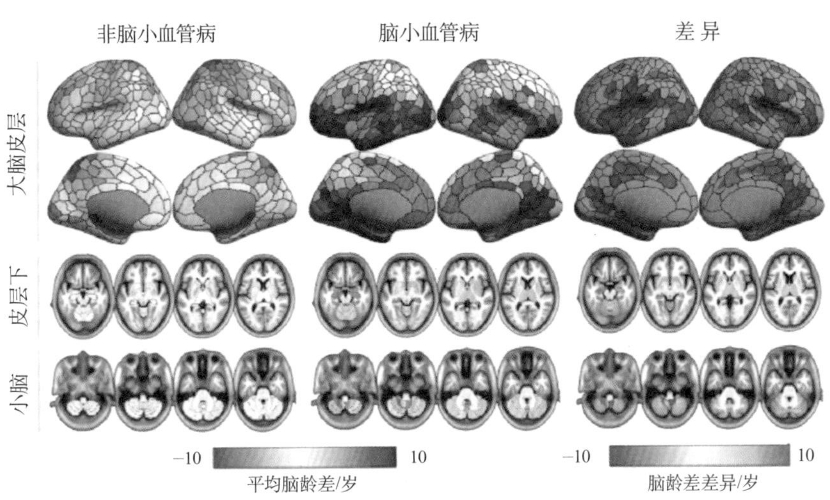

图2-16 脑小血管病与非脑小血管病患者的区域性脑龄差比较

图片来源：https://doi.org/10.1093/braincomms/fcac233

CSVD 组在 89 个脑区（82 个大脑皮层区、3 个皮层下区和 4 个小脑区）存在明显的区域性 BAG，其中 7 个脑区的 BAG 在 CSVD 认知功能障碍中可能发挥中介效应（图 2–17）。

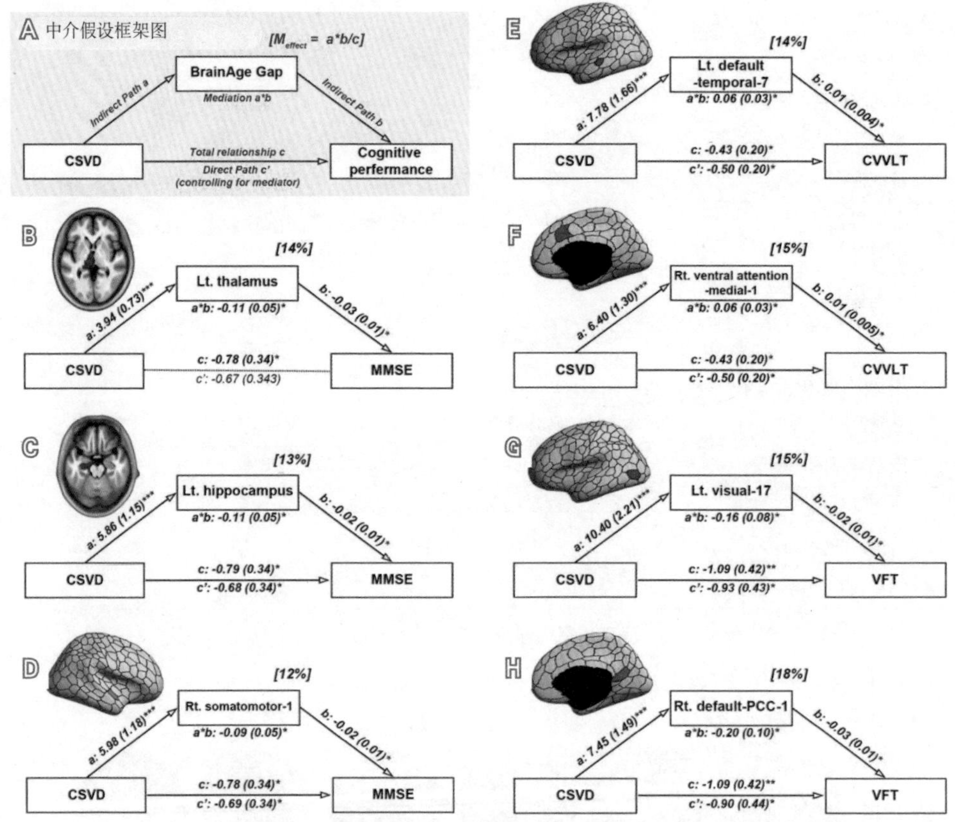

A：中介假设框架图；B～H：7个区域的脑龄差可作为CSVD和相关认知障碍之间的潜在中介，每个模型都提供了路径系数和中介大小（效应）。路径a：CSVD对中介变量（区域脑龄差）的影响；路径b：中介变量（区域脑龄差）对认知功能评分的影响；路径c：CSVD对认知功能评分的影响；路径c'：校正中介变量（区域脑龄差）后，CSVD对认知功能评分的直接影响；路径a*b：路径c和c'之间的差异及其意义。中介效应的统计采用bootstrap检验。深色实线和浅色虚线分别表示各变量之间的显著和非显著差异。数字是相应的平均路径系数，括号中为标准误。中介变量的百分比为路径a*b和路径c的比值。$^*P<0.05$；$^{**}P<0.01$；$^{***}P<0.001$。CSVD—脑小血管病；CVVLT—中文版言语记忆测验；VFT—词语流畅性测验；thalamus—背侧丘脑；hippocampus—海马；somatomotor—第二躯体运动区；temporal—颞叶区；ventral attention medial—腹侧注意区域；visual—视觉中枢；PCC—后扣带皮层。

图2–17　区域性脑龄差在脑小血管病导致的认知功能障碍中的作用

图片来源：https://doi.org/10.1093/braincomms/fcac233

另一项 Habes 等的研究结果证明，预测的脑龄和 WMH 之间存在正相关性。不过，该研究没有校正年龄或血管危险因素等混杂因素，也没有考虑 CSVD 的其他标志物的影响。Chung 团队的研究首次评估了 CSVD 与预测脑龄的相关性，其结果表明，即使无症状性 CSVD 也可以加快脑衰老。该研究不仅有助于了解 CSVD 相关临床预后的潜在机制，而且有助于分析 CSVD 相关神经退行性疾病潜在的机制。未来旨在评估异常大脑衰老的疾病研究应考虑 CSVD 的影响。

然而，Chung 团队的这项研究也存在一定的局限，包括：①该研究仅依据 T_1 加权成像（T_1-weighted images，T_1WI）的灰质特征，特别是灰质体积来预测脑龄。后续应通过 DTI 或静息态功能磁共振（resting-state functional MRI，rs-fMRI）等检查进一步探索 CSVD 影响脑衰老的机制。②该研究的研究对象是既往无卒中或痴呆病史的中老年人，其 CSVD 病变程度相对较轻，尚需进一步研究来探索 BAG 与重度 CSVD 之间的关系。③该研究仅探索了 CSVD 患者 BAG 与认知功能障碍的空间关系，尚需纵向研究来阐明 CSVD 中各脑区异常衰老的先后顺序及其因果关系。

9 关键纽带："认知弹性"依赖于脑白质连通性

除 AD 外，脑血管病，包括 CSVD、卒中及 CAA 等所致的脑组织病理损害也是认知障碍的原因之一。不过，大脑损害与认知障碍的关系目前并不明确。部分具有明显脑组织损害病理改变的个体仍能保持正常的认知水平，被称为"认知弹性"，有研究者用"认知储备"假说来解释这种现象。需要开发能客观反映认知储备的标志物，以探索大脑这种动态适应能力的机制。

2022 年，荷兰马斯特里赫特大学 DeJong 教授团队开展了一项观察性、前瞻性、基于人群的队列研究。该研究旨在从脑结构连接组的角度分析不同大脑损害程度与认知水平之间的关联，从而加深对神经环路、认知功能及认知储备之间相互作用的理解。研究者提出了一项新的假说：更密集的、具有更高脑白质连通性的脑结构网络能够缓冲脑组织损害对认知功能的影响。

该研究纳入 4759 例中老年受试者（平均年龄 59.2 岁）。所有受试者均完成神经认知心理量表测试（包括记忆、信息处理速度及执行、注意功能 3 个方面），并完成 MRI 检查中的液体衰减反转恢复序列（fluid attenuated inversion recovery，FLAIR）、3D 结构、DTI 等序列扫描。采用全脑灰质、白质、脑脊液、WMH 体积及 WMH 负担（Fazekas 分级 0 ~ 3 级）、CSVD 总负担（0 ~ 3 分）作为大脑损害的标志物。采用自动解剖标记脑图谱定义全脑结构网络的节点（包括 94 个脑区），采用纤维束体积与全脑体积的比值定义网络的边，从而构建全脑结构加权网络。采用多元线性回归分析评价脑结构连接网络标记（如节点度值，即每个脑区与全脑其他脑区的平均连接数目）与大脑损害标志物之间的交互作用对其认知水平的影响。

该研究结果显示，较低的灰质和白质体积，以及较高的 WMH 体积与较低的认知水平有关；相反，较高的网络节点度值与较高的认知水平有关（表 2–3）。此外，较高的 CSVD 严重程度与较低的认知水平有关，且呈剂量依赖关系。进一步分析发现，以上脑损害标志物与认知水平之间的关联性随着网络节点度值的增加而明显减弱，提示存在明显脑损害的个体若具有较强的脑白质连通性则可能保持正常的认知功能（图 2–18）。

表 2–3　脑损害标志物和网络脑白质连通性测量与综合认知评分之间的关联

变量	模型 1 的非标准化回归系数	模型 2 的非标准化回归系数	模型 3 的非标准化回归系数	认知老化／岁
脑脊液体积	−0.142①	−0.130①	−0.133①	−2.9
脑灰质体积（倒置后）	−0.115①	−0.103①	−0.095①	−2.1
脑白质体积（倒置后）	−0.128①	−0.117①	−0.124①	−2.7
脑白质高信号体积	−0.095①	−0.089①	−0.082①	−1.8
脑小血管病评分				
0 分	参照	参照	参照	–
1 分	−0.05	−0.046	−0.042	−0.9
2 分	−0.203①	−0.187①	−0.167①	−3.6
3 分	−0.509①	−0.546①	−0.430①	−9.3
连接测量				
节点度	0.089①	0.084①	0.083①	1.8
纤维束体积	0.007	0.007	0.011	0.2

注：① $P < 0.001$。

最后该研究从认知老化的角度探讨了网络节点度值如何调节 CSVD 严重程度与认知水平之间的关联。研究者发现，与 CSVD 评分 0 分的受试者相比，CSVD 评分 3 分者的认知衰老加速 9.3 年；但在 CSVD 负担重（评分 3 分）的患者中，网络节点度值每增加 1 个标准差，可以降低认知衰老程度 7 年。

综上所述，大脑结构连接组的节点度值与认知功能呈正相关，并可影响脑损伤（包括脑萎缩和血管性损害）与认知功能之间的负性关联。该研究结果支持“认知储备”假说，表明大脑结构网络连通性与认知弹性相关，是研究神经储备结构组成的有效生物标志物。

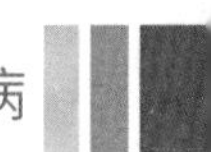

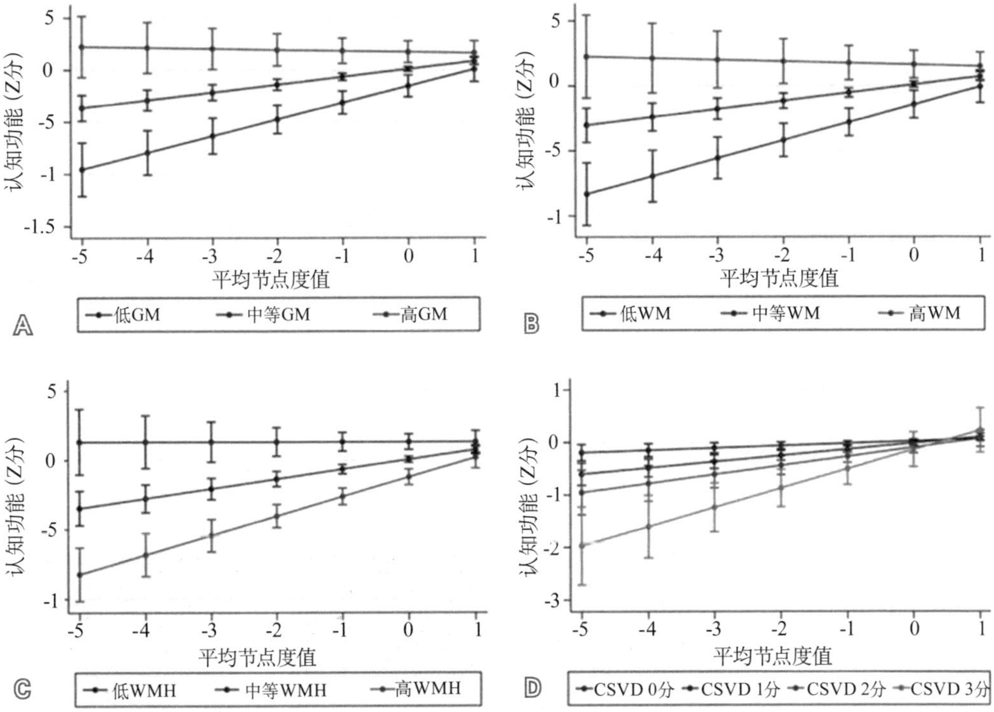

认知功能（Z分）
平均节点度值
A
低GM 中等GM 高GM
B
低WM 中等WM 高WM
C
低WMH 中等WMH 高WMH
D
CSVD 0分 CSVD 1分 CSVD 2分 CSVD 3分

GM—灰质；WM—脑白质；WMH—脑白质高信号；CSVD—脑小血管病。

图2-18 认知水平与网络脑白质连通性之间的关联

图片来源：https://doi.org/10.1002/alz.12758

10 通则不痛：急性缺血性卒中无效再通的微循环障碍机制

EVT 是大血管闭塞性急性缺血性卒中的有效治疗方法。然而，在接受 EVT 并获得血管成功再通的患者中，仍有近一半预后不佳（即无效再通）。血管再通后微循环障碍是无效再通的重要原因。缺血半暗带区各级血管段对缺血及再通的反应性可能不同，不同血管段的异常反应可能是血管再通后微循环障碍的重要原因。然而，目前尚无针对缺血再通后各级 CVR 的系统研究。在此背景下，首都医科大学附属北京天坛医院王伊龙教授团队通过双光子活体成像结合荧光报告转基因小鼠，系统观察了急性缺血性卒中血管再通后缺血半暗带区各级血管的血流动力学变化，探究血管再通后微循环障碍的机制。

该研究首先利用特异性标记血管平滑肌细胞／周细胞的转基因小鼠，绘制了皮层脑血管网络的等级分布图（图 2-19）。研究团队发现急性缺血性卒中血管再通后半暗带区软脑膜动脉和穿支动脉显著收缩，软脑膜动脉血流显著下降，穿支动脉血流代偿性恢复；微静脉和软脑膜静脉管壁塌陷，血流量显著下降；毛细血管前微

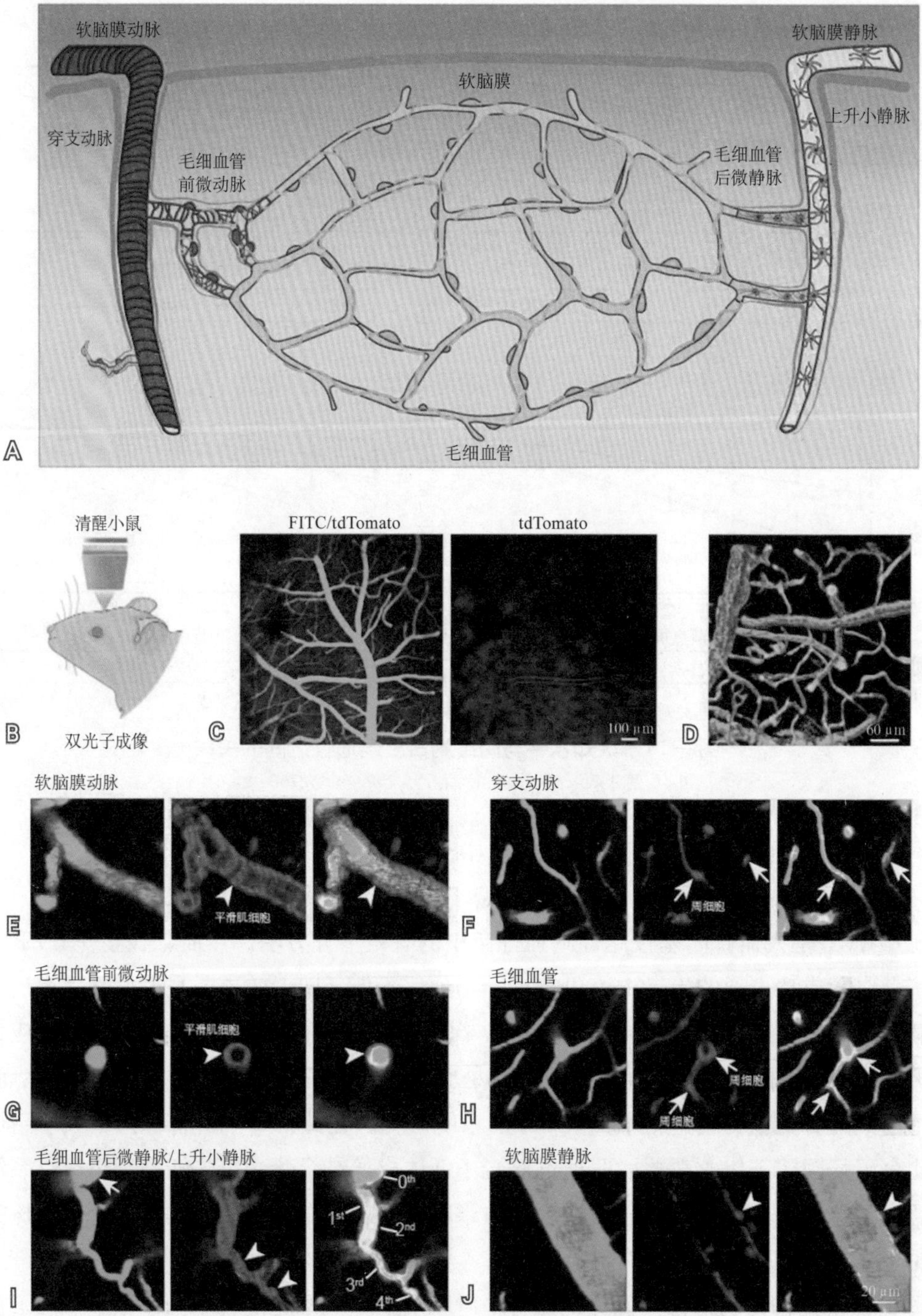

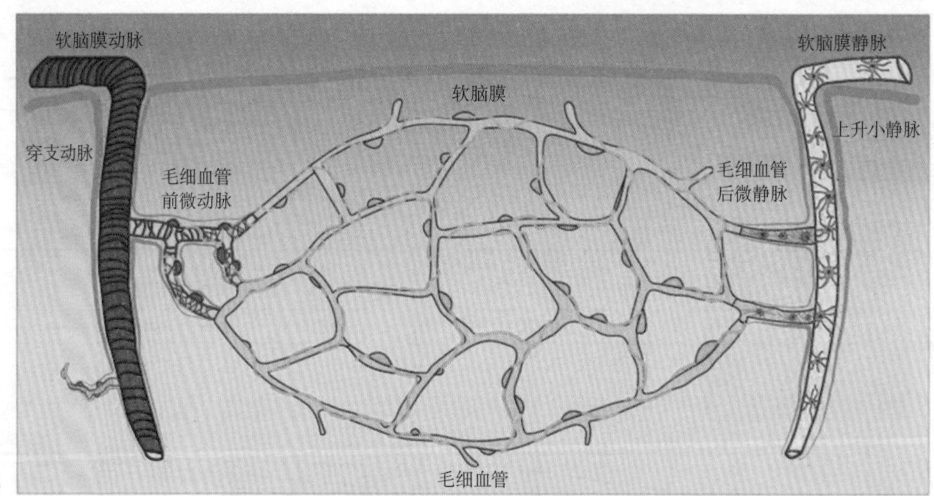

tdTomato为一种红的荧光剂。FITC—异硫氰酸荧光素。

图2–19　皮层脑血管网络不同层次与分级

图片来源：https://journals.sagepub.com/doi/10.1177/0271678X221146128

动脉和后微静脉显著收缩，血流速度下降，血流量下降；毛细血管广泛性收缩，血流速度下降，血流量下降。无论是周细胞胞体覆盖区域，还是单纯由周细胞足突覆盖的毛细血管，都出现明显收缩，且这两个部位的收缩程度差异无统计学意义（图2–20）。

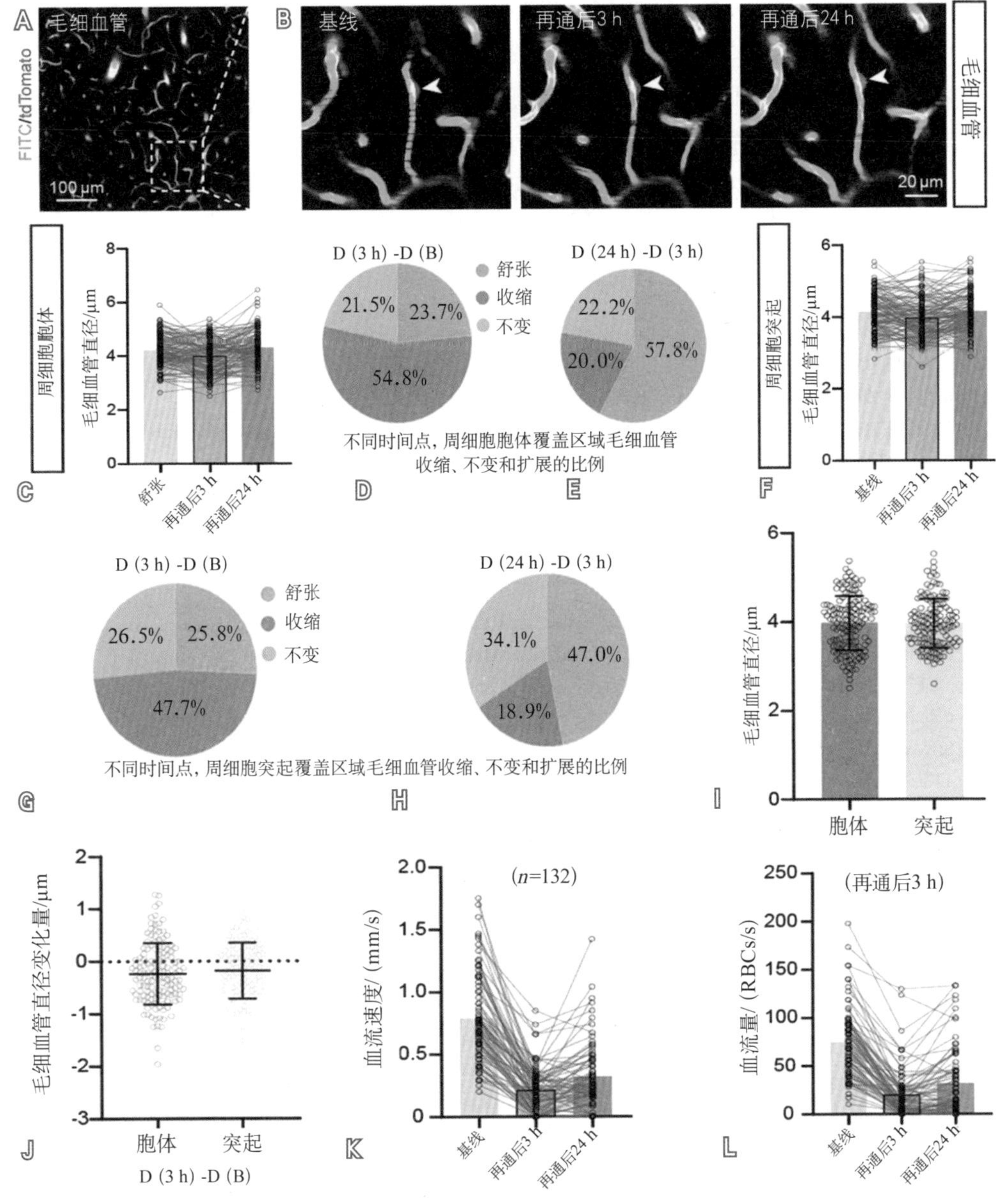

tdTomato为一种红的荧光剂。FITC—异硫氰酸荧光素；RBC—红细胞。

图2–20 急性缺血性卒中再通后毛细血管广泛性收缩及微循环障碍

图片来源：https://journals.sagepub.com/doi/10.1177/0271678X221146128

该研究结果证实，急性缺血性卒中血管再通后各级血管均存在血流动力学异常，尤其是毛细血管前微动脉、后微静脉的明显收缩，可能是导致再通后微循环障碍的重要机制。该研究在清醒小鼠中未能观察到周细胞收缩与毛细血管无复流的直接关系，后期需要进一步结合周细胞敲除／药物干预方法，探究周细胞收缩在急性缺血性卒中血管再通后无复流中的作用及机制。

回眸 2022 年 CSVD 相关研究取得的各种进展，我们见证了重要规范的制定、一系列临床研究的结果、相关免疫代谢研究的突破、潜在血管的新靶点的发现、长期预后研究的结论、血栓炎症机制的探索等等，我们将在新的一年，带着过去一年的成果，迎接新的挑战，也希望能有更多的中国 CSVD 临床研究走向世界舞台。

参考文献

[1] CHARIDIMOU A, PANTONI L, LOVE S. The concept of sporadic cerebral small vessel disease：a road map on key definitions and current concepts[J]. Int J Stroke, 2016, 11 (1)：6-18.

[2] SMITH E E, MARKUS H S. New treatment approaches to modify the course of cerebral small vessel diseases[J]. Stroke, 2020, 51 (1)：38-46.

[3] MARKUS H S, FLIER W M, SMITH E E, et al. Framework for clinical trials in cerebral small vessel disease (FINESSE)：a review[J]. JAMA Neurol, 2022, 79 (11)：1187-1198.

[4] CANNISTRARO R J, BADI M, EIDELMAN B H, et al. CNS small vessel disease：a clinical review[J]. Neurology, 2019, 92 (24)：1146-1156.

[5] BERNBAUM M, MENON B K, FICK G, et al. Reduced blood flow in normal white matter predicts development of leukoaraiosis[J]. J Cereb Blood Flow Metab, 2015, 35 (10)：1610-1615.

[6] VEEN P H, MULLER M, VINCKEN K L, et al. Longitudinal relationship between cerebral small-vessel disease and cerebral blood flow：the second manifestations of arterial disease-magnetic resonance study[J]. Stroke, 2015, 46 (5)：1233-1238.

[7] TEICH A F, SAKURAI M, PATEL M, et al. PDE5 exists in human neurons and is a viable therapeutic target for neurologic disease[J]. J Alzheimers Dis, 2016, 52 (1)：295-302.

[8] VASITA E, YASMEEN S, ANDOH J, et al. The cGMP-degrading enzyme phosphodiesterase-5 (PDE5) in cerebral small arteries of older people[J]. J Neuropathol Exp Neurol, 2019, 78 (2)：191-194.

[9] FORGUE S T, PATTERSON B E, BEDDING A W, et al. Tadalafil pharmacokinetics in healthy subjects[J]. Br J Clin Pharmacol, 2006, 61 (3)：280-288.

[10] GARCIA-OSTA A, CUADRADO-TEJEDOR M, GARCIA-BARROSO C, et al. Phosphodiesterases as therapeutic targets for Alzheimer's disease[J]. ACS Chem Neurosci, 2012, 3 (11)：832-844.

[11] PAULS M M H, BINNIE L R, BENJAMIN P, et al. The PASTIS trial：testing tadalafil for possible use in vascular cognitive impairment[J]. Alzheimers Dement, 2022, 18 (12)：2393-2402.

[12] PFLANZ C P, EGLE M S, O' BRIEN J T, et al. Association of blood pressure lowering intensity with white matter network integrity in patients with cerebral small vessel disease[J/OL]. Neurology, 2022, 99 (17)：e1945-e1953[2023-01-03]. https://doi.org/10.1212/wnl.0000000000201018.

[13] UMEMOTO S, OGIHARA T, MATSUZAKI M, et al. Effects of calcium channel blocker-based combinations on intra-individual blood pressure variability：post hoc analysis of the COPE trial[J]. Hypertens Res, 2016, 39 (1)：46-53.

[14] GOLDSTEIN E D, WOLCOTT Z, GARG G, et al. Effect of antihypertensives by class on cerebral small vessel

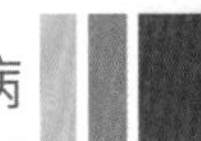

disease: a post hoc analysis of SPRINT-MIND[J]. Stroke, 2022, 53 (8) : 2435-2440.

[15] SHIN H K, SALOMONE S, AYATA C. Targeting cerebrovascular Rho-kinase in stroke[J]. Expert Opin Ther Targets, 2008, 12 (12) : 1547-1564.

[16] MATSUI T, AMANO M, YAMAMOTO T, et al. Rho-associated kinase, a novel serine/threonine kinase, as a putative target for small GTP binding protein Rho[J]. Embo J, 1996, 15 (9) : 2208-2216.

[17] AYKAN S A, XIE H Y, ZHENG Y, et al. Rho-kinase inhibition improves the outcome of focal subcortical white matter lesions[J]. Stroke, 2022, 53 (7) : 2369-2376.

[18] BENAVENTE O R, HART R G, MCCLURE L A, et al. Effects of clopidogrel added to aspirin in patients with recent lacunar stroke[J]. N Engl J Med, 2012, 367 (9) : 817-825.

[19] KWOK C S, SHOAMANESH A, COPLEY H C, et al. Efficacy of antiplatelet therapy in secondary prevention following lacunar stroke: pooled analysis of randomized trials[J]. Stroke, 2015, 46 (4) : 1014-1023.

[20] SHINOHARA Y, KATAYAMA Y, UCHIYAMA S, et al. Cilostazol for prevention of secondary stroke (CSPS 2) : an aspirin-controlled, double-blind, randomised non-inferiority trial[J]. Lancet Neurol, 2010, 9 (10) : 959-968.

[21] OYAMA N, YAGITA Y, KAWAMURA M, et al. Cilostazol, not aspirin, reduces ischemic brain injury via endothelial protection in spontaneously hypertensive rats[J]. Stroke, 2011, 42 (9) : 2571-2577.

[22] KIM B C, YOUN Y C, JEONG J H, et al. Cilostazol versus aspirin on white matter changes in cerebral small vessel disease: a randomized controlled trial[J]. Stroke, 2022, 53 (3) : 698-709.

[23] BLAIR G W, JANSSEN E, STRINGER M S, et al. Effects of cilostazol and isosorbide mononitrate on cerebral hemodynamics in the LACI-1 randomized controlled trial[J]. Stroke, 2022, 53 (1) : 29-33.

[24] GBD 2019 Diseases and Injuries Collaborators. Global burden of 369 diseases and injuries in 204 countries and territories, 1990-2019: a systematic analysis for the global burden of disease study 2019[J]. Lancet, 2020, 396 (10258) : 1204-1222.

[25] WASSENAAR T M, YAFFE K, VAN DER WERF Y D, et al. Associations between modifiable risk factors and white matter of the aging brain: insights from diffusion tensor imaging studies[J/OL]. Neurobiol Aging, 2019, 80: 56-70[2023-01-03]. https://doi.org/10.1016/j.neurobiolaging.2019.04.006.

[26] BERRY C, SIDIK N, PEREIRA A C, et al. Small-vessel disease in the heart and brain: current knowledge, unmet therapeutic need, and future directions[J/OL]. J Am Heart Assoc, 2019, 8 (3) : e011104[2023-01-03]. https://doi.org/10.1161/jaha.118.011104.

[27] MEJIA-RENTERIA H, TRAVIESO A, MATÍAS-GUIU J A, et al. Coronary microvascular dysfunction is associated with impaired cognitive function: the cerebral-coronary connection study (C3 study) [J]. Eur Heart J, 2023, 44 (2) : 113-125.

[28] FERGUSON A C, THRIPPLETON S, HENSHALL D, et al. Frequency and phenotype associations of rare variants in 5 monogenic cerebral small vessel disease genes in 200, 000 UK biobank participants[J/OL]. Neurol Genet, 2022, 8 (5) : e200015[2023-01-03]. https://doi.org/10.1212/nxg.0000000000200015.

[29] MISHRA A, DUPLAÀ C, VOJINOVIC D, et al. Gene-mapping study of extremes of cerebral small vessel disease reveals TRIM47 as a strong candidate[J]. Brain, 2022, 145 (6) : 1992-2007.

[30] HARSHFIELD E L, SANDS C J, TULADHAR A M, et al. Metabolomic profiling in small vessel disease identifies multiple associations with disease severity[J]. Brain, 2022, 145 (7) : 2461-2471.

[31] PEROSA V, OLTMER J, MUNTING L P, et al. Perivascular space dilation is associated with vascular amyloid-β accumulation in the overlying cortex[J]. Acta Neuropathol, 2022, 143 (3) : 331-348.

[32] VELUW S J, BIESSELS G J, BOUVY W H, et al. Cerebral amyloid angiopathy severity is linked to dilation of juxtacortical perivascular spaces[J]. J Cereb Blood Flow Metab, 2016, 36 (3) : 576-580.

[33] MONTAGNE A, ZHAO Z, ZLOKOVIC B V. Alzheimer's disease: a matter of blood-brain barrier dysfunction? [J]. J Exp Med, 2017, 214 (11) : 3151-3169.

[34] CUADRADO-GODIA E, DWIVEDI P, SHARMA S, et al. Cerebral small vessel disease: a review focusing on pathophysiology, biomarkers, and machine learning strategies[J]. J Stroke, 2018, 20 (3) : 302-320.

[35] KALARIA R N. Small vessel disease and Alzheimer's dementia: pathological considerations[J/OL]. Cerebrovasc Dis, 2002, 13 (Suppl 2) : 48-52[2023-01-03]. https://doi.org/10.1159/000049150.

[36] CHENG X, HE P, YAO H L, et al. Occludin deficiency with BACE1 elevation in cerebral amyloid angiopathy[J]. Neurology, 2014, 82 (19) : 1707-1715.

[37] ROSSNER S, LANGE-DOHNA C, ZEITSCHEL U, et al. Alzheimer's disease beta-secretase BACE1 is not a neuron-specific enzyme[J]. J Neurochem, 2005, 92 (2) : 226-234.

[38] BOURASSA P, TREMBLAY C, SCHNEIDER J A, et al. Beta-amyloid pathology in human brain microvessel extracts from the parietal cortex: relation with cerebral amyloid angiopathy and Alzheimer's disease[J]. Acta Neuropathol, 2019, 137 (5) : 801-823.

[39] ZHOU H Y, GAO F, YANG X L, et al. Endothelial BACE1 impairs cerebral small vessels via tight junctions and eNOS[J]. Circ Res, 2022, 130 (9) : 1321-1341.

[40] CAI M F, JACOB M A, VAN LOENEN M R, et al. Determinants and temporal dynamics of cerebral small vessel disease: 14-year follow-up[J]. Stroke, 2022, 53 (9) : 2789-2798.

[41] VERBURGT E, JANSSEN E, JACOB M A, et al. Role of small acute hyperintense lesions in long-term progression of cerebral small vessel disease and clinical outcome: a 14-year follow-up study[J]. J Neurol Neurosurg Psychiatry, 2023, 94 (2) : 144.

[42] KUO C Y, TAI T M, LEE P L, et al. Improving individual brain age prediction using an ensemble deep learning framework[J/OL]. Frontiers in psychiatry, 2021, 12: 626677[2023-01-03]. https://doi.org/10.3389/fpsyt.2021.626677.

[43] WARDLAW J M, SMITH C, DICHGANS M. Small vessel disease: mechanisms and clinical implications[J]. Lancet Neurol, 2019, 18 (7) : 684-696.

[44] LEE P L, KUO C Y, WANG P N, et al. Regional rather than global brain age mediates cognitive function in cerebral small vessel disease[J/OL]. Brain Commun, 2022, 4 (5) : fcac233[2023-01-03]. https://doi.org/10.1093/braincomms/fcac233.

[45] HABES M, POMPONIO R, SHOU H C, et al. The brain chart of aging: machine-learning analytics reveals links between brain aging, white matter disease, amyloid burden, and cognition in the iSTAGING consortium of 10, 216 harmonized MR scane[J]. Alzheimers Dement, 2021, 17 (1) : 89-102.

[46] KATZMAN R, TERRY R, DETERESA R, et al. Clinical, pathological, and neurochemical changes in dementia: a subgroup with preserved mental status and numerous neocortical plaques[J]. Ann Neurol, 1988, 23 (2) : 138-144.

[47] SNOWDON D A, KEMPER S J, MORTIMER J A, et al. Linguistic ability in early life and cognitive function and Alzheimer's disease in late life. Findings from the Nun study[J]. JAMA, 1996, 275 (7) : 528-532.

[48] DEJONG N R, JANSEN J F A, VAN BOXTEL M P J, et al. Cognitive resilience depends on white matter connectivity: the Maastricht study[J/OL]. Alzheimers Dement, 2022: 12758[2023-01-03]. https://doi.org/10.1002/alz.12758.

[49] NG F C, CHURILOV L, YASSI N, et al. Prevalence and significance of impaired microvascular tissue reperfusion despite macrovascular angiographic reperfusion (No-Reflow) [J/OL]. Neurology, 2022, 98 (8) : e790-e801[2023-01-03]. https://doi.org/10.1212/wnl.0000000000013210.

[50] QIU B S, ZHAO Z C, WANG N, et al. A systematic observation of vasodynamics from different segments along the cerebral vasculature in the penumbra zone of awake mice following cerebral ischemia and recanalization[J/OL]. J Cereb Blood Flow Metab, 2022: 271678x221146128. https://doi.org/10.1177/0271678x221146128.

第 3 章

出血性卒中

▸▸▸ 2022 年，美国卒中学会更新了自发性脑出血的诊疗指南，虽然近年来出血性卒中治疗方面没有划时代的进步，但人们对这类疾病的认识和理解越来越深入。对脑出血基础研究的深入探索必将带来诊疗上的进步。

扫码观看视频解读

1 脑淀粉样血管病领域的研究进展

（1）诊断标准的更新

CAA 属于年龄相关性小血管病，其病理学标志是 Aβ 在脑血管壁上的进行性沉积。波士顿（Boston）标准是临床上常用的 CAA 诊断标准，目前使用的是 2010 年更新的版本。随着 MRI 标志物的发现，CAA 的诊断标准也应与时俱进。2022 年，Charidimou 团队发表了 Boston 标准 2.0 版本并对新版本进行了内部和外部验证。

Charidimou 等基于一项多中心、回顾性研究，对北美和欧洲 10 个医学中心收集的 CAA 患者的临床、影像（头颅 MRI）和组织病理数据进行了分析，更新了 Boston 标准，并进一步验证了新标准诊断 CAA 的准确性（图 3-1）。研究入组标准：①经卒中、记忆或研究型诊所诊断具有潜在的 CAA 相关临床表现；② MRI 检查至少包括 T_2WI、FLAIR 和 T_2^*WI 序列的轴位图像（1.5T 或 3.0T 头颅 MRI 扫描传统的 T_2^* 梯度回波或磁敏感加权成像序列）；③有脑组织标本（通过活检、血肿清除术或尸检获得，包含至少 10 支可用于评估的皮层或软脑膜血管）。

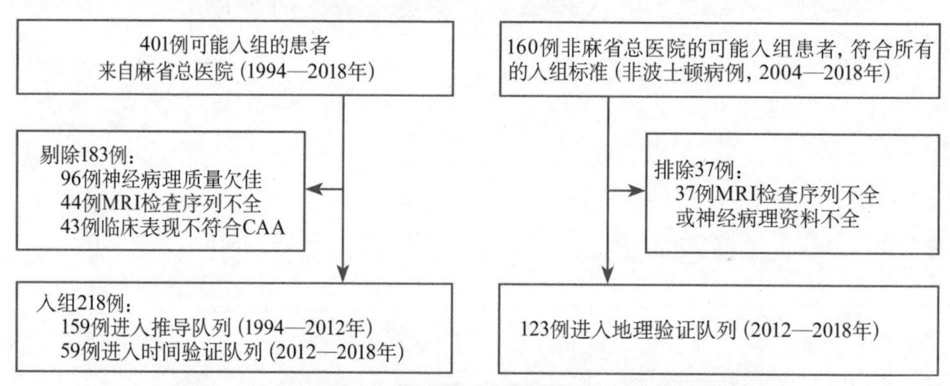

图3-1 脑淀粉样血管病Boston标准2.0版研究入组流程

与传统 Boston 标准相比，该研究推出的 Boston 标准 2.0 版本更新的内容包括：临床症状除了自发性脑出血，还可以是短暂局灶性神经症状发作、凸面蛛网膜下腔出血、认知障碍或痴呆；影像学标准纳入两个脑白质病变特点（表 3-1）。与传统 Boston 标准相比，新标准在不降低诊断特异度的同时提高了诊断的敏感度。

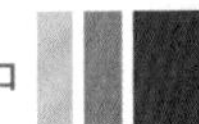

表3–1　诊断散发脑淀粉样血管病的Boston标准2.0版

1．确诊的脑淀粉样血管病	
全脑尸检证实	• 自发性脑出血、短暂性局灶性神经症状发作、凸面蛛网膜下腔出血、认知障碍或痴呆 • 脑血管重度淀粉样变 • 排除其他疾病
2．病理支持的很可能的脑淀粉样血管病	
临床资料和病理（血肿抽吸或皮层活检）证实	• 自发性脑出血、短暂性局灶性神经症状发作、凸面蛛网膜下腔出血、认知障碍或痴呆 • 病理显示脑血管有一定程度的淀粉样变 • 排除其他疾病
3．很可能的脑淀粉样血管病	
年龄≥50岁，临床资料和MRI证实	• 自发性脑出血、短暂性局灶性神经症状发作、凸面蛛网膜下腔出血、认知障碍或痴呆 • T_2^*WI序列显示至少2个严格局限于脑叶的出血灶：脑出血、脑微出血、脑皮层表面铁沉积、凸面蛛网膜下腔出血 或者 • 1个上述病灶，加上1个脑白质特征性病灶（半卵圆中心重度血管周围间隙或多发点状脑白质高信号） • T_2^*WI序列上无任何脑深部出血或微出血灶 • 排除其他出血的病因性疾病 • 小脑病灶不计入脑叶病灶也不计入脑深部病灶
4．可能的脑淀粉样血管病	
年龄≥50岁，临床资料和MRI证实	• 自发性脑出血、短暂性局灶性神经症状发作、凸面蛛网膜下腔出血、认知障碍或痴呆 • 排除其他出血的病因性疾病 • T_2^*WI序列上显示1个严格局限于脑叶的出血灶：脑出血、脑微出血、脑皮层表面铁沉积、凸面蛛网膜下腔出血 或者 • 1个脑白质特征性病灶（半卵圆中心重度血管周围间隙或多发点状脑白质高信号） • T_2^*WI序列上无任何脑深部出血或微出血灶 • 排除其他引起出血的病因 • 小脑病灶不计入脑叶病灶也不计入脑深部病灶

注：Boston—波士顿；MRI—磁共振成像；T_2^*WI—T_2^*加权序列。

（2）新的影像和生物标志物发现

2022 年，Beaudin 等在 *Neurology* 发表了对 CAA 患者 CVR 研究的结果。这项横断面研究入组了年龄≥ 55 岁且无神经科或精神科疾病的脑出血患者，患者可以完成头颅 3T MRI 检查，且符合改良 Boston 标准中“很可能的 CAA”诊断。研究最终纳入很可能的 CAA 患者 26 例、AD 患者 12 例以及轻度认知障碍患者 19 例，同时入组健康对照 39 例（图 3–2）。

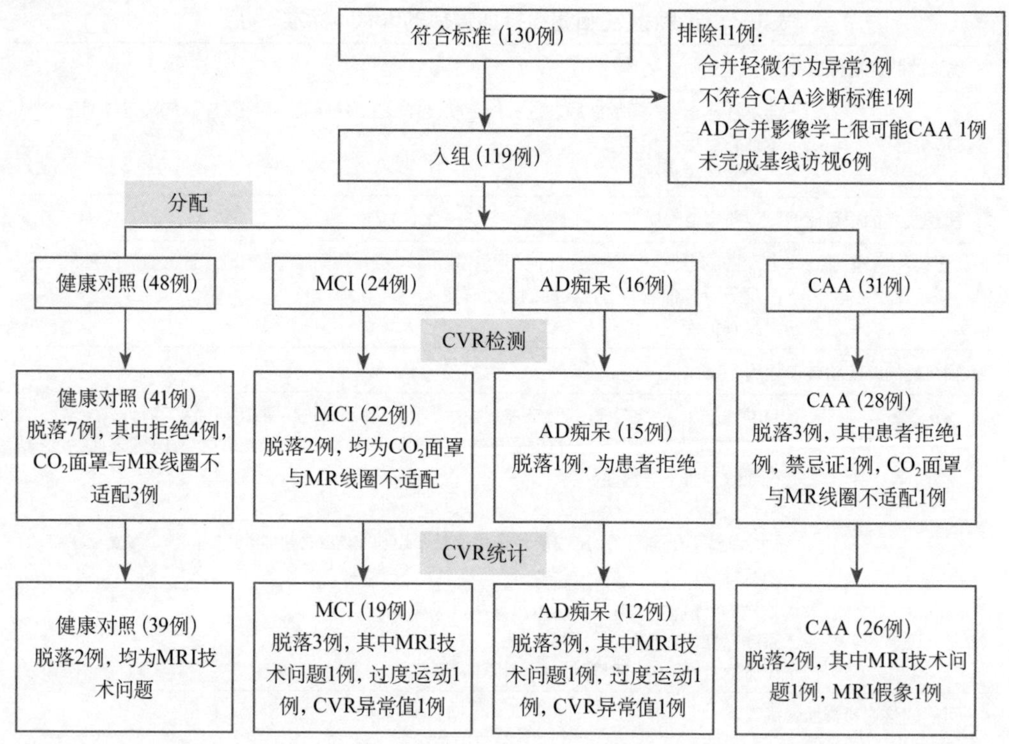

CAA—脑淀粉样血管病；AD—阿尔茨海默病；MCI—轻度认知障碍；MR—磁共振；MRI—磁共振成像；CVR—脑血管反应性。

图3–2 脑淀粉样血管病患者的脑血管反应性研究入组流程

该研究通过5%的CO_2刺激，用头颅MRI评估CVR，结果发现CAA和AD患者的整体大脑灰质和白质平均CVR较低。较大的WMH体积与较低的白质CVR相关，灰质CVR高与患者的整体认知功能、记忆力、执行功能和处理速度良好相关，白质CVR高与记忆力和处理速度良好相关。

该研究发现，CVR降低是CAA的核心特征之一，CVR可能为疾病的严重程度和认知损害提供额外的生物标志物。

CAA是脑叶出血的主要原因，主要病理学特征是Aβ在皮层及软脑膜血管壁上沉积。载脂蛋白E（apolipoprotein E，ApoE）基因多态性与脑出血的发生及其临床预后密切相关，其中*ApoE ε4*等位基因与CAA的关系最密切。Werring团队开展的CROMIS–2研究是一项多中心、前瞻性、观察性队列研究，其结果发表在2022年9月份的*Neurology*上。这项研究探索了*ApoE*基因多态性与脑出血和CAA影像学标志物的关系。

CROMIS–2研究纳入年龄＞18岁、发病1个月内、经头颅CT或MRI证实

的自发性脑出血患者，对患者发病时是否应用抗凝药物不做要求（图 3–3）。研究结果发现，*ApoE ε2* 等位基因与所有脑出血（脑叶和非脑叶）以及脑叶出血相关。*ApoE ε4* 等位基因与脑叶出血相关。在 CAA 患者中，*ApoE* 等位基因与 CT 显示指状突起（CAA 的 CT 标志物）独立相关。没有发现 *ApoE* 等位基因与蛛网膜下腔扩张存在关联。该研究的结论为：*ApoE ε2* 和 *ε4* 等位基因与 CAA 的影像学特征指状突起存在选择性关联。不同的 *ApoE* 等位基因可能对 CAA 相关脑出血患者的神经影像标志物产生不同的影响。

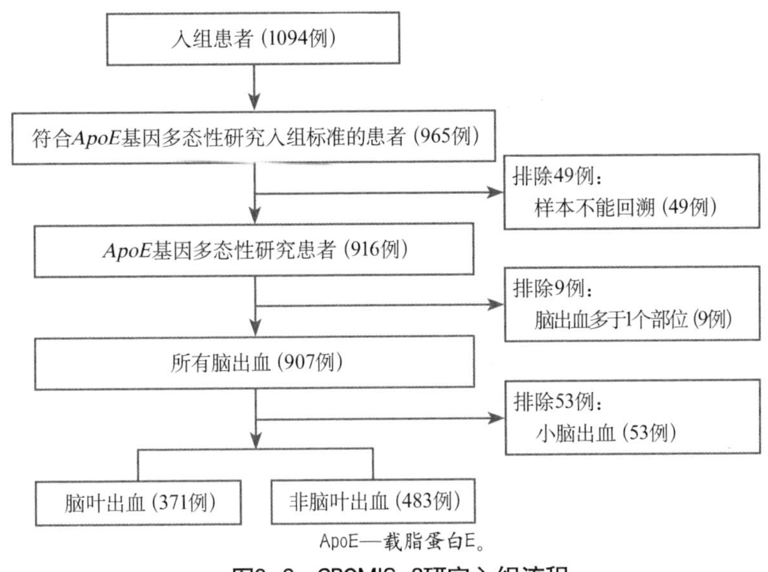

ApoE—载脂蛋白E。

图3–3 CROMIS–2研究入组流程

2 β 受体拮抗剂或可作为脑海绵状血管畸形的治疗药物

英国 Salmam 教授团队在一项前瞻性、基于人群的队列研究中分析了 β 受体拮抗剂或他汀类药物与脑海绵状血管畸形所致症状性脑出血和持续性 / 进行性局灶性神经功能缺损的关系。

这项研究基于 SAIVMs 调查，入组人群满足年龄≥ 16 岁、长期居住在苏格兰、因有症状或影像发现而确诊脑海绵状血管畸形等条件。研究共纳入 300 例成年脑海绵状血管畸形患者，进行了长达 15 年的随访，结果发现，在脑海绵状血管畸形患者中，β 受体拮抗剂使用与脑出血和持续性 / 进行性局灶性神经功能缺损风险降低独立相关（*HR* 0.09，95%*CI* 0.01 ～ 0.66，*P*=0.018），而他汀类药物对上述风险无显著影响（*HR* 0.37，95%*CI* 0.01 ~ 1.07，*P*=0.067）。该研究的结论需要在进一步的大规模随机对照试验中验证。

3　人工智能助力脑出血肺炎预测模型的高质量研究

卒中相关肺炎（stroke-associated pneumonia，SAP）是卒中后常见的并发症，对患者预后有重要影响。有研究表明，SAP 不仅增加卒中患者的住院时长和医疗费用，还是卒中患者死亡的重要危险因素。既往研究证实，脑出血患者的 SAP 发生率高于急性缺血性卒中患者，因此需要更积极的 SAP 预防干预。

首都医科大学附属北京天坛医院赵性泉教授团队在 2022 年发表了基于北京市脑出血登记研究（多中心、前瞻性、观察性队列）的数据分析结果，系统地比较了 5 个相关临床量表对脑出血后 SAP 的预测效能。研究共纳入 1964 例患者，平均年龄（56.8±14.4）岁，男性比例为 67.6%。患者入院时中位 NIHSS 评分为 11（3 ~ 21）分，中位住院时长为 16（8 ~ 22）d。共有 575 例（29.2%）患者在脑出血后发生院内 SAP。5 个临床量表评分预测 SAP 的曲线下面积（area under the curve，AUC）范围为 0.732 ~ 0.800，其中脑出血相关肺炎评分 -B（intracerebral hemorrhage-associated pneumonia score-B，ICH-APS-B）的预测价值（*AUC* 0.800，95%*CI* 0.780 ~ 0.820，*P*<0.001）优于其他风险预测模型，差异有统计学意义（均 *P*<0.001）（图 3-4）。亚组分析显示，在住院时长＞ 72 h

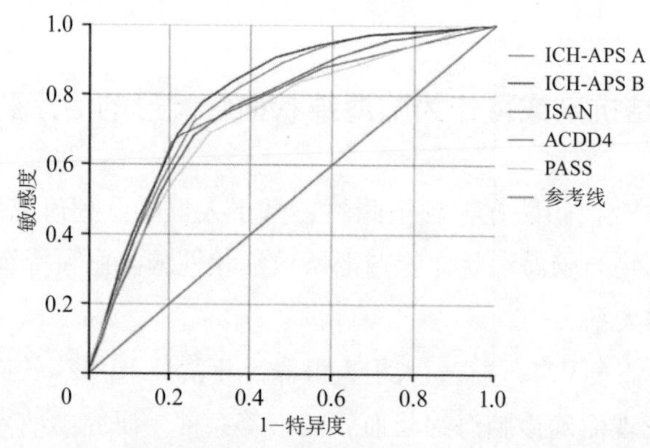

ICH-APS—脑出血相关肺炎评分；ISAN—基于整体的肺炎风险评分；ACDD4—8分肺炎预测量表；PASS—卒中预防性抗生素治疗研究评分。

图3-4　临床预测量表预测脑出血患者院内卒中相关肺炎风险的效能比较

图片来源：https://doi.org/10.21037/atm-21-4046

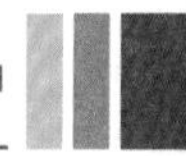

的患者中，所有临床预测量表的预测效能更佳，其中 ICH-APS-B（*AUC* 0.827，95%*CI* 0.806 ～ 0.848，*P*<0.001）的预测效能仍显著优于其他风险模型。在预测脑出血后 SAP 的 5 种量表中，ICH-APS-B 具有最佳的预测性能，表明其可能是脑出血患者个体化诊疗和相关 SAP 临床研究的有益工具。

除了验证不同临床量表对 SAP 的预测效能外，赵性泉教授团队还基于对中国卒中中心联盟（Chinese Stroke Center Alliance，CSCA）2015—2018 年收录的 70 540 例脑出血患者数据集的分析，开发了脑出血相关肺炎－基于 logistic 回归风险量表（intracranial hemorrhage stroke-associated pneumonia-logistic regression risk score scale，ICH-LR2S2）来预测急性脑出血后 SAP 的风险。研究者将 CSCA 数据集中的患者资料随机分为训练集（80%）和验证集（20%），并在 2019 年入组的 12 523 例患者数据集中进行了前瞻性验证。为了进一步验证量表的效能，赵性泉教授团队还在中国国家卒中登记Ⅱ（China national stroke registration Ⅱ，CNSR Ⅱ）中的 24 860 例患者外部数据集上验证了 ICH-LR2S2 评分（图 3-5）。

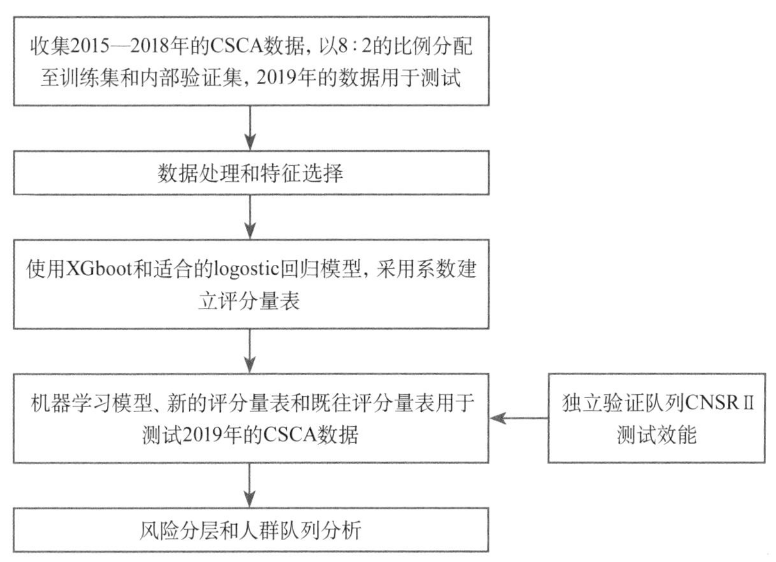

CSCA—中国卒中中心联盟；CNSR—中国国家卒中登记；ICH-LR2S2—脑出血相关肺炎-基于logistic回归风险量表。

图3-5　ICH-LR2S2评分研究的流程

ICH-LR2S2 评分总分为 24 分，由独立的预测因素组成，包括年龄、mRS 评分、空腹血糖、NIHSS 评分、格拉斯哥昏迷评分（Glasgow coma scale，GCS）、C 反应蛋白（C-reactive protein，CRP）、吞咽障碍、慢性阻塞性肺疾病和当前吸烟（表 3-2）。研究结果表明，ICH-LR2S2 评分对 SAP 的预测效能（*AUC* 0.749，95%*CI* 0.739 ~ 0.759）优于 ICH-APS 评分（*AUC* 0.704，95%*CI* 0.694 ~ 0.714）。与之前的 SAP 风险评分相比，ICH-LR2S2 评分增加了空腹血糖和 CRP，提高了预测能力。机器学习方法（如 XGboost）可进一步提高对 SAP 的预测性能（*AUC* 0.772，95%*CI* 0.762 ~ 0.782）。在 CNSR Ⅱ 外部独立患者队列中的进一步验证显示，ICH-LR2S2 评分对 SAP 的预测性能同样良好（*AUC* 0.784，95%*CI* 0.774 ~ 0.794）。ICH-LR2S2 评分基于易获取的临床特征准确识别 SAP，可以帮助临床和研究更高效地识别疾病早期的 SAP 高危患者。

表3-2 ICH-LR2S2评分

项目	分层	评分/分
年龄	<60岁	0
	60~69岁	1
	70~79岁	2
	80~89岁	3
	≥90岁	4
mRS评分	<4分	0
	4分	2
	5分	3
快速血糖	<6 mmol/L	0
	6~8 mmol/L	1
	9~11 mmol/L	2
	≥12 mmol/L	3
NIHSS评分	<5分	0
	5~13分	1
	14~21分	2
	22~29分	3
	≥30分	4
GCS评分	3~5分	2
	6~8分	1
	≥9分	0
CRP	<7 mg/L	0
	7~16 mg/L	1
	≥17 mg/L	2
吞咽障碍	是	4
	否	0
慢性阻塞性肺疾病	是	3
	否	0
目前吸烟	是	2
	否	0

注：mRS—改良Rankin量表；NIHSS—美国国立卫生研究院卒中量表；GCS—格拉斯哥昏迷评分；CRP—C反应蛋白。

4 实验性脑出血中的脑膜淋巴系统

脑出血最常见的原因是慢性高血压或 CAA 导致神经血管单元损伤并释放与脑结构破坏、炎症反应相关的介质。通过手术清除血肿或促进内源性血肿消退是目前治疗脑出血的常见措施。最近，脑膜淋巴系统已被证明是脑源性抗原、免疫细胞和 Aβ 等致病物质排出中枢神经系统的关键介质。然而，脑膜淋巴系统是否参与脑出血后脑实质内血肿清除和中枢神经系统的病理过程仍不清楚。2022 年，*Stroke* 发表了 Chang 团队的实验结果，研究者在小鼠脑出血模型中发现脑膜淋巴管生成和淋巴引流增加发生在出血后第 10 ~ 14 天，并持续到出血后至少 60 d（图 3–6）。

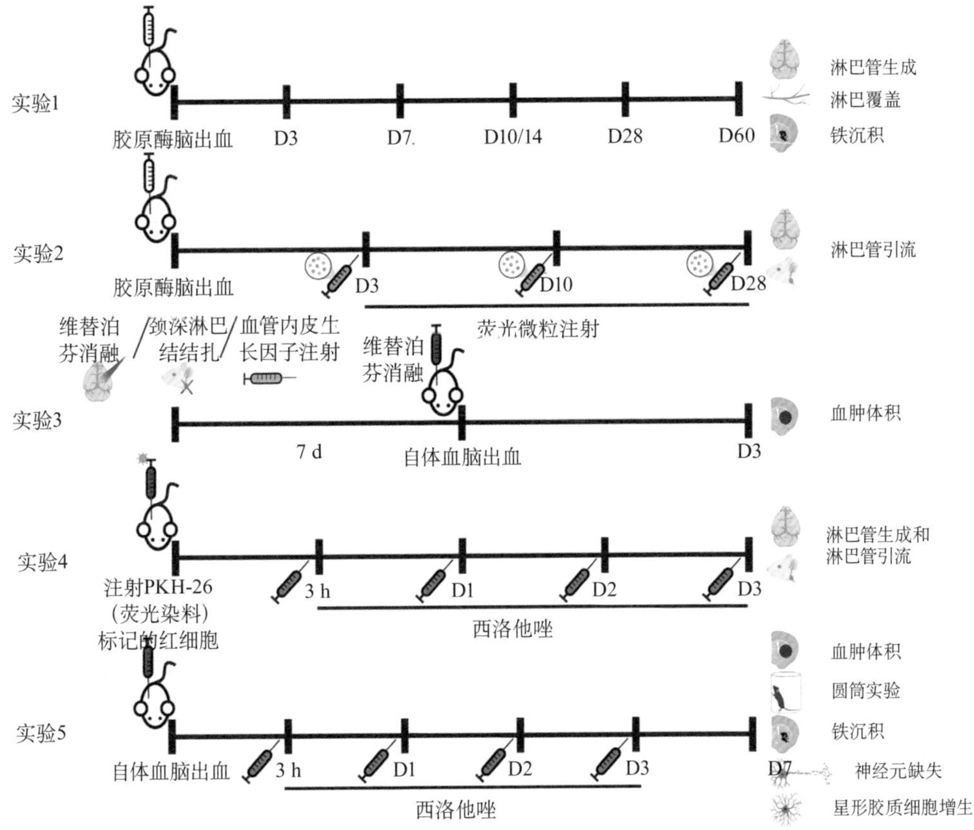

图3–6　脑出血动物脑膜淋巴清除血肿实验流程

图片来源：https://doi.org/10.1161/strokeaha.121.037834

脑出血动物脑膜淋巴功能下降阻碍脑实质内血肿的消退，脑膜淋巴功能增强时血肿体积减小。研究者在实验中观察到脑膜淋巴管生成在急性脑损伤后被触发，参与组织炎症和免疫反应的病理过程，与既往的研究结果一致。但脑膜淋巴管生成仅在轻度创伤性脑损伤或脑缺血后 1 ~ 2 周出现，且在一段时间内没有明显变化。在胶原酶诱导的小鼠脑实质血肿中，可见大量游离铁沉积到脑实质间隙。研究者还观察到脑出血后脑内存在长期铁沉积，并与持续性的脑膜淋巴管生成相关。虽然铁诱导的淋巴管生成是否存在仍是一个有争议的问题，但已有研究表明，脑膜淋巴引流有助于维持间质液中的铁平衡，铁调节蛋白可促进肿瘤环境下的淋巴管生成。未来的研究可使用铁螯合剂或转基因等方法来进一步阐明游离铁在脑出血病理机制中的作用。

尽管研究者们对脑出血的治疗措施进行了诸多探索，但目前仍未发现任何药物或手术干预可改善患者的长期预后。越来越多的证据表明，在红细胞溶解之前促进血肿消退，中和溶解红细胞中的有毒铁，有改善脑出血患者长期神经功能的潜力。因此，Chang 团队使用西洛他唑（已被证明可改善外周淋巴功能）来探索药物靶向干预脑膜淋巴系统能否促进血肿消退，进而改善脑出血患者的预后。实验结果显示，西洛他唑可以促进脑出血后脑膜淋巴管的生成。在西洛他唑治疗的脑出血模型小鼠中发现，红细胞可通过增强的脑膜淋巴管向颈深淋巴结引流，同时减少血肿体积，并减少长期神经元损失和星形胶质细胞增生，改善脑出血模型小鼠的功能结局。这些结果间接支持提高脑膜淋巴功能可加速血肿清除和改善脑出血患者功能的观点。西洛他唑的药理学机制是靶向干预脑膜淋巴系统，该实验的结果证明其可以提高脑膜淋巴功能，增加红细胞的摄取和引流，从而加快脑出血后的血肿清除。

5 红细胞微粒限制脑出血血肿扩大

脑出血后血肿扩大是影响患者预后和死亡的重要危险因素，其中血肿体积是脑出血患者 30 d 死亡的重要预测指标。因此，限制血肿扩大是有希望的脑出血干预靶点。红细胞微粒（red blood cell microparticles，RMPs）是一种新型的止血药物。Dave 团队 2022 年发表在 *Stroke* 上的实验结果验证了 RMPs 可有效限制大鼠脑出血模型血肿扩大并确定了限制血肿增长所需的 RMPs 最佳剂量、给药方案和治疗时间窗口。此外，该实验还评估了 RMPs 对大鼠脑出血后组织病理学和长期行为的影响。

临床上，脑出血患者在出血后数小时内血肿即会迅速扩张，注射胶原酶后的大鼠在最初几小时内血肿扩张速度较快，可以较好地模拟临床脑出血患者的自然病程，因此 Dave 团队采用注射胶原酶的方式诱导建立脑出血模型（图 3–7）。研究者以人红细胞为原料，采用高压挤压法制备 RMPs，并对建模后的大鼠采用了低、中、高 3 种不同剂量的 RMPs 治疗，以探究最佳 RMPs 给药模式。鉴于 RMPs 在血液中的半衰期很短（90 s），给药方式为先给予大鼠负荷剂量 RMPs（总剂量的 1/3）注射，之后持续输注（总剂量的 2/3）以维持 RMPs 的血药浓度。

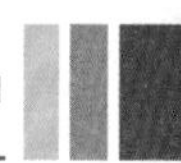

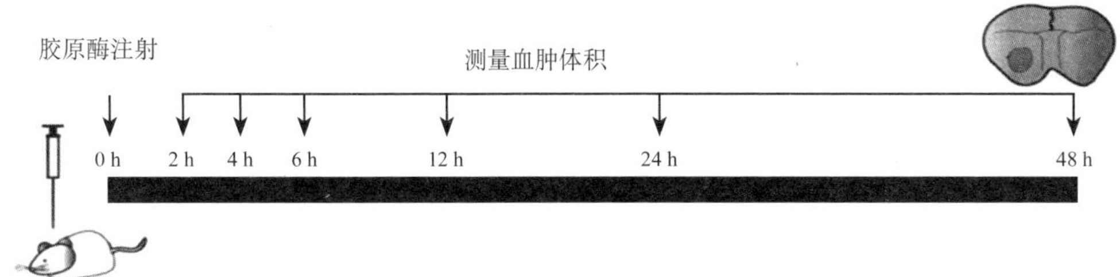

图3-7 胶原酶诱导的大鼠脑出血血肿扩大的时间进程

图片来源：https://doi.org/10.1161/strokeaha.122.039641

实验结果表明，与对照组相比，低、中、高剂量治疗组大鼠的血肿体积分别降低 17%、40% 和 6%。低、中剂量 RMPs 可显著阻止血肿生长，但高剂量 RMPs 对血肿体积的影响不显著。研究者分析可能原因为在中等浓度下，RMPs 主要起到促凝作用，而在高浓度时，RMPs 的抗凝血活性可部分平衡 RMPs 的促凝血活性。

考虑到脑出血患者入院时间的差异以及 RMPs 限制颅内血肿的治疗时间窗，该实验测量了脑出血后不同时间点的终点指标，结果发现，在诱导大鼠脑出血发生 24 h 后，RMPs 限制血肿生长和神经损伤。同时，RMPs 不仅能减缓血肿的生长，还能改善模型动物长期的组织学和神经功能结局。

重组凝血因子Ⅶa（recombinant factor Ⅶa，rFⅦa）是止血过程的启动因子，rFⅦa 缺乏会增加出血风险，Dave 团队的研究证明 RMPs 可改善 rFⅦa 缺陷血浆的凝血功能，而且这种作用可在模型大鼠脑内持续一定的时间，因此能限制血肿的增长（图 3-8）。该研究证明，RMPs 治疗可以限制血肿的扩张，并改善脑出血后的长期组织学和功能预后，确定了 RMPs 在改善脑出血预后方面的潜力。

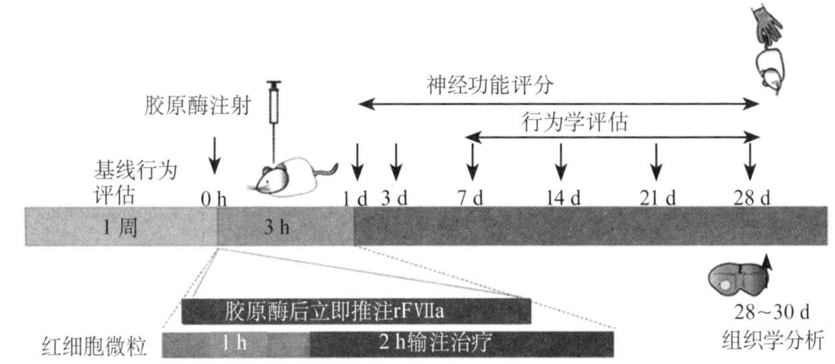

rFⅦa—重组凝血因子Ⅶa。

图3-8 红细胞衍生微粒和rFⅦa治疗对胶原酶诱导的脑出血后脑损伤和行为缺陷的影响

图片来源：https://doi.org/10.1161/strokeaha.122.039641

与 rF Ⅶa 相比，RMPs 对脑出血的治疗具有几个方面的优势：① rF Ⅶa 的促凝活性是由组织因子激活介导的，而 RMPs 不具有组织因子的作用，不会诱导血栓形成；② RMPs 能增强原发性和继发性凝血，而 rF Ⅶa 仅能增强继发性凝血；③ RMPs 比 rF Ⅶa 可激活更多的凝血因子，从而发挥广谱促凝作用。Dave 团队观察到，RMPs 治疗后没有上调血浆 D- 二聚体水平，提示 RMPs 治疗没有升高血栓并发症的风险。

总体来说，Dave团队的实验结果表明，RMPs治疗可以减小脑出血后血肿的扩大，并改善实验动物的长期组织学和功能预后，为 RMPs 的临床应用提供了一定参考。

6 早期降压治疗荟萃分析助力脑出血降压策略

脑出血急性期血压升高与不良预后相关。目前国际脑出血诊疗指南主要基于 INTERACT2 研究的结果，支持对患者进行早期强化降压（目标收缩压＜140 mmHg），但随后的 ATACH2 研究并未得到阳性结果，其他小型的脑出血降压研究也是结果各异。因此，目前不同降压措施对脑出血患者临床预后的影响仍存在不确定性。

2022 年，澳大利亚的 Anderson 团队发表了一项针对急性脑出血后早期降压治疗研究的系统综述和荟萃分析——BASC 研究结果。BASC 共纳入 16 项研究，包含 5859 例发病 7 d 内、年龄＞18 岁、有临床和影像预后数据的急性脑出血患者，这些患者随机接受了标准降压（安慰剂／指南）治疗或强化降压（积极／强化降压）治疗（图 3-9）。数据分析显示，与安慰剂／指南治疗相比，积极／强化降压干预对患者的 90 d 功能预后没有影响，但明显降低了绝对血肿增大（校正 *OR* 0.75，95%*CI* 0.60 ~ 0.92）和相对血肿增大（校正 *OR* 0.82，95%*CI* 0.68 ~ 0.99）。研究结论：脑出血发病 7 d 内采取多种降压干预措施达到强化降压的目标尽管可以限制血肿扩大，但对患者的功能恢复无总体获益。

7 氨甲环酸不增加远隔部位缺血风险

在自发性脑出血急性期，大约有 20% 的患者在血肿的远隔部位可出现 MRI DWI 序列上的高信号病灶。既往有研究者认为，止血药物氨甲环酸可能增加脑出血患者的 DWI 高信号病灶，这无疑不利于氨甲环酸进一步在脑出血中的应用探索。

2022 年 3 月，英国的 Dineen 团队发表了 TICH-2 研究的亚组分析结果。

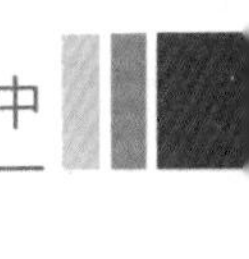

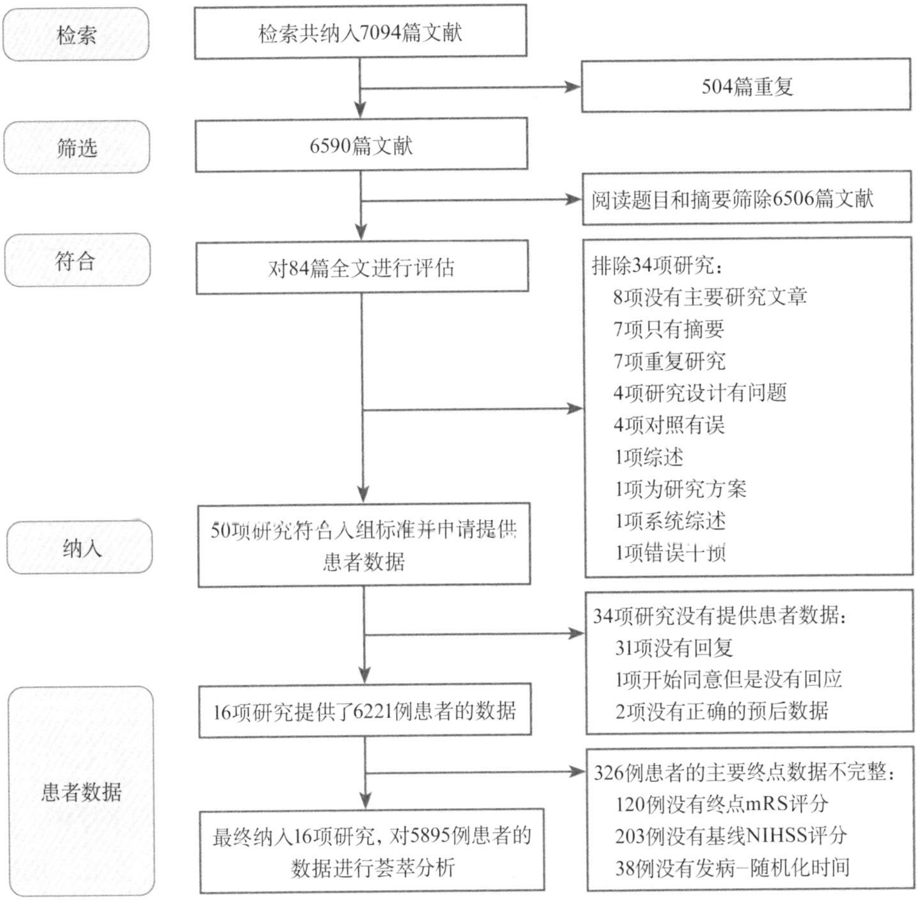

检索：检索共纳入7094篇文献

→ 504篇重复

筛选：6590篇文献

→ 阅读题目和摘要筛除6506篇文献

符合：对84篇全文进行评估

→ 排除34项研究：
8项没有主要研究文章
7项只有摘要
7项重复研究
4项研究设计有问题
4项对照有误
1项综述
1项为研究方案
1项系统综述
1项错误干预

纳入：50项研究符合入组标准并申请提供患者数据

→ 34项研究没有提供患者数据：
31项没有回复
1项开始同意但是没有回应
2项没有正确的预后数据

患者数据：16项研究提供了6221例患者的数据

→ 326例患者的主要终点数据不完整：
120例没有终点mRS评分
203例没有基线NIHSS评分
38例没有发病–随机化时间

最终纳入16项研究，对5895例患者的数据进行荟萃分析

mRS—改良Rankin量表；NIHSS—美国国立卫生研究院卒中量表。

图3–9 BASC 研究流程

TICH–2 研究是一项多中心、前瞻性、随机、双盲、平行、安慰剂对照的Ⅲ期临床研究，入组患者随机接受了氨甲环酸治疗（1 g 氨甲环酸溶于 100 mL 生理盐水，10 min 团注，序贯 1 g 溶于 250 mL 生理盐水，持续静脉滴注 8 h）和安慰剂对照干预。Dineen 团队对 TICH–2 研究的事后分析纳入有 MRI DWI 数据的 219 例患者，其中氨甲环酸治疗组 96 例，安慰剂组 123 例。采用平扫 CT 评估血肿体积，以 MRI 上出现 DWI 高信号作为主要终点（图 3–10）。研究发现氨甲环酸治疗并未增加 DWI 高信号的发生风险（校正 *OR* 0.71，95%*CI* 0.33 ~ 1.53），也不增加 DWI 高信号病灶的数量（平均差异 − 0.08 个，95%*CI* − 0.36 ~ 0.20 个）。这些发现为正在进行的和将来的研究提供了支持，即氨甲环酸不太可能诱发急性脑出血患者的脑缺血事件。

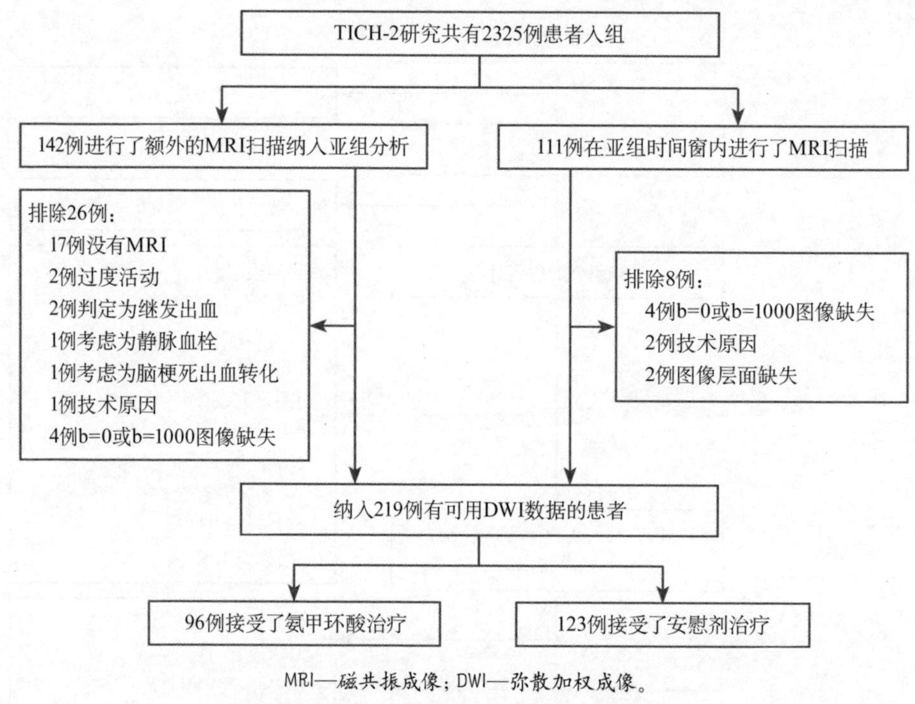

MRI—磁共振成像；DWI—弥散加权成像。

图3–10　TICH–2研究MRI亚组分析流程

美国的 Oh 和 Murthy 教授为 TICH–2 研究亚组分析的结果撰写了述评，认为该结果填补了止血药物与缺血事件之间的研究空白。研究设计严谨，包括有明确的影像学定义和严谨的影像学判读过程。不过，该亚组分析仅入组了 TICH–2 研究中的少数患者，且未进行更为细致的血压控制方面的分析，因此可能存在一定的潜在偏倚。

8　甲磺酸去铁胺可改善中等体积脑出血患者的预后

血肿体积是脑出血患者死亡和功能残疾的重要预测因素。预防血肿扩大和血肿清除是目前临床上常用的两种针对血肿的治疗策略。大血肿体积患者似乎更适合进行血肿清除手术，因为其带来的潜在获益要超过手术风险。同时，相比于小血肿体积患者，大血肿体积患者可能更难从单纯药物治疗中获益。这提示不同体积的血肿可能需要不同的治疗方式。除了血肿本身，次发损伤也是潜在的脑出血治疗靶点。甲磺酸去铁胺（deferoxamine mesylate，DFO）是一种铁螯合剂，可能通过降低脑出血的次发损伤改善患者的结局。

i-DEF 研究是一项前瞻性、多中心、随机、双盲、平行、安慰剂对照、无效性设计的Ⅱ期临床研究，入组 18 ~ 80 岁的自发性幕上脑出血患者并在发病 24 h 内对患者进行静脉 DFO 治疗，旨在探讨 DFO 治疗脑出血的有效性和安全性。对 i-DEF 研究不同血肿体积患者的事后分析探讨了 DFO 治疗基线不同体积血肿患者效果的差异性，分析结果发表在 2022 年的 *Stroke* 上。该事后分析共纳入 291 例患者，其中中等体积血肿（10 ~ 30 mL）患者的 DFO 治疗效果较好（DFO 组和安慰剂组 180 d mRS 评分 0 ~ 2 分比例：50.0% *vs*. 25.5%，*OR* 2.66，95%*CI* 1.13 ~ 6.27）。研究结论为：在基线血肿体积中等的脑出血患者中，相比于安慰剂，DFO 对功能结局的改善作用更明显，对于小体积和大体积基线血肿患者，DFO 治疗的获益不明显（图 3-11）。

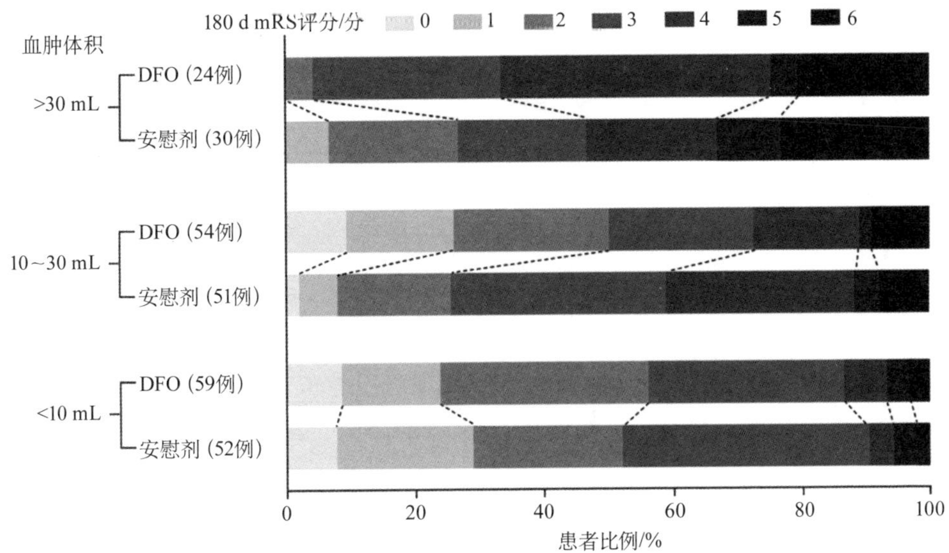

mRS—改良Rankin量表；DFO—甲磺酸去铁胺。

图3-11　i-DEF研究事后分析显示中等体积血肿患者从DFO治疗中获益更明显

图片来源：https://doi.org/10.1161/strokeaha.121.035421

9　左乙拉西坦可作为脑出血早期抗癫痫药物

癫痫是脑出血急性期常见的并发症之一，发生率为 6% ~ 15%，脑电图（electroencephalogram，EEG）捕捉到的亚临床癫痫发作甚至可达 30%。癫痫发作可能与脑出血患者的死亡和残疾风险升高有关。目前对脑出血采用抗癫痫药物预防癫痫发作的循证证据不多，指南也未明确建议对脑出血患者预防性应用抗癫痫药物。因此，需要更多的临床研究来探讨脑出血患者早期应用抗癫痫药物的安全性和有效性。

PEACH 研究是一项平行设计、随机、安慰剂对照、双盲的Ⅲ期临床研究，由法国的 Peter–Derex 教授发起。研究纳入年龄＞18 岁、发病 24 h 内的自发性幕上脑出血患者（图 3–12）。入组患者随机接受左乙拉西坦或安慰剂治疗。由于新型冠状病毒感染疫情导致入组缓慢，研究被提前终止。2017—2020 年，研究共纳入 50 例患者。主要终点为 72 h 内发生至少 1 次临床发作的癫痫或 EEG 捕捉到的癫痫。研究结果显示，左乙拉西坦组癫痫发生率为 16%，对照组为 43%，左乙拉西坦组的治疗有效性优于对照组，差异有统计学意义（*OR* 0.16，95%*CI* 0.03 ~ 0.94，*P*=0.043）（图 3–13）。研究结果提示，左乙拉西坦可有效预防脑出血后急性癫痫发作。但考虑到样本量等因素的限制，需要更大规模的研究来确定预防癫痫发作是否能改善脑出血患者的功能结局。

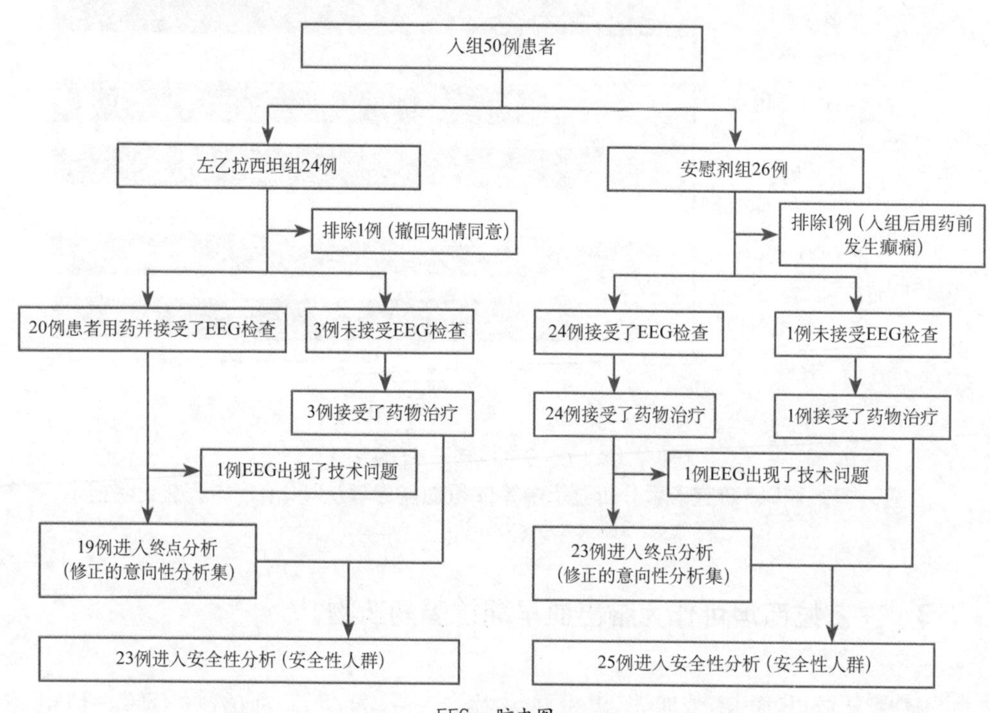

EEG—脑电图。

图3–12　PEACH研究入组流程

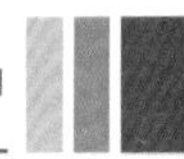

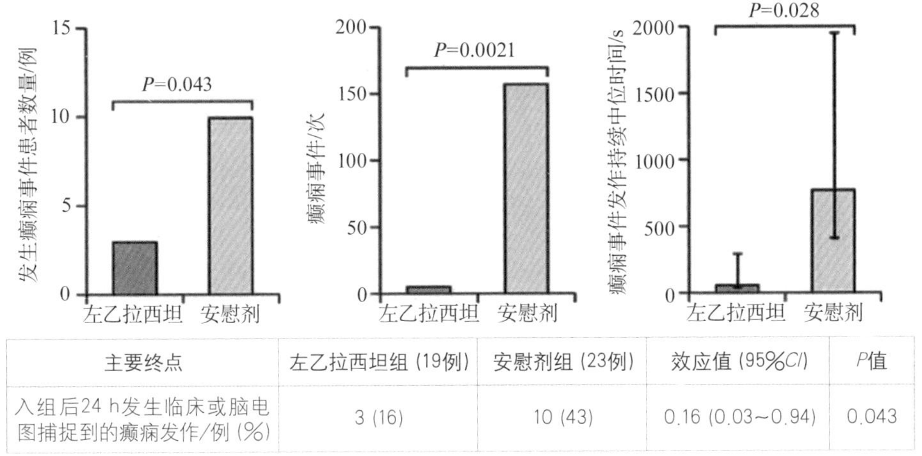

主要终点	左乙拉西坦组（19例）	安慰剂组（23例）	效应值（95%*CI*）	*P*值
入组后24 h发生临床或脑电图捕捉到的癫痫发作/例（%）	3（16）	10（43）	0.16（0.03~0.94）	0.043

CI—置信区间。

图3–13 PEACH研究主要终点

图片来源：https://doi.org/10.1016/s1474–4422（22）00235–6

同期 Solnicky 和 Ziai 的述评认为，尽管 PEACH 研究显示了预防性应用左乙拉西坦对降低脑出血患者癫痫发作的有效性，但研究存在一些明显的局限性。这些局限性包括：提前终止入组造成的样本量不足和统计效能降低；6 例患者未接受 EEG 检查，基线不均衡；更重要的是，对照组患者的基线癫痫发作风险更高，以及左乙拉西坦降低的癫痫发作事件多为 EEG 捕捉到的癫痫发作。上述局限性对该研究的结果造成了潜在的偏倚风险。不过，从 PEACH 研究的结果来看，仍然提示左乙拉西坦是有潜力的预防脑出血后癫痫发作的治疗药物，后续研究可进一步探讨其有效性和安全性。另外，该研究也提示了对脑出血患者进行 EEG 检查的必要性。

参考文献

[1] CHARIDIMOU A, BOULOUIS G, FROSCH M P, et al. The Boston criteria version 2.0 for cerebral amyloid angiopathy: a multicentre, retrospective, MRI-neuropathology diagnostic accuracy study[J]. The Lancet Neurology, 2022, 21 (8) : 714-725.

[2] BEAUDIN A E, MCCREARY C R, MAZEROLLE E L, et al. Cerebrovascular reactivity across the entire brain in cerebral amyloid angiopathy[J/OL]. Neurology, 2022, 98 (17) : e1716-e1728[2023-01-20]. https://doi.org/10.1212/wnl. 0000000000200136.

[3] HOSTETTLER I C, SEIFFGE D, WONG A, et al. ApoE and cerebral small vessel disease markers in patients with intracerebral hemorrhage[J/OL]. Neurology, 2022, 99 (12) : e1290-e1298[2023-01-20]. https://doi.org/10.1212/wnl.0000000000200851.

[4] ZUURBIER S M, HICKMAN C R, RINKEL L A, et al. Association between beta-blocker or statin drug use and the risk of hemorrhage from cerebral cavernous malformations[J]. Stroke, 2022, 53 (8) : 2521-2527.

[5] TEH W H, SMITH C J, BARLAS R S, et al. Impact of stroke-associated pneumonia on mortality, length of

hospitalization, and functional outcome[J]. Acta Neurol Scand, 2018, 138 (4) : 293-300.

[6] JI R J, WANG D, SHEN H P, et al. Interrelationship among common medical complications after acute stroke: pneumonia plays an important role[J]. Stroke, 2013, 44 (12) : 3436-3444.

[7] KWAN J, PICKERING R M, KUNKEL D, et al. Impact of stroke-associated infection on long-term survival: a cohort study[J]. J Neurol Neurosurg Psychiatry, 2013, 84 (3) : 297-304.

[8] JI R J, LIU Y F, LIU X Y, et al. Comparison of clinical scores for predicting stroke-associated pneumonia after intracerebral hemorrhage (ICH) : potential tools for personalized care and clinical trials for ICH[J/OL]. Ann Transl Med, 2022, 10 (7) : 397[2023-01-20]. https://doi.org/10.21037/atm-21-4046.

[9] YAN J, ZHAI W Q, LI Z X, et al. ICH-LR2S2: a new risk score for predicting stroke-associated pneumonia from spontaneous intracerebral hemorrhage[J/OL]. J Transl Med, 2022, 20 (1) : 193[2023-01-20]. https://doi.org/10.1186/s12967-022-03389-5.

[10] TSAI H H, HSIEH Y C, LIN J S, et al. Functional investigation of meningeal lymphatic system in experimental intracerebral hemorrhage[J]. Stroke, 2022, 53 (3) : 987-998.

[11] REHNI A K, CHO S, QUERO H N, et al. Red blood cell microparticles limit hematoma growth in intracerebral hemorrhage[J]. Stroke, 2022, 53 (10) : 3182-3191.

[12] MOULLAALI T J, WANG X, SANDSET E C, et al. Early lowering of blood pressure after acute intracerebral haemorrhage: a systematic review and meta-analysis of individual patient data[J]. J Neurol Neurosurg Psychiatry, 2022, 93 (1) : 6-13.

[13] PSZCZOLKOWSKI S, SPRIGG N, WOODHOUSE L J, et al. Effect of tranexamic acid administration on remote cerebral ischemic lesions in acute spontaneous intracerebral hemorrhage: a substudy of a randomized clinical trial[J]. JAMA Neurol, 2022, 79 (5) : 468-477.

[14] OH S E, MURTHY S B. Tranexamic acid and diffusion-weighted imaging lesions after intracerebral hemorrhage[J]. JAMA Neurol, 2022, 79 (5) : 447-449.

[15] RUIZ-SANDOVAL JL, CHIQUETE E, ROMERO-VARGAS S, et al. Grading scale for prediction of outcome in primary intracerebral hemorrhages[J]. Stroke, 2007, 38 (5) : 1641-1644.

[16] GREGSON B A, BRODERICK J P, AUER L M, et al. Individual patient data subgroup meta-analysis of surgery for spontaneous supratentorial intracerebral hemorrhage[J]. Stroke, 2012, 43 (6) : 1496-1504.

[17] SELIM M, FOSTER L D, MOY C S, et al. Deferoxamine mesylate in patients with intracerebral haemorrhage (i-DEF) : a multicentre, randomised, placebo-controlled, double-blind phase 2 trial[J]. Lancet Neurol, 2019, 18 (5) : 428-438.

[18] WEI C C, WANG J, FOSTER L D, et al. Effect of deferoxamine on outcome according to baseline hematoma volume: a post hoc analysis of the i-def trial[J]. Stroke, 2022, 53 (4) : 1149-1156.

[19] DE HERDT V, DUMONT F, HÉNON H, et al. Early seizures in intracerebral hemorrhage: incidence, associated factors, and outcome[J]. Neurology, 2011, 77 (20) : 1794-1800.

[20] BEGHI E, CARPIO A, FORSGREN L, et al. Recommendation for a definition of acute symptomatic seizure[J]. Epilepsia, 2010, 51 (4) : 671-675.

[21] CLAASSEN J, JETTÉ N, CHUM F, et al. Electrographic seizures and periodic discharges after intracerebral hemorrhage[J]. Neurology, 2007, 69 (13) : 1356-1365.

[22] LAW Z K, ENGLAND T J, MISTRI A K, et al. Incidence and predictors of early seizures in intracerebral haemorrhage and the effect of tranexamic acid[J]. Eur Stroke J, 2020, (2) : 123-129.

[23] GILAD R, BOAZ M, DABBY R, et al. Are post intracerebral hemorrhage seizures prevented by anti-epileptic treatment?[J]. Epilepsy Res, 2011, 95 (3) : 227-231.

[24] PETER-DEREX L, FRÉDÉRIC F, GARNIER P, et al. Safety and efficacy of prophylactic levetiracetam for prevention of epileptic seizures in the acute phase of intracerebral haemorrhage (peach) : a randomised, double-blind, placebo-controlled, phase 3 trial[J]. Lancet Neurol, 2022, 21 (9) : 781-791.

[25] SOLNICKY V, ZIAI W C. Seizure prevention in patients with intracerebral haemorrhage[J]. Lancet Neurol, 2022, 21 (9) : 760-761.

第4章 缺血性卒中

过去的一年，尽管新型冠状病毒感染疫情席卷世界，为科研工作的开展带来了阻碍，但国内外神经病学领域的学者仍然多点开花，为缺血性脑血管病的研究开拓了新的思路。2023年初，让我们回眸2022，共同梳理过去一年间缺血性脑血管病领域最具影响力的基础和临床研究，把握未来研究发展的方向。

扫码观看视频解读

1　可防可控：短暂性脑缺血发作或轻型卒中患者发生致残或致死性卒中的风险

TIA 和轻型缺血性卒中是缺血性卒中最常见的临床类型，约占所有缺血性卒中的 65%。TIA 和轻型缺血性卒中患者是卒中复发的高危人群，其 3 个月内卒中复发率为 10% ~ 20%，且 5 年内发生心血管事件的风险较高。因此，了解 TIA 和轻型缺血性卒中的自然病程，致残、致死性及复发性卒中事件的发生情况及危险因素，对制订二级预防策略以降低其发病率和死亡率至关重要。

2016 年 4 月，法国的 Amarenco 等在 *NEJM* 上发表了 TIAregistry.org 研究关于 TIA 或轻型缺血性卒中 1 年复合终点（卒中、急性冠脉综合征或心血管死亡）事件风险的结果。在前期研究基础上，该研究团队于 2022 年 10 月在 *Lancet Neurology* 上发表了该队列 5 年的随访结果，评估了 TIA 和轻型缺血性卒中患者的 5 年功能结局。

TIAregistry.org 是一项国际性的前瞻性、观察性登记研究，旨在评估 TIA 或轻型缺血性卒中患者的功能结局，包括非致残、致残及致死性卒中的复发率，并分析长期残疾的影响因素。该研究在欧洲、大洋洲、北美洲和南美洲 21 个国家和地区的 61 个中心开展，纳入年龄 ≥ 18 岁，7 d 内发生 TIA 或轻型缺血性卒中，且基线 mRS 评分 0 ~ 1 分的患者。2009 年 5 月 30 日—2011 年 12 月 30 日，3847 例患者被纳入研究并随访至 2017 年 6 月 30 日，其中 3616 例（94.0%）患者完成 3 个月 mRS 评估，3502 例（91.0%）患者完成 1 年 mRS 评估，3105 例（80.7%）患者完成 5 年 mRS 评估。基线后 3 个月、1 年、5 年 mRS 评分 > 1 分的患者例数分别为 183 例（5.1%）、279 例（7.9%）和 710 例（22.9%），死亡人数分别为 23 例（0.6%）、76 例（2.2%）和 373 例（12.0%）（图 4–1）。基线后 3 个月，146 例患者卒中复发，其中 53 例（36.3%）患者 mRS 评分 > 1 分；基线后 1 年，196 例患者复发卒中，其中 71 例（36.2%）mRS 评分 > 1 分；基线后 5 年，345 例患者复发卒中，其中 141 例

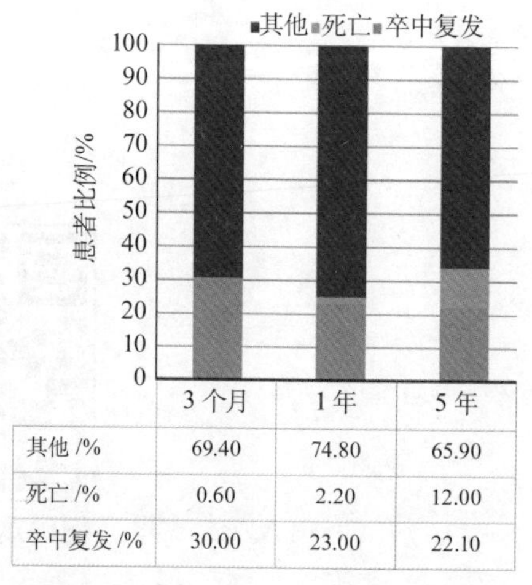

	3 个月	1 年	5 年
其他 /%	69.40	74.80	65.90
死亡 /%	0.60	2.20	12.00
卒中复发 /%	30.00	23.00	22.10

图4–1　TIAregistry.org研究中卒中事件发生后3个月、1年及5年的患者分布情况

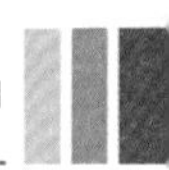

(40.9%) mRS 评分 > 1 分（图 4–2）。缺血性卒中复发仅占残疾（mRS 评分 > 1 分）原因的一小部分。

TIAregistry.org 研究表明，TIA 和轻型缺血性卒中后 5 年的致残风险较高，与之相关的大部分危险因素都是可以干预的，如糖尿病、卒中或 TIA 病史、高血压、心房颤动或心房扑动、充血性心力衰竭、心脏瓣膜疾病、外周动脉疾病、冠状动脉疾病、随访期间颅内出血及独居等。年龄是重要的不可干预的危险因素。发病前规律的体育锻炼是一个重要的保护因素，可显著降低患者 5 年内的残疾风险（表 4–1）。

Christensen 等在同期述评中指出，尽管 TIA 或轻型缺血性卒中发生后没有立即出现残疾，但仍有超过五分之一的患者在 5 年随访时出现明显功能障碍，这些患者常合并吸烟、饮酒、心血管疾病等危险因素。规律的体育活动可以显著降低患者长期残疾的风险，且体育活动以剂量依赖的方式降低卒中复发的风险和改善临床预后。仅靠药物治疗只能有限降低卒中复发，在掌握卒中的病因和危险因素的基础上开展有效的二级预防，需要针对特定群体制订个体化干预措施，为有危险因素的患者提供适当的支持，并重视包括定期体育活动在内的非药物干预措施。在 TIA 早期预后良好并接受药物二级预防的患者中，5 年内功能下降较为常见，且通常与复发性卒中有关。卒中的发病率和患者数量逐年增加，即使是在欧洲等高收入地区，多数卒中患者也得不到 TIAregistry.org 队列所提供的专门的卒中护理，因此，实施初级和二级预防具有较高的成本效益。

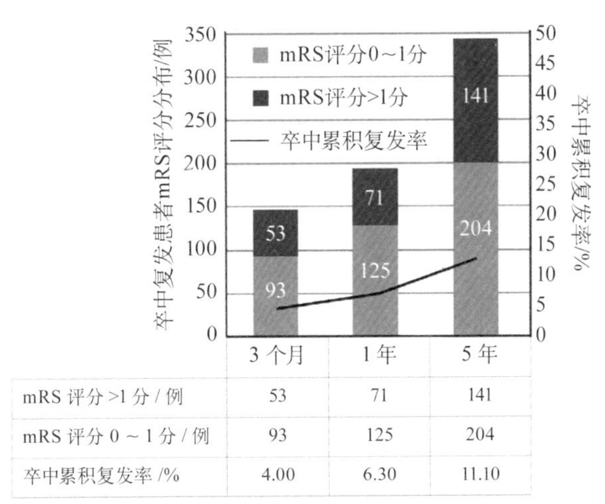

	3 个月	1 年	5 年
mRS 评分 >1 分 / 例	53	71	141
mRS 评分 0 ~ 1 分 / 例	93	125	204
卒中累积复发率 /%	4.00	6.30	11.10

mRS—改良Rankin量表。

图4–2 TIAregistry.org研究中卒中事件发生后 3个月、1年及5年卒中复发情况

表4-1　TIAregistry.org研究中5年全因残疾或死亡（mRS评分>1分）影响因素分析

变量	*OR*（95%*CI*）	*P*值
年龄，每增加10岁	2.18（1.93~2.46）	<0.0001
卒中或TIA病史	1.74（1.37~2.22）	<0.0001
规律的体育锻炼	0.52（0.42~0.66）	<0.0001
独居	1.32（1.10~1.59）	0.0031
有临床意义的瓣膜疾病或人工心脏瓣膜	2.47（1.70~3.58）	<0.0001
卒中事件	1.31（1.09~1.57）	0.0037
ABCD²评分		
0~3分	1（参照）	–
4~5分	1.37（1.06~1.78）	0.0180
6~7分	1.13（0.82~1.55）	0.4500
任何类型的糖尿病	1.45（1.18~1.78）	0.0001
心房颤动或心房扑动	1.52（1.04~1.94）	0.0300
充血性心力衰竭	1.73（1.22~2.46）	0.0024
周围动脉疾病	1.98（1.28~3.07）	0.0023
冠状动脉疾病	1.32（1.00~1.74）	0.0490
高血压	1.38（1.00~1.92）	0.0500
出院时mRS评分>1分	3.34（1.22~9.10）	0.0240
随访中发生脑出血	4.94（1.91~12.78）	0.0013
随访中发生缺血性卒中	3.52（2.37~5.22）	<0.0001

注：mRS—改良Rankin量表；OR—比值比；CI—置信区间；TIA—短暂性脑缺血发作；ABCD²—以患者年龄、血压、临床特征、症状持续时间和糖尿病为基础的评分系统。

2　真实启发：无症状重度颈动脉狭窄患者卒中风险

研究表明，无症状颈动脉狭窄患者的最佳治疗手段为选择性干预治疗，随着药物治疗的进一步发展，单纯药物治疗被证明也可改善无症状颈动脉狭窄患者的临床结局。20 年前的研究结论或许已经不能很好地指导目前的临床实践，但由于目前缺乏比较药物和手术治疗的数据，无症状重度颈动脉狭窄患者的最佳治疗方案尚不明确。

2022 年 5 月，美国加利佛尼亚大学的 Chang 等利用北加利福尼亚州凯撒（Kaiser Permanente Northern California，KPNC）医疗数据进行了回顾性队列研究，旨在评估药物治疗无症状重度颈动脉狭窄患者的临床结局。该研究在 2008—2012 年纳入了 3737 例无症状重度颈动脉狭窄（狭窄率为 70% ~ 99%）且 6 个月内无既往干预，无同侧神经功能缺损事件的成年患者。研究的主要终点为发生同侧颈动脉供血区急性缺血性卒中，次要终点为狭窄进展、药物处方、药物依从性、血压、低密度脂蛋白胆固醇（low density lipoprotein cholesterol，LDL-C）水平和全因死亡。

研究结果表明，133 例无症状重度颈动脉狭窄患者在随访期间发生了同侧卒中事件，平均年卒中率为 0.9%（95%*CI* 0.7% ~ 1.2%），5 年同侧卒中率为 4.7%（95%*CI* 3.9% ~ 5.7%）（图 4-3），未校正的全因死亡率为 45.2%（95%*CI* 43.4% ~ 46.9%）。另外，患者的中位基线血压为 130/68 mmHg，中位基线 LDL-C 水平为 87 mg/dL，随访期间降压药和他汀类药物的依从性分别为 88.5% 和 82.2%，这些数据说明血压和 LDL-C 指标在研究期间都得到了很好的控制。

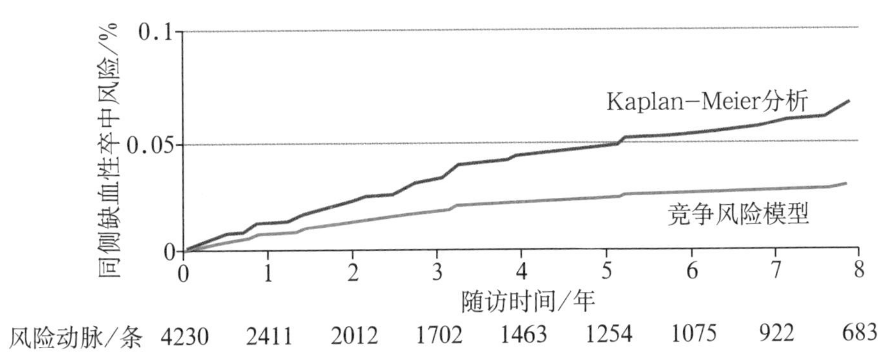

图4-3 无症状重度颈动脉狭窄后发生同侧缺血性卒中的累积风险

图片来源：https://doi.org/10.1001/jama.2022.4835

罗马 Sapienza 大学的 Sterpetti 等在对上述研究的述评中指出：该回顾性研究结果表明，经药物治疗的无症状重度颈动脉狭窄患者 5 年卒中率为 4.7%。而 2021 年 ACST-2 研究发现，接受颈动脉内膜切除术的无症状重度颈动脉狭窄患者术后 5 年卒中的发生率为 4.5%。上述结果提示，对于无症状重度颈动脉狭窄患者，药物治疗和手术治疗的结果是相似的。

3 无效干预：院前硝酸甘油透皮贴剂治疗疑似急性卒中患者

高血压已被证实与急性缺血性或出血性卒中患者的不良预后相关。尽管院内降压治疗已被自发性脑出血诊疗相关指南所推荐，但急性缺血性卒中患者的降压治疗策略仍存在争议。硝酸甘油（glyceryl trinitrate，GTN）具有舒张全身及颅内血管的作用，其贴片制剂相对安全、便捷，可以在不影响脑血流灌注的情况下降低血压。既往研究提示 GTN 贴片对早期卒中患者有一定的治疗获益，但在英国进行的 RIGHT-2 研究中，GTN 贴片不仅未起到降低血压和改善缺血性卒中患者临床预后的作用，而且对脑出血患者，GTN 贴片存在扩大血肿的风险。

2022 年 9 月，荷兰的 van den Berg 等发表了 MR ASAP 研究的结果。该研究是一项多中心、前瞻性、随机、开放标签、终点盲法评价的Ⅲ期临床研究，旨在评估 GTN 贴片对发病 3 h 内的院前卒中（缺血性或出血性卒中）患者 90 d 功能预后的改善情况。该研究预计纳入 1400 例受试者，但在综合考量了 RIGHT-2 研究的中性结果、新型冠状病毒感染疫情以及研究预计的安全性和获益后，于 2021 年 6 月 24 日提前终止，最终 170 例患者被分入治疗组接受 GTN 贴片治疗，155 例（148 例完成主要终点随访）患者被纳入对照组。结果显示，无论是在总人群（*OR* 0.97，95%*CI* 0.65 ~ 1.47）还是去除卒中模拟病后的目标人群（*OR* 0.92，95%*CI* 0.59 ~ 1.43）中，院前应用 GTN 贴片对患者 90 d 临床预后并无改善作用（图 4-4），也不能降低入院后血压。亚组分析发现，对于脑出血患者，GTN 的作用是中性的（*OR* 1.71，95%*CI* 0.47 ~ 6.28），但在缺血性卒中患者中应用 GTN 更不利于临床转归（*OR* 0.67，95%*CI* 0.39 ~ 1.13）。在安全性终点方面，GTN 增加了脑出血患者 7 d 内的死亡风险（*OR* 5.91，95%*CI* 0.78 ~ 44.81），但是在 90 d 不良事件中，两组差异无统计学意义。

尽管 MR ASAP 研究未能证实 GTN 贴片可使卒中人群在血压控制和预后改善方面有所获益，但该研究是继 FAST-MAG 研究、RIGHT-2 研究之后的又一项大型院前卒中急救干预研究，展现了对卒中超急性期患者进行院前干预的可行性，具有重要临床意义。不过，如何选择便捷有效的控制血压的药剂仍是未来研究的难点。

4 时机出现：心房颤动患者卒中后启动新型口服抗凝药治疗

心房颤动是缺血性卒中的常见原因，目前相关指南均推荐对这一类型卒中患者采用口服抗凝药物治疗，然而急性缺血性卒中后启动抗凝治疗的最佳时间点尚不明

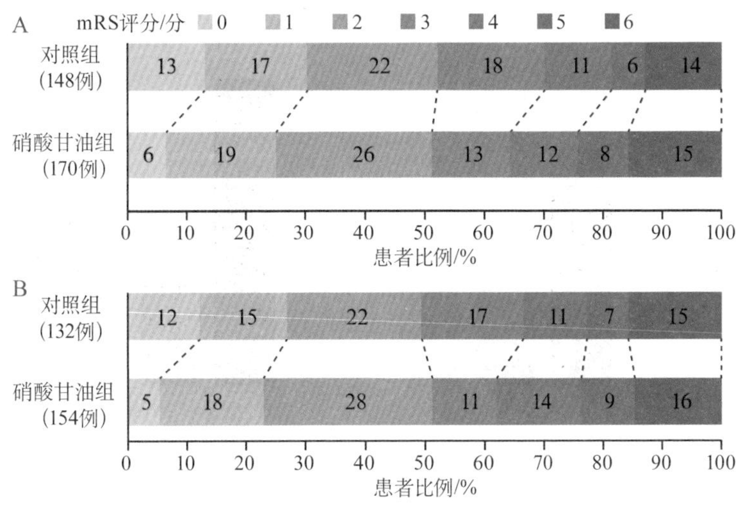

A—总人群；B—目标人群（排除卒中模拟病）。mRS—改良Rankin量表。

图4–4 MR ASAP研究中总人群和目标人群90 d mRS评分分布

https://doi.org/10.1016S0140–6736(19)30194–1

确。目前各国的脑血管病指南中均没有抗凝治疗时机的具体建议。缺血性卒中复发的风险在缺血性卒中后的几天内最高，2018 年的一项综述回顾了 15 项回顾性或前瞻性研究，共纳入 2920 例卒中患者，发现早期启动新型口服抗凝药——非维生素 K 拮抗剂口服抗凝药（non–vitamin K antagonist oral anticoagulants，NOACs）治疗对预防复发性缺血性卒中可能有临床益处。因此，就心房颤动患者急性缺血性卒中后早期开始 NOACs 的最佳时间点进行随机对照试验是非常有必要的。

2022 年 10 月，瑞典的 Oldgren 等发表了 TIMING 研究的结果。该研究是一项基于注册的随机、非劣效、开放标签、终点盲法评价的研究，旨在评估心房颤动患者发生急性缺血性卒中后早期（≤ 4 d）和延迟（5 ~ 10 d）启动 NOACs 治疗的有效性和安全性。该研究在 34 个中心使用瑞典卒中登记册进行登记和随访，共纳入 888 例患者。在卒中发病后 72 h 内，患者被随机分配至早期或延迟 NOACs 治疗组，NOACs 种类的选择由研究者决定。研究的主要终点是复发性缺血性卒中、sICH 或 90 d 全因死亡的综合事件。结果显示，早期治疗组和延迟治疗组中分别有 31 例（6.89%）和 38 例（8.68%）患者发生主要终点事件，早期 NOACs 治疗不劣于延迟 NOACs 治疗（*RD* –1.79%，95%*CI* –5.31 % ~ 1.74%，*P*=0.004），早期治疗组和延迟治疗组的缺血性卒中发生率分别为 3.11 % 和 4.57%（*RD* –1.46%，95%*CI* –3.98 % ~ 1.07%），全因死亡率分别为 4.67 % 和 5.71%（*RD* –1.04%，95%*CI* –3.96% ~ 1.88%）（图 4–5）。两组中均未出现 sICH。

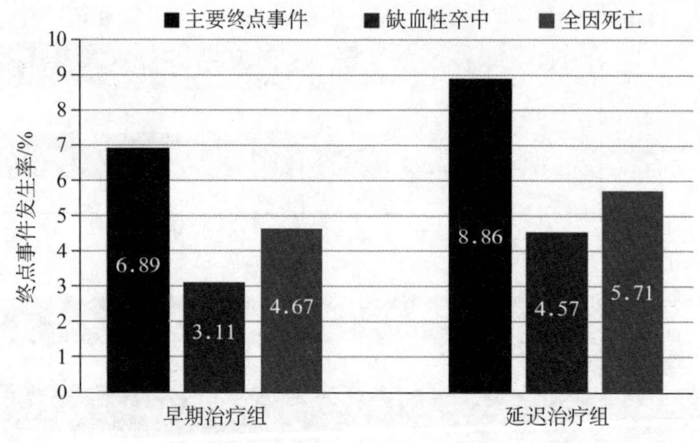

主要终点事件包括复发性缺血性卒中、症状性颅内出血或全因死亡。

图4–5 TIMING研究各组患者终点事件发生率

TIMING 研究是第 1 项评估心房颤动患者在急性缺血性卒中后 10 d 内启动 NOACs 治疗相关临床终点的随机对照试验，其结果表明，在缺血性卒中后 4 d 内启动 NOACs 治疗并不劣于在 5 ~ 10 d 内启动 NOACs 治疗，早期启动 NOACs 治疗的患者缺血性卒中复发率和死亡率较低。因此，心房颤动患者在发生急性缺血性卒中后，考虑早期启动 NOACs 似乎是安全且合理的。TIMING 研究可以指导卒中单元管理的早期阶段进行充分的卒中复发预防，但早期启动 NOACs 治疗是否优于延迟启动仍有待确定，未来仍需大型临床研究进一步验证。

5 风险可控：新型口服抗凝药与溶栓后颅内出血的关联

NOACs 已成为缺血性卒中合并非瓣膜性心房颤动的一线治疗方法。静脉注射阿替普酶是目前治疗急性缺血性卒中的有效方式，然而考虑到溶栓后 sICH 或其他严重出血并发症的发生风险，美国心脏学会（American Heart Association，AHA）/ 美国卒中学会（American Stroke Association，ASA）建议 48 h 内服用过 NOACs 的患者避免使用阿替普酶。鉴于目前评估阿替普酶安全性的临床数据存在局限性，部分患者可能会由于不确定的安全性而被剥夺获得再灌注治疗的机会。

2022 年 2 月，来自美国的冼颖团队发表了对 163 038 例急性缺血性卒中患者进行回顾性分析的结果。该研究利用 AHA/ASA GWTG–Stroke 登记的最新数据和 ARAMIS 登记的补充数据，统计分析了卒中前服用 NOACs 的患者静脉阿替普酶溶栓的情况，并与卒中前未长期服用抗凝药物的患者进行比较，从而评估卒中发生前

服用 NOACs 且卒中发生后接受阿替普酶静脉溶栓治疗的获益与风险。

该研究是一项多中心、回顾性队列研究，纳入了 2015 年 4 月—2020 年 3 月 16 万余例急性缺血性卒中患者，其中 2207 例（1.4%）患者在卒中前 7 d 内服用过 NOACs。研究发现，在服用 NOACs 的患者中，未校正的 sICH 发生率为 3.7%（95%*CI* 2.9% ~ 4.5%），而在未服用抗凝药物的患者中这个发生率为 3.2%（95%*CI* 3.1% ~ 3.3%）。校正 NIHSS 评分和其他混杂因素后，两组间 sICH 的风险差异无统计学意义。研究表明，在接受静脉阿替普酶溶栓治疗的急性缺血性卒中患者中，发病前 7 d 内使用与未使用 NOACs 相比，颅内出血风险没有明显增加。

静脉阿替普酶溶栓被认为是急性缺血性卒中的标准治疗方法，而口服抗凝药通常预示着有较高的出血风险，为缺血性卒中的溶栓治疗选择带来困难。冼颖团队的研究为长期口服抗凝药患者的溶栓治疗提供了新的证据，为进一步改写溶栓指南提供了重要的参考。

6 曙光可见：非心源性缺血性卒中抗凝治疗

非心源性卒中占所有卒中人群的 75%，目前指南推荐的非心源性缺血性卒中的预防措施以抗血小板治疗为主，但治疗后仍有超过 6% 的非心源性卒中患者在 1 年内再次发生卒中事件。2019 年，COMPASS 研究公布了其二次分析的结果，证明心血管疾病患者在抗血小板基础上联合小剂量抗凝药（利伐沙班）可显著降低心源性卒中和不明原因栓塞性卒中的风险，为探索 NOACs 在卒中二级预防中的作用提供了证据支持。长久以来，关于非心源性缺血性卒中患者抗凝治疗的探索之路充满艰辛，其中一个重要原因是抗凝治疗减少血栓形成的获益可能被颅内出血风险增加所抵消。因此，研发安全性更高的新型抗凝药物成为临床的迫切需求。

加拿大的 Shoamanesh 等牵头的 PACIFIC-STROKE 研究是一项多中心、随机、安慰剂对照、双盲、平行分组、剂量探索的Ⅱ期临床研究，纳入了发病 48 h 内的非心源性缺血性卒中患者，包括了接受溶栓或 EVT 24 h 后的患者，旨在确定 NOACs asundexian 用于急性非心源性缺血性卒中患者的最佳剂量、有效性和安全性。asundexian 是一种活化凝血因子Ⅺ直接抑制剂，与其他抗凝药物相比，其出血风险可能较小。PACIFIC-STROKE 研究的主要有效性终点为 6 个月内 MRI 检测到的症状性缺血性卒中或隐匿性脑梗死。研究共纳入 23 个国家和地区，196 个中心的 1808 例患者，其中 asundexian 50 mg 组 447 例，asundexian 20 mg 组 450 例，asundexian 10 mg 组 455 例，安慰剂组 456 例，最终 1581 例患者完成研究。

研究结果显示，在主要有效性终点方面，治疗6个月时asundexian各剂量组与安慰剂组之间差异无统计学意义（图4-6），但asundexian 50 mg组有降低缺血性卒中复发的趋势。探索性事后亚组分析显示，存在动脉粥样硬化的患者可能从asundexian治疗中更多获益：在影像证实存在颅内/颅外动脉粥样硬化的患者中，asundexian 50 mg治疗显著减少卒中复发或TIA风险达61%（*HR* 0.39，90%*CI* 0.18～0.85）（图4-7）。在安全终点方面，asundexian安全性良好，不增加出血风险，无论是国际血栓和止血协会（International Society on Thrombosis and Haemostasis，ISTH）定义的大出血，还是临床相关非大血、所有出血或出血转化的发生率，asundexian组与安慰剂组之间的差异均无统计学意义。

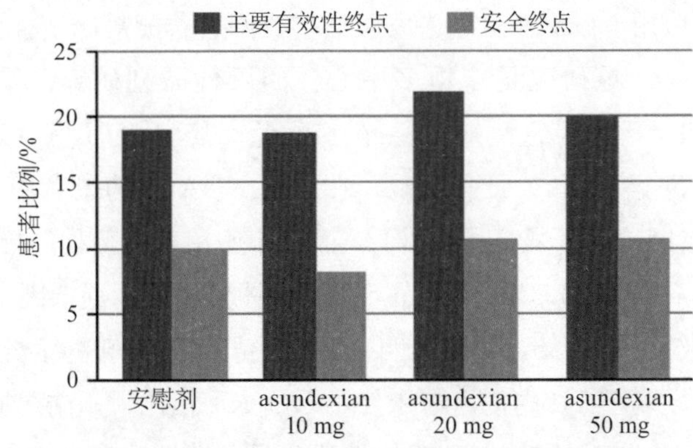

主要有效性终点—6个月内MRI检测到的症状性缺血性卒中或隐匿性脑梗死；安全终点—ISTH定义的大出血和临床相关非大出血。ISTH—国际血栓和止血协会。

图4-6 PACIFIC-STROKE研究各组终点事件发生率

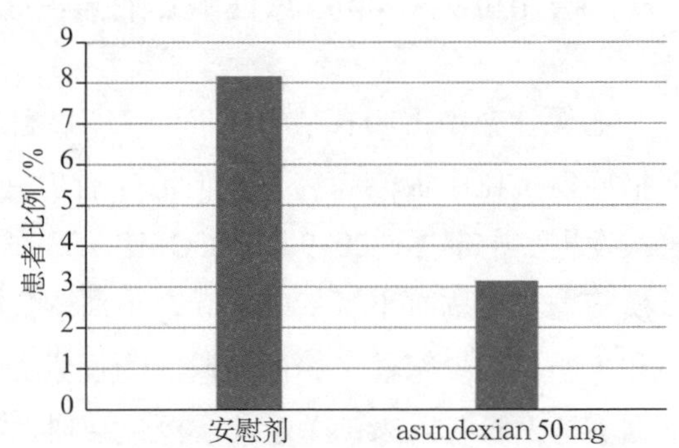

图4-7 PACIFIC-STROKE研究中动脉粥样硬化患者卒中及短暂性脑缺血发作复发风险

PACIFIC-STROKE研究为急性非心源性缺血性卒中患者带来了更安全有效的抗凝治疗方案。在没有排除接受溶栓和EVT患者的情况下，asundexian治疗展现出了极低的出血风险，突出了其安全性的优势。然而，asundexian未降低缺血性卒中或隐匿性脑梗死复合终点风险，也未见剂量效应，研究者分析这可能与研究中半数患者的卒中亚型为小血管闭塞性卒中有关。asundexian 50 mg可减少症状性缺血性卒中复发或TIA风险，尤其是在有动脉粥样硬化的患者中，这提示大动脉粥样硬

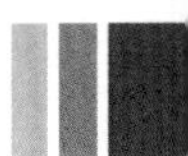

化人群可能是 asundexian 的主要获益人群。所以，未来有必要开展设计良好的Ⅲ期临床研究，细化获益人群，进一步探索 asundexian 治疗不同类型缺血性卒中的有效性。

7 新的起点：干细胞治疗新生儿缺血性卒中

围产期动脉缺血性卒中（perinatal arterial ischaemic stroke，PAIS）是导致神经发育障碍的重要原因。目前针对 PAIS 仍缺乏有效的治疗手段，PAIS 的治疗主要集中在支持性护理，然而这种护理没有长期的保护作用或疗效。间充质干细胞（mesenchymal stromal cells，MSC）可以通过诱导血管新生、刺激脑室下区神经新生、减少细胞凋亡、神经炎症和胶质增生等机制促进新生儿脑损伤修复（图 4–8）。

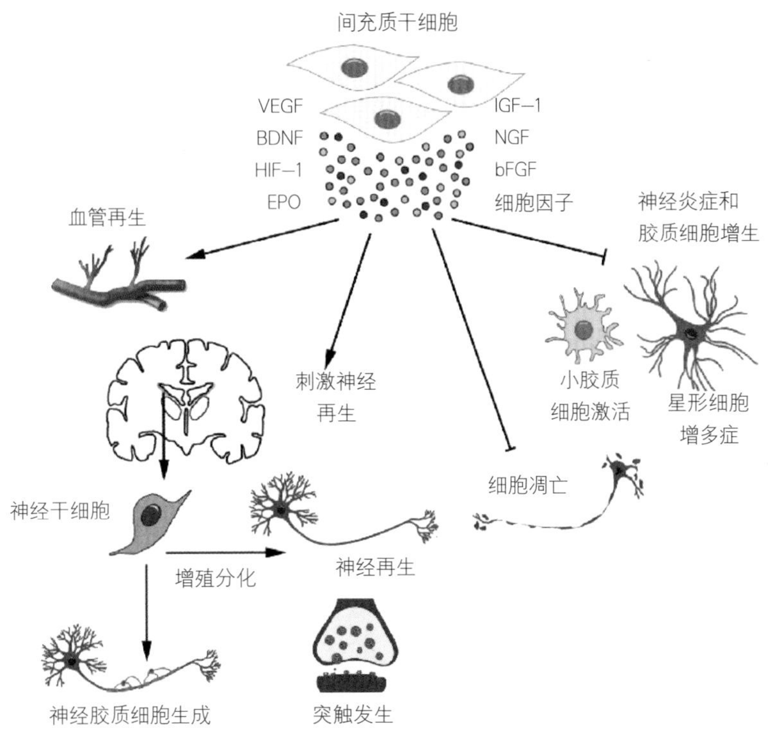

VEGF—血管内皮生长因子；BDNF—脑源性神经营养因子；HIF–1—低氧诱导因子–1；EPO—红细胞生成素；IGF–1—胰岛素样生长因子–1；NGF—神经生长因子；bFGF—碱性成纤维细胞生长因子。

图4–8　间充质干细胞诱导新生儿脑损伤修复的潜在机制

图片来源：https://doi.org/10.1111/dmcn.13528

2022 年 6 月，来自荷兰的 Nijboer 和 Baak 团队报道了 PASSIoN 研究的成果，评估了鼻内注射骨髓源性 MSC 治疗 PAIS 的可行性和安全性。该研究是一项单中心、开放标签的干预研究，纳入了 10 例胎龄超过 36 周、出现症状后 7 d 内经 MRI 证实为大脑中动脉区域单侧 PAIS 的新生儿。终点事件分为可行性和安全性两部分，其中可行性部分评估出现 PAIS 症状后 7 d 内诊断、转移和治疗患者，以及将 MSC 的制备和给药的时间间隔控制在 4 h 以内的可行性；安全性方面，主要终点为 MSC 治疗时患儿的生命体征、治疗前后的血液检查指标、治疗后前 3 个月内任何不良事件或毒性事件（发热、低血压、高血压、心动过缓、心动过速或缺氧等），次要终点为在 3 月龄时复查 MRI 出现意外的大脑结构异常。

PASSIoN 研究证实，在出现 PAIS 症状 7 d 内诊断、转移和治疗患者，并将 MSC 制备和给药时间间隔控制在 4 h 以内是可行的，证明了鼻内注射 MSC 治疗 PAIS 的可行性。其次，在所有病例中，患儿对治疗的耐受性良好、未观察到严重的不良事件，证明了该治疗方案的安全性。另外，血液炎症标志物（CRP、降钙素原和白细胞计数）在给药前后无显著差异，3 个月时 MRI 扫描未发现意外的大脑结构性异常。该研究为未来干细胞鼻内治疗促进新生儿神经再生或组织修复的研究提供了一个起点，但由于本研究对所有患者都进行了干预，未来还需进行安慰剂对照研究来确定鼻内 MSC 对 PAIS 的治疗效果。

加州大学的 Gonzalez 和 Ferriero 教授在对上述研究的述评中指出，PAIS 的发生率高达千分之一，是儿童癫痫和长期残疾的常见原因，然而目前尚无有效治疗方法。PASSIoN 研究证实鼻内输送 MSC 是可行和安全的，为未来的 MSC 治疗 PAIS 和其他类型的脑损伤提供了基础。但该研究在细胞的最佳来源、给药途径及时间方面仍存在缺陷。未来需要更大规模的研究，不仅要证实 MSC 的安全性，还需探讨这种治疗策略的有效性。

8 正常和畸形人脑血管系统的单细胞图谱绘制

脑血管病是世界范围内导致死亡或功能缺陷的主要原因之一，脑血流中断或血管结构损伤是脑血管病的直接原因。然而，目前现有的人脑细胞图谱并未包含脑血管系统，其细胞异质性尚未在人群中被深入探索。

2022 年 5 月 3 日，美国加利福尼亚大学的 Nowakowski 教授团队发表了他们的研究结果。该研究描绘了成人脑血管系统的单细胞图谱，对血管内皮细胞进行了详细的研究，确定了血管内皮生长因子 C^{+}（vascular endothelial growth factor

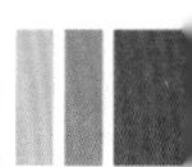

C^+，$VEGFC^+$）、主要促进调解超家族蛋白 $2A^+$（major facilitator superfamily domain containing $2A^+$，$MFSD2A^+$）和非典型趋化因子受体 1^+（atypical chemokine receptor 1^+，$ACKR1^+$）内皮细胞在动脉、毛细血管和静脉中的位置，捕捉了人类动静脉内皮区带的差异。同时，该研究还发现了成纤维细胞和纤维肌细胞的存在，证实纤维肌细胞和血管周围成纤维细胞可能是成人大脑中维甲酸的内源性来源。此外，该研究分析了大脑动静脉畸形相关的细胞和基因表达变化，确定了病理性内皮转化与异常血管模式及血管源性炎症之间的关联，发现血管与免疫细胞间的相互作用，尤其是非转移性黑色素瘤糖蛋白 b^+ 单核细胞和血管平滑肌细胞的相互作用，可能是导致脑出血的重要病理改变。

这一研究是人类脑血管系统全面探索之路上迈出的重要一步，尽管存在一些局限性，但为未来其他脑区或脑血管疾病的研究提供了参考，是全球范围内对人类脑血管开展新研究的基础，对未来人类脑血管系统疾病的机制探究和靶向治疗相关研究提供了新思路。

回眸 2022，尽管疫情肆虐，脑血管病领域在临床和基础研究中仍捷报不断，从对小卒中和无症状性颈动脉狭窄患者的回顾中发现防治新思路，到 TIMING 研究和 PACIFIC–STROKE 研究为 NOACs 在卒中领域的应用提供新想法，再到干细胞移植成为新生儿卒中治疗的新起点，最后人脑血管单细胞图谱绘制为脑血管病机制的探索打开新纪元。期待 2023 年脑血管病领域有更多新的气象和新的声音，更期待未来中国学者更加响亮的发声。

参考文献

[1] XIONG Y Y, GU H Q, ZHAO X Q, et al. Clinical characteristics and in-hospital outcomes of varying definitions of minor stroke: from a large-scale nation-wide longitudinal registry[J]. Stroke, 2021, 52 (4): 1253-1258.

[2] VON WEITZEL-MUDERSBACH P, ANDERSEN G, HUNDBORG H H, et al. Transient ischemic attack and minor stroke are the most common manifestations of acute cerebrovascular disease: a prospective, population-based study—the Aarhus TIA study[J]. Neuroepidemiology, 2013, 40 (1): 50-55.

[3] ZHANG C Q, ZHAO X Q, WANG C X, et al. Prediction factors of recurrent ischemic events in one year after minor stroke[J/OL]. PLoS One, 2015, 10 (3): e0120105[2023-01-30]. https://doi.org/10.1371/journal.pone.0120105.

[4] HAO Q K, TAMPI M, O' DONNELL M, et al. Clopidogrel plus aspirin versus aspirin alone for acute minor ischaemic stroke or high risk transient ischaemic attack: systematic review and meta-analysis[J/OL]. BMJ (Clinical research ed), 2018, 363: k5108[2023-01-30]. https://doi.org/10.1136/bmj.k5108.

[5] COUTTS S B, HILL M D, CAMPOS C R, et al. Recurrent events in transient ischemic attack and minor stroke: what events are happening and to which patients?[J]. Stroke, 2008, 39 (9): 2461-2466.

[6] AMARENCO PIERRE, LAVALLÉE PHILIPPA C, LABREUCHE JULIEN, et al. One-year risk of stroke after transient ischemic attack or minor stroke[J]. N Engl J Med, 2016, 374 (16) : 1533-1542.

[7] AMARENCO P, LAVALLéE P C, MONTEIRO TAVARES L, et al. Five-year risk of stroke after TIA or minor ischemic stroke[J]. N Engl J Med, 2018, 378 (23) : 2182-2190.

[8] HOBEANU C, LAVALLéE P C, CHARLES H, et al. Risk of subsequent disabling or fatal stroke in patients with transient ischaemic attack or minor ischaemic stroke: an international, prospective cohort study[J]. Lancet Neurol, 2022, 21 (10) : 889-898.

[9] CHRISTENSEN H. Long-term disability after transient ischaemic attack or minor stroke[J]. Lancet Neurol, 2022, 21 (10) : 859-860.

[10] FOSTER D S. Endarterectomy for asymptomatic carotid artery stenosis[J]. JAMA, 1995, 274 (19) : 1505.

[11] HALLIDAY A, HARRISON M, HAYTER E, et al. 10-year stroke prevention after successful carotid endarterectomy for asymptomatic stenosis (ACST-1) : a multicentre randomised trial[J]. Lancet, 2010, 376 (9746) : 1074-1084.

[12] AMARENCO P, BOGOUSSLAVSKY J, CALLAHAN A 3rd, et al. High-dose atorvastatin after stroke or transient ischemic attack[J]. N Engl J Med, 2006, 355 (6) : 549-559.

[13] ABBOTT A L. Medical (nonsurgical) intervention alone is now best for prevention of stroke associated with asymptomatic severe carotid stenosis: results of a systematic review and analysis[J/OL]. Stroke, 2009, 40 (10) : e573-e583[2023-01-30]. https://doi.org/10.1161/STROKEAHA.109.556068.

[14] DEN HARTOG A G, ACHTERBERG S, MOLL F L, et al. Asymptomatic carotid artery stenosis and the risk of ischemic stroke according to subtype in patients with clinical manifest arterial disease[J]. Stroke, 2013, 44 (4) : 1002-1007.

[15] CHANG R W, TUCKER L Y, ROTHENBERG K A, et al. Incidence of ischemic stroke in patients with asymptomatic severe carotid stenosis without surgical intervention[J]. JAMA, 2022, 327 (20) : 1974-1982.

[16] STERPETTI A V, ARICI V, BOZZANI A. Ischemic stroke in patients with asymptomatic severe carotid stenosis without surgical intervention[J]. JAMA, 2022, 328 (12) : 1255-1256.

[17] HALLIDAY A, BULBULIA R, BONATI L H, et al. Second asymptomatic carotid surgery trial (ACST-2) : a randomised comparison of carotid artery stenting versus carotid endarterectomy[J]. Lancet, 2021, 398 (10305) : 1065-1073.

[18] LEONARDI-BEE J, BATH P M, PHILLIPS S J, et al. Blood pressure and clinical outcomes in the international stroke trial[J]. Stroke, 2002, 33 (5) : 1315-1320.

[19] GREENBERG S M, ZIAI W C, CORDONNIER C, et al. 2022 Guideline for the management of patients with spontaneous intracerebral hemorrhage: a guideline from the American Heart Association/American Stroke Association[J/OL]. Stroke, 2022, 53 (7) : e282-e361[2023-01-30]. https://doi.org/10.1161/STR.0000000000000407.

[20] WILLMOT M, GHADAMI A, WHYSALL B, et al. Transdermal glyceryl trinitrate lowers blood pressure and maintains cerebral blood flow in recent stroke[J]. Hypertension, 2006, 47 (6) : 1209-1215.

[21] WOODHOUSE L, SCUTT P, KRISHNAN K, et al. Effect of hyperacute administration (within 6 hours) of transdermal glyceryl trinitrate, a nitric oxide donor, on outcome after stroke: subgroup analysis of the efficacy of nitric oxide in stroke (ENOS) trial[J]. Stroke, 2015, 46 (11) : 3194-3201.

[22] RIGHT-2 INVESTIGATORS. Prehospital transdermal glyceryl trinitrate in patients with ultra-acute presumed stroke (RIGHT-2) : an ambulance-based, randomised, sham-controlled, blinded, phase 3 trial[J]. Lancet, 2019, 393 (10175) : 1009-1020.

[23] VAN DEN BERG S, UNIKEN VENEMA S, REININK H, et al. Prehospital transdermal glyceryl trinitrate in patients with presumed acute stroke (MR ASAP) : an ambulance-based, multicentre, randomised, open-label,

blinded endpoint, phase 3 trial[J]. Lancet Neurol, 2022, 21 (11) : 971-981.

[24] MASOTTI L, GRIFONI E, DEI A, et al. Direct oral anticoagulants in the early phase of non valvular atrial fibrillation-related acute ischemic stroke: focus on real life studies[J]. J Thromb Thrombolysis, 2019, 47 (2) : 292-300.

[25] OLDGREN J, ASBERG S, HIJAZI Z, et al. Early versus delayed non-vitamin k antagonist oral anticoagulant therapy after acute ischemic stroke in atrial fibrillation (TIMING) : a registry-based randomized controlled noninferiority study[J]. Circulation, 2022, 146 (14) : 1056-1066.

[26] POWERS W J, RABINSTEIN A A, ACKERSON T, et al. Guidelines for the early management of patients with acute ischemic stroke: 2019 update to the 2018 guidelines for the early management of acute ischemic stroke: a guideline for healthcare professionals from the American Heart Association/American Stroke Association[J/OL]. Stroke, 2019, 50 (12) : e344-e418[2023-01-30]. https://doi.org/10.1161/STR.0000000000000211.

[27] KAM W, HOLMES D N, HERNANDEZ A F, et al. Association of recent use of non-vitamin k antagonist oral anticoagulants with intracranial hemorrhage among patients with acute ischemic stroke treated with alteplase[J]. JAMA, 2022, 327 (8) : 760-771.

[28] KLEINDORFER D O, TOWFIGHI A, CHATURVEDI S, et al. 2021 Guideline for the prevention of stroke in patients with stroke and transient ischemic attack: a guideline from the American Heart Association/American Stroke Association[J/OL]. Stroke, 2021, 52 (7) : e364-e467[2023-01-30]. https://doi.org/10.1161/STR.0000000000000375.

[29] WANG Y J, WANG Y L, ZHAO X Q, et al. Clopidogrel with aspirin in acute minor stroke or transient ischemic attack[J]. N Engl J Med, 2013, 369 (1) : 11-19.

[30] JOHNSTON S C, EASTON J D, FARRANT M, et al. Clopidogrel and aspirin in acute ischemic stroke and high-risk TIA[J]. N Engl J Med, 2018, 379 (3) : 215-225.

[31] JOHNSTON S C, AMARENCO P, DENISON H, et al. Ticagrelor and aspirin or aspirin alone in acute ischemic stroke or TIA[J]. N Engl J Med, 2020, 383 (3) : 207-217.

[32] SHARMA M, HART R G, CONNOLLY S J, et al. Stroke outcomes in the COMPASS trial[J]. Circulation, 2019, 139 (9) : 1134-1145.

[33] SHOAMANESH A, MUNDL H, SMITH E E, et al. Factor XIa inhibition with asundexian after acute non-cardioembolic ischaemic stroke (PACIFIC-Stroke) : an international, randomised, double-blind, placebo-controlled, phase 2b trial[J]. Lancet, 2022, 400 (10357) : 997-1007.

[34] PICCINI J P, CASO V, CONNOLLY S J, et al. Safety of the oral factor XIa inhibitor asundexian compared with apixaban in patients with atrial fibrillation (PACIFIC-AF) : a multicentre, randomised, double-blind, double-dummy, dose-finding phase 2 study[J]. Lancet, 2022, 399 (10333) : 1383-1390.

[35] GALE C, STATNIKOV Y, JAWAD S, et al. Neonatal brain injuries in England: population-based incidence derived from routinely recorded clinical data held in the National Neonatal Research Database[J/OL]. Arch Dis Child Fetal Neonatal Ed, 2018, 103 (4) : F301-F306[2023-01-30]. https://doi.org/10.1136/archdischild-2017-313707.

[36] SORG A L, VON KRIES R, KLEMME M, et al. Incidence estimates of perinatal arterial ischemic stroke in preterm-and term-born infants: a national capture-recapture calculation corrected surveillance study[J]. Neonatology, 2021, 118 (6) : 727-733.

[37] GONZALEZ F, FERRIERO D M. Stem cells for perinatal stroke[J]. Lancet Neurol, 2022, 21 (6) : 497-499.

[38] WAGENAAR N, NIJBOER C H, VAN BEL F. Repair of neonatal brain injury: bringing stem cell-based therapy into clinical practice[J]. Dev Med Child Neurol, 2017, 59 (10) : 997-1003.

[39] BAAK LISANNE M, WAGENAAR NIENKE, VAN DER AA NIEK E et al. Feasibility and safety of intranasally administered mesenchymal stromal cells after perinatal arterial ischaemic stroke in the Netherlands

(PASSIoN)：a first-in-human, open-label intervention study[J]. Lancet Neurol, 2022, 21 (6)：528-536.

[40] GONZALEZ F, FERRIERO D M. Stem cells for perinatal stroke[J]. Lancet Neurol, 2022, 21 (6)：497-499.

[41] WINKLER E A, KIM C N, ROSS J M, et al. A single-cell atlas of the normal and malformed human brain vasculature[J/OL]. Science, 2022, 375 (6584)：eabi7377[2023-01-30]. https://doi.org/10.1126/science.abi7377.

第5章 神经介入

▸▸▸ 2022年，国际上公布了多项大型神经介入领域的随机对照试验结果，在血管内治疗急性大血管闭塞适应证的扩展、药物治疗、管理，症状性颅内动脉粥样硬化性狭窄治疗，无症状性颈动脉狭窄治疗，神经介入以及脑机接口等方面均取得了重大进展。

扫码观看视频解读

1 急性大血管闭塞血管内治疗适应证扩展

（1）大梗死核心患者的血管内治疗

大梗死核心的大血管闭塞患者（ASPECTS评分＜6分或梗死核心体积＞70mL）能否从EVT中获益，目前仍缺乏高质量的循证医学证据。多项大型随机对照试验，如RESCUE-Japan LIMIT、ANGEL-ASPECT、SELECT-2、TENSION、LASTE和TESLA等均对此进行了探索。其中来自日本的RESCUE-Japan LIMIT研究率先完成，其结果发表在2022年的*NEJM*上。该研究从2018年11月开始，到2021年9月完成，历时3年，纳入了203例基于MRI DWI序列评估的ASPECTS评分3～5分的患者，其中EVT组101例（1例撤回知情同意未纳入统计分析），药物治疗组102例。研究的主要有效性终点为90 d mRS评分0～3分，安全性终点主要有48 h内sICH、任何颅内出血、90 d内死亡等。研究结果显示，EVT组达到90 d mRS评分0～3分患者的比例高于药物治疗组（31.0% *vs*. 12.7%，相对风险2.43，95%*CI* 1.35～4.37，*P*=0.002）（图5-1），48 h内任何颅内出血的发生率高于药物治疗组（58.0% *vs*. 31.4%，相对风险1.85，95%*CI* 1.33～2.58，*P*＜0.001），但两组的sICH发生率差异无统计学意义（9.0% *vs*. 4.9%，*P*=0.25）（表5-1）。值得注意的是，该研究中ASPECTS评分基于DWI序列判读，可能会低估患者的ASPECTS评分，导致部分依据平扫CT判读ASPECTS＞5分的患者被纳入研究。

总体来说，RESCUE-Japan LIMIT是第1个发现大血管闭塞的大梗死核心患者仍能从EVT中获益的随机对照试验，这为扩展EVT的适应证打下了基础。不过仍需要基于平扫CT判读的ASPECTS评分或梗死核心体积＞70 mL为纳入标准的随机对照试验去进一步验证上述发现。

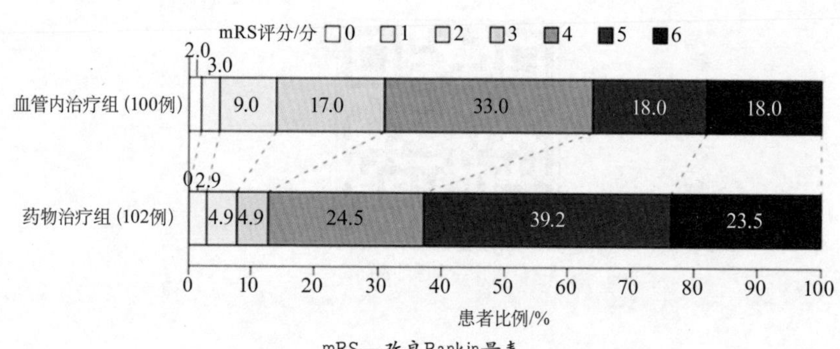

mRS—改良Rankin量表。

图5-1 RESCUE-Japan LIMIT研究中血管内治疗组和药物治疗组90 d mRS评分分布

图片来源：https://doi.org/10.1056/nejmoa2118191

表5-1 RESCUE-Japan LIMIT研究中血管内治疗组和药物治疗组终点事件比较

指标/例（%）	血管内治疗组（100例）	药物治疗组（102例）	*RR*（95%*CI*）	*P*值
主要终点				
90 d mRS评分0~3分	31（31.0）	13（12.7）	2.43（1.35~4.37）	0.002
次要终点				
90 d mRS评分0~2分	14（14.0）	8（7.8）	1.79（0.78~4.07）	—
90 d mRS评分0~1分	5（5.0）	3（2.9）	1.70（0.42~6.93）	—
mRS分布倾向预后良好	—	—	2.42（1.46~4.01）	—
48 h NIHSS评分改善≥8分	31（31.0）	9（8.8）	3.51（1.76~7.00）	—
安全性终点				
48 h内症状性颅内出血	9（9.0）	5（4.9）	1.84（0.64~5.29）	0.25
48 h内任何颅内出血	58（58.0）	32（31.4）	1.85（1.33~2.58）	<0.001
90 d死亡	18（18.0）	24（23.5）	0.77（0.44~1.32）	0.33
90 d缺血性卒中复发	5（5.0）	7（6.9）	0.73（0.24~2.22）	0.58
7 d内行去骨瓣减压术	10（10.0）	14（13.7）	0.73（0.34~1.56）	0.41

注：表内数据来源于RESCUE-Japan LIMIT研究数据，小数点后位数不一致。RR—相对风险；CI—置信区间；mRS—改良Rankin量表；NIHSS—美国国立卫生研究院卒中量表。

（2）急性基底动脉闭塞的血管内治疗

急性基底动脉闭塞患者能否从 EVT 中获益，目前尚无定论。2022 年来自中国的两项随机对照试验（ATTENTION 和 BAOCHE 研究）证实，与最佳内科治疗相比，EVT 能更好地改善急性基底动脉闭塞患者的 90 d 预后。

ATTENTION 研究是中国科学技术大学附属第一医院刘新峰教授、胡伟教授牵头开展的一项前瞻性、多中心、开放标签、终点盲法的随机对照试验。该研究将纳入的发病 12 h 内的基底动脉闭塞患者 2 ∶ 1 随机分配至 EVT 组和最佳内科治疗组，评估 EVT 的有效性和安全性。研究共纳入 340 例患者，其中 EVT 组 226 例，最佳内科治疗组 114 例，主要研究终点为 90 d mRS 评分 0 ~ 3 分，主要安全性终点为 sICH。研究结果显示，EVT 组 90 d mRS 评分 0 ~ 3 分的比例高于最佳内科治疗组（46% *vs*. 23%，相对风险 2.06，95%*CI* 1.46 ~ 2.91，$P < 0.001$），差异有统计学意义（图 5-2），但 EVT 组 sICH 的发生率高于最佳内科治疗（5% *vs*. 0）（表 5-2）。该研究表明，EVT 较最佳内科治疗能更好地改善急性基底动脉闭塞患者的 90 d 预后，但同时会增加 sICH 的风险。

首都医科大学宣武医院吉训明教授团队开展的 BAOCHE 研究对 EVT 取栓治疗发病 6 ~ 24 h 急性基底动脉闭塞患者的安全性和有效性进行了探索。该研究同样

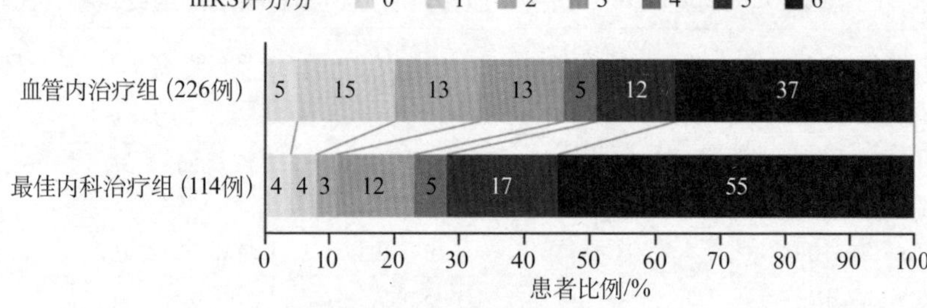

mRS—改良Rankin量表。

图5-2 ATTENTION研究中血管内治疗组和最佳内科治疗组的90 d mRS评分分布

图片来源：https://doi.org/10.1056/nejmoa2207576

表5-2 ATTENTION研究中血管内治疗组和最佳内科治疗组的终点事件比较

指标	血管内治疗组（226例）	最佳内科治疗组（114例）	统计指标	统计值（95%*CI*）
主要终点				
90 d mRS评分0~3分/例（%）	104（46）	26（23）	*RR*	2.06（1.46~2.91）
次要终点				
mRS评分/分	4（2~6）	6（4~6）	共同*OR*	2.87（1.34~4.47）
90 d mRS评分0~2分/例（%）	75（33）	12（11）	*RR*	3.17（1.84~5.46）
NIHSS评分/分				
24~72 h	21（7~35）	30（15~38）	β系数	−5.94（−8.71~−3.18）
5~7 d或出院	16（4~36）	35（11~41）	β系数	−8.64（−12.01~−5.27）
90 d BI 95~100分/例（%）	77（34）	15（13）	*RR*	2.60（1.60~4.21）
90 d EQ-5D-5L评分/分	0.12（0~0.89）	0（0~0.12）	β系数	0.25（0.15~0.34）
次要影像终点/例（%）				
24~72 h CTA或MRA显示再通（*n*/*N*）/例（%）	147/161（91）	26/69（38）	*RR*	2.58（1.89~3.51）
24~72 h影像确诊的颅内出血/例（%）	31（14）	2（2）	*RR*	8.13（1.98~33.40）
安全性终点（*n*/*N*）/例（%）				
90 d死亡	83（37）	63（55）	*RR*	0.66（0.52~0.82）
7 d内死亡	57（25）	38（33）	*RR*	0.75（0.54~1.04）
24~72 h症状性颅内出血	12（5）	0	—	—

注：CI—置信区间；mRS—改良Rankin量表；RR—相对风险；OR—比值比；NIHSS—美国国立卫生研究院卒中量表；BI—Barthel指数；EQ-5D-5L—欧洲生活质量5维5级评分；CTA—计算机断层扫描血管造影；MRA—磁共振血管成像；n/N—事件数/有相关指标的总例数。

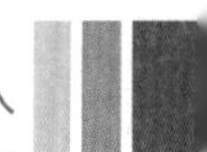

为前瞻性、多中心、开放标签、终点盲法的随机对照试验。研究最终纳入急性基底动脉闭塞患者 217 例，其中取栓组 110 例，单纯药物治疗组（对照组）107 例。研究结果发现，取栓组 90 d mRS 评分 0 ~ 3 分患者的比例高于对照组，是其 1.81 倍（46% *vs*. 24%，相对风险 1.81，95%*CI* 1.26 ~ 2.60，$P < 0.001$）（图 5–3）。不过，EVT 相较于单纯药物治疗会增加急性基底动脉闭塞患者 sICH 的发生率（6% *vs*. 1%）（表 5–3）。该研究发现 EVT 能改善急性基底动脉闭塞患者预后，但同时增加 sICH 的发生率。

ANTENTION 和 BAOCHE 研究的结果均证实，虽然 EVT 增加了急性基底动脉闭塞患者发生 sICH 的风险，但整体能改善患者的 90d 预后。这两项研究为 EVT 在急性基底动脉闭塞中的应用提供了强有力的循证医学证据，但由于这两项研究的患者人群全部来自中国，未来需在其他种族人群中开展相关随机对照试验证实上述结论。

（3）超晚时间窗大动脉闭塞患者的血管内治疗

目前，对前循环大血管闭塞推荐的 EVT 时间窗为 24 h，但在临床实践中，部分发病超过了 24 h 的大血管闭塞患者接受 EVT 仍能获得良好预后。目前仍无循证医学证据证明 EVT 对超晚时间窗前循环大血管闭塞的安全性和有效性。

美国克利夫兰医学中心的 Sarraj 等开展的国际多中心回顾性研究——SELECT–LATE 对此进行了探索，研究结果于 2022 年 12 月在线发表在 *JAMA Neurol* 上。该研究纳入了 2012 年 6 月—2021 年 12 月来自美国、西班牙、澳大利亚和新西兰等国家和地区 17 家卒中中心的 301 例超晚时间窗（发病 > 24 h）颈内动脉颅内段或大脑中动脉 M1 段和 M2 段闭塞的患者，其中药物治疗组 116 例，EVT 组 185 例。校正混杂因素后发现，EVT 相较于药物治疗能提高前循环超晚时间窗大血管闭塞患者的功能独立率（mRS 评分 0 ~ 2 分）（38.1% *vs*. 10.4%，$P < 0.001$）（图 5–4），降低患者的死亡率（26% *vs*. 41%，$P=0.02$），但 sICH 的风险明显增高（10.1% *vs*. 1.7%，$P=0.03$）（表 5–4）。该研究为进一步开展针对超晚时间窗大血管闭塞患者治疗方法的研究提供了坚实的基础。

值得注意的是，由长海医院刘建民教授团队牵头的一项针对急性缺血性卒中超时间窗取栓治疗的前瞻性、多中心随机对照试验——LATE–MT（NCT05326932）正在进行中，期待他们的研究成果为 EVT 在超晚时间窗卒中患者中的应用提供更高级别的循证医学证据。

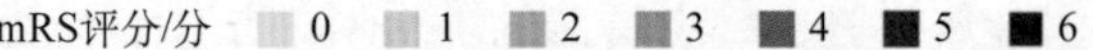
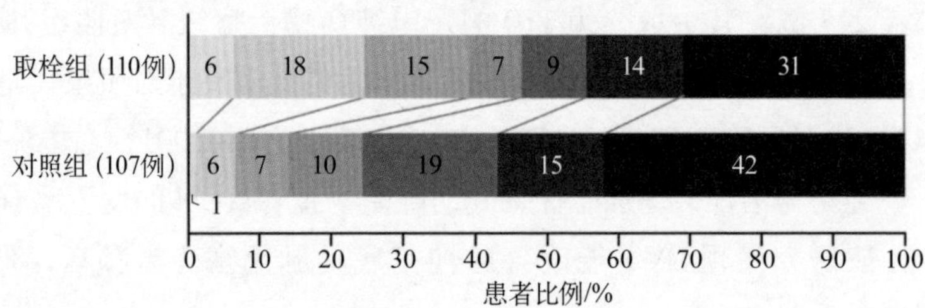

mRS—改良Rankin量表。

图5-3 BAOCHE研究中取栓组和对照组的90 d mRS评分分布

图片来源：https://doi.org/10.1056/nejmoa2207576

表5-3 BAOCHE研究中取栓组和对照组终点事件比较

指标	取栓组（110例）	对照组（107例）	统计指标	统计值（95%*CI*）
主要终点				
90 d mRS评分0~3分/例（%）	51 (46)	26 (24)	*RR*	1.81 (1.26~2.60)
次要终点				
90 d mRS评分分布	—	—	共同*OR*	2.64 (1.54~4.50)
90 d mRS评分0~2分/例（%）	43 (39)	15 (14)	*RR*	2.75 (1.65~4.56)
90 d mRS评分0~4分/例（%）	61 (55)	46 (43)	*RR*	1.21 (0.95~1.54)
24 h神经系统症状改善（*n/N*）/例（%）	25/101 (25)	9/94 (10)	*RR*	2.50 (1.23~5.07)
90 d BI 95~100分（*n/N*）/例（%）	26/73 (36)	10/56 (18)	*RR*	2.20 (1.16~4.17)
24 h 基底动脉开放（*n/N*）/例（%）	76/83 (92)	15/77 (19)	*RR*	4.53 (2.81~7.30)
90 d EQ-5D-5L评分/分	0.78 (0.36~1.00)	0.46 (0.11~0.73)	*MD*	0.24 (0.10~0.39)
DSA显示再灌注（*n/N*）/例（%）	89/101 (88)	NA	—	—
安全性终点				
90 d死亡/例（%）	34 (31)	45 (42)	*RR*	0.75 (0.54~1.04)
症状性颅内出血（*n/N*）/例（%）				
SITS-MOST标准	6/102 (6)	1/88 (1)	*RR*	5.18 (0.64~42.18)
ECASS Ⅱ标准	9/102 (9)	2/88 (2)	*RR*	3.88 (0.86~17.49)
无症状颅内出血（*n/N*）/例（%）	8/102 (8)	3/88 (3)	*RR*	2.30 (0.63~8.41)

注：CI—置信区间；RR—相对风险；OR—比值比；MD—平均差异；mRS—改良Rankin量表；BI—Barthel指数；EQ-5D-5L—欧洲生活质量5维5级评分；DSA—数字减影血管造影；n/N—事件数/有相关指标的总例数。

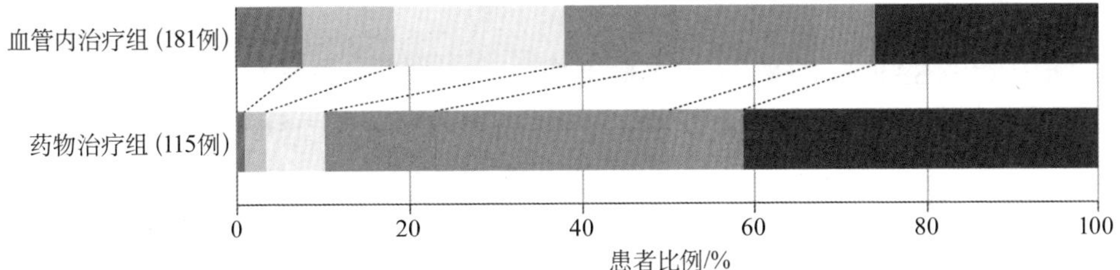

血管内治疗组和药物治疗组各有181例和115例患者完成90 d mRS随访。mRS—改良Rankin量表。

图5-4 SELECT-LATE研究中血管内治疗组和药物治疗组的90 d mRS评分分布

图片来源：https://doi.10.1001/jamaneurol.2022.4714

表5-4 SELECT-LATE研究中血管内治疗组和药物治疗组终点事件比较

预后	血管内治疗组（185例）	药物治疗组（116例）	*P*值
主要终点（*n/N*）/例（%）			
90 d功能独立（mRS评分0~2分）	69/181（38.1）	12/115（10.4）	<0.001
次要终点			
90 d mRS评分（*n/N*）/例（%）			
0~1分	33/181（18.2）	4/115（3.5）	<0.001
0~3分	92/181（50.8）	27/115（23.5）	<0.001
5~6分	59/181（26.0）	57/115（49.6）	0.004
90 d 死亡（*n/N*）/例（%）	47/181（26.0）	47/115（40.9）	0.007
神经功能恶化（*n/N*）/例（%）	42/178（23.6）	21/113（18.6）	0.31
症状性颅内出血（SITS-MOST标准）（*n/N*）/例（%）	18/179（10.1）	2/114（1.8）	0.007
无症状颅内出血（*n/N*）/例（%）	34/161（21.1）	10/110（9.1）	0.008
住院时长/d	9（5~18）	7（3~18）	0.047
重症监护/d	3（1~5）	2（0~4）	0.03

注：表中P值保持与SELECT-LATE研究发表数据一致，小数点后位数不统一。n/N—事件数/有相关指标的总例数；mRS—改良Rankin量表。

2 血管内治疗大血管闭塞的用药及管理

（1）急诊取栓的桥接治疗

近年来，急性大血管闭塞患者是否应跳过静脉溶栓，直接进行EVT仍没有定论。继DIRECT-MT、DEVT、SKIP、MR CLEAN-NO Ⅳ等研究后，2022年又有两项随机对照试验公布了其研究结果，分别为DIRECT–SAFE和SWIFT–DIRECT研究。

DIRECT–SAFE研究是一项国际多中心、前瞻性、开放标签、终点盲法、非劣效性随机对照试验，纳入发病4.5 h内的颅内颈内动脉、大脑中动脉（M1或M2段）或基底动脉闭塞的卒中患者，随机分为直接取栓组和静脉溶栓桥接动脉取栓组（桥接治疗组），主要疗效终点为90 d功能独立（mRS评分0 ~ 2分或恢复至基线水平），预先设定的非劣效界值为–10%。研究共纳入了295例急性大血管闭塞患者，其中直接取栓组148例（最终统计146例），桥接治疗组147例。结果发现两组的90 d功能独立比例差异无统计学意义（55% *vs*. 47%，*RD* – 0.051，95%*CI* –0.16 ~ 0.059）（图5–5），sICH和死亡率差异也无统计学意义，直接取栓治疗的获益未达到预先设定的非劣效值。不过，值得注意的是，DIRECT–SAFE研究预先设定的亚组分析显示，在亚洲的患者中，进行桥接治疗的效果明显优于直接取栓治疗（图5–6）。该研究结果提示，没有证据表明在取栓前取消静脉溶栓治疗是有益的，特别是在亚洲地区。

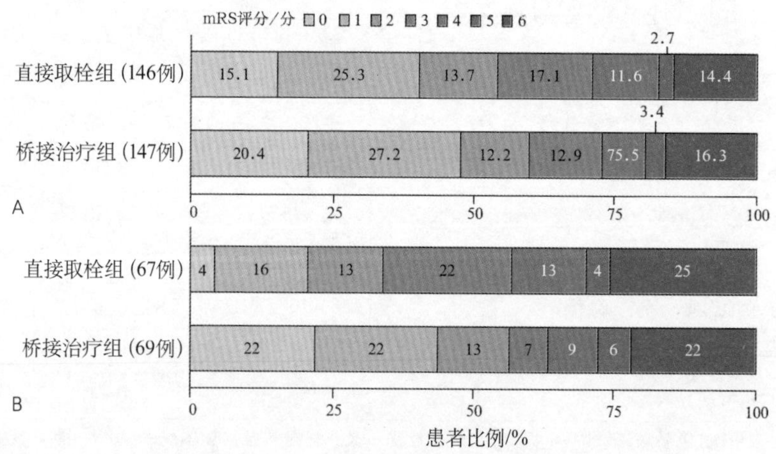

A—整体研究人群的主要有效性终点情况，直接取栓组和桥接治疗组的90 d功能独立比例差异无统计学意义；B—亚洲人群亚组的主要有效性终点情况，桥接治疗组90 d功能独立比例高于直接取栓组（校正*OR* 0.42，95%*CI* 0.21~0.86）。mRS—改良Rankin量表；OR—比值比；CI—置信区间。

图5–5 DIRECT–SAFE研究中直接取栓组和桥接治疗组的90 d mRS评分分布

图片来源：https://doi.org/10.1016/s0140–6736 (22) 00564–5

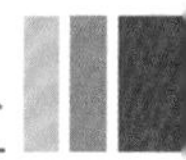

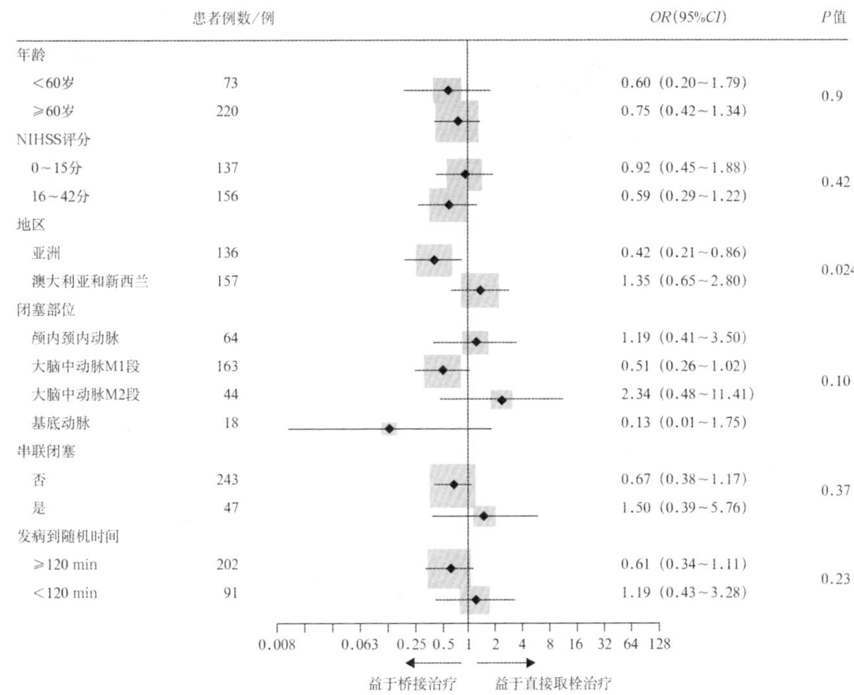

图中P值保持与DIRECT-SAFE研究发表数据一致，小数点后位数不统一。NIHSS—美国国立卫生研究院卒中量表；OR—比值比；CI—置信区间。

图5-6 DIRECT-SAFE研究亚组分析森林图

图片来源：https://doi.org/10.1016/s0140-6736 (22) 00564-5

SWIFT-DIRECT 研究是由 Fischer 教授牵头的一项国际多中心、前瞻性、随机、开放标签、终点盲法、非劣效性随机对照试验，预先设定的非劣效界值为 -12%。研究共纳入了 423 例（408 例纳入统计分析）大血管闭塞患者，其中直接取栓组 201 例（1 例未纳入多因素分析），桥接治疗组 207 例。主要研究终点为 90 d 功能独立（mRS 评分 0 ~ 2 分）。结果显示，两组中达到主要研究终点的患者比例差异无统计学意义（57% *vs*. 65%）（图 5-7），未达到预先设定的非劣效值（-15.1%）。但在该研究中，桥接治疗组的术后病变血管成功再通率高于直接取栓组，差异有统计学意义（96% *vs*. 91%，*P*=0.047），两组的 sICH 发生率差异无统计学意义。

有研究对上述 6 项随机对照试验进行了荟萃分析，共纳入了 2314 例患者，直接取栓组 1151 例，桥接治疗组 1159 例，主要终点为 90 d mRS 评分分布，同样未证明对于大血管闭塞患者，直接取栓不劣于桥接治疗。

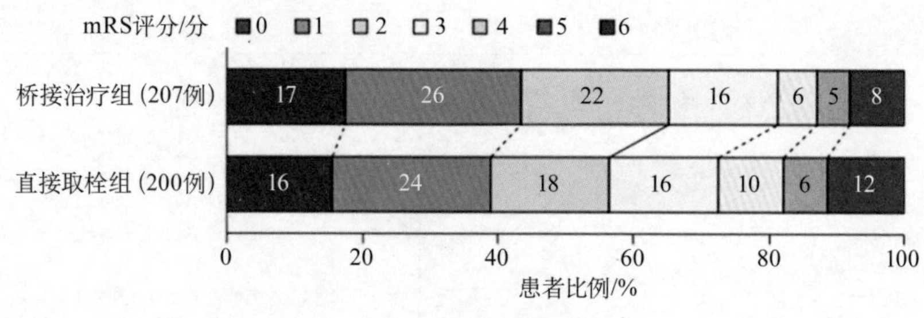

mRS—改良Rankin量表。

图5-7　SWIFT-DIRECT研究中直接取栓组和桥接治疗组的90 d mRS评分分布

图片来源：https://doi.org/10.1016/s0140-6736 (22) 00537-2

（2）静脉阿司匹林和肝素治疗

虽然有明确证据证明EVT能改善大血管闭塞患者的预后，但患者治疗后的良好预后率仍不到50%，因此，如何在EVT的基础上进一步改善患者的预后，仍是本领域的重点研究方向。

来自荷兰的MR CLEAN-MED研究对EVT围手术期静脉注射阿司匹林或肝素的有效性和安全性进行了探索，研究结果发表在2022年的*Lancet*上。这项前瞻性、多中心、开放标签、终点盲法的随机对照试验纳入了发病6 h内的大血管闭塞患者，1∶1随机接受或不接受静脉阿司匹林治疗，同时随机接受中等剂量普通肝素、小剂量普通肝素或不接受肝素治疗，主要终点为90 d mRS评分分布。研究最终纳入628例符合入组标准的患者，其中310例接受阿司匹林治疗，318例未接受阿司匹林治疗；332例接受肝素治疗，296例未接受肝素治疗。结果发现无论是静脉阿司匹林治疗（90 d mRS评分：阿司匹林治疗组3分 *vs*. 未接受阿司匹林治疗组2分）还是静脉肝素治疗（90 d mRS评分：肝素治疗组3分 *vs*. 未接受肝素治疗组2分）都未改善患者的预后（图5-8）。另外，阿司匹林治疗组sICH的风险高于未接受阿司匹林治疗组，差异有统计学意义（14% *vs*. 7%，校正*OR* 1.95，95%*CI* 1.13～3.35），肝素治疗组sICH的风险高于未接受肝素治疗组，差异有统计学意义（13% *vs*. 7%，校正*OR* 1.98，95%*CI* 1.14～3.46），提示EVT围手术期进行静脉阿司匹林或肝素治疗均增加sICH的风险。

（3）术前静脉注射替罗非班治疗

由中国陆军军医大学第二附属医院杨清武教授牵头的RESCUE-BT研究是一项前瞻性、多中心、安慰剂对照、双盲随机对照试验，目的是探索EVT前静脉注射替罗非班能否进一步改善急性前循环大血管闭塞患者的预后。该研究共纳入

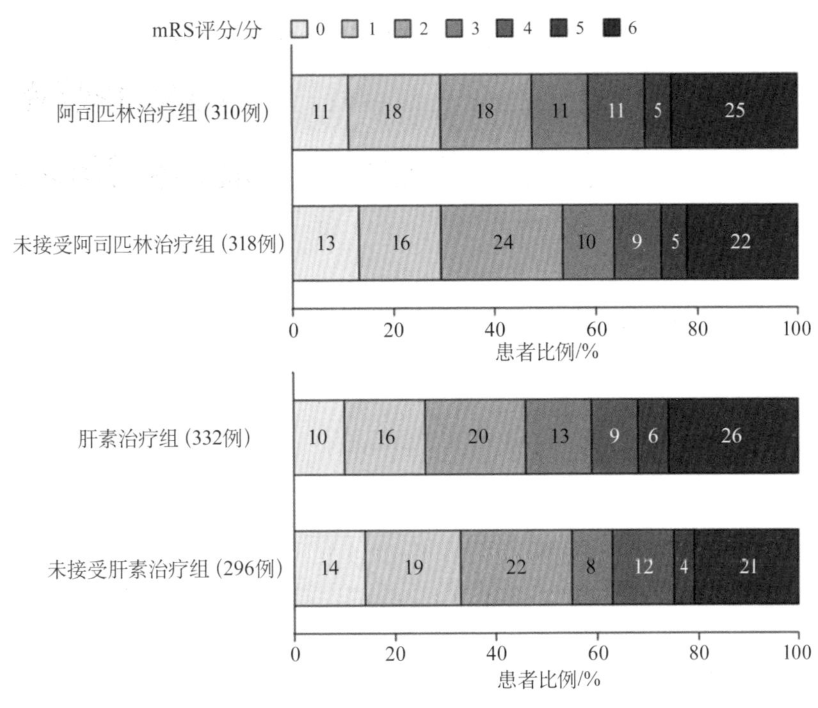

mRS—改良Rankin量表。

图5-8　MR CLEAN-MED研究中静脉阿司匹林治疗组和未接受静脉阿司匹林治疗组、静脉肝素治疗组和未接受静脉肝素治疗组的90 d mRS评分分布

图片来源：https://doi.org/10.1016/s0140-6736 (22) 00014-9

了 948 例患者，其中替罗非班组 463 例，安慰剂组 485 例，主要研究终点为 90 d mRS 评分分布。研究结果显示，替罗非班组中位 90 d mRS 评分为 3（1 ~ 4）分，与安慰剂组的 mRS 评分 [3（1 ~ 4）分] 差异无统计学意义（校正 *OR* 1.08，95%*CI* 0.86 ~ 1.36，*P*=0.50）（图 5-9）。另外，替罗非班组的 sICH 发生率与安慰剂组的差异也无统计学意义（9.7% *vs.* 6.4%，*P*=0.07）。

值得注意的是，亚组分析显示，大动脉粥样硬化型缺血性卒中患者可从 EVT 前静脉注射替罗非班治疗中显著获益（mRS 评分分布：校正共同 *OR* 1.40，95%*CI* 1.00 ~ 1.97）（图 5-10）。

（4）机械取栓的动脉溶栓辅助治疗

血管再通不等于脑组织得到了有效再灌注，有很一大部分大血管闭塞患者即使进行了 EVT 且血管成功再通，但 90 d 预后仍然不佳。动脉溶栓是一种改善微循环灌注的方法。来自西班牙的 CHOICE 研究对取栓治疗且血管成功再通后辅助动脉内

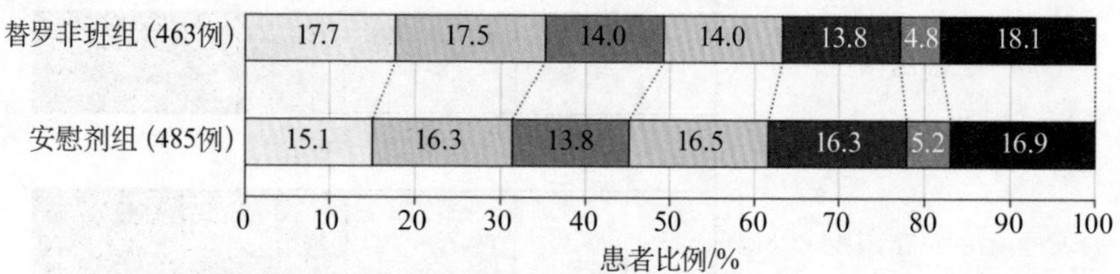

mRS—改良Rankin量表。

图5-9 RESCUE-BT研究中替罗非班组和安慰剂组的90 d mRS评分分布

图片来源：https://doi.org/10.1001/jama.2022.12584

变量	患者例数/例 替罗非班组	患者例数/例 安慰剂组	校正共同*OR*（95%*CI*）	*P*值
整体	463	485	1.08（0.86~1.36）	
年龄				
≤67岁	227	254	1.16（0.84~1.60）	0.43
＞67岁	236	231	1.04（0.75~1.43）	
性别				
女性	200	191	0.98（0.69~1.40）	0.60
男性	263	294	1.19（0.89~1.60）	
基线NIHSS评分				
≤16分	263	267	1.23（0.91~1.67）	0.28
＞16分	200	218	0.90（0.64~1.27）	
基线ASPECT评分				
≤7分	212	241	1.08（0.78~1.50）	0.84
＞7分	251	244	1.08（0.79~1.48）	
闭塞部位				
颈内动脉颅内段	96	98	0.87（0.52~1.44）	0.33
大脑中动脉M1或M2段	367	387	1.15（0.89~1.48）	
卒中病因				
大动脉粥样硬化型	197	238	1.40（1.00~1.97）	0.09
非大动脉粥样硬化型	266	247	0.84（0.62~1.15）	
抢救性治疗				
否	379	370	1.04（0.80~1.34）	0.86
是	84	115	1.13（0.68~1.86）	
看起来正常到随机时间				
≤399 min	227	247	1.09（0.79~1.50）	0.88
＞399 min	236	238	1.09（0.79~1.50）	

不利于替罗非班　利于替罗非班

0.5　1　2

校正共同*OR*（95%*CI*）

NIHSS—美国国立卫生研究院卒中量表；ASPECT—艾伯特卒中计划急性卒中分级的早期计算机断层扫描评分；OR—比值比；CI—置信区间。

图5-10 RESCUE-BT研究亚组分析森林图

图片来源：https://doi.org/10.1001/jama.2022.12584

阿替普酶溶栓能否改善患者的预后进行了探索。该研究是一项前瞻性、多中心、双盲随机对照试验，计划纳入 200 例 EVT 后血管成功再通的大血管闭塞患者，随机分为阿替普酶（0.225 mg/kg，最大剂量 22.5 mg）组和安慰剂组。因为入组缓慢和药物供应问题，该研究被提前终止，最终纳入了 113 例患者，其中阿替普酶组 61 例，安慰剂组 52 例，主要终点为 90 d 预后良好（mRS 评分 0 ～ 1 分），主要安全性终点为 24 h 内 sICH。研究发现 EVT 后反桥接动脉阿替普酶治疗可使大血管闭塞患者的预后良好率进一步上升（mRS 评分 0 ～ 1 分：阿替普酶组 59.0% *vs*. 安慰剂组 40.4%，*P*=0.047）（图 5–11），同时不增加 sICH 的风险，且 90 d 全因死亡率也更低。该研究为提高大血管闭塞患者 EVT 的预后打开了一扇新的大门。

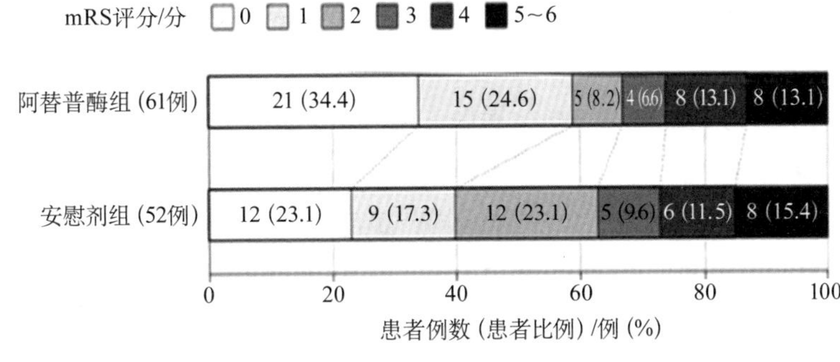

mRS—改良Rankin量表。

图5–11　CHOICE研究中动脉内阿替普酶溶栓组和安慰剂组的90 d mRS评分分布

图片来源：https://doi.org/10.1001/jama.2022.1645

目前临床上对大血管闭塞患者 EVT 的术后血压管理尚无定论，海军军医大学第一附属医院刘建民教授和乔治全球健康研究院的 Anderson 教授联合发起的前瞻性、多中心、开放标签随机对照试验 –ENCHANTED2/MT 研究率先对此进行了回答。该研究共招募了 816 例大血管闭塞患者，其中 407 例患者被分配到强化降压组（收缩压目标＜ 120 mmHg），409 例患者被分配到中等强度降压组（收缩压目标 140 ～ 180 mmHg），患者在 EVT 后 1 h 内将收缩压控制在相应目标范围并维持 72 h。该研究结果发表在 2022 年的 *Lancet* 上，从 mRS 评分分布上看，相较于中等强度降压组，强化降压组的 90 d 预后更差（*OR* 1.37，95%*CI* 1.07 ～ 1.76，*P*=0.01）（图 5–12），同时，强化降压组早期神经功能恶化或死亡的比例明显增高（*OR* 1.53，95%*CI* 1.18 ～ 1.97，*P*=0.001），两组的 90 d 脑出血或死亡率差异无统计学意义。

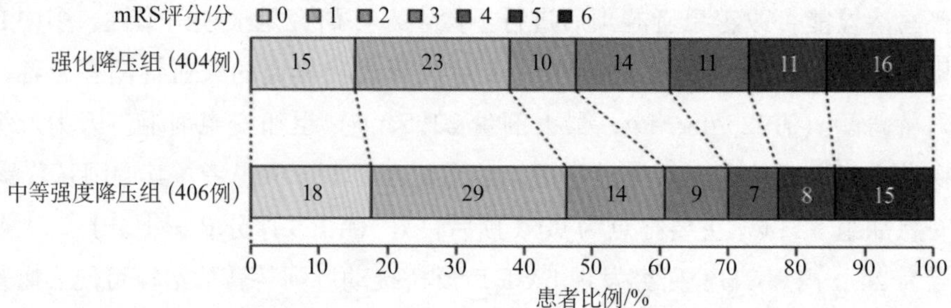

强化降压组中有3例患者，中等强度降压组中有3例患者未被纳入主要终点分析。mRS—改良Rankin量表。

图5-12 ENCHANTED2/MT研究中强化降压组和中等强度降压组的90 d mRS评分分布

图片来源：https://doi.org/10.1016/s0140-6736 (22) 01882-7

3 症状性颅内动脉粥样硬化性狭窄的临床研究

（1）颅内药物洗脱支架 *vs*. 金属裸支架

SAMMPRIS 研究之后，中国学者一直在对 sICAS 的 EVT 方式进行重点探索。2022 年 *JAMA Neurol* 发表的 NOVA 研究由首都医科大学附属北京天坛医院缪中荣教授牵头开展，旨在探索颅内药物洗脱支架和金属裸支架治疗 sICAS 患者的疗效对比。该研究是一项前瞻性、多中心、随机对照的优效性设计研究，纳入 274 例 sICAS 患者，其中西罗莫司洗脱支架（NOVA 支架）组 132 例，金属裸支架组 131 例，主要终点为支架置入后 1 年内支架内再狭窄。研究结果发现，NOVA 支架组较金属裸支架组的 1 年内支架内再狭窄率降低（9.5% *vs*. 30.2%，*OR* 0.24，95%*CI* 0.11 ~ 0.52，$P < 0.01$），31 d 至 1 年缺血性卒中发生率也降低（0.8% *vs*. 6.9%，*HR* 0.10，95%*CI* 0.01 ~ 0.80，P=0.03），上述差异均有统计学意义（表 5-5）。两组中 30 d 内任何卒中或死亡发生率的差异无统计学差异（7.6% *vs*. 5.3%，P=0.46）。

值得注意的是，NOVA 研究中 30 d 内任何卒中和死亡的发生率与 SAMMPRIS 研究中药物治疗组的结果相近。NOVA 研究为 EVT 干预 sICAS 提供了优质的循证医学证据。

（2）Wingspan 支架 *vs*. 标准药物治疗

2022 年，历时 10 年的 CASSISS 研究终于在 *JAMA* 上发表了其研究结果。该研究是由首都医科大学宣武医院焦力群教授牵头的前瞻性、多中心、开放标签、终点盲法的随机对照试验，旨在探索 Wingspan 支架联合标准药物治疗与单独使用标准药物治疗的有效性。

表5–5 NOVA研究中有效性终点事件发生情况

终点事件	药物洗脱支架(NOVA)组(132例)	金属裸支架组(131例)	*OR*/*HR*(95%*CI*)	*P*值
主要终点/例(%)				
1年支架内再狭窄[①]	10(9.5)	32(30.2)	0.24(0.11~0.52)	<0.001
次要终点				
技术成功/例(%)[②]	116(95.1)	108(90.8)	1.96(0.70~5.51)	0.19
1年症状性支架内再狭窄/例(%)	0(0)	7(6.6)	—	0.01
31 d~1年终点事件/例(%)				
缺血性卒中				
目标血管	1(0.8)	9(6.9)	0.10(0.01~0.80)	0.03
其他血管	2(1.5)	2(1.5)	0.96(0.14~6.83)	0.97
脑出血、SAH或IVH	0(0)	1(0.8)	—	>0.99
全因死亡	1(0.8)	1(0.8)	0.92(0.06~14.63)	>0.99
致残性卒中	0(0)	1(0.8)	—	>0.99
致死性卒中	0(0)	1(0.8)	—	>0.99
1年TIA/例(%)	2(1.5)	0(0)	—	>0.99
1年NIHSS评分/分	0(0~0)	0(0~0)	—	0.10
1年mRS评分/分	0(0~0)	0(0~0)	—	0.99

注：①该指标药物洗脱支架组纳入分析的总例数为105例，金属裸支架组为106例；②该指标药物洗脱支架组纳入分析的总例数为122例，金属裸支架组为119例。OR—比值比；HR—危险比；CI—置信区间；NIHSS—美国国立卫生研究院卒中量表；mRS—改良Rankin量表；SAH—蛛网膜下腔出血；IVH—脑室出血。

CASSISS 研究纳入发病 3 周以上，表现为 TIA 或非致残、非穿支动脉缺血性卒中的 sICAS（狭窄程度 70% ~ 99%）患者，按照 1 ：1 的比例随机分为支架联合药物治疗和单纯药物治疗组，主要终点为 30 d 内卒中、死亡以及 30 d 至 1 年责任血管区域卒中的复合终点事件，次要终点包括 2 年或 3 年责任血管区域卒中或死亡等。研究共对 380 例患者进行了随机化，其中 357 例完成了主要的统计分析（支架联合药物治疗 176 例，单纯药物治疗组 181 例），遗憾的是，结果并没有发现支架联合药物治疗与单纯药物治疗相比，可降低主要终点的发生率（8.0% *vs*. 7.2%，相对风险 1.10，95%*CI* 0.52 ~ 2.35，*P*=0.82）（图 5–13）。两组的次要终点均无显著差异，如 2 年内责任血管区域卒中（9.9% *vs*. 9.0%，*P*=0.80）、3 年责任血管区域卒中（11.3% *vs*. 11.2%，*P*=1.00）、3 年死亡率（4.4% *vs*. 1.3%，*P*=0.08）差异均未达到统计学意义（图 5–14）。

CASSISS 研究为 EVT 治疗 sICAS 提供了高级别的循证医学症状，再次证明对于 sICAS 患者，支架治疗较最佳内科治疗并无更佳获益。

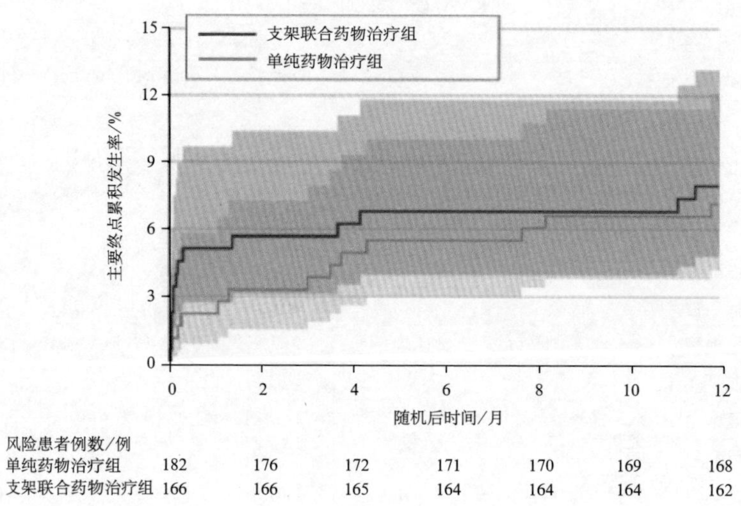

主要终点是30 d内卒中、死亡以及30 d至1年责任血管区域卒中的复合终点事件。

图5–13　CASSISS研究中主要终点事件的K–M曲线

图片来源：https://doi:10.1001/jama.2022.12000

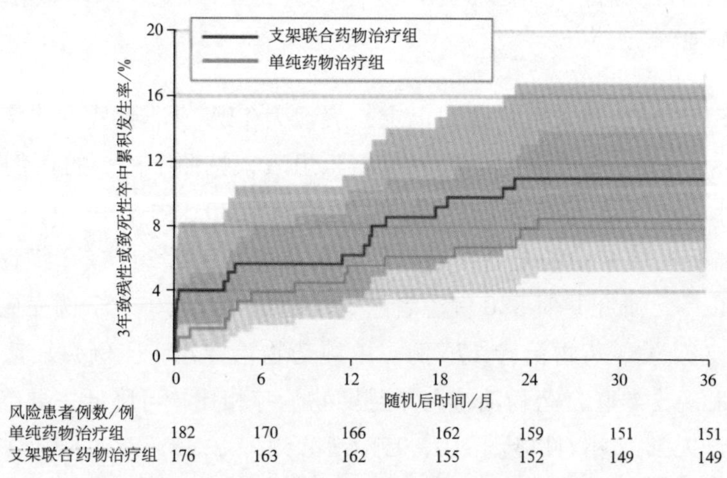

图5–14　CASSISS研究中累积3年死亡和致残率的K–M曲线

图片来源：https://doi:10.1001/jama.2022.12000

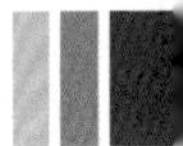

4 无症状性颈动脉狭窄治疗研究

对无症状性颈动脉狭窄的最佳治疗方式目前仍无定论，临床常采用的治疗方式为颈动脉内膜切除术（carotid endarterectomy，CEA）、颈动脉支架置入术（carotid artery stenting，CAS）和最佳内科治疗。一项旨在比较单纯最佳内科治疗、CEA联合最佳内科治疗和 CAS 联合最佳内科治疗的多中心研究——SAPCE-2 研究于 2022 年 10 月在 *Lancet Neurol* 上发表了其研究结果。

该研究最初的设计为将入组患者按照 2.9 ：2.9 ：1 的比例随机分为 CEA 联合最佳内科治疗、CAS 联合最佳内科治疗和单独最佳内科治疗 3 组。由于入组缓慢，该研究被提前终止，研究设计也被修改为 2 个子研究，分别为 1 ：1 比较 CEA 联合最佳内科治疗与单纯最佳内科治疗效果的 SPACE-2a 研究、1 ：1 比较 CAS 联合最佳内科治疗与单纯最佳内科治疗效果的 SAPCE-2b 研究。主要研究终点为 30 d 内卒中或死亡累积发生率或 5 年内任何同侧缺血性卒中的累积发生率。研究共纳入了 513 例患者，其中 CEA 联合最佳内科治疗组 203 例患者，CAS 联合最佳内科治疗组 197 例患者，单纯最佳内科治疗组 113 例患者。

遗憾的是，SAPCE-2 研究结果显示，对于无症状中 - 重度颈动脉狭窄患者，CEA 或 CAS 联合最佳内科治疗并不优于单纯最佳内科治疗。该研究由于入组缓慢提前终止，导致最终样本量远低于最初设计的样本量，因此应谨慎解读该研究的结果。

5 神经介入与脑机接口

2022 年，第 19 届美国神经介入外科年会上，Synchron 公司详细披露了脑机接口（brain computer interface，BCI）设备 Stentrode 装置首次血管内植入到人体的细节。在该病例中，通过神经介入方法将 Stentrode 输送到达上矢状窦，避免了传统 BCI 植入需要进行开颅手术的问题。目前正在进行进一步探索 Synchron 公司 BCI 技术平台安全性和有效性的研究。这一技术的突破，为神经介入技术治疗脑功能性疾病打开了一扇大门。

参考文献

[1] REN Z G, HUO X C, KUMAR J, et al. Review of current large core volume stroke thrombectomy clinical trials：controversies and progress[J/OL]. Stroke：Vascular and Interventional Neurology, 2022, 2 (5)：e000330[2023-02-15]. https://doi.org/10.1161/SVIN.121.000330.

[2] YOSHIMURA S, SAKAI N, YAMAGAMI H, et al. Endovascular therapy for acute stroke with a large ischemic region[J]. N Engl J Med, 2022, 386 (14) : 1303-1313.

[3] HAUSSEN D C, FIEHLER J. By and large, thrombectomy in large core is a palpable reality[J]. Stroke, 2022, 53 (8) : 2709-2712.

[4] TAO C R, NOGUEIRA R G, ZHU Y Y, et al. Trial of endovascular treatment of acute basilar-artery occlusion[J]. N Engl J Med, 2022, 387 (15) : 1361-1372.

[5] JOVIN T G, LI C H, WU L F, et al. Trial of thrombectomy 6 to 24 hours after stroke due to basilar-artery occlusion[J]. N Engl J Med, 2022, 387 (15) : 1373-1384.

[6] SARRAJ A, KLEINIG T J, HASSAN A E, et al. Association of endovascular thrombectomy vs medical management with functional and safety outcomes in patients treated beyond 24 hours of last known well: the SELECT LATE study[J]. JAMA Neurol, 2023, 80 (2) : 172-182.

[7] MITCHELL P J, YAN B, CHURILOV L, et al. Endovascular thrombectomy versus standard bridging thrombolytic with endovascular thrombectomy within 4·5h of stroke onset: an open-label, blinded-endpoint, randomised non-inferiority trial[J]. Lancet, 2022, 400 (10346) : 116-125.

[8] FISCHER U, KAESMACHER J, STRBIAN D, et al. Thrombectomy alone versus intravenous alteplase plus thrombectomy in patients with stroke: an open-label, blinded-outcome, randomised non-inferiority trial[J]. Lancet, 2022, 400 (10346) : 104-115.

[9] GOYAL M, MENON B K, VAN ZWAM W H, et al. Endovascular thrombectomy after large-vessel ischaemic stroke: a meta-analysis of individual patient data from five randomised trials[J]. Lancet, 2016, 387 (10029) : 1723-1731.

[10] STEEN W, GRAAF R A, CHALOS V, et al. Safety and efficacy of aspirin, unfractionated heparin, both, or neither during endovascular stroke treatment （MR CLEAN-MED） : an open-label, multicentre, randomised controlled trial[J]. Lancet, 2022, 399 (10329) : 1059-1069.

[11] QIU Z M, LI F L, SANG H F, et al. Effect of intravenous tirofiban vs placebo before endovascular thrombectomy on functional outcomes in large vessel occlusion stroke: the RESCUE BT randomized clinical trial[J]. JAMA, 2022, 328 (6) : 543-553.

[12] RENÚ A, MILLÁN M, SAN ROMÁN L, et al. Effect of intra-arterial alteplase vs placebo following successful thrombectomy on functional outcomes in patients with large vessel occlusion acute ischemic stroke: the CHOICE randomized clinical trial[J]. JAMA, 2022, 327 (9) : 826-835.

[13] YANG P F, SONG L L, ZHANG Y W, et al. Intensive blood pressure control after endovascular thrombectomy for acute ischaemic stroke （ENCHANTED2/MT） : a multicentre, open-label, blinded-endpoint, randomised controlled trial[J]. Lancet, 2022, 400 (10363) : 1585-1596.

[14] JIA B X, ZHANG X L, MA N, et al. Comparison of drug-eluting stent with bare-metal stent in patients with symptomatic high-grade intracranial atherosclerotic stenosis: a randomized clinical trial[J]. JAMA Neurol, 2022, 79 (2) : 176-184.

[15] GAO P, WANG T, WANG D M, et al. Effect of stenting plus medical therapy vs medical therapy alone on risk of stroke and death in patients with symptomatic intracranial stenosis: the CASSISS randomized clinical trial[J]. JAMA, 2022, 328 (6) : 534-542.

[16] REIFF T, ECKSTEIN H H, MANSMANN U, et al. Carotid endarterectomy or stenting or best medical treatment alone for moderate-to-severe asymptomatic carotid artery stenosis: 5-year results of a multicentre, randomised controlled trial[J]. Lancet Neurol, 2022, 21 (10) : 877-888.

第 6 章 神经重症

>>> 回首 2022 年，国内外神经重症领域研究者在后循环梗死和大梗死核心患者的血管开通治疗、围手术期抗栓管理、最佳个体化脑灌注压管理、心肺复苏后昏迷患者管理、重症患者的营养支持治疗等方面取得了多项突破。

扫码观看视频解读

1 又添新证：后循环梗死的血管再通治疗

相比于前循环大血管闭塞性卒中，基底动脉闭塞所致后循环梗死的致残率和致死率更高，但有别于前者 EVT 较充分的循证证据支持，基底动脉闭塞进行 EVT 的安全性和有效性始终缺乏高级别的循证证据。前期关于急性基底动脉闭塞 EVT 的两项随机对照试验——BEST 和 BASICS 研究均未证实 EVT 优于标准内科治疗。但 BEST 研究中跨组率较高、BASICS 研究非连续入组等不足可能在一定程度上影响结果的准确性。因此，急性基底动脉闭塞的缺血性卒中患者接受 EVT 能否获益亟待进一步探究，是备受瞩目的研究热点。

2022 年 10 月，首都医科大学宣武医院牵头的 BAOCHE 研究结果于 *NEJM* 上发表。该研究是一项前瞻性、多中心、开放标签、终点盲法评价的随机对照试验，旨在评价发病 6 ~ 24 h 的急性基底动脉闭塞患者进行动脉内机械取栓治疗的有效性及安全性。由于中期分析证实了取栓的有效性，该研究提前终止入组，最终统计分析纳入了 217 例患者（图 6–1）。研究结果显示，在主要有效性终点（90 d mRS 评分 0 ~ 3 分）方面，取栓组优于对照组 [46%（51/110）*vs*. 24%（26/107）]，差异有统计学意义（校正率比 1.81，95%*CI* 1.26 ~ 2.60，$P < 0.001$）（图 6–2）。

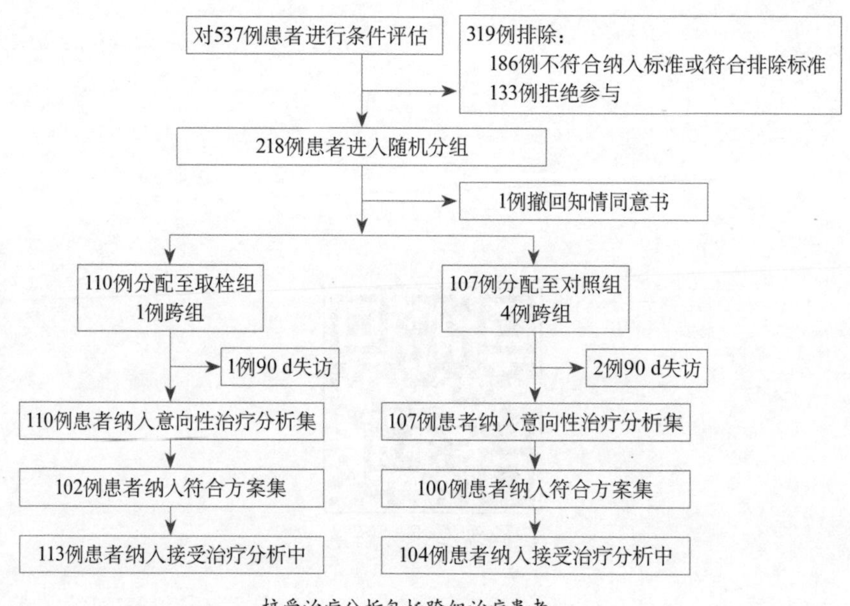

接受治疗分析包括跨组治疗患者。

图6–1 BAOCHE研究流程

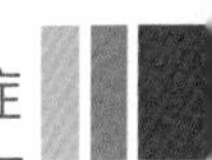

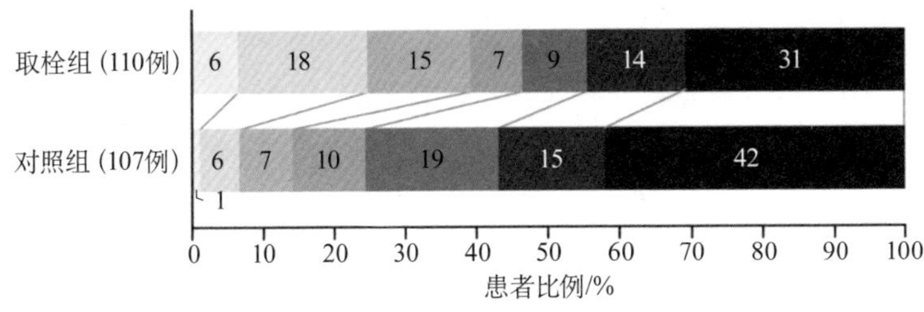

mRS—改良Rankin量表。

图6–2 BAOCHE研究中取栓组和对照组的90 d mRS评分分布

图片来源：https://doi.org/10.1056/nejmoa2207576

在安全性终点方面，取栓组中根据 SITS–MOST 研究标准定义的 sICH 发生率高于对照组（6% *vs*. 1%，率比 5.18，95%*CI* 0.64 ~ 42.18）；取栓组的 90 d 死亡率为 31%，对照组为 42%（率比 0.75，95%*CI* 0.54 ~ 1.04）。研究表明，基底动脉闭塞 6 ~ 24 h 内接受 EVT 相比标准药物治疗，可以带来更好的 90 d 功能结局，但会增加围手术期并发症和脑出血风险。

由中国科学技术大学附属第一医院牵头开展的 ATTENTION 研究与 BAOCHE 研究同期发表于 *NEJM*。该研究是在中国 36 家临床机构进行的一项多中心、前瞻性、开放标签、终点盲法评价的随机对照试验，旨在评价基底动脉闭塞后 12 h 内机械取栓的有效性和安全性。入组的 340 例意向治疗患者中，226 例被分配至机械取栓联合最佳内科治疗组（EVT 组），114 例被分配至最佳内科治疗组（图 6–3）。其中，EVT 组中进行了静脉溶栓的患者比例为 31%，这个比例在最佳内科治疗组中为 34%。研究结果显示，EVT 组达到 90 d 良好神经功能预后（mRS 评分 0 ~ 3 分）的患者比例高于最佳内科治疗组（46% *vs*. 23%，校正率比 2.06，95%*CI* 1.46 ~ 2.91，$P < 0.001$）（图 6–4）。EVT 组中有 5%（12/226）的患者发生 sICH，最佳内科治疗组则未发生颅内出血。此外，EVT 组的 90 d 死亡风险更低（37% *vs*. 55%）。此项研究结果进一步强化了基底动脉闭塞患者发病 12 h 内进行 EVT 可显著获益的证据，证明 EVT 在改善基底动脉闭塞患者的 90 d 功能结局方面优于最佳药物治疗，但同时也增加了围手术期颅内出血风险。

BAOCHE 研究和 ATTENTION 研究共同证实了血管内取栓治疗对急性基底动脉闭塞患者有显著获益，填补了后循环大血管闭塞性卒中 EVT 缺乏高质量研究证据的空白。进一步分析发现，上述两项研究与其他基底动脉取栓研究相比，有大动脉粥样硬化的患者比例较高，接受 EVT 的患者比例也更高，另外，这两项研究的患者接受静脉溶栓的比例较低。因此，BAOCHE 研究和 ATTENTION 研究的疗效证据似乎更适用于颅内大动脉粥样硬化患病率高且静脉溶栓使用率低的患者群体（表 6–1）。

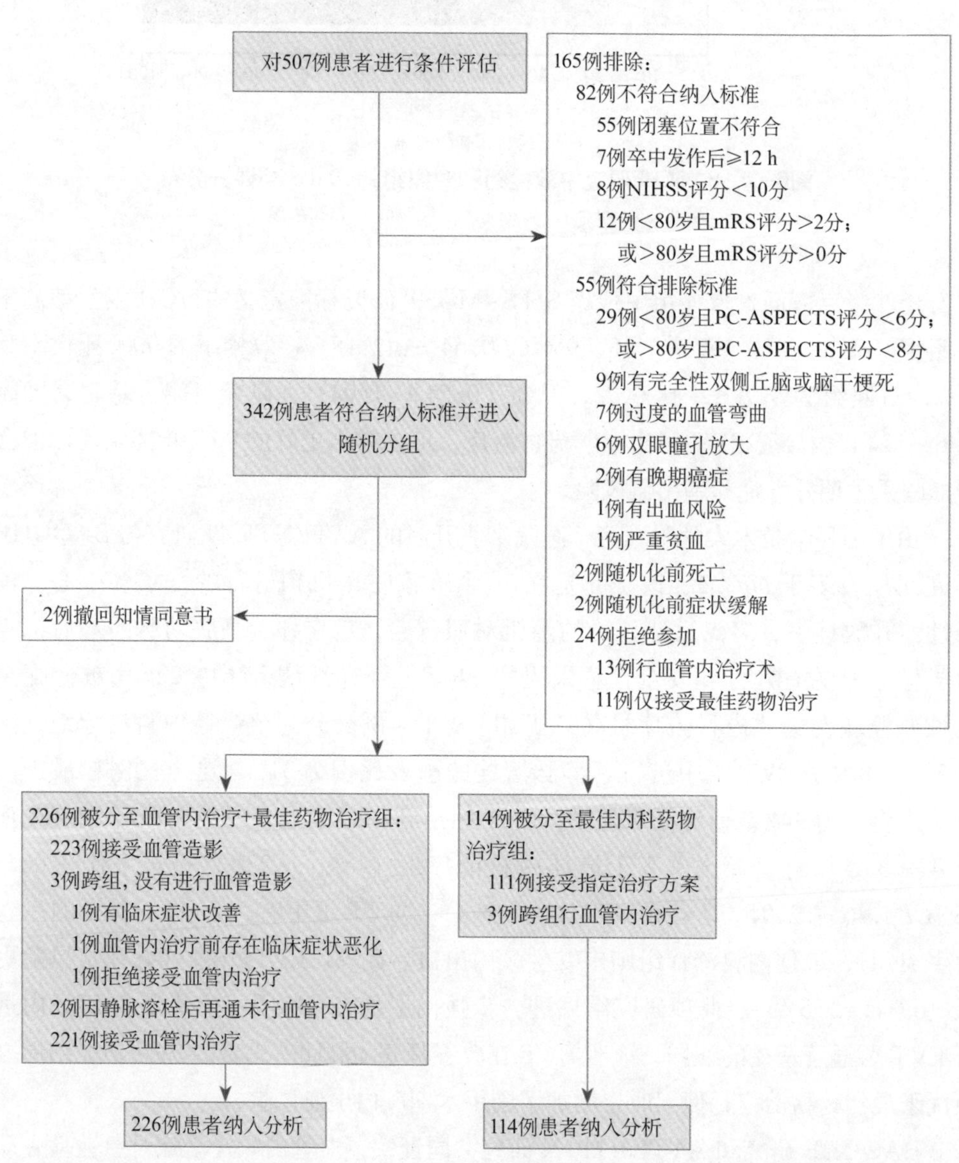

NIHSS—美国国立卫生研究院卒中量表；mRS—改良Rankin量表；PC–ASPECTS—后循环Alberta卒中项目早期计算机断层扫描评分。

图6–3　ATTENTION研究流程

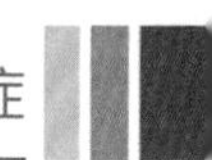

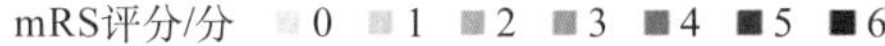

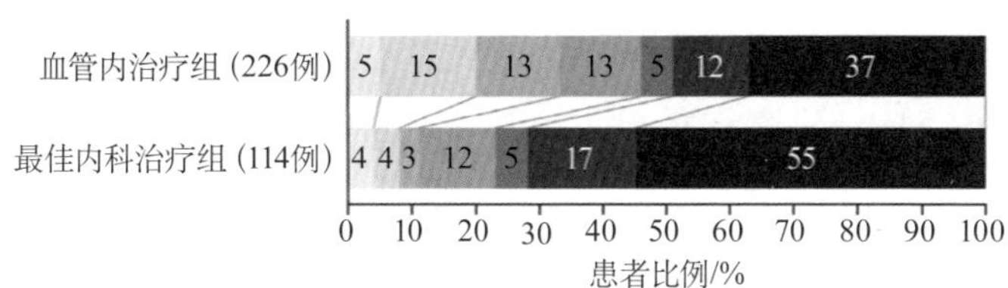

mRS—改良Rankin量表。

图6–4 ATTENTION研究中血管内治疗组和最佳内科治疗组的90 d mRS评分分布

图片来源：https://doi.org/10.1056/nejmoa2207576

表6–1 2022年后循环梗死血管内治疗重大研究汇总

研究名称	研究设计	人群	主要终点	安全性终点
BAOCHE	前瞻性、多中心、开放标签、终点盲法评价的随机对照试验	①年龄18～80岁 ②有基底动脉或双侧椎动脉颅内段闭塞 ③可在症状发作后6～24 h内治疗 ④卒中前mRS评分为0或1分 ⑤NIHSS评分≥10分	90 d mRS评分0～3分：EVT组 *vs.* 对照组（46% *vs.* 24%，校正*RR* 1.81，95%*CI* 1.26～2.60，*P*<0.001）	90 d死亡：EVT组 *vs.* 对照组（31% *vs.* 42%，*RR* 0.75，95%*CI* 0.54～1.04）
ATTENTION	前瞻性、多中心、开放标签、终点盲法评价的随机对照试验	①年龄≥18岁 ②NIHSS评分≥10分 ③通过CT、CTA、MRA或DSA证实基底动脉闭塞 ④卒中发病12 h内完成血管影像检查	90 d mRS评分 0～3分：EVT组 *vs.* 对照组（46% *vs.* 23%，校正*RR* 2.06，95%*CI* 1.46～2.91，*P*<0.001）	90 d死亡：EVT组 *vs.* 对照组（37% *vs.* 55%，*RR* 0.66，95%*CI* 0.52～0.82）

注：mRS—改良Rankin量表；NIHSS—美国国立卫生研究院卒中量表；CT—计算机断层扫描；CTA—计算机断层扫描血管造影；MRA—磁共振血管成像；DSA—数字减影血管造影；EVT—血管内治疗；RR—率比；CI—置信区间。

2 初见曙光：大梗死核心血管内治疗

对于 ASPECTS 评分＜ 6 分或梗死核心体积 >70 mL 的急性前循环梗死患者，由于既往缺乏高质量的循证医学证据，目前指南并未推荐进行 EVT。究其原因，可能是因为这部分患者的梗死核心区更大、不匹配比值更小，再灌注后梗死区域发生出血转化的风险高，很难获得较好的功能结局。然而，Sarraj 等的荟萃分析显示，大梗死核心患者也可能从机械取栓中获益且不增加 sICH 的风险，这提示我们或许不应草率地将大梗死核心患者拒于 EVT 的大门之外。

2022 年，RESCUE–Japan LIMIT 研究首次证实取栓治疗在基线 ASPECTS 评分 3 ～ 5 分的大梗死核心患者中同样安全有效。该研究为多中心、开放标签、终点盲法评价的随机对照试验，纳入了203例发病24 h内（发病6 h内和6 ~ 24 h患者的入组标准不同）前循环大血管闭塞的大梗死核心（依据DWI评估ASPECTS 3 ~ 5分）患者（图6–5）。研究结果显示，EVT组中90 d mRS评分为0 ~ 3分的患者比例为31.0%，药物治疗组为12.7%（相对风险2.43，95%*CI* 1.35 ~ 4.37，*P*=0.002）（图6–6）；对安全性终点的分析显示，虽然EVT组的48 h任何颅内出血比例高于非EVT组且差异达到了统计学意义（58.0% *vs*. 31.4%，相对风险1.85，95%*CI* 1.33 ~ 2.58，*P*<0.001），但sICH的风险并未增加（9.0% *vs*. 5.9%，相对风险1.84，95%*CI* 0.64 ~ 5.29，*P*=0.25）。其余安全性终点在两组间的差异均无统计学意义（表6–2）。

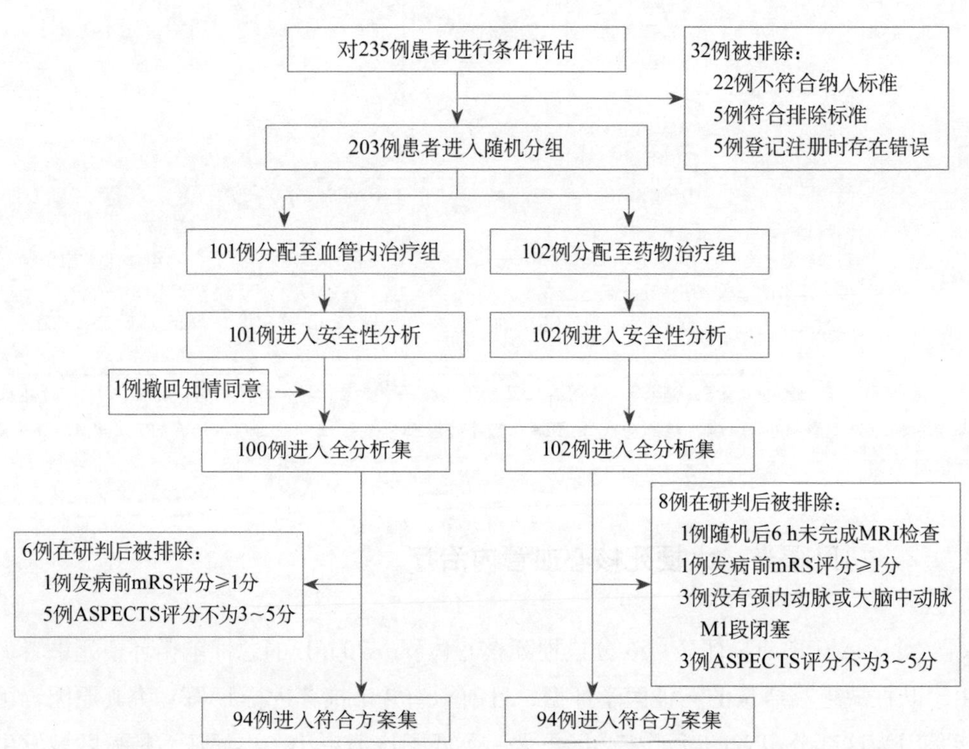

mRS—改良Rankin量表；ASPECTS—Alberta卒中项目早期计算机断层扫描评分；MRI—磁共振成像。

图6–5　RESCUE–Japan LIMIT研究流程

图片来源：https://doi.org/10.1056/NEJMoa2118191

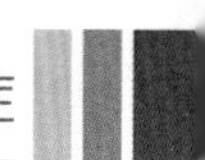

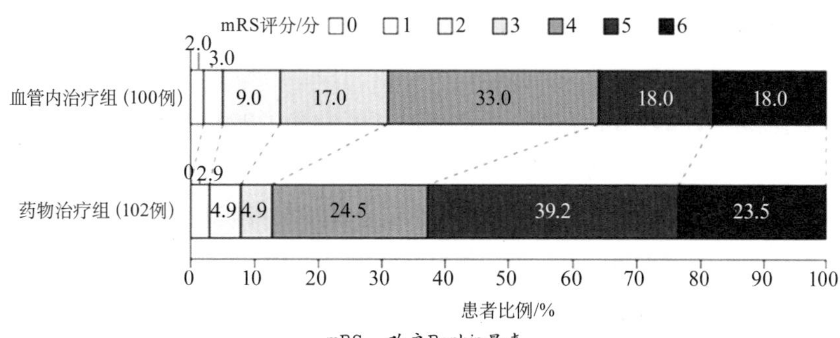

mRS—改良Rankin量表。

图6–6 RESCUE–Japan LIMIT研究中血管内治疗组和药物治疗组90 d mRS评分分布

图片来源：https://doi.org/10.1056/nejmoa2118191

表6–2 2022年大梗死核心血管内治疗重大研究汇总

研究名称	研究设计	人群	主要终点	安全性终点
RESCUE–Japan LIMIT	多中心、前瞻性、随机、开放标签、平行对照研究	①年龄≥18岁 ②NIHSS评分≥6分 ③发病前mRS评分0~1分 ④颈内动脉或大脑中动脉M1段闭塞 ⑤ASPECTS评分3~5分（CT或MRI DWI） ⑥发病到随机<6 h或6~24 h内DWI–FLAIR不匹配 ⑦随机后1 h内可开始接受EVT	90 d mRS评分0~3分：EVT组 *vs.* 药物治疗组（31.0% *vs.* 12.7%，*RR* 2.43，95%*CI* 1.35~4.37，*P*=0.002）	48 h内症状性颅内出血：EVT组 *vs.* 药物治疗组（9.0% *vs.* 4.9%，*RR* 1.84，95%*CI* 0.64~5.29，*P*=0.25）

注：NIHSS—美国国立卫生研究院卒中量表；mRS—改良Rankin量表；ASPECTS—Alberta卒中项目早期计算机断层扫描评分；CT—计算机断层扫描；MRI—磁共振成像；DWI—弥散加权成像；FLAIR—液体衰减反转恢复序列；EVT—血管内治疗；RR—相对风险；CI—置信区间。

需要注意的是，RESCUE–Japan LIMIT 研究具有一定的局限性，如研究人群均来自日本，阿替普酶的使用率低，且日本相比其他国家对阿替普酶的用量也偏低（0.6 mg/kg）等，上述因素均可能影响患者的结局（对单纯药物治疗组不利），因此该研究的结论不能直接推广到其他国家。但不可否认的是，该研究对指导临床实践有重要意义，为今后 EVT 适应证的扩大和大面积脑梗死患者获得良好预后带来希望，同时也期待目前国内外正在进行的大梗死核心取栓研究为此类患者的治疗再添高质量循证证据。

3 亟待解决："无效再通"机制和干预策略

在临床实践中，如果没有充分恢复缺血性卒中患者的脑组织再灌注，即使成功实现血管再通，也可能导致临床结局不良。血管再通治疗成功后仍发生不良预后（90 d mRS 评分＞2 分）的现象被称为临床无效再通，原因可能与 EVT 术前较大的梗死核心、术中及术后再灌注损伤及围手术期管理有关。EVT 术后管理对获得良好临床结局至关重要，主要包括维持内部环境平衡、保护多器官功能、预防卒中后常见并发症、卒中单元护理和多学科协作等方面。其中，术后血压管理、早期抗栓治疗和并发症管理的决策可能与 EVT 后无效再通密切相关，但目前围手术期用药的相关证据相对较少。

EVT 围手术期使用抗栓药物可能会改善大血管闭塞性缺血性卒中患者的功能结局，在优化再灌注的同时降低缺血相关并发症的风险。但目前尚不确定抗栓药物所带来的获益是否大于出血风险增高所带来的的危害，因此，对缺血性卒中患者 EVT 围手术期进行抗血小板治疗或肝素治疗尚无统一的行业认识。

MR CLEAN-MED 研究是荷兰开展的一项开放标签、多中心、随机对照试验，旨在评估大血管闭塞性缺血性卒中患者 EVT 围手术期静脉使用阿司匹林和普通肝素的获益。该研究在 15 个中心开展，纳入了在发病 6 h 内接受 EVT 的颈内动脉、大脑中动脉 M1 或 M2 段闭塞的缺血性卒中患者。研究为 2×3 析因设计，1 ∶ 1 将患者随机分配至接受阿司匹林治疗组（300 mg，静脉推注）或未接受阿司匹林治疗组，同时 1 ∶ 1 ∶ 1 将患者随机分配至接受中等剂量普通肝素（5000 IU，静脉推注，随后 1250 IU/h 静脉输注）、低剂量普通肝素（5000 IU，静脉推注，随后 500 IU/h 静脉输注）、未接受普通肝素治疗组。该研究在 2018 年 1 月 22 日—2021 年 1 月 27 日期间纳入 663 例患者，其中 628 例（95%）纳入最终的意向性分析（图 6-7）。2021 年 2 月 4 日，通过揭盲和数据分析后，研究因安全性问题被停止。接受阿司匹林治疗的患者发生 sICH 的风险高于未接受阿司匹林治疗的患者 [14%（43/310）*vs*. 7%（23/318），校正 *OR* 1.95，95%*CI* 1.13 ~ 3.35]，接受肝素治疗的患者发生 sICH 的风险高于未接受肝素治疗的患者 [13%（44/332）*vs*. 7%（22/296），校正 *OR* 1.98，95%*CI* 1.14 ~ 3.46]，阿司匹林（校正 *OR* 0.91，95%*CI* 0.69 ~ 1.21）和普通肝素（校正 *OR* 0.81，95%*CI* 0.61 ~ 1.08）均存在增加不良预后的趋势（图 6-8）。

尽管该研究结果表明围术期使用阿司匹林或肝素均会增加出血风险，且没有明显改善患者的功能结局，但同期述评肯定了本研究的独创意义。不过，

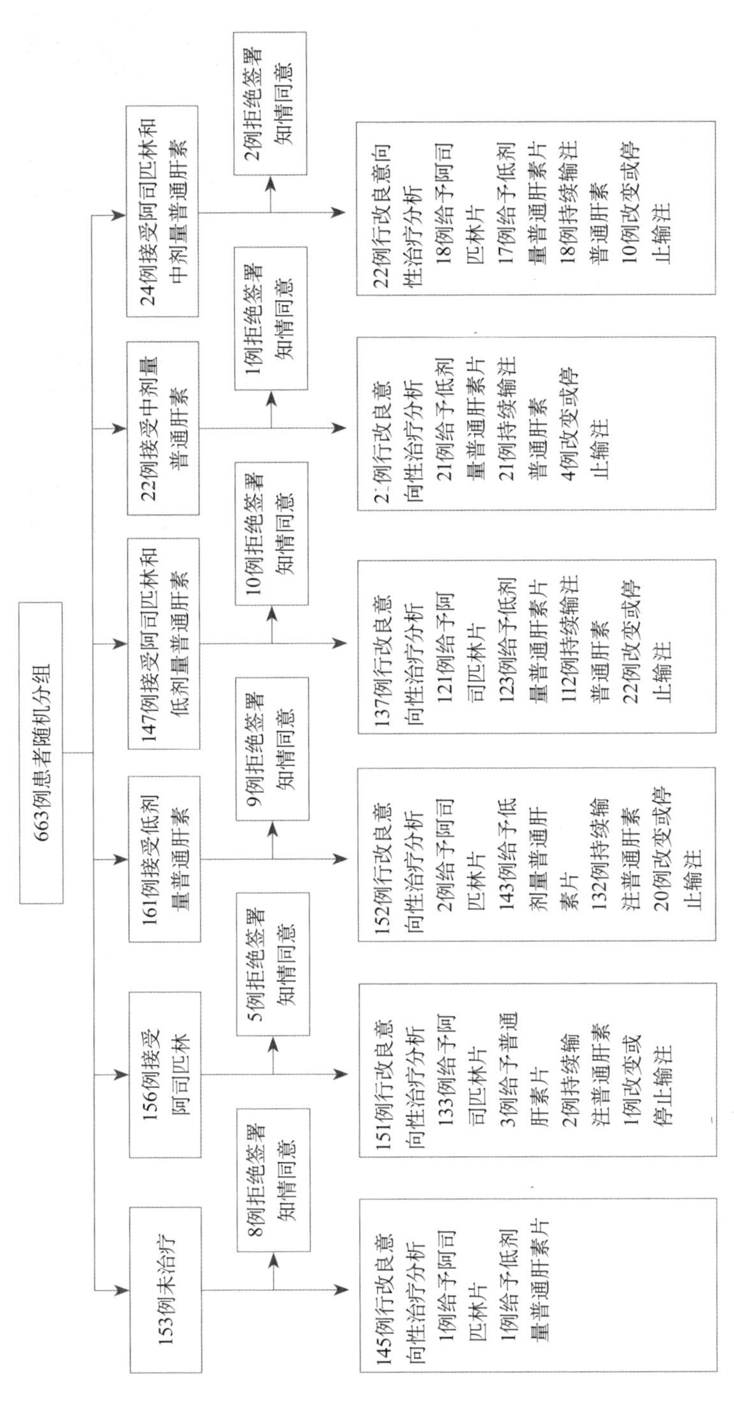

图6-7 MR CLEAN-MED研究流程

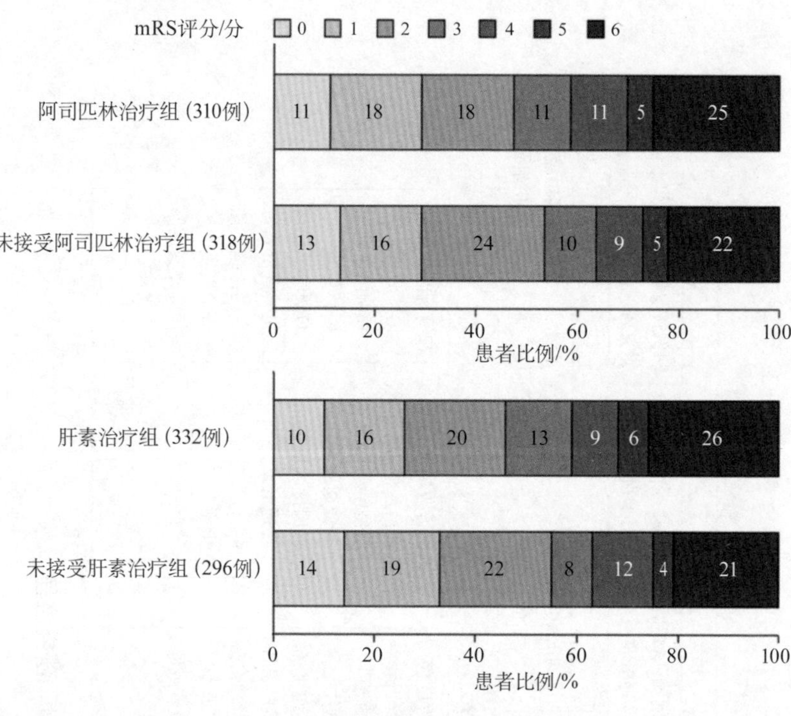

mRS—改良Rankin量表。

图6–8 MR CLEAN–MED研究中阿司匹林治疗组和未接受阿司匹林治疗组、肝素治疗组和未接受肝素治疗组的90 d mRS评分分布

图片来源：https://doi.org/10.1016/s0140–6736 (22) 00014–9

MR CLEAN–MED 研究自身也存在一定局限性，未来关于围手术期抗栓药物的使用仍需更多临床研究加以探究。

替罗非班作为非肽类高选择性血小板糖蛋白Ⅱb/Ⅲa 抑制剂，能可逆性抑制血小板聚集。既往研究显示，替罗非班可作为接受 EVT 的大动脉闭塞性缺血性卒中患者的辅助治疗，但这些研究多为小样本、单中心、回顾性设计，目前尚缺乏大型随机对照试验来评估替罗非班在急性缺血性卒中 EVT 中的作用。

RESCUE BT 研究由陆军军医大学第二附属医院杨清武教授团队牵头开展，是首个探讨静脉使用替罗非班能否进一步改善接受 EVT 的急性前循环大血管闭塞患者临床结局的大型多中心、随机、双盲、随机对照试验。该研究纳入发病 24 h 内、NIHSS 评分≤ 30 分、ASPECTS 评分≥ 6 分，经 CTA、MRA 或数字减影血管造影（digital subraction angiography，DSA）证实颈内动脉颅内段或大脑中动脉 M1 或 M2 段闭塞的急性缺血性卒中患者（不纳入静脉溶栓的患者）。入组患者 1 ∶ 1 随机接受静脉注射替罗非班治疗（463 例）或安慰剂治疗（485 例）（图 6–9）。研究结果显示，在接受 EVT 的大动脉闭塞性缺血性卒中患者中，EVT 前静脉注射替罗非班与安慰剂治疗的 90 d 功能预后（mRS 评分）差异无统计学意义（图 6–10）。在安全性终点方面，基于影像学判定的颅内出血事件发生率在替罗非班组略高（9.7% *vs*. 6.4%，95%*CI* −0.2% ~ 6.8%）。该研究还进行了亚组分析，其中大动脉粥样硬化病因亚组替罗非班治疗后的功能结局更好（*P*=0.049），但交互作用分析发现该差异未达统计学意义（*P*=0.09）。

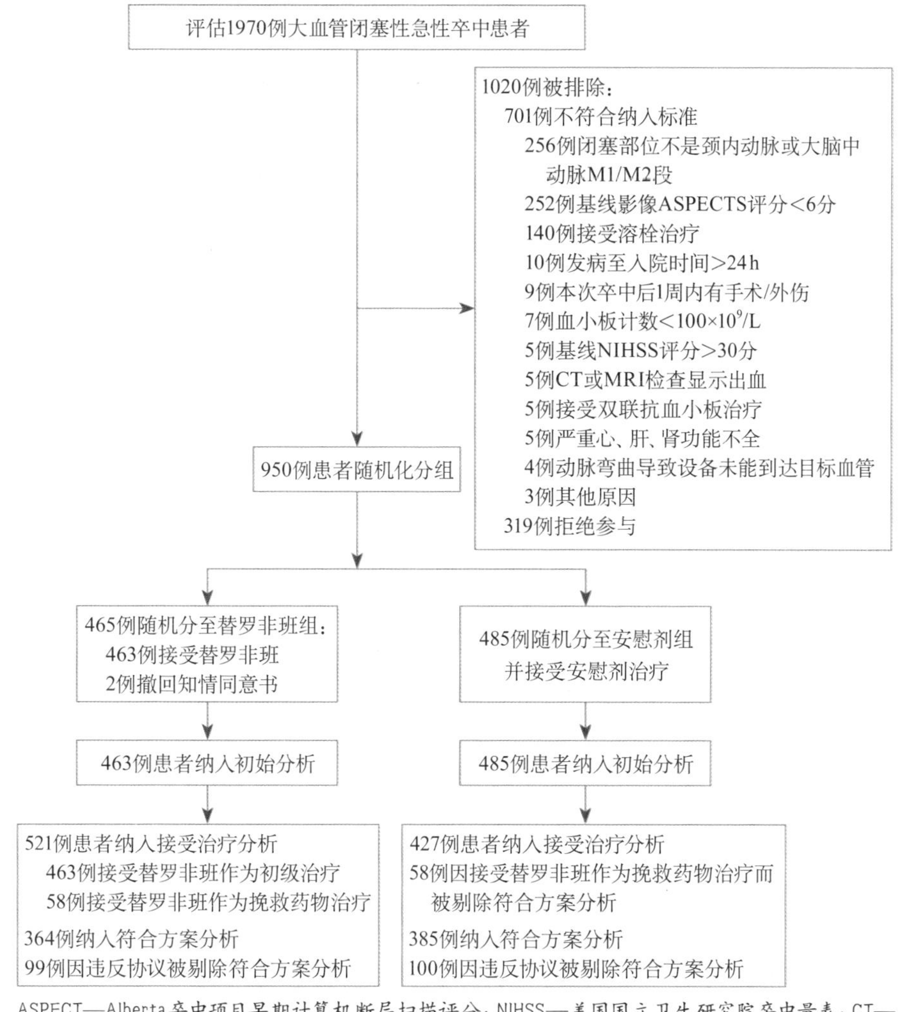

ASPECT—Alberta卒中项目早期计算机断层扫描评分；NIHSS—美国国立卫生研究院卒中量表；CT—计算机断层扫描；MRI—磁共振成像。

图6–9 RESCUE BT研究流程

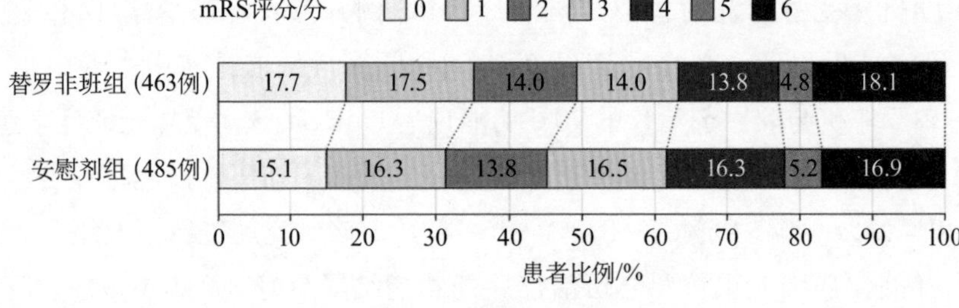

mRS—改良Rankin量表。

图6-10 RESCUE BT研究中替罗非班组和安慰剂组的90 d mRS评分分布

图片来源：https://doi.org/10.1001/jama.2022.12584

RESCUE BT 研究结果提示，并非所有的大血管闭塞性卒中患者都适合在 EVT 前接受静脉替罗非班治疗，其中大动脉粥样硬化型卒中患者若无明显禁忌证，可以考虑接受静脉替罗非班联合 EVT 的治疗方案。

血压作为可能影响再灌注损伤的可控制因素之一，是 EVT 患者围手术期管理中广受关注的临床指标。通过对 MR CLEAN 研究的事后分析发现，对于接受 EVT 的缺血性卒中患者，取栓前的基线收缩压与功能结局成“U”形曲线关系，收缩压过高或过低均可能导致不良功能结局，过高的基线收缩压还可能导致 sICH 风险升高。目前国际和国内诊疗指南推荐 EVT 血管再通后将收缩压控制在 <180 mmHg 范围是合理的，但是选择强化降压（<120 mmHg）还是选择将血压控制在一个相对较高的水平（140 ~ 180 mmHg），仍然存在争议。

我国海军军医大学第一附属医院（上海长海医院）和澳大利亚乔治全球健康研究院共同开展的 ENCHANTED2/MT 研究聚焦于急性缺血性卒中血管成功开通后的血压管理问题。该研究是一项多中心、开放标签、盲法终点、随机对照的Ⅲ期临床研究，纳入了经机械取栓成功再灌注［定义为扩展改良的脑梗死溶栓（thrombolysis in cerebral infarction，TICI）分级 2b 级及以上］且收缩压持续升高（≥ 140 mmHg，持续 >10 min）的颅内大血管闭塞性急性缺血性卒中患者。患者入组后以 1 ∶ 1 的比例被分配到强化降压组和中等强度降压组，其中强化降压组的患者在 1 h 内将收缩压降至 120 mmHg 以下并维持 72 h，中等强度降压组患者在 1 h 内将收缩压降至 140 ~ 180 mmHg 并维持 72 h。821 例患者在 2020 年 7 月 20 日—2022 年 3 月 7 日期间接受了随机化，由于疗效和安全性问题，2022 年 6 月 22 日审查终点数据后，研究被提前终止。最终 407 例患者被分配至强化降压组，409 例被分配至中等强度降压组，其中，强化降压组的 404 例患者和中等强度降压组的 406 例患者有可用的主要终点数据被纳入最终的统计分析（图 6–11）。

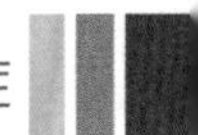

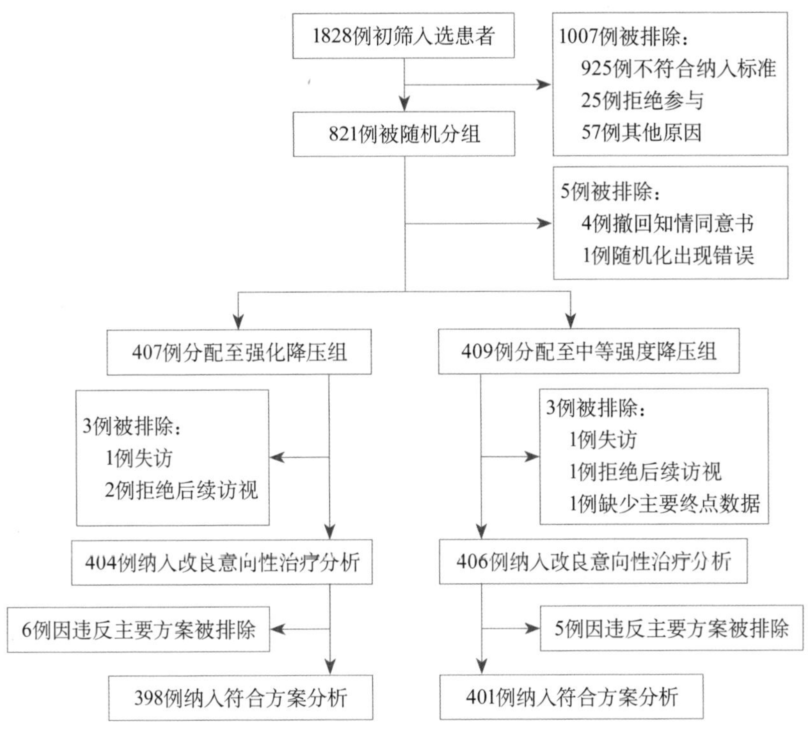

图6–11　ENCHANTED2/MT研究流程

ENCHANTED2/MT 研究结果显示，强化降压组 90 d 功能预后比中等强度降压组更差（*OR* 1.37，95%*CI* 1.07 ~ 1.76）（图 6–12）。与中等强度降压组相比，强化降压更可能导致早期神经功能恶化（*OR* 1.53，95%*CI* 1.18 ~ 1.97）和 90 d 严重残疾（*OR* 2.07，95%*CI* 1.47 ~ 2.93），但两组间 sICH 发生率相似，严重不良事件和死亡率差异也无统计学意义。该结果提示，EVT 成功再通后将收缩压维持在 140 ~ 120 mmHg 范围内是更安全、更有利于功能结局的，强化降压（收缩压 <120 mmHg）可能导致 90 d 良好预后率下降（47.5% *vs*. 60.8%）。因此，急性缺血性卒中患者 EVT 术后围手术期应可控降压，避免低血压风险，维持靶器官灌注以避免脏器低灌注及微循环障碍。

ENCHANTED2/MT 研究率先向 EVT 围手术期血压控制迈出了关键性一步，未来仍需进一步的研究来探索急性缺血性卒中 EVT 术后血压管理的最佳范围。

EVT 后无效再通较为常见，其机制和干预策略方面的研究具有重要临床意义（表 6–3）。未来需进一步的研究更准确地识别 EVT 后临床无效再通风险较高的患者，以改进个体化围手术期管理策略，从而改善患者的临床结局。

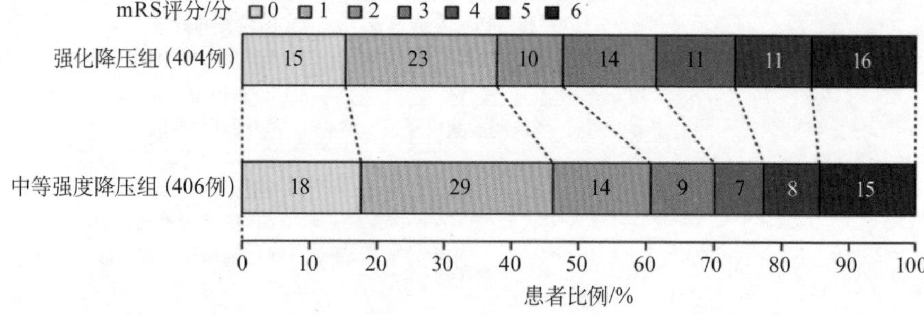

mRS—改良Rankin量表。

图6-12 ENCHANTED2/MT研究中强化降压组和中等强度降压组的90 d mRS评分分布

图片来源：https://doi.org/10.1016/s0140-6736 (22) 01882-7

4 最佳脑灌注压：个体化管理原则的实践

脑灌注压（cerebral perfusion pressure，CPP）、颅内压与平均动脉压（mean arterial pressure，MAP）是神经重症患者管理中的关键监测指标，其中，CPP 常被作为脑血流量(cerebral blood flow，CBF)的替代指标。CBF 或脑血容量(cerebral blood volume，CBV）变化和动脉血压 /CPP 的变化（诱导或自发波动）可以评价脑血管调节能力（cerebral autoregulation，CA）。CA 所致 CBV 缓慢的动态变化可转化为颅内压的改变，而 MAP 与颅内压之间的变化关系（压力反应指数）可视为评估 CA 的指标。CBF/CBV 直接测量方法包括脑灌注影像和皮层激光多普勒血流，间接测量方法包括颅内压、脑组织氧分压、红外光谱、压力容量指数、TCD 血流速度、EEG 等。在临床实践中，为神经重症患者制订个体化、动态变化、具体的“最佳”灌注目标十分困难。当 CA 正常的情况下，脑血管会根据 MAP 和局部需求及时调整 CBF，且保持相对稳定，以保护脑组织、维持脑灌注。急性神经系统损伤患者的 CA 受到严重破坏和干扰，因此在床边进行实时动态神经功能监测有助于防止继发性损伤，通过多模式监测指导严重脑损伤患者的个体化管理十分必要。

美国脑外伤基金会（brain trauma foundation，BTF）指南推荐将创伤性脑损伤患者的 CPP 维持在 60 ~ 70 mmHg，但最佳脑灌注压（optimal cerebral perfusion pressure，CPPopt）取决于患者的自主调节功能。荷兰马斯特里赫特大学医学中心的 Tas 教授主导开展的 COGITATE 研究旨在评估依据 CA 指导的个体化动态 CPPopt 的可行性和安全性。该研究是一项国际多中心、非盲法、随机平行对照设计的临床Ⅱ期研究，纳入了 2018 年 2 月—2020 年 1 月 4 家医院重症监护病

表6-3　2022年无效再通机制和干预策略方面重大研究汇总

研究名称	研究设计	人群	主要终点	安全性终点
MR CLEAN-MED	2×3析因设计、开放标签、多中心、随机对照试验	①因前循环颅内大血管闭塞（颈内动脉颅内段或大脑中动脉M1段或近端M2段）导致缺血性卒中的成年患者 ②在症状出现后6 h内开始EVT ③NIHSS评分≥2分	90 d mRS评分： 阿司匹林组 *vs*. 非阿司匹林组 [3（1~6）分 *vs*. 2（1~5）分，*OR* 0.91，95%*CI* 0.69~1.21]， 肝素组 *vs*. 非肝素组[3（1~6）分 *vs*. 2（1~4）分，*OR* 0.81，95%*CI* 0.61~1.08]	症状性颅内出血： 阿司匹林组 *vs*. 非阿司匹林组 [134/272（49%）*vs*. 120/281（43%），校正*OR* 1.26，95%*CI* 0.90~1.76]， 肝素组 *vs*. 非肝素组[147/298（49%）*vs*. 107/255（42%）校正*OR* 1.27，95%*CI* 0.87~1.84]
RESCUE BT	研究者发起、多中心、双盲、随机对照试验	①发病24 h内的缺血性卒中 ②NIHSS评分≤30分 ③ASPECTS评分≥6分 ④CTA、MRA或DSA证实颅内颈内动脉或大脑中动脉M1段或M2段闭塞	90 d mRS评分： 替罗非班组 *vs*. 安慰剂组 [3（1~4）分 *vs*. 3（1~4）分，校正*OR* 1.08，95%*CI* 0 86~1.36，*P*=0.50]	48 h内症状性颅内出血： 替罗非班组 *vs*. 安慰剂组 [45/462（9.7%）*vs*. 31/483（6.4%），校正*OR* 1.56，95%*CI* 0.97~2.56，*P*=0.07]
ENCHANTED2/MT	研究者发起、多中心、开放标签、盲法终点评估、随机对照Ⅲ期临床研究	①年龄≥18岁 ②成功再通后3 h内血压升高（≥2次连续测量收缩压≥140 mmHg，持续10 min） ③因任何大血管闭塞引起的急性缺血性卒中	90 d mRS评分： 强化降压 *vs*. 中等强度降压（共同*OR* 1.37，95%*CI* 1.07~1.76，*P*=0.01）	随访期间发生严重不良事件： 强化降压 *vs*. 中等强度降压（28% *vs*. 27%，*OR* 1.06，95%*CI* 0.77~1.48，*P*=0.71）

注：EVT—血管内治疗；NIHSS—美国国立卫生研究院卒中量表；ASPECT—Alberta卒中项目早期计算机断层扫描评分；CTA—计算机断层扫描血管造影；MRA—磁共振血管成像；DSA—数字减影血管造影；mRS—改良Rankin量表；OR—比值比；CI—置信区间。1 mmHg=0.133 kPa。

房（intensive care unit，ICU）的创伤性脑损伤患者，将患者随机分为BTF指南目标CPP范围（60～70 mmHg）组（对照组）和动态CPPopt组（干预组），CA相关的指标有压力反应指数、CPP压力反应指数曲线和CPPopt趋势线。具体研究方法为：根据床旁CPPopt算法，由软件生成的警报审核CPP，4小时／次，6次／日。在第1次审核警报前，两组的CPP保持在60～70 mmHg。对于干预组，建议每次审核都使用CPP计算CPPopt趋势线值或临床CPP值。研究者以干预组中测得的CPP值为基准，将监测该CPP值 ±5 mmHg变化时间百分比增加36%为主要研究终点，评估研究方案的可行性。另外，确定两组每日治疗强度水平得分，以平均每日治疗强度水平得分差异＞3分为次要研究终点，评估安全性。此外，记录患者的不良反应等。

COGITATE研究共纳入60例患者，干预组32例，对照组28例。结果显示，干预组的MAP高于对照组[（85±8）mmHg *vs*.（81±6）mmHg，$P < 0.05$]；平均CPP高于对照组[（73±6.6）mmHg *vs*.（68±4.4）mmHg，$P < 0.05$]。干预组的中位CPP目标为70（66～75）mmHg，在37.9%（18%～58%）的时间内，CA调控的CPP目标在BTF推荐的CPP范围内。干预组患者46.5%（41.2%～58%）的监测时间内CPP与设定CPP目标一致，高于已经发表的其他队列（预定值36%）；1/3的干预组CPPopt在BTF指南目标CPP范围（60～70 mmHg）内，这表明了个体化和动态治疗的潜力（图6–13）。两组间的主要安全终点（治疗强度水平得分）差异无统计学意义，心脏、肺和肾脏等器官损伤方面的差异也无统计学意义；与对照组的死亡率（44%）相比，干预组的死亡率（23%）有降低的趋势，但差异未达统计学意义。该研究结果显示，干预组和对照组治疗强度相当，临床结果差异无统计学意义（表6–4）。尽管如此，由于研究干预时间仅有5 d，随着干预时间的提前和延长，以CPPopt为目标对结果的影响可能会变得更加明显，因此通过6次／日由CA动态调控的最佳CPP进行个体化管理对于创伤性脑损伤患者来说，是安全可行的。未来仍需对创伤性脑损伤患者CA调控CPP进行更大规模的临床研究以深入探讨其有效性和安全性。

5 败走麦城：心肺复苏后昏迷患者抗癫痫治疗

心脏骤停后的脑损伤（post-cardiac arrest brain injury，PCABI）是由初始脑缺血和复苏后的脑再灌注损伤所引起的一种严重神经系统并发症，主要临床表现为昏迷，是导致心肺复苏患者死亡和长期残疾的主要原因。PCABI后系统化管理对

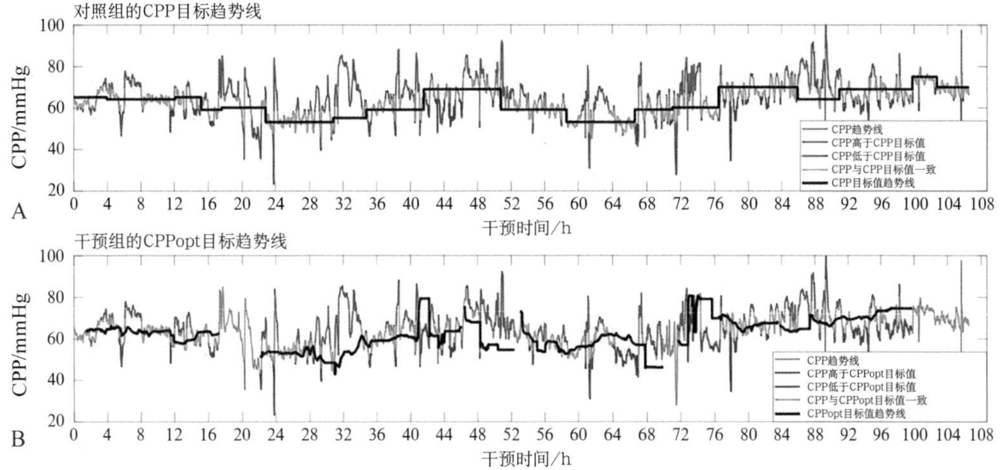

A：用不同颜色表示CPP高于或低于（±5 mmHg）CPP目标范围的时间，计算连续的CPP目标趋势线和实际CPP与所选择的CPP目标一致的相应百分比（±5 mmHg）[将患者的CPP与CPP目标趋势线一致的时间相加并除以总时间（min）]。鉴于CPP目标时刻存在，CPP目标趋势线的存在率占100%。B：用不同的颜色表示同一患者CPP高于或低于（±5 mmHg）CPPopt趋势线的时间，计算CPP与CPPopt一致（±5 mmHg）的相应百分比[将患者的CPP与CPPopt趋势线一致的时间相加并除以总时间（min）]。灰线（CPP趋势线）表示算法无法提供CPPopt的时期，CPPopt趋势线存在率占85%。在该患者中，CPP与CPP目标趋势线一致（±5 mmHg）的时间百分比为52%，与CPPopt趋势线一致（±5 mmHg）的时间百分比为43%。CPP—脑灌注压；CPPopt—最佳脑灌注压。1 mmHg=0.133 kPa。

图6–13　COGITATE研究中对照组和干预组的CPP变化趋势

图片来源：https://doi.org/10.1089/neu.2021.0197

表6–4　2022年最佳脑灌注治疗重大研究汇总

研究名称	研究设计	人群	主要终点	安全性终点
COGITATE	多中心，非盲法，随机平行对照，Ⅱ期临床研究	年龄≥18岁 颅内压指导治疗至少24 h的指征 在入住ICU 24 h内进行随机治疗 分组：目标CPP范围（60~70 mmHg）组（对照组）*vs.* 动态CPPopt组（干预组）	实际CPP与设定CPP目标一致（±5 mmHg）的时间	对照组和干预组治疗强度水平得分增加3分以上

注：CPP—脑灌注压；CPPopt—最佳脑灌注压；ICU—重症监护治疗病房。1 mmHg=0.133 kPa。

促进存活患者的神经功能恢复至关重要。对心肺复苏后意识障碍患者频繁或持续监测神经功能，其临床意义在于避免对苏醒无望的患者采取过度的治疗，同时也避免对有机会获得良好神经功能预后的患者过早地撤除治疗。心肺复苏后意识障碍患者的评估及管理一直都是复苏研究领域的热点和难题，寻找早期准确的评估手段对心肺复苏后昏迷患者神经功能预后判断及治疗方案的选择具有重要的临床意义。

荷兰 Hofmeijer 教授团队开展的 TELSTAR 研究旨在评估对存在节律性／周期性 EEG 异常的心肺复苏后昏迷患者进行抗癫痫药物联合标准内科药物治疗的安全性和有效性。该研究是一项多中心、前瞻性、开放标签、盲法终点的随机对照试验，在荷兰和比利时的 11 家 ICU 开展，研究对象为心脏复苏后处于昏迷状态（GCS 评分≤ 8 分），自发循环恢复后 24 h 内开始进行连续 EEG 监测且 EEG 上有节律性或周期性活动的患者。研究最终纳入 172 例患者，抗癫痫治疗组 88 例，对照组 84 例（图 6–14）。对照组进行标准内科治疗，抗癫痫治疗组在标准治疗的同时，通过抗癫痫药物持续抑制患者所有节律性和周期性脑电活动至少 48 h（定义为 >90% 的脑电活动受到抑制）。抗癫痫治疗逐步进行：第 1 步是 1 种抗癫痫药物加 1 种镇静

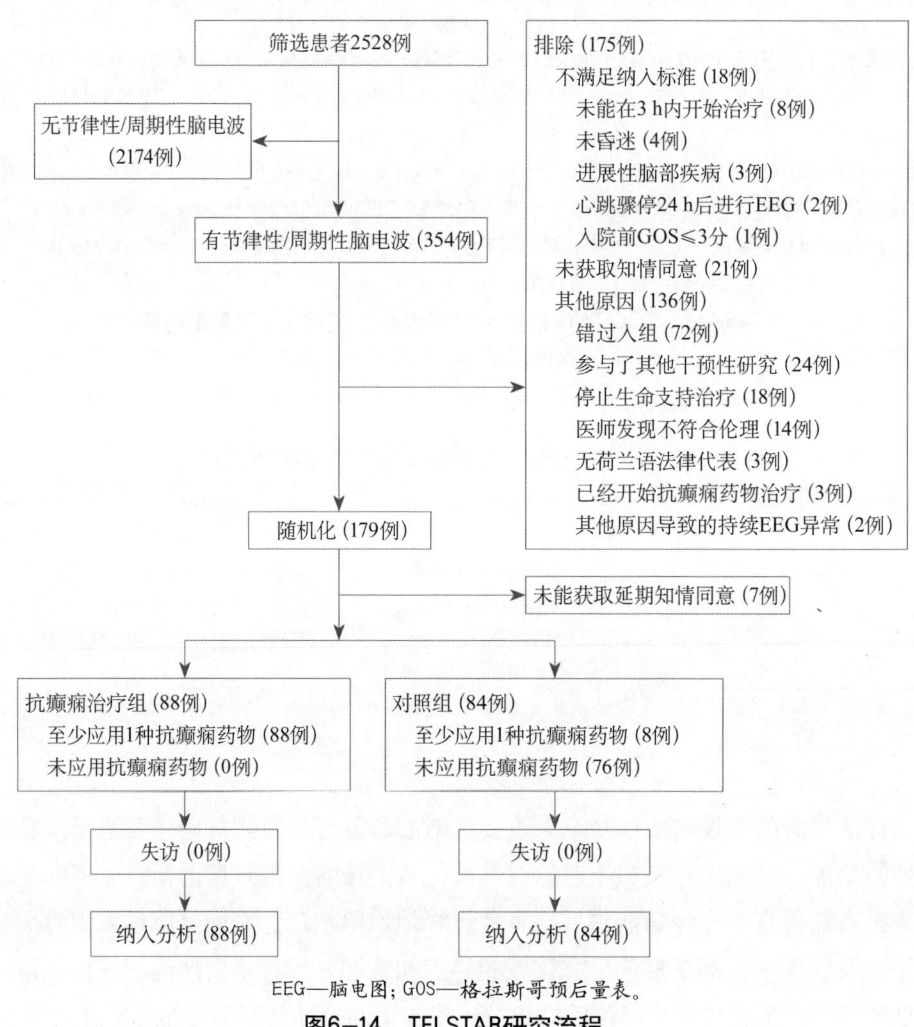

EEG—脑电图；GOS—格拉斯哥预后量表。

图6–14　TELSTAR研究流程

剂（通常为咪达唑仑或丙泊酚）；第 2 步是麻醉药加第 2 种抗癫痫药；第 3 步是应用第 2 种麻醉药。所有药物均静脉注射，抗癫痫药物选择苯妥英、丙戊酸或左乙拉西坦（图 6–15），同时两组均进行体温控制。主要终点是 3 个月脑功能分类量表（cerebral performance category scale，CPC）评分为不良结局（3 分：严重残疾，4 分：昏迷，5 分：死亡）；安全性终点为严重不良事件。

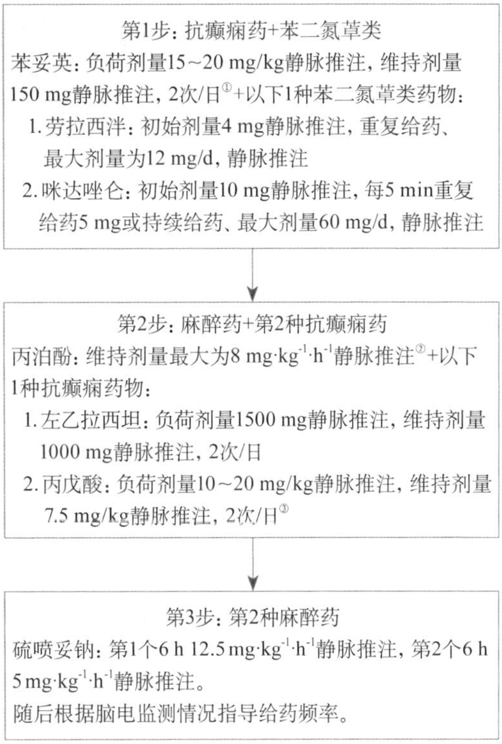

TELSTAR 研究结果显示，在心脏骤停后的昏迷幸存者中，抑制节律性和周期性脑电活动的抗癫痫治疗联合标准治疗与单独标准治疗相比，并未改善 3 个月时的临床结局（不良结局：90% *vs*. 92%，*RD* 2%，95%*CI* –7% ～ 11%，*P*=0.68）（图 6–16）。此外，两组间死亡率和严重不良事件的发生率差异无统计学意义。尽管该结果表明，对于缺氧后癫痫持续状态最严重的患者，积极的抗癫痫治疗可能是无效的，但对于无其他不良迹象的痫性发作或癫痫持续状态，抑制痫性发作的益处仍有待确定。

第1步：抗癫痫药+苯二氮䓬类
苯妥英：负荷剂量15～20 mg/kg静脉推注，维持剂量150 mg静脉推注，2次/日① +以下1种苯二氮䓬类药物：
1. 劳拉西泮：初始剂量4 mg静脉推注，重复给药、最大剂量为12 mg/d，静脉推注
2. 咪达唑仑：初始剂量10 mg静脉推注，每5 min重复给药5 mg或持续给药、最大剂量60 mg/d，静脉推注

↓

第2步：麻醉药+第2种抗癫痫药
丙泊酚：维持剂量最大为8 $mg \cdot kg^{-1} \cdot h^{-1}$静脉推注② +以下1种抗癫痫药物：
1. 左乙拉西坦：负荷剂量1500 mg静脉推注，维持剂量1000 mg静脉推注，2次/日
2. 丙戊酸：负荷剂量10～20 mg/kg静脉推注，维持剂量7.5 mg/kg静脉推注，2次/日③

↓

第3步：第2种麻醉药
硫喷妥钠：第1个6 h 12.5 $mg \cdot kg^{-1} \cdot h^{-1}$静脉推注，第2个6 h 5 $mg \cdot kg^{-1} \cdot h^{-1}$静脉推注。
随后根据脑电监测情况指导给药频率。

①通过血药浓度监测调整苯妥英剂量，若苯妥英禁忌，第1种抗癫痫药可选用丙戊酸或左乙拉西坦。第2种抗癫痫药物的选择和推荐剂量在第2步中列出。②研究中限制了治疗的持续时间，与通常剂量（如5 $mg \cdot kg^{-1} \cdot h^{-1}$）相比，此处丙泊酚的剂量偏高。需监测血清肌酸激酶水平和代谢性酸中毒倾向。③如果同时应用苯妥英和丙戊酸，需监测血药浓度。两者相互作用会降低彼此的血药浓度。

图6–15　TELSTAR抗癫痫阶梯化治疗方案

心脏骤停复苏后昏迷患者维持适度的氧合和血压水平至关重要，但两者的目标值尚未明确。自主循环恢复后再灌注可能加重大脑损伤，限制氧合策略可能增加组织缺氧风险。在维持昏迷患者血压问题上，一方面需要维持大脑、心脏和肾脏等重要器官的充分灌注；另一方面，心脏骤停患者往往患有心脏病，降低心脏后负荷可能有助于心脏功能恢复和患者存活，血压的目标值要在恢复脏器的有效灌注和减轻心脏负荷之间寻求平衡。

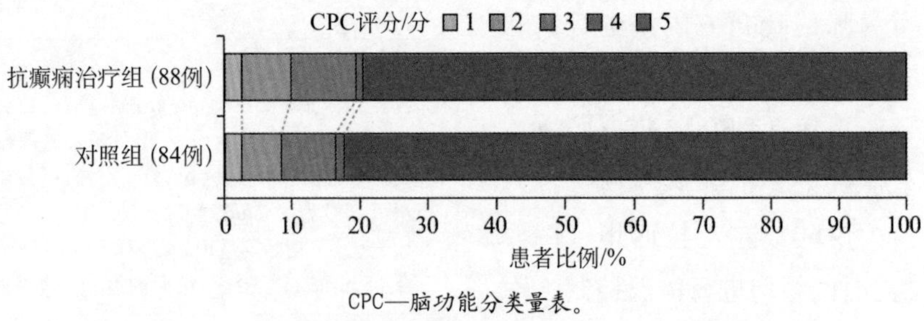

CPC—脑功能分类量表。

图6–16　TELSTAR抗癫痫治疗组和对照组3个月CPC评分分布

图片来源：https://doi.org/10.1056/NEJMoa2115998

来自丹麦的 BOX 研究比较了不同血压和氧合目标在心脏骤停后复苏患者管理中的效果。BOX 研究是一项由丹麦两家高水平心脏骤停治疗中心参与的 2×2 析因设计的随机对照试验，主要研究者 Kjaergaard 教授和 Møller 教授分属这两家中心。该研究历时 4 年，将在 ICU 住院、已恢复自主循环但仍昏迷的 789 例院外心脏骤停患者分配到两个目标血压组（双盲）和两个目标氧合组（开放标签）。该研究对所有患者采取了标准的目标温度管理策略，即通过体表或血管内目标温度管理设备，将体温保持在 36 ℃至少 24 h 并逐步复温。目标血压研究采用双盲设计，即通过有创动脉压模块的调节，使两个目标血压组血压分别与 MAP 设定目标值（70 mmHg）偏移 −10% 或 +10%（保持盲态），因此两组 MAP 控制目标分别为 63 mmHg（低血压靶值）和 77 mmHg（高血压靶值），血压调节主要通过去甲肾上腺素和多巴胺。目标氧合研究采用开放标签设计，将机械通气时氧合目标分别定为动脉氧分压 68 ~ 75 mmHg（9 ~ 10 kPa，限制氧合靶值组）和 98 ~ 105 mmHg（13 ~ 14 kPa，自由氧合靶值组）。主要终点是 90 d 内出院时 CPC 评分为 3 分或 4 分或任何原因死亡的综合终点事件。

在 BOX 研究目标血压管理的分析中，高血压靶值组与低血压靶值组主要终点事件的发生率分别为 34%（133/393）和 32%（127/396）（*HR* 1.08，95%*CI* 0.84 ~ 1.37，*P*=0.56）；两组的 90 d 死亡率分别为 31%（122/393）和 29%（114/396）（*HR* 1.13，95%*CI* 0.88 ~ 1.46），两组死亡、重度残疾或昏迷发生率差异无统计学意义（图 6–17）。血压部分研究提示，心肺复苏后昏迷患者的 MAP 为 77 mmHg 的高血压靶值或 63 mmHg 的低血压靶值，对患者死亡、严重残疾或昏迷发生率没有明显的影响。

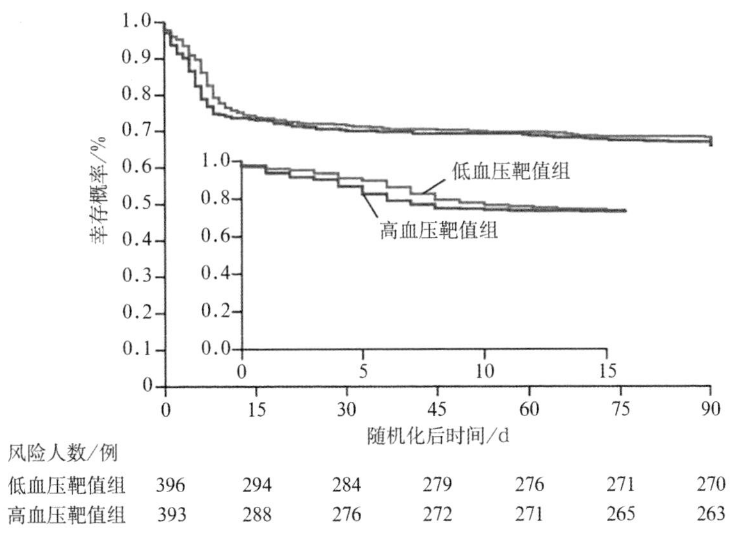

图6–17 BOX研究中不同血压靶值组终点事件发生情况

图片来源：https://doi.org/10.1056/NEJMc2215179

在 BOX 研究目标氧合研究部分，限制性氧合靶值组和自由氧合靶值组的主要终点事件发生率差异无统计学意义 [32%（126/394）*vs*. 33.9%（134/395），*HR* 0.95，95%*CI* 0.75 ~ 1.21，*P*=0.69]；两组的 90 d 死亡率分别为 28.7%（113/394）和 31.1%（123/395），两组间不良事件发生率相似（图 6–18）。

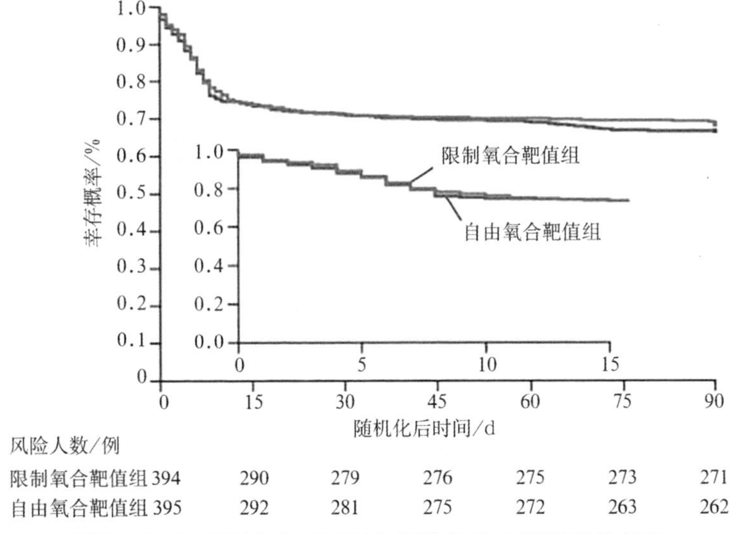

图6–18 BOX研究中不同氧合靶值组终点事件发生情况

图片来源：https://doi.org/10.1056/NEJMoa2208686

目标氧合部分研究提示，对于心脏骤停复苏后昏迷患者，限制性或自由性氧合策略对死亡、严重残疾或昏迷的发生率无显著影响。

BOX 研究是目前规模最大的评估心脏骤停复苏后昏迷患者采用不同目标血压和不同目标氧合策略有效性的随机对照试验，尽管研究结论均为阴性，但对该领域研究的深入开展具有重要指导价值。评估心肺复苏后昏迷患者的预后仍是研究的热点和难题，寻找准确的评估手段对预测心肺复苏后昏迷患者神经功能预后及选择治疗方案具有重要的临床意义（表 6–5）。

表6–5　2022年心肺复苏后昏迷治疗重大研究汇总

研究名称	研究设计	人群	主要终点	安全性终点
TELSTAR	开放标签、盲法终点评估、多中心、随机对照试验	心脏复苏后处于昏迷状态（GCS评分≤8分）的患者，在自发循环恢复后24 h内开始进行连续EEG监测，EEG上有节律性或周期性活动。 分组：抗癫痫治疗组 *vs.* 对照组	3个月CPC评分为3~5分： 抗癫痫治疗组 *vs.* 标准治疗组[90%（79/88）*vs.* 92%（77/84），*RD* 2%，95%*CI* –7%~11%，*P*=0.68]	任何严重不良事件： 抗癫痫治疗组 *vs.* 标准治疗组（83% *vs.* 86%，*P*=0.62）
BOX	双中心、2×2析因设计的随机对照试验	疑似心脏原因在院外心脏骤停后复苏的昏迷成人患者 目标血压研究部分：低血压靶值组（MAP 63 mmHg）*vs.* 高血压靶值组（MAP 77 mmHg） 目标氧合研究部分： 限制氧合靶值组[动脉氧分压98~105 mmHg（13~14 kPa）] *vs.* 自由氧合靶值组[68~75 mmHg（9~10 kPa）]	90 d内出院时CPC评分为3分或4分或任何原因死亡的综合终点事件 血压管理： 高血压靶值组 *vs.* 低血压靶值组[34%（133/393）*vs.* 32%（127/396），*HR* 1.08，95%*CI* 0.84~1.37，*P*=0.56] 氧合管理： 限制氧合靶值组 *vs.* 自由氧合靶值组[32%（126/394）*vs.* 33.9%（134/395），*HR* 0.95，95%*CI* 0.75~1.21，*P*=0.69]	任何严重不良事件：组间差异无统计学意义

注：GCS—格拉斯哥昏迷评分；EEG—脑电图；MAP—平均动脉压；CPC—脑功能分类量表；RD—风险差异；CI—置信区间；HR—风险比。1 mmHg=0.133 kPa。

6　逐渐细化：重症患者的营养支持策略

卒中危重患者常合并意识水平下降、严重吞咽困难和胃肠功能受损，营养不良或高营养风险与死亡、并发症和不良功能预后相关，因此，目前指南推荐意识水平下降或长期严重吞咽困难的卒中危重患者应尽早（在症状出现后 72 h 内开始）接受肠内营养。然而，卒中危重患者早期肠内营养的最佳能量目标仍然存在争议。

来自中国西京医院的江文教授团队发起的 OPENS 研究是一项多中心、开放标签、盲法终点、前瞻性的随机对照试验，目的是比较 3 种肠内营养策略（全热量 / 改良全热量 / 低热量肠内营养）在改善重症卒中患者预后方面的有效性和安全性。该研究纳入预期肠内营养 7 d 以上的急性严重卒中（GCS 评分≤ 12 分或 NIHSS 评分≥ 11 分）成人患者，随机（1 ： 1 ： 1）分为全热量肠内营养（第 1 天的热量目标是估计需求的 1/3，第 2 天的目标是估计需求的一半，第 3 天至第 7 天的目标是估计需求的 100%，可接受范围为估计热量需求的 70% ～ 100%）、改良全热量肠内营养（全热量肠内营养加促动力药，甲氧氯普胺 10 mg 或莫沙必利 5 mg，3 次 / 日，第 1 天至第 7 天）或低热量肠内营养（第 1 天的热量目标是估计需求的 1/3，第 2 天至第 7 天的目标是估计需求的 60%，可接受范围为估计热量需求的 40% ～ 60%）。患者入院 24 h 内开始执行指定的营养策略，持续 7 d。所有患者均通过放置鼻胃管或鼻肠管接受肠内营养。主要有效性终点是 90 d 不良结局（mRS 评分≥ 3 分）患者的比例，预先设定的主要安全性终点是 90 d 死亡。

OPENS 研究最终纳入 315 例患者，由于组间死亡率差异显著而被提前终止。3 组的 90 d 预后不良率差异无统计学意义（改良全热量肠内营养 82% *vs*. 全热量肠内营养 80%，校正 *OR* 0.87，95%*CI* 0.41 ～ 1.86，*P*=0.721；低热量肠内营养 73% *vs*. 全热量肠内营养 80%，校正 *OR* 0.61，95%*CI* 0.30 ～ 1.27，*P*=0.186；低热量肠内营养 73% *vs*. 改良全热量肠内营养 82%，校正 *OR* 0.70，95%*CI* 0.34 ～ 1.46，*P*=0.340）。低热量肠内营养组 90 d 死亡率高于改良全热量肠内营养组（34% *vs*. 17%，校正 *OR* 2.89，95%*CI* 1.46 ～ 5.72，*P*=0.0023），而低热量肠内营养组和全热量肠内营养组（34% *vs*. 23%，校正 *OR* 1.92，95%*CI* 1.00 ～ 3.69，*P*=0.049）、改良全热量肠内营养组和全热量肠内营养组（校正 *OR* 0.61，95%*CI* 0.29 ～ 1.28，*P*=0.187）之间的 90 d 死亡率差异无统计学意义（表 6–6，表 6–7）。OPENS 研究中最常见的不良事件是肺炎，其发生率在全热量肠内营养组、改良全热量肠内营养组和低热量肠内营养组分别为 78%、81% 和 75%，差异无统计学意义。

OPENS 研究的结果提示，在重症卒中的早期阶段，与全热量肠内营养相比，改良全热量肠内营养或低热量肠内营养未能降低 90 d 不良结局的风险；与改良全热量肠内营养相比，低热量肠内营养可能与死亡率增加相关。改良全热量肠内营养是否为重症卒中患者的最佳营养策略，仍需进一步研究加以解答。

表6-6 OPENS研究3种肠内营养策略在重度卒中患者中应用的有效性和安全性

指标	全热量肠内营养（106例）	改良全热量肠内营养（105例）	低热量肠内营养（104例）	改良全热量肠内营养 *vs.* 全热量肠内营养		低热量肠内营养 *vs.* 全热量肠内营养		低热量肠内营养 *vs.* 改良全热量肠内营养	
				校正*OR*（95%*CI*）	*P*值	校正*OR*（95%*CI*）	*P*值	校正*OR*（95%*CI*）	*P*值
主要安全性终点									
90 d mRS评分≥3分/例（%）	85（80）	86（82）	76（73）	0.87（0.41~1.86）	0.721	0.61（0.30~1.27）	0.186	0.70（0.34~1.46）	0.340
次要安全性终点									
90 d Barthel指数/分	35（0~70）	30（5~70）	20（0~73）	3.25（−4.61~1.11）	0.449	−2.15（−6.63~2.18）	0.321	−7.18（−15.85~0.67）	0.098
出院时NIHSS评分/分	13（9~17）	14（10~19）	15（10~24）	−0.04（−2.10~2.04）	0.966	1.45（0.34~2.69）	0.020	2.72（0.18~5.10）	0.037
出院时GCS评分/分	13（10~15）	14（9~15）	12（6~15）	0.12（−0.83~1.07）	0.802	−0.73（−1.24~0.16）	0.011	−1.65（−2.77~0.47）	0.069
出院时mRS评分/分	5（4~5）	5（4~5）	5（4~5）	−0.06（−0.30~0.18）	0.648	0.03（−0.10~0.16）	0.574	0.10（−0.16~0.35）	0.448
出院时Barthel指数/分	5（0~30）	10（0~30）	0（0~20）	3.17（−3.01~8.69）	0.261	−1.47（−4.24~1.50）	0.359	−5.20（−10.81~0.37）	0.079
主要安全性终点									
90 d死亡/例（%）	24（23）	18（17）	35（34）	0.61（0.29~1.28）	0.187	1.92（1.00~3.69）	0.049	2.89（1.46~5.72）	0.0023
次要安全性终点									
耐受不良/例（%）	23（22）	22（21）	23（22）	1.07（0.54~2.11）	0.850	1.19（0.60~2.36）	0.618	1.22（0.62~2.40）	0.572
其他安全性事件/例（%）	96（91）	96（91）	95（91）	0.88（0.32~2.40）	0.806	1.04（0.39~2.75）	0.945	1.08（0.40~2.92）	0.878

注：OR—比值比；CI—置信区间；mRS—改良Rankin量表；NIHSS—美国国立卫生研究院卒中量表；GCS—格拉斯哥昏迷评分。

表6–7　2022年重症患者营养支持治疗重大研究汇总

研究名称	研究设计	人群	主要终点	安全性终点
OPENS	多中心、开放标签、盲法、随机对照试验	预期肠内营养>7 d的急性严重卒中（GCS评分≤12分或NIHSS评分≥11分）成人患者 分组： 全热量肠内营养（估计热量需求的70%~100%）*vs.* 改良全热量肠内营养（全热量肠内营养加促动力药物）*vs.* 低热量肠内营养（估计热量需求的40%~60%）	90 d mRS评分≥3分： 改良全热量肠内营养 *vs.* 全热量肠内营养（82% *vs.* 80%，校正*OR* 0.87，95%*CI* 0.41~1.86，*P*=0.721）；低热量肠内营养 *vs.* 全热量肠内营养（73% *vs.* 80%，校正*OR* 0.61，95%*CI* 0.30~1.27，*P*=0.186）；低热量肠内营养 *vs.* 改良全热量肠内营养（校正*OR* 0.70，95%*CI* 0.34~1.46，*P*=0.340）	90 d死亡率： 低热量肠内营养 *vs.* 改良全热量肠内营养（34% *vs.* 17%，校正*OR* 2.89，95%*CI* 1.46~5.72，*P*=0.0023），低热量肠内营养 *vs.* 全热量肠内营养（34% *vs.* 23%，校正*OR* 1.92，95%*CI* 1.00~3.69，*P*=0.049），改良全热量肠内营养 *vs.* 全热量肠内营养（校正*OR* 0.61，95%*CI* 0.29~1.28，*P*=0.187）

注：GCS—格拉斯哥昏迷评分；NIHSS—美国国立卫生研究院卒中量表；mRS—改良Rankin量表；OR—比值比；CI—置信区间。

7　有待探索：重症卒中气管切开时机

需要有创机械通气的重症卒中患者处于死亡或功能不良预后的高风险之中。尽管这些患者可能有自主呼吸的能力，但往往因咳嗽无力、吞咽障碍、无法维持上呼吸道通畅以及等待治疗或预防继发性脑损伤的手术等原因导致拔管延迟。在 ICU 接受有创机械通气的患者中，把气管插管更换为气管切开的最佳时机目前仍未明确，应早期气管切开还是延迟气管切开也尚存争议。

为了探究机械通气卒中患者早期气管切开是否获益，来自德国的 Bösel 教授团队率先开展了单中心预试验——SETPOINT 研究。该研究共纳入 60 例接受机械通气的卒中患者，并随机分为两组，一组在插管后 3 d 内进行早期气管切开，另一组延长气管插管时间，如仍需气管插管则在 7 ~ 14 d 进行气管切开。虽然两组的主要终点（ICU 住院时间）差异没有统计学意义，但结果提示早期气管切开组的镇静药物使用、机械通气持续时间和死亡率均较低。基于 SETPOINT 研究的前期结果，Bösel 教授团队发起了多中心、随机对照试验—SETPOINT2 研究，旨在探讨对接受机械通气的重症卒中患者行早期气管切开术是否优于标准脱机拔管或气管切开术。SETPOINT2 研究纳入了美国和德国 26 家神经重症监护中心 382 例接受了有创通气的重症急性卒中患者，随机分配（1 ∶ 1）至早期气管切开组（188 例，气管插管≤ 5 d）或标准气管切开组（194 例，从气管插管＞ 10 d）（图 6–19）。主要终点为 6 个月神经功能预后（mRS 评分）。最终 366 例患者（95.8%）完成了研究，95.2%的早期气管切开组患者在插管后4（3～4）d进行了气管切开术，67%的标准气管切开组患者在插管后11（10～12）d进行了气管切开术。早期气管切开术组与标准气管切开组6个月时的无严重残疾（mRS评分0～4分）的比例差异无统计学意义（43.5% *vs*. 47.1%，*RD* −3.6%，95%*CI* −14.3%～7.2%；校正*OR* 0.93，95%*CI* 0.60～1.42，*P*=0.73）（表6–8，图6–20）。该研究结果提示，在接受机械通气的重症卒中患者中，与标准气管切开时间相比，早期进行气管切开并没有改善存活者6个月时无严重残疾的比例。

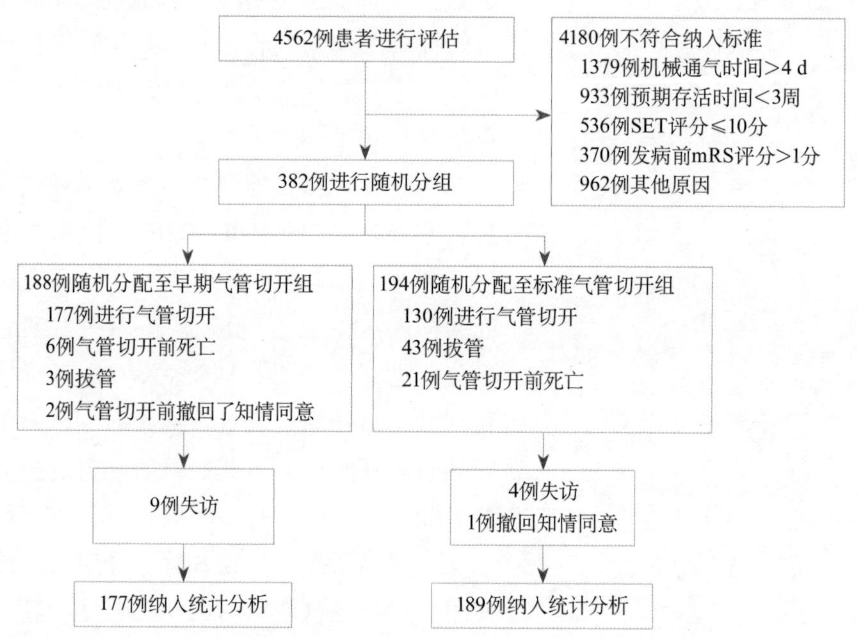

SET—卒中相关早期气管切开量表（范围为0～37分；评分≥10分提示预期需要机械通气2周及以上）。；mRS—改良Rankin量表。

图6–19　SETPOINT2研究流程

表6–8　2022年气管切开时机重大研究汇总

研究名称	研究设计	人群	主要终点	安全性终点
SETPOINT2	多中心、盲法终点、随机对照试验	急性非创伤性缺血性卒中、脑出血或蛛网膜下腔出血后需要有创机械通气的患者，SET评分>10分。 分组： 早期气管切开（插管≤5 d）*vs*. 标准气管切开（从气管插管>10 d）	6个月mRS评分0～4分： 早期气管切开 *vs*. 标准气管切开（43.5% *vs*. 47.1%，*RD* −3.6%， 95%*CI* −14.3%～7.2%，校正*OR* 0.93，95%*CI* 0.60～1.42，*P*=0.73）	严重不良事件（定义为入组后发生的任何伴有以下后果之一的不良事件：死亡、危及生命、延长住院时间或再次恶化、引起长期病情恶化）： 早期气管切开 *vs*. 标准气管切开（47.3% *vs*. 43.8%，*P*=0.49）

注：SET—卒中相关早期气管切开量表；mRS—改良Rankin量表；RD—风险差异；CI—置信区间；OR—比值比。

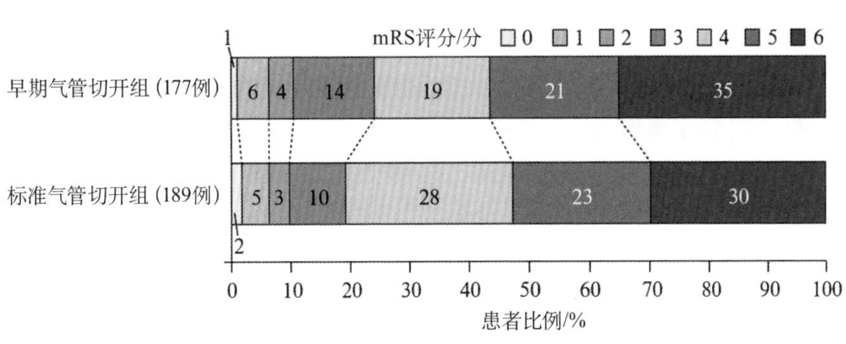

mRS—改良Rankin量表。

图6–20 SETPOINT2研究早期气管切开组与标准气管切开组6个月mRS评分分布

图片来源：https://doi.org/10.1001/jama.2022.4798

8 不温不火：重症心源性休克的血管内低温治疗

为了维持神经系统的正常活动，大脑对温度呈高度依赖性。多种疾病如心搏骤停、新生儿缺血缺氧、肝性脑病等可直接或间接影响脑葡萄糖代谢，导致脑组织产生病理变化。脑外伤以及各种因素导致的颅内高压等均可直接或间接导致脑组织损伤。作为重要治疗方法之一的低温治疗能够保护脑功能、降低病死率并改善预后。此外，许多临床前研究支持治疗性低温对急性缺血性卒中的神经保护作用，但治疗性低温在临床管理中的有效性尚未得到证实。

前期的 ReCCLAIM 和 ICTuS–2 研究在卒中患者中初步验证了血管内低温治疗是安全可行的。能否通过低温治疗改善重症患者的神经功能结局，仍需进一步研究提供更多证据。

法国 Levy 教授团队进行了 HYPO–ECMO 研究，旨在评估中度低温（33 ~ 34 ℃）与正常体温（36 ~ 37 ℃）对接受体外膜式氧合（extracorporeal membrane oxygenation，ECMO）的重症心源性休克患者 30 d 死亡率的影响。该研究是一项多中心、非盲法、前瞻性、随机平行对照试验，20 个法国心脏休克护理中心的 ICU 参与该研究，纳入 334 例重症心源性休克且已进行气管插管并接受 ECMO 治疗＜ 6 h 的患者，将其随机分为早期中度低温组（168 例，33 ~ 34 ℃，持续 24 h）和正常体温组（166 例，36 ~ 37 ℃）（图 6–21）。主要终点为分组后 30 d 死亡。研究结果显示，早期中度低体温组和正常体温组的 30 d 死亡率差异无统计学差异（42% *vs*. 51%，校正 *OR* 0.71，95%*CI* 0.45 ~ 1.13，*P*=0.15；*RD* –8.3%，95%*CI* –16.3% ~ –0.3%）（图 6–22）。这项随机对照试验结果提示，与正常体温相比，早期应用中度低温 24 h 并没有降低重症心源性休克患者的 30 d 死亡率。然而，由于 95%*CI* 很宽且包括潜在的重要效应量，统计及外推校度不够，该研究的结论需要谨慎解读。

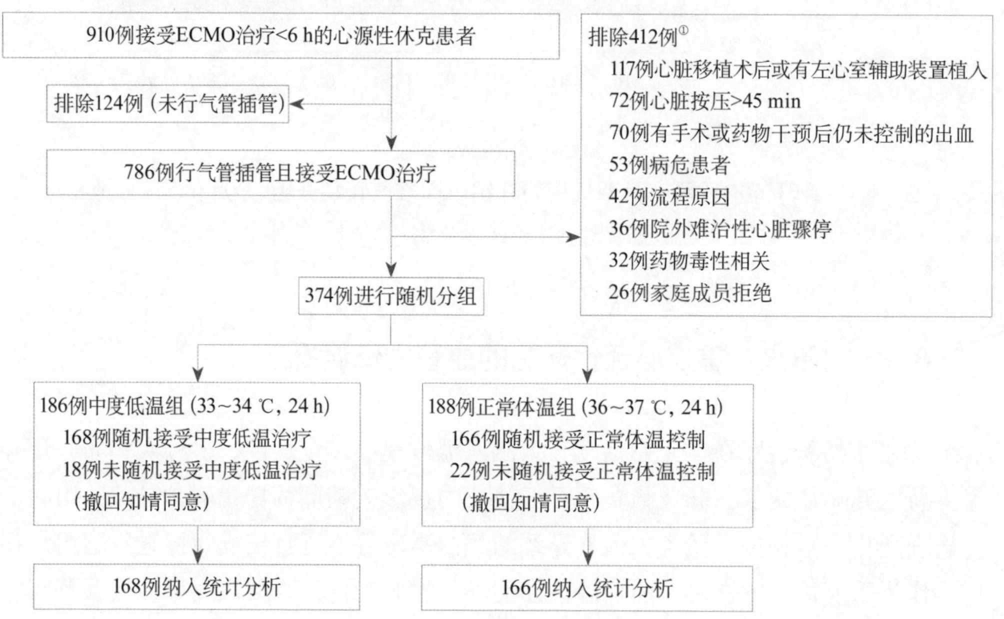

①下面列出的是原因例次而不是患者例数。ECMO—体外膜式氧合。

图6-21　HYPO-ECMO研究流程

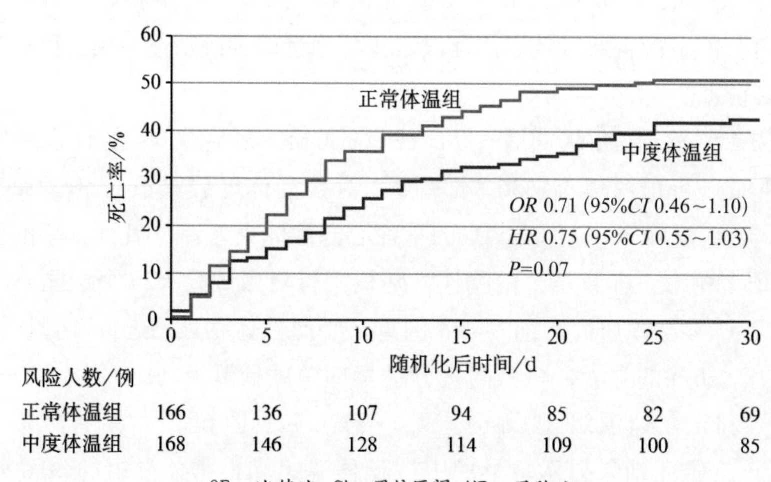

OR—比值比；CI—置信区间；HR—风险比。

图6-22　Kaplan-Meier曲线预测中度低体温组及正常体温组的30 d死亡率

图片来源：https://doi.org/10.1001/jama.2021.24776

尽管 HYPO-ECMO 研究的结论为阴性，但其仍为治疗性低温在重症心源性休克中的应用奠定了基础，也为后续开展急性卒中的血管内低温治疗提供了证据（表 6-9）。

表6-9 2022年血管内低温治疗重大研究汇总

研究名称	研究设计	人群	主要终点	安全性终点
HYPO-ECMO	多中心、非盲法、前瞻性、随机、平行对照试验	重症心源性休克已行气管插管并接受ECMO治疗<6 h的患者 分组：早期中度低温组（33～34 ℃）*vs.* 正常体温组（36～37 ℃）	30 d死亡率： 早期中度低体温组 *vs.* 正常体温组： [42%（71/168）*vs.* 51%（84/166），校正*OR* 0.71，95%*CI* 0.45～1.13，*P*=0.15，*RD* −8.3%，95%*CI* −16.3%～−0.3%]	不良事件包括严重出血、败血症和ECMO期间输注的浓缩红细胞单位数： 早期中度低体温组在ECMO期间输注的浓缩红细胞单位数更高（8.3 IU *vs.* 5.4 IU，校正*OR* 2.84，95%*CI* 1.37～5.86）

注：ECMO—体外膜式氧合；OR—比值比；CI—置信区间；RD—风险差异。

回顾 2022，血管开通治疗围手术期管理是目前亟待解决的问题，其中无效再通是研究难点和热点。目前有关神经重症的大部分研究是中性（阴性）结果，未来研究纳入人群可能需要进一步精准分层。目前临床研究证实，利用多模式神经功能监护手段实现个体化管理策略的制订是可行的，且是具有潜力的研究方向。神经重症研究的推动得益于多学科的共同发展，目前仍有诸多难点问题亟待解答，期待未来发现更多高质量的循证证据，为神经重症规范化评估及综合管理提供新技术、新方法和新依据。

参考文献

[1] LIU X F, DAI Q L, YE R D, et al. Endovascular treatment versus standard medical treatment for vertebrobasilar artery occlusion (BEST): an open-label, randomised controlled trial[J]. Lancet Neurol, 2020, 19 (2): 115-122.

[2] LANGEZAAL LCM, VAN DER HOEVEN EJRJ, MONT' ALVERNE FJA, et al. Endovascular therapy for stroke due to basilar-artery occlusion[J]. N Engl J Med, 2021, 384 (20): 1910-1920.

[3] JOVIN T G, LI C H, WU L F, et al. Trial of thrombectomy 6 to 24 hours after stroke due to basilar-artery occlusion[J]. N Engl J Med, 2022, 387 (15): 1373-1384.

[4] TAO C R, NOGUEIRA R G, ZHU Y Y, et al. Trial of endovascular treatment of acute basilar-artery occlusion[J]. N Engl J Med, 2022, 387 (15): 1361-1372.

[5] SARRAJ A, GROTTA J C, PUJARA D K, et al. Triage imaging and outcome measures for large core stroke thrombectomy - a systematic review and meta-analysis[J]. J Neurointerv Surg, 2020, 12 (12): 1172-1179.

[6] YOSHIMURA S, SAKAI N, YAMAGAMI H, et al. Endovascular therapy for acute stroke with a large ischemic region[J]. N Engl J Med, 2022, 386 (14) : 1303-1313.

[7] NIE X M, LENG X Y, MIAO Z R, et al. Clinically ineffective reperfusion after endovascular therapy in acute ischemic stroke[J]. Stroke, 2023, 54 (3) : 873-881.

[8] XIE Y, OPPENHEIM C, GUILLEMIN F, et al. Pretreatment lesional volume impacts clinical outcome and thrombectomy efficacy[J]. Ann Neurol, 2018, 83 (1) : 178-185.

[9] OSPEL J M, HILL M D, DEMCHUK A, et al. Clinical impact of EVT with failed reperfusion in patients with acute ischemic stroke: results from the ESCAPE and ESCAPE-NA1 trials[J]. Neuroradiology, 2021, 63 (11) : 1883-1889.

[10] POWERS W J, RABINSTEIN A A, ACKERSON T, et al. Guidelines for the early management of patients with acute ischemic stroke: 2019 update to the 2018 guidelines for the early management of acute ischemic stroke: a guideline for healthcare professionals from the American Heart Association/ American Stroke Association[J/OL]. Stroke, 2019, 50 (12) : e344-e418[2023-02-02]. https://doi.org/10.1161/ STR.0000000000000211.

[11] GUO Y J, LIN Y P, TANG Y F, et al. Safety and efficacy of early antiplatelet therapy in acute ischemic stroke patients receiving endovascular treatment: a systematic review and meta-analysis[J/OL]. J Clin Neurosci, 2019, 66: 45-50[2023-02-02]. https://doi.org/10.1016/j.jocn.2019.05.028.

[12] YANG M, HUO X C, GAO F, et al. Safety and efficacy of heparinization during mechanical thrombectomy in acute ischemic stroke[J/OL]. Front Neurol, 2019, 10: 299[2023-02-02]. https://doi.org/10.3389/ fneur.2019.00299.

[13] BERGE E, WHITELEY W, AUDEBERT H, et al. European Stroke Organisation (ESO) guidelines on intravenous thrombolysis for acute ischaemic stroke[J]. Eur Stroke J, 2021, 6 (1) : 1-62.

[14] VAN DER STEEN W, VAN DE GRAAF R A, CHALOS V, et al. Safety and efficacy of aspirin, unfractionated heparin, both, or neither during endovascular stroke treatment (MR CLEAN-MED) : an open-label, multicentre, randomised controlled trial[J]. Lancet, 2022, 399 (10329) : 1059-1069.

[15] ALMEKHLAFI M A, COUTTS S B. Anti-thrombotics cause harm in the setting of stroke thrombectomy[J]. Lancet, 2022, 399 (10329) : 1025-1026.

[16] CANNON C P, WEINTRAUB W S, DEMOPOULOS L A, et al. Comparison of early invasive and conservative strategies in patients with unstable coronary syndromes treated with the glycoprotein Ⅱb/Ⅲa inhibitor tirofiban[J]. N Engl J Med, 2001, 344 (25) : 1879-1887.

[17] VAN' T HOF A W, TEN BERG J, HEESTERMANS T, et al. Prehospital initiation of tirofiban in patients with ST-elevation myocardial infarction undergoing primary angioplasty (On-TIME 2) : a multicentre, double-blind, randomised controlled trial[J]. Lancet, 2008, 372 (9638) : 537-546.

[18] CURA F A, BHATT D L, LINCOFF A M, et al. Pronounced benefit of coronary stenting and adjunctive platelet glycoprotein Ⅱb/Ⅲa inhibition in complex atherosclerotic lesions[J]. Circulation, 2000, 102 (1) : 28-34.

[19] QIU Z M, LI F L, SANG H F, et al. Effect of intravenous tirofiban *vs* placebo before endovascular thrombectomy on functional outcomes in large vessel occlusion stroke: the RESCUE BT randomized clinical trial[J]. JAMA, 2022, 328 (6) : 543-553.

[20] MULDER M J H L, ERGEZEN S, LINGSMA H F, et al. Baseline blood pressure effect on the benefit and safety of intra-arterial treatment in MR CLEAN (Multicenter randomized clinical trial of endovascular treatment of acute ischemic stroke in the Netherlands) [J]. Stroke, 2017, 48 (7) : 1869-1876.

[21] YANG P F, SONG L L, ZHANG Y W, et al. Intensive blood pressure control after endovascular thrombectomy for acute ischaemic stroke (ENCHANTED2/MT) : a multicentre, open-label, blinded-endpoint, randomised controlled trial[J]. Lancet, 2022, 400 (10363) : 1585-1596.

[22] CZOSNYKA M, SMIELEWSKI P, KIRKPATRICK P, et al. Continuous assessment of the cerebral vasomotor reactivity in head injury[J]. Neurosurgery, 1997, 41 (1) : 11-19.

[23] CARNEY N, TOTTEN A M, O' REILLY C, et al. Guidelines for the management of severe traumatic brain injury, fourth edition[J]. Neurosurgery, 2017, 80 (1) : 6-15.

[24] TAS J, BEQIRI E, VAN KAAM R C, et al. Targeting autoregulation-guided cerebral perfusion pressure after traumatic brain injury (COGiTATE) : a feasibility randomized controlled clinical trial[J]. J Neurotrauma, 2021, 38 (20) : 2790-2800.

[25] SANDRONI C, CRONBERG T, SEKHON M. Brain injury after cardiac arrest: pathophysiology, treatment, and prognosis[J]. Intensive Care Med, 2021, 47 (12) : 1393-1414.

[26] RUIJTER B J, KEIJZER H M, TJEPKEMA-CLOOSTERMANS M C, et al. Treating rhythmic and periodic EEG patterns in comatose survivors of cardiac arrest[J]. N Engl J Med, 2022, 386 (8) : 724-734.

[27] KJAERGAARD J, SCHMIDT H, MØLLER J E, et al. The "blood pressure and oxygenation targets in post resuscitation care, a randomized clinical trial": design and statistical analysis plan[J]. Trials, 2022, 23 (1) : 177.

[28] KJAERGAARD J, MØLLER J E, SCHMIDT H, et al. Blood-pressure targets in comatose survivors of cardiac arrest[J]. N Engl J Med, 2022, 387 (16) : 1456-1466.

[29] SCHMIDT H, KJAERGAARD J, HASSAGER C, et al. Oxygen targets in comatose survivors of cardiac arrest[J]. N Engl J Med, 2022, 387 (16) : 1467-1476.

[30] ZHAO J J, YUAN F, SONG C G, et al.Safety and efficacy of three enteral feeding strategies in patients with severe stroke in China (OPENS) : a multicentre, prospective, randomised, open-label, blinded-endpoint trial[J]. Lancet Neurol, 2022, 21 (4) : 319-328.

[31] BÖSEL J, SCHILLER P, HOOK Y, et al. Stroke-related early tracheostomy versus prolonged orotracheal intubation in neurocritical care trial (SETPOINT) : a randomized pilot trial[J]. Stroke, 2013, 44 (1) : 21-28.

[32] BÖSEL J, NIESEN W D, SALIH F, et al.Effect of early vs standard approach to tracheostomy on functional outcome at 6 months among patients with severe stroke receiving mechanical ventilation: the SETPOINT2 randomized clinical trial[J]. JAMA, 2022, 327 (19) : 1899-1909.

[33] HORN C M, SUN C H, NOGUEIRA R G, et al. Endovascular reperfusion and cooling in cerebral acute ischemia (ReCCLAIM I) [J]. J Neurointerv Surg, 2014, 6 (2) : 91-95.

[34] LYDEN P, HEMMEN T, GROTTA J, et al. Results of the ICTuS 2 trial (intravascular cooling in the treatment of stroke 2) [J]. Stroke, 2016, 47 (12) : 2888-2895.

[35] LEVY B, GIRERD N, AMOUR J, et al. Effect of moderate hypothermia vs normothermia on 30-day mortality in patients with cardiogenic shock receiving venoarterial extracorporeal membrane oxygenation: a randomized clinical trial[J]. JAMA, 2022, 327 (5) : 442-453.

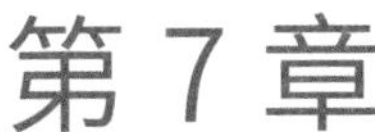

第 7 章 运动障碍性疾病

2022 年，国内外运动障碍性疾病领域的研究者在帕金森病的临床治疗、发病机制以及多系统萎缩和进行性核上性麻痹诊断标准更新等方面取得了多项突破。2023 年伊始，我们共同回顾过去一年运动障碍领域的重大进展，找寻运动障碍性疾病研究的未来道路。

扫码观看视频解读

1 靶向抗 α–突触核蛋白单克隆抗体普拉西珠单抗治疗帕金森病

α–突触核蛋白（α–synuclein，α–syn）聚集形成路易小体和路易神经纤维是帕金森病（Parkinson's disease，PD）的特征性病理改变。目前 PD 的主要治疗方法是通过外源性补充左旋多巴来改善症状，但无法延缓疾病的进展，而且多数患者在长期用药后会出现运动并发症。在此背景下，目前该领域的研究重点逐步转向开发靶向抗 α–syn 药物以延缓 PD 进展。

2022 年 8 月，*NEJM* 发表了靶向抗 α–syn 单克隆抗体——普拉西珠单抗治疗早期 PD 的 PASADENA 研究结果。普拉西珠单抗是一种人源化的单克隆抗体，能选择性地抑制在蛋白质 C 端结合聚集的 α–syn。在注射 α–syn 的小鼠模型中，普拉西珠单抗可有效减少神经元内 α–syn 聚集物的积累，减轻突触损伤，逆转星形胶质细胞和小胶质细胞增生，并改善小鼠水迷宫测试的表现。Ⅰ期临床研究证实，普拉西珠单抗能通过血脑屏障，并可剂量依赖性降低健康志愿者和 PD 患者的血清游离 α–syn 水平。

PASADENA 研究是进一步探索普拉西珠单抗对早期 PD 疗效的Ⅱ期临床研究，将早期 PD 患者 1 ∶ 1 ∶ 1 随机分配至两种剂量普拉西珠单抗组或安慰剂，普拉西珠单抗的用药方案为每 4 周 1500 mg 或 4500 mg，静脉注射，共 52 周。研究共纳入 316 例患者，其中 105 例接受安慰剂注射，105 例接受 1500 mg 普拉西珠单抗注射，106 例接受 4500 mg 普拉西珠单抗注射。结果显示，安慰剂组的国际运动障碍协会–统一帕金森病评定量表（Movement Disorder Society–sponsored revision of the unified Parkinson's disease rating scale，MDS–UPDRS）基线平均分为 32.0 分，普拉西珠单抗 1500 mg 治疗组为 31.5 分，普拉西珠单抗 4500 mg 治疗组为 30.8 分。MDS–UPDRS 评分从基线到 52 周的变化：安慰剂组为（9.4±1.2）分，普拉西珠单抗 1500 mg 治疗组为（7.4±1.2）分（与安慰剂组相比，平均差值 –2.0 分，80%*CI* –4.2 ~ 0.2 分，*P*=0.24），普拉西珠单抗 4500 mg 治疗组为（8.8±1.2）分（与安慰剂组相比，平均差值 –0.6 分，80%*CI* –2.8 ~ 1.6 分，*P*=0.72）（图 7–1）。治疗组和安慰剂组单光子发射体层摄影（single photon emission tomography，SPECT）检查显示的多巴胺转运体水平差异没有统计学意义。普拉西珠单抗 1500 mg 治疗组和 4500 mg 治疗组分别有 6.7% 和 7.5% 的患者发生了严重不良事件，有 19.0% 和 34.0% 的患者发生了输液反应。研究结论：与安慰剂相比，普拉西珠单抗治疗并不能影响 PD 的进展，而且与输液反应等不良事件有关。

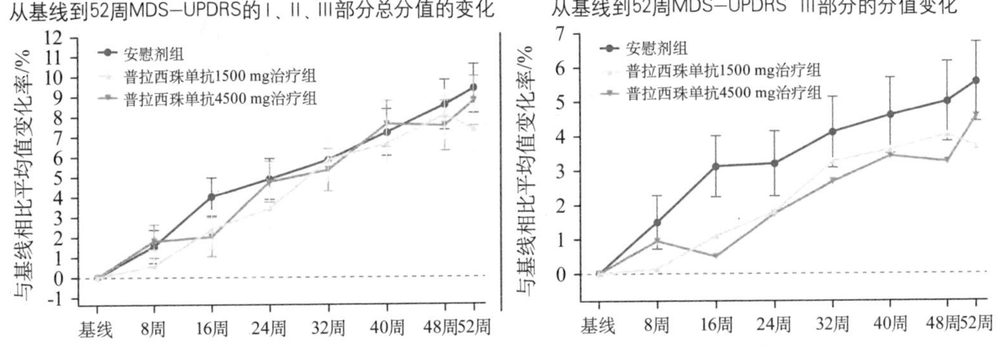

MDS-UPDRS——国际运动障碍协会-统一帕金森病评定量表。

图7-1 MDS-UPDRS分数随时间的变化

图片来源：https://www.nejm.org/doi/10.1056/NEJMoa2202867?url_ver=Z39.88-2003&rfr_id=ori:rid:crossref.org&rfr_dat=cr_pub%20%200pubmed

2 靶向抗 α-突触核蛋白单克隆抗体辛帕奈单抗治疗帕金森病

除普拉西珠单抗外，*NEJM* 在 2022 年还发表了另一种被寄予厚望的 α-syn 单克隆抗体——辛帕奈单抗治疗早期 PD 的临床研究结果，即 SPARK 研究。

辛帕奈单抗为人源单克隆抗体，对病理聚集的 α-syn 的亲和力是生理单体蛋白的 800 倍，可优先结合细胞外聚集的 α-syn，减少 α-syn 的病理扩散，从而减轻纹状体多巴胺能末端多巴胺转运体密度的损失，可用于 PD 的疾病修饰治疗。

Lang 教授团队完成的 SPARK 研究为多中心、随机、盲法设计的Ⅱ期临床研究，评估了辛帕奈单抗对早期 PD 的治疗效果。该研究共纳入 357 例早期 PD 患者（Hoehn-Yahr 评分≤ 2.5 分），其中 100 例被分配至安慰剂组，55 例被分配至 250 mg 辛帕奈单抗治疗组，102 例被分配至 1250 mg 辛帕奈单抗治疗组，100 例被分配至 3500 mg 辛帕奈单抗治疗组，每 4 周静脉注射 1 次治疗药物或安慰剂。第 52 周时，安慰剂组作为延迟治疗组以 1 ∶ 2 ∶ 2 的比例随机、双盲地按上述给药方式和辛帕奈单抗剂量治疗并随访至 112 周（图 7-2）。但在第 72 周中期分析后，由于缺乏疗效，研究被提前停止。第 52 周的统计显示，安慰剂组 MDS-UPDRS 评分为 10.8 分，250 mg 辛帕奈单抗治疗组为 10.5 分（与安慰剂组的校正平均差值为 -0.3 分，*P*=0.90），1250 mg 辛帕奈单抗治疗组为 11.3 分（与安慰剂组的校正平均差值为 0.5 分，*P*=0.80），3500 mg 辛帕奈单抗治疗组为 10.9 分（与安慰剂组的校正平均差值为 0.1 分，*P*=0.97）（图 7-3）。第 72 周时，接受辛帕奈单抗

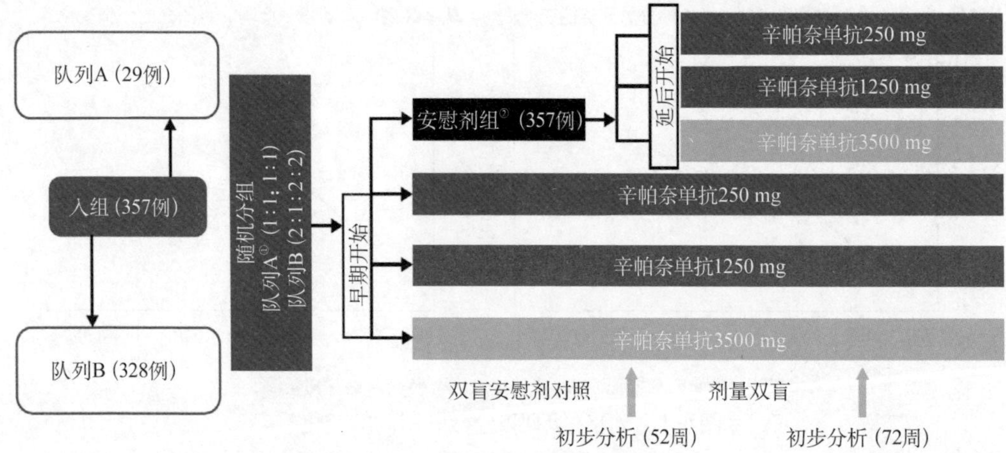

①独立数据委员会在队列A完成12周评估后对数据进行审查（第3次注射后28 d），队列B继续给药，直到审查完成；②第1年接受安慰剂治疗，52周后（包括52周）延迟治疗。

图7–2　SPARK研究设计流程

图片来源：https://www.nejm.org/doi/10.1056/NEJMoa2203395?url_ver=Z39.88–2003&rfr_id=ori:rid:crossref.org&rfr_dat=cr_pub0pubmed

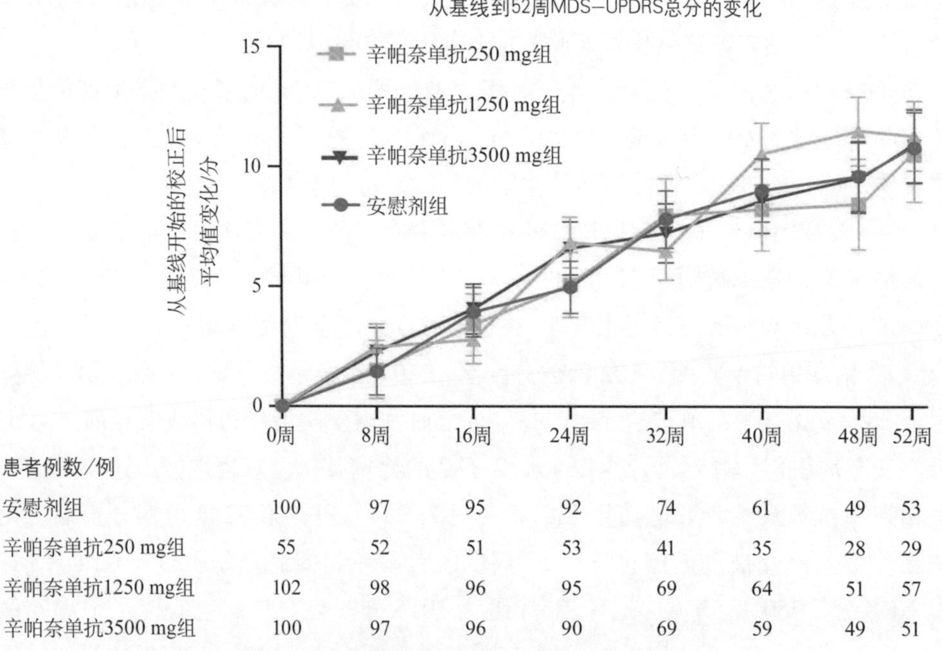

患者例数/例								
安慰剂组	100	97	95	92	74	61	49	53
辛帕奈单抗250 mg组	55	52	51	53	41	35	28	29
辛帕奈单抗1250 mg组	102	98	96	95	69	64	51	57
辛帕奈单抗3500 mg组	100	97	96	90	69	59	49	51

MDS–UPDRS—国际运动障碍协会–统一帕金森病评定量表。

图7–3　基线到52周校正后的MDS–UPDRS总分变化

图片来源：https://www.nejm.org/doi/10.1056/NEJMoa2203395?url_ver=Z39.88–2003&rfr_id=ori:rid:crossref.org&rfr_dat=cr_pub0pubmed

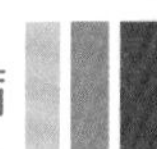

治疗共 72 周的受试者与从第 52 周开始接受辛帕奈单抗治疗的合并组之间的 MDS–UPDRS 评分校正平均差异分别为：250 mg 治疗组 –0.9 分，1250 mg 治疗组 0.6 分，3500 mg 治疗组 –0.8 分。上述结果提示，在当前研究剂量下，使用辛帕奈单抗治疗的 PD 患者在运动功能、非运动功能、日常生活活动、生活质量方面较安慰剂组没有明显的改善。另外，在第 52 周时，血清生物标志物和多巴胺转运体（dopamine transporter–SPECT，DAT–SPECT）检查显示，安慰剂组和 3 个不同剂量辛帕奈单抗治疗组的纹状体多巴胺转运体（dopamine transporter，DAT）结合率较基线无明显改变。图 7–4 显示了从基线期到 96 周 DAT–SPECT 纹状体结合率的校正平均值变化。在安全性方面，辛帕奈单抗治疗最常见的不良事件是头痛、跌倒、背痛、关节痛和鼻咽炎。

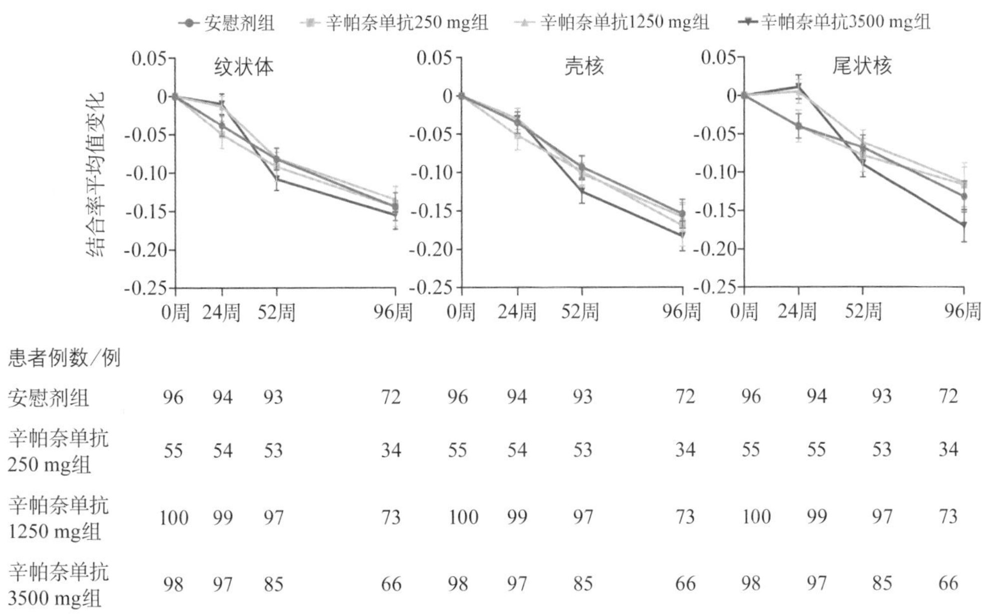

患者例数/例												
安慰剂组	96	94	93	72	96	94	93	72	96	94	93	72
辛帕奈单抗 250 mg组	55	54	53	34	55	54	53	34	55	55	53	34
辛帕奈单抗 1250 mg组	100	99	97	73	100	99	97	73	100	99	97	73
辛帕奈单抗 3500 mg组	98	97	85	66	98	97	85	66	98	97	85	66

DAT—SPECT—多巴胺转运体单光子发射体层摄影。

图7–4　基线到96周DAT–SPECT纹状体结合率的校正平均值变化（合并延迟治疗组）

图片来源：https://www.nejm.org/doi/10.1056/NEJMoa2203395?url_ver=Z39.88–2003&rfr_id=ori:rid:crossref.org&rfr_dat=cr_pub0pubmed

普拉西珠单抗和辛帕奈单抗治疗效果不显著可能有以下原因：①数据删失。PASADENA 研究中有 30% 的受试者，SPARK 研究中有 40% 的受试者因服药未纳入分析。②治疗时机合理性不足。α–syn 可能早期进入细胞，缓慢进展为细胞功能障碍。在PD临床前或前驱期的进行治疗可能更有价值。③作用效果不确定。临床前试验可能高估了单克隆抗体的有效性。④体内结合程度不足。普拉西珠单抗识别 α-syn 的 C 端，与单体蛋白结合良好，而辛帕奈单抗识别 α-syn 的 N 端，结合力较低。用 N 端定向抗体靶向细胞外 α-syn 作为单一治疗可能不足以减缓疾病的进展。⑤随访时间不足。α-syn 清除与神经元保留之间可能存在时间延迟。⑥终点设置合理性不足。MDS-UPDRS 总分的改变主要来自 MDS-UPDRS 的Ⅲ部分，人工评分不精确可能造成假阴性结果。将来的研究可针对上述原因，从调整治疗时机、寻找单克隆抗体清除 α-syn 的证据、适当延长随访时间、选取更精确的结局指标、修改入组标准、发展新技术增加药物的血脑屏障通过率、改进抗体等方面优化单克隆抗体对PD的疗效。

3 皮下输注 foslevodopa-foscarbidopa 治疗进展期帕金森病

对进展期PD运动并发症的治疗是PD治疗领域的重要挑战。目前研究重点在于优化给药方式，提供持续性多巴胺能刺激，以防止异常的脉冲性刺激影响纹状体多巴胺受体，导致剂末现象和异动症。脑深部电刺激（deep brain stimulation，DBS）、持续性皮下输注阿扑吗啡、持续性左旋多巴－卡比多巴肠凝胶输注等方法可改善PD患者的关期时间和异动症，但不良反应较多，价格相对昂贵。目前左旋多巴仍是PD最有效的治疗方法，改善左旋多巴的给药方式是治疗进展期PD的关键。

Foslevodopa-foscarbidopa 又称 ABBV-951，是左旋多巴和卡比多巴磷酸盐的前体药物，可通过连接便携式泵的输注装置实现24 h持续皮下输注给药。相比于左旋多巴，磷酸多巴更易溶于水，其在体内通过快速碱性磷酸酶转化为药理活性形式的左旋多巴－卡比多巴。药代动力学研究显示，在生理pH值附近，foslevodopa-foscarbidopa 具有高水溶性和化学稳定性。动物研究显示，foslevodopa-foscarbidopa 能够进行连续的皮下输注治疗，全身和局部耐受性良好。在健康受试者中进行的Ⅰ期临床研究显示，经皮给药后，左旋多巴药代动力学曲线稳定时间≤72 h，输注耐受性良好。在PD患者中进行的Ⅱ期临床研究显示，与口服左旋多巴－卡比多巴相比，皮下输注 foslevodopa-foscarbidopa 患者的血浆左旋多巴和卡比多巴浓度更稳定。有研究报道了 foslevodopa-foscarbidopa 输注部位的不良事件，但多数不良反应为轻－中度。

2022年，由Soileau教授牵头开展了 foslevodopa-foscarbidopa 治疗PD的多中心、随机、双盲、双模拟、阳性药物对照的Ⅲ期临床研究。该研究入组了年龄＞30

岁的原发性 PD 患者。入组患者需同时满足应用左旋多巴等效剂量至少 400 mg/d，没有充分控制运动波动，至少连续 3 d 平均关期时间＞ 2.5 h/d。以 1 ∶ 1 的比例将入组的进展期 PD 患者随机分为两组：foslevodopa–foscarbidopa 组持续皮下输注 foslevodopa–foscarbidopa，同时口服安慰剂；左旋多巴 – 卡比多巴组口服左旋多巴 – 卡比多巴速释剂，同时持续皮下输注安慰剂溶液。所有受试者通过 2 ～ 3 周稳定期口服 100 mg/25 mg 左旋多巴 / 卡比多巴速释剂，个体化调整用药剂量，并根据公式计算 foslevodopa–foscarbidopa 用药剂量（图 7–5）。

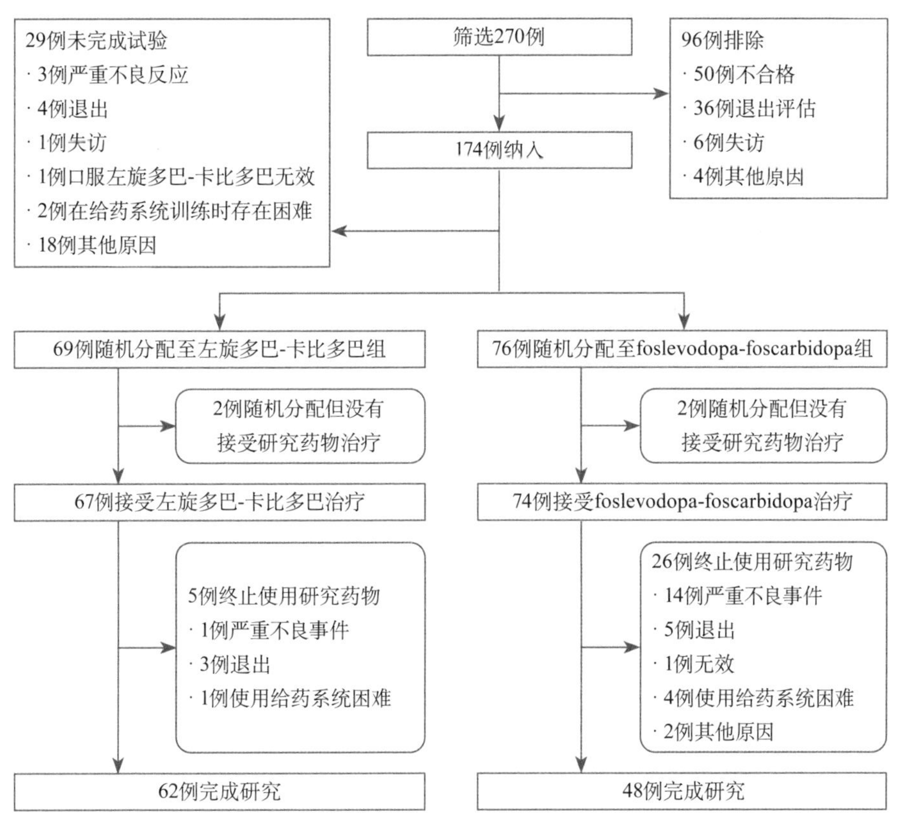

图7–5　foslevodopa–foscarbidopa治疗帕金森病研究的流程

研究共入组了 141 例受试者。主要终点：两组基线到 12 周均无严重异动症，开期时间均延长 [foslevodopa–foscarbidopa 组延长（2.72±0.52）h；左旋多巴 – 卡比多巴组延长（0.97±0.50）h]，foslevodopa–foscarbidopa 组开期延长时间显著长于左旋多巴 – 卡比多巴组（95%*CI* 0.46 ～ 3.05，*P*=0.0083）；两组关期时间均缩短[foslevodopa–foscarbidopa 组缩短（−2.75±0.50）h；左旋多巴 – 卡比多巴组缩短（−0.96±0.49）h]，foslevodopa–foscarbidopa 组关期缩短时间显著长于左旋多巴 – 卡比多巴组（95%*CI* −3.03 ~ −0.54；*P*=0.0054）（图 7–6）。安全性终点方面，两组严重不良事件发生率差异无统计学意义。该研究表明，foslevodopa–foscarbidopa 可改善运动波动，无严重异动症，开期时间和关期时间均有获益，且具有良好的获益 – 风险比，是进展期 PD 患者潜在的非手术治疗选择。

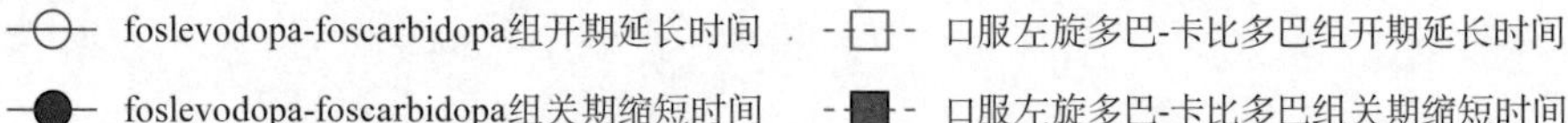

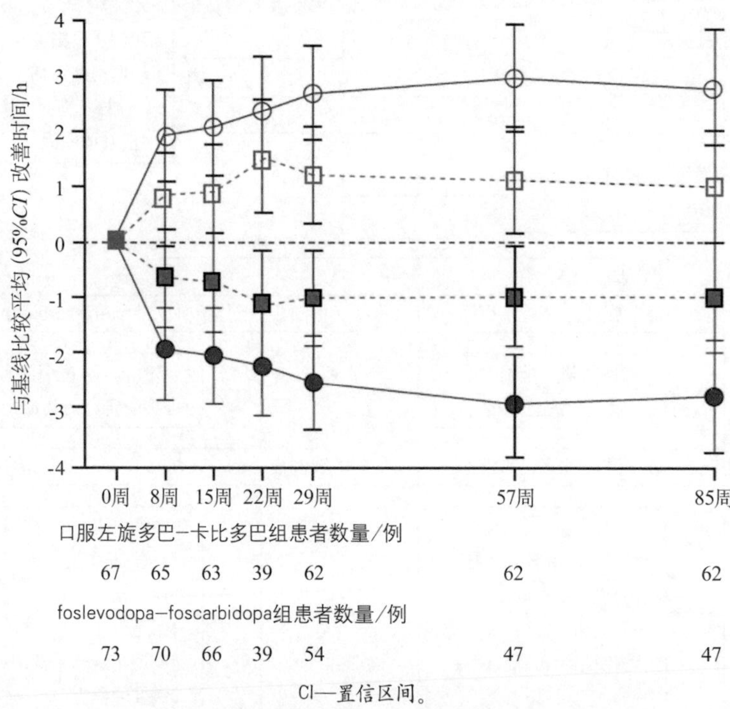

CI—置信区间。

图7–6　基线到12周两组患者的开期时间和关期时间

图片来源：https://linkinghub.elsevier.com/retrieve/pii/S1474–4422(22)00400–8

4　铁螯合剂治疗帕金森病

黑质纹状体神经元中铁含量的增加与 PD 的病理过程有关。铁元素是酪氨酸羟化酶重要的辅助因子，铁参与多巴胺合成、多巴胺代谢、线粒体氧化磷酸化和氧气运输过程，铁积累也可引起氧化应激和启动神经元死亡。在 PD 动物模型中，铁螯合剂可有效抑制神经元死亡。去铁酮是一种铁螯合剂，可穿过血脑屏障，既往用于

治疗输血依赖的地中海贫血，每日剂量为每千克体重 100 mg。前期临床研究在接受常规多巴胺能治疗的 PD 患者中测试了每日每千克体重 30 mg 的去铁酮对患者脑铁含量的影响，发现去铁酮可减少 PD 患者的脑内铁沉积。

法国 Devos 教授牵头开展的 FAIRPARK－Ⅱ研究是一项多中心、随机、双盲、Ⅱ期临床研究。研究共纳入 372 例未接受过多巴胺能药物治疗的 PD 患者，其中 186 例接受每千克体重 15 mg、每日 2 次的去铁酮治疗，186 例接受安慰剂治疗（图 7–7）。结果显示，去铁酮组和安慰剂组中因症状进展接受了多巴胺能治疗的患者比例分别为 22.0% 和 2.7%。去铁酮组基线平均 MDS–UPDRS 评分为 34.3 分，安慰剂组为 33.2 分；去铁酮组从基线至 36 周的 MDS–UPDRS 评分增加了 15.6 分，安慰剂组增加了 6.3 分，两组的平均差值为 9.3 分（95%*CI* 6.3 ~ 12.2 分；$P < 0.001$）。去铁酮组黑质纹状体铁含量下降幅度大于安慰剂组。去铁酮组的主要严重不良事件是粒细胞缺乏症（2 例）和中性粒细胞减少症（3 例）（表 7–1）。

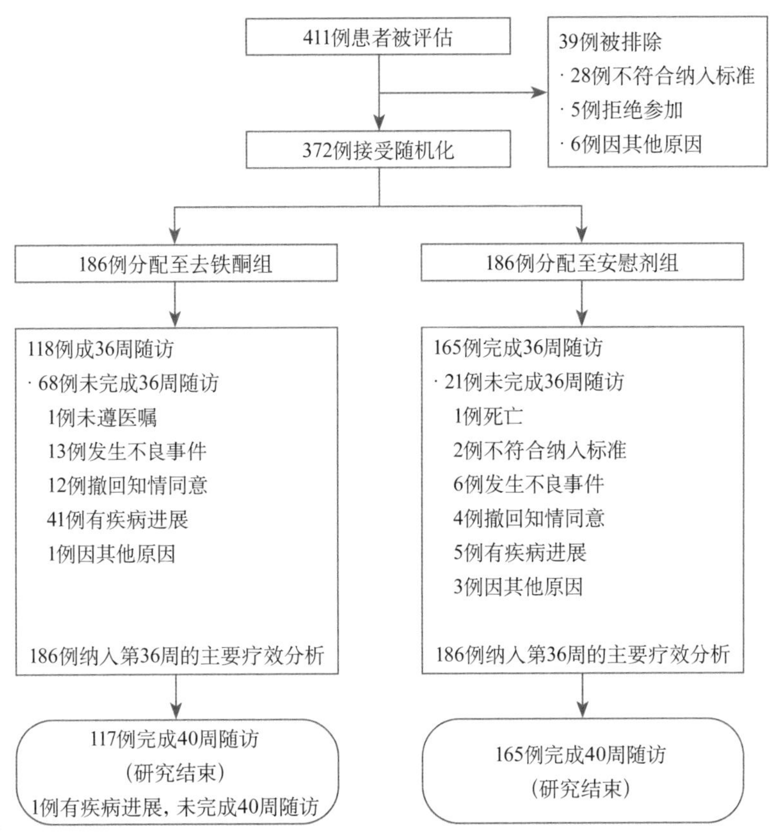

图7–7 FAIRPARK–Ⅱ研究流程

表7-1 FAIRPARK-Ⅱ研究结果

研究名称	研究设计	人群	主要终点	安全性终点
FAIRPARK-Ⅱ	临床Ⅱ期、多中心、双盲、随机对照试验	18个月内诊断为很可能的帕金森病；未接受过任何多巴胺能药物治疗（左旋多巴、多巴胺受体激动剂、单胺氧化酶B抑制剂、抗胆碱能药物）；成年	基线至36周MDS-UPDRS评分变化：去铁酮组增加15.6分，安慰剂组增加6.3分；与安慰剂组相比，去铁酮组增加9.3分（95%*CI* 6.3~12.2分，*P*<0.001）	严重不良事件：去铁酮组2例患者出现粒细胞缺乏症，3例患者出现中性粒细胞减少症

注：MDS-UPDRS—国际运动障碍协会-统一帕金森病评定量表；CI—置信区间。

该研究提示，对于未接受且未计划使用多巴胺能药物治疗的早期PD患者，去铁酮治疗可以降低脑铁含量，但不能延缓疾病进展，并且与症状恶化和不良事件相关。这种结果可能与铁螯合治疗对多巴胺合成的干扰有关。

美国的Galasko教授和Simuni教授共同对FAIRPARK-Ⅱ研究进行了述评，指出尽管FAIRPARK-Ⅱ研究显示去铁酮治疗并不会延缓PD进展，该研究的结果仍然可以推动铁在PD发病机制中作用的研究。同时，该研究也对铁螯合剂用于神经退行性疾病的治疗提出了警示。

5 丘脑束旁核为帕金森病神经调控潜在新靶点

PD的运动症状可通过多巴胺能药物或DBS治疗。非运动症状在PD中也非常普遍，包括抑郁、焦虑、睡眠障碍等，目前对PD非运动症状治疗的关注较少。PD患者也常伴学习障碍，特别是学习速度慢和保留缺陷，目前尚无有效治疗措施。研究PD运动和非运动症状的神经回路机制对探索PD新疗法具有重要意义，如何应用同一种治疗方法同时改善患者运动功能、情绪及睡眠质量是PD临床治疗的重要研究方向。

丘脑束旁核（parafascicular thalamus，PF）与基底神经节中的多个核团存在投射关系，主要向尾状核（caudate putamen，CPu）、底丘脑核（subthalamic nucleus，STN）和伏隔核（nucleus accumbens，NAc）投射。然而，因为缺乏技术手段，既往研究无法区分丘脑各脑区，这些PF亚群及其回路的生理特性尚未被深入研究。丘脑不同细胞亚群在PD运动和非运动症状中发挥不同的作用，如果通过神经调控调节整个丘脑，很难达到一致疗效。

由麻省理工学院、浙江大学医学院、中国科学院深圳先进技术研究院等团队联合对靶向丘脑环路改善PD小鼠运动和情绪障碍进行了研究，研究结果于2022年6

月发表在 *Nature* 上。研究团队通过在双侧黑质致密部注射 6- 羟基多巴胺建立急性 PD 小鼠模型。通过顺行示踪和逆行示踪技术发现，投射至 CPu 或 STN 的 PF 神经元来自外侧 PF，而投射至 NAc 的 PF 神经元位于内侧 PF，这表明 PF 亚群的空间定位存在差异。电生理记录核团放电活动发现，PF–CPu 和 PF–STN 神经元相似，PF–NAc 神经元则表现出独特的电生理特征。与 PF → STN 环路相比，PF → CPu 环路和 PF → NAc 环路的光诱发电流更大。以上结果表明，投射到 CPu、STN 和 NAc 的 PF 神经元来自不同亚群（图 7–8）。

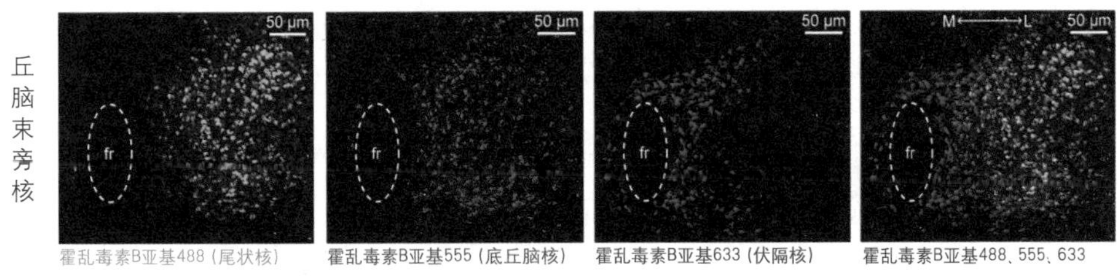

图7–8　丘脑束旁核投射至尾状核、底丘脑核和伏隔核的神经元来自不同亚群

图片来源：https://www.ncbi.nlm.nih.gov/pmc/articles/PMC9403858/

该团队进一步研究了 PF 在运动行为控制中的作用。通过化学遗传方法发现，抑制 PF–STN 神经元对运动没有影响，但抑制 PF–CPu 神经元可导致运动活动显著增加。转棒实验结果显示，抑制 PF–CPu 的小鼠转棒时间长，几天后表现更好，而抑制 PF–STN 神经元的小鼠转棒时间无改善。转棒训练后，PF → STN 环路的氨基 –3– 羧基 –5– 甲基异唑 –4– 丙酸 / 谷氨酸受体 N– 甲基 –D– 天冬门氨酸（AMPA/NMDA）比值增加，但 PF → CPu 环路的比值没有增加。STN 中的光遗传末端抑制导致 STN 中转棒实验后细胞原癌基因 *Fos* 减少。这些结果说明，PF–CPu 神经元有助于一般的运动活动，而 PF–STN 神经元对运动学习至关重要，研究揭示了这两个 PF 亚群的不同功能。

研究团队通过化学遗传学方法抑制 PF–NAc 神经元后发现，尽管 NAc 亚群在运动实验中没有发挥重要作用，但在焦虑和抑郁中可能具有重要作用。通过高架零迷宫实验焦虑测试，以及糖水偏好、强迫游泳和尾悬 3 种常用的检测抑郁状态的试验对 PF–NAc 抑制小鼠进行了测试。结果表明，与对照组小鼠相比，PF–NAc 神经元抑制小鼠的糖水偏好降低了 14.75%，强迫游泳实验不动状态增加了 38.28%，尾悬不动状态增加了 39.83%，进一步支持 PF–NAc 神经元在奖励处理中的作用。研究团队也应用光遗传学技术调节 PF–NAc 神经元，发现激活 PD 小鼠 PF–NAc

亚群可缓解抑郁样行为，揭示了PF–NAc亚群在非运动行为中的作用。

研究团队还进一步探索了是否可通过分子靶点调控丘脑亚群。通过筛选发现，靶向不同PF环路的烟碱乙酰胆碱受体（nicotinic acetylcholine receptors，nAChRs）可能成为潜在靶点，α7–nAChRs在小清蛋白 $^{+}$STN神经元中高表达，α6–nAChRs在PF神经元中高表达，β2–nAChRs在多巴胺受体 $D1^{+}$NAc神经元中高表达。在PD小鼠的CPu中局部输注α6–nAChRs拮抗剂可改善运动症状，局部输注β2–nAChRs激动剂可改善抑郁行为。

神经系统疾病常存在多种症状，识别多种症状对应的神经环路，调控多条神经环路汇合脑区是神经调控治疗的新思路，精确操纵特定类型的神经元或神经投射是改变动物行为和寻找新的治疗方法的有效途径。

6 多系统萎缩的诊断标准再度更新

多系统萎缩（multiple system atrophy，MSA）是一种进行性神经退行性疾病，临床表现为自主神经功能障碍、帕金森症和小脑综合征，病理上伴有少突胶质细胞包涵体和神经元丢失，主要发生在黑质纹状体和橄榄脑桥小脑系统。目前，以临床研究为目的，已经提出了3种MSA的诊断标准，其中MSA诊断第二共识（2008年提出）已被广泛用作诊断的参考标准，但其对疾病诊断的敏感度仍有待提高，尤其对疾病早期阶段的诊断敏感度较低。最近的两项临床病理研究结果表明，由于临床表现与MSA相似的疾病重叠，依据第二共识诊断MSA的准确性只有62% ~ 79%。患者第1次临床就诊时，MSA诊断的敏感度较低：可能的MSA为41%，很可能的MSA仅有18%。这种诊断的低敏感度造成许多早期MSA患者被排除在潜在疾病修饰药物的临床研究之外。MSA的早期和可靠诊断对患者咨询、诊疗、相关临床研究招募以及诊断工具的开发和验证都具有重要意义。

为此，国际运动障碍协会（Movement Disorder Society，MDS）于2018年成立了MSA标准修订工作组，旨在基于证据和共识的方法开发新的MSA诊断标准，特别是对疾病早期阶段的诊断。监督委员会和执行小组密切合作，确定了项目的范围和总体方法。工作组专家根据专业方向被分至4个临床表现工作组（共济失调、非泌尿生殖系统自主神经衰竭、PD、泌尿生殖系统衰竭）和5个诊断实验工作组（自主神经功能、影像学、其他诊断实验、生物标志物、神经病理学）。工作组针对第二共识标准的不足，进行了系统的文献回顾，回答了MSA诊断相关的临床表现和诊断工具的预定义问题。新版标准是在MSA标准修订工作组讨论，对MDS成员进

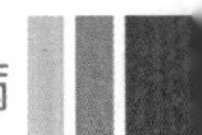

行调研，以及虚拟共识会议基础上完成的。

相比于 2008 年的第二共识标准，MDS 新版 MSA 标准定义了 4 个诊断确定性水平：神经病理确诊的 MSA、临床确诊的 MSA、临床很可能的 MSA 和可能的前驱期 MSA。神经病理确诊的 MSA 取代了第二共识标准中的确定 MSA 类别，但神经病理确诊的 MSA 标准保持不变。临床确诊 MSA 的诊断标准是为了响应临床和患者对诊断确定性的需要，确保最大的特异度和可接受的敏感度。临床很可能的 MSA 诊断标准设计是为了平衡诊断的敏感度和特异度。这些类别来源于第二共识标准的两个临床诊断水平。MDS 新版 MSA 标准引入了新的可能的前驱期 MSA 研究类别，该类别是为了在出现症状和体征时的早期阶段筛选患者，但特异度较低。该标准中还根据主要的运动表型将 MSA 分为了 MSA– 帕金森型（MSA Parkinsonian type，MSA–P）和 MSA– 小脑型（cerebellar type，MSA–C）。此外，提示 MSA 的 MRI 标志物是诊断临床确诊的 MSA 所必需的。

神经病理确诊的 MSA 主要是尸检发现广泛的中枢神经系统 α–syn 阳性神经胶质细胞质包涵体，与纹状体或橄榄脑桥小脑的神经退行性变相关。临床确诊的 MSA 主要依据基本特征 + 核心临床特征（即至少 1 项自主神经功能障碍 + 左旋多巴反应不良帕金森症 / 小脑体征）+ 至少 2 项支持性临床特征（运动或非运动）+ 至少 1 项 MRI 标志物 + 没有排除标准，临床很可能的 MSA 主要依据至少 2 项核心临床特征（自主神经功能障碍、帕金森综合征、小脑综合征）+ 至少 1 项支持性临床特征（运动或非运动）+ 没有排除标准（表 7–2）。可能的前驱期 MSA 主要是研究标准（表 7–3）。

这组 MDS 新版 MSA 诊断标准旨在提高诊断的准确性，特别是在疾病早期阶段，设计用于临床实践、纳入患者的临床试验及研究，但其仍需在前瞻性的临床研究和临床病理学研究中进行验证，尤其是对可能的前驱期 MSA 的研究类别和 MSA 诊断的支持性生物标志物进行验证。

7 进行性核上性麻痹神经病理标准更新

进行性核上性麻痹（progressive supranuclear palsy，PSP）是一种罕见的神经退行性疾病，至今尚无治愈或改善症状的有效治疗方法。美国国家神经疾病和卒中研究所（National Institute of Neurological Disorders and Stroke，NINDS）在 1994 年就发起了制定 PSP 神经病理学标准的尝试。由于缺乏可靠的检测方法，1994 年 PSP 标准未包括簇状星形细胞病理，而是主要基于银染色法神经原纤维缠

表7-2　临床确诊的MSA和临床很可能的MSA诊断标准

根据主要的运动表型分为临床确诊的MSA-P型和MSA-C型		
基本特征	散发性、进行性、成年（>30岁）发病的疾病	
	临床确诊的MSA	临床很可能的MSA
核心临床特征	1. 自主神经功能障碍（至少1项） ·不明原因的排尿困难，排尿后残余尿量≥100 mL ·不明原因的急迫性尿失禁 ·站立或直立倾斜试验后3min内发生神经性直立性低血压（收缩压/舒张压下降≥20/10 mmHg） 2. 同时至少含有以下2项中的1项 ·左旋多巴反应不良帕金森症 ·小脑体征（步态共济失调、肢体共济失调、小脑性构音障碍或动眼神经特征中至少2项）	至少2项核心临床特征 1. 自主神经功能障碍（至少1项） ·不明原因的排尿困难伴排尿后有残余尿量 ·不明原因的急迫性尿失禁 ·站立或直立倾斜试验后10min内发生神经性直立性低血压（收缩压/舒张压下降≥20/10mmHg） 2. 帕金森综合征 3. 小脑体征（步态共济失调、肢体共济失调、小脑性构音障碍或动眼神经特征中至少1项）
支持性临床特征（运动或非运动）	至少2项	至少1项[①]
MRI标志物	至少1项	非必需

支持性临床特征			
支持性运动特征	运动症状开始后3年内快速进展	支持性非运动特征	喘鸣
	运动症状开始后3年内出现中度至重度的姿势不稳		吸气性叹息
	无肢体运动障碍的情况下，由左旋多巴诱发或加重的头颈部肌张力障碍		手足冰冷
	运动症状开始后3年内严重的言语障碍		勃起功能障碍（临床可能的MSA年龄在60岁以下）
	不明原因的巴宾斯基征		病理性强哭强笑
	痉挛性肌阵挛性姿势性或运动性震颤		—
	姿势畸形		—

临床确诊的MSA的MRI标志物	
每个受影响的脑区，无论是萎缩或弥散增加，都视为1个MRI标志物	
MSA-P型	MSA-C型
以下部位萎缩 · 壳核（且在铁敏感序列上的信号下降） · 小脑中脑 · 脑桥 · 小脑	以下部位萎缩 · 壳核（且在铁敏感序列上的信号下降） · 幕下结构（脑桥和小脑中脚）
十字面包征	十字面包征
以下部位弥散增加 · 壳核 · 小脑中脚	以下部位弥散增加 · 壳核

续表

排除标准
· 对多巴胺能药物的显著和持久的有益反应
· 嗅觉测试中不明原因的嗅觉丧失
· 认知波动伴注意力和警觉性显著变化以及视觉感知能力早期下降
· 发病3年内反复出现非药物所致的幻视
· 发病3年内出现根据DSM–5诊断的痴呆
· 下凝视核上性麻痹或垂直扫视减缓
· 头颅MRI提示其他诊断（例如：PSP/多发性硬化症、血管性帕金森病、症状性小脑疾病等）
· 记录已知产生自主神经衰弱、共济失调或帕金森综合征且与患者症状合理相关的替代疾病（类似MSA，包括遗传或症状性共济失调和帕金森综合征）

注：①排除勃起功能障碍作为孤立特征。1 mmHg=0.133 kPa。MSA—多系统萎缩；MSA–P型—多系统萎缩–帕金森型；MSA–C型—多系统萎缩–小脑型；MRI—磁共振成像；DSM–5—《精神障碍诊断与统计手册（第5版）》；PSP—进行性核上性麻痹。

表7–3　可能的前驱期MSA的诊断标准

基本特征	散发性、进行性、成年（>30岁）发病的疾病
临床非运动特征（纳入标准）	至少包含以下1项： 1. RBD（多导睡眠监测确诊） 2. 站立或直立倾斜试验后10 min内发生神经性直立性低血压（收缩压/舒张压下降≥20/10 mmHg） 3. 泌尿生殖系统功能障碍（60岁以下男性勃起功能障碍合并至少1种不明原因排尿困难伴排尿后残余尿量>100 mL和不明原因急迫性尿失禁）
临床运动特征	以下至少包含一项： 1. 轻微的帕金森综合征 2. 轻微的小脑体征
排除标准	· 至少有1种嗅觉测试发现不明原因的嗅觉丧失或心脏交感神经成像异常（^{123}I–MIBG–闪烁成像） · 认知波动伴注意力和警觉性显著变化以及视觉感知能力早期下降 · 发病3年内反复出现非药物所致的幻视 · 发病3年内出现根据DSM–V诊断的痴呆 · 下凝视核上性麻痹或垂直扫视减缓 · 头颅MRI提示其他诊断（例如：PSP/多发性硬化症、血管性帕金森病、症状性小脑疾病等） · 记录已知产生自主神经衰弱、共济失调或帕金森综合征且与患者症状合理相关的替代疾病（类似MSA，包括遗传性或症状性共济失调和帕金森综合征）

注：1 mmHg=0.133 kPa。MSA—多系统萎缩；RBD—快速眼动期睡眠行为障碍；^{123}I–MIBG—^{123}碘–间碘苄胍；DSM–5—《精神障碍诊断与统计手册（第5版）》；MRI—磁共振成像；PSP—进行性核上性麻痹。

结的存在和分布，并需要评估 13 个神经解剖区域。这种广泛的抽样方案可能导致该标准在诊断性神经病理学设置中的低采用。此外，对于典型 PSP，评分者之间的一致性为中度，对于非典型 PSP，评分者之间的一致性欠佳。

随着技术的发展，对 PSP 的主要神经病理特征的认识逐渐加深，包括对常用的银染色方法中不一致可见的簇状星形胶质细胞的理解也更加深入。2022 年，一项针对 PSP 分期的研究对 PSP 的病理诊断标准进行了修订，修订后的标准对典型 PSP 变异和非典型 PSP 变异具有较高的灵敏度和特异度，并具有较高的评定者间一致性。该标准独立于临床信息。PSP 神经病理学诊断标准是通过多步骤方法生成的：①数据驱动的初步神经病理学标准的制定；②通过盲性评分者评估来验证初步神经病理学标准；③在盲性评分者数据审查后，对最终神经病理学标准达成共识。

最近一项关于 PSP 分期的研究提示，将距状裂皮层（未对 Tau 病理学进行系统评分的区域）包括在内是有价值的。因此该研究对 491 例患者中的一部分进行了枕叶（Brodmann 区 17、18）包含初级视皮层的切片进行了磷酸化 Tau 免疫组织化学处理。Tau 损伤易感性数据显示，99.9% 的 PSP 病例在黑质和丘脑底核有神经原纤维缠结或前缠结，其次是苍白球。簇状星形胶质细胞多见于壳核（99%）和大脑外侧裂皮层（初级和辅助运动皮层，即 Brodmann 区 4、6）（96%）。虽然在丘脑下核也发现了簇状星形胶质细胞（76%），但其频率低于壳核和大脑外侧裂皮层。苍白球（42%）和黑质（43%）中簇状星形胶质细胞的出现频率也较低。

该研究团队成立了一个由 14 名神经病理学专家组成的小组，对 10 个 H&E 和磷酸化 Tau 蛋白免疫组化染色大脑区域的数字幻灯片进行了评分。共纳入 25 例 PSP 患者，其中典型 PSP 10 例，非典型 PSP 5 例，原发性 Tau 蛋白病 10 例。所有病例均无路易体病变、反式激活应答 DNA 结合蛋白 43 病变和明显的血管病变。在对临床和神经病理信息盲法的前提下，评分者根据表中总结的临时标准进行了分类诊断（PSP 或非 PSP）。该标准要求 3 个区域（黑质、丘脑底核、苍白球）中 2 个有神经原纤维缠结或前缠结，2 个区域（大脑外侧裂皮层、壳核）之一有簇状星形胶质细胞（表 7-4，图 7-9）。14 名评分者诊断 PSP 的敏感度（0.94，95%*CI* 0.89 ~ 0.96）和特异度（0.96，95%*CI* 0.90 ~ 0.98）均较高。评分者之间的一致性分析显示，对所有 25 例患者的神经病理诊断几乎完全一致（*Fleiss Kappa* 值 0.837，95%*CI* 0.796 ~ 0.878，$P < 0.0001$）。

PSP 神经病理学诊断标准是一种基于磷酸化 Tau 蛋白免疫组化的简化诊断算法，并将簇状星形胶质细胞作为一个重要的诊断特征。更新版的诊断标准需要在非专家机构中进行验证，因为在非专家机构中，组织采样和染色方法可能与专业中心

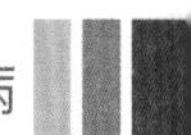

表7-4 进行性核上性麻痹神经病理学诊断的最低标准

区域	Tau病变		最低标准
	神经原纤维缠结或前缠结	簇状星形胶质细胞	
苍白球	≥1+	—	3个区域中的2个
丘脑底核	≥1+	—	
黑质	≥1+	—	
大脑外侧裂皮层	—	≥1+	2个区域中的1个
壳核	—	≥1+	

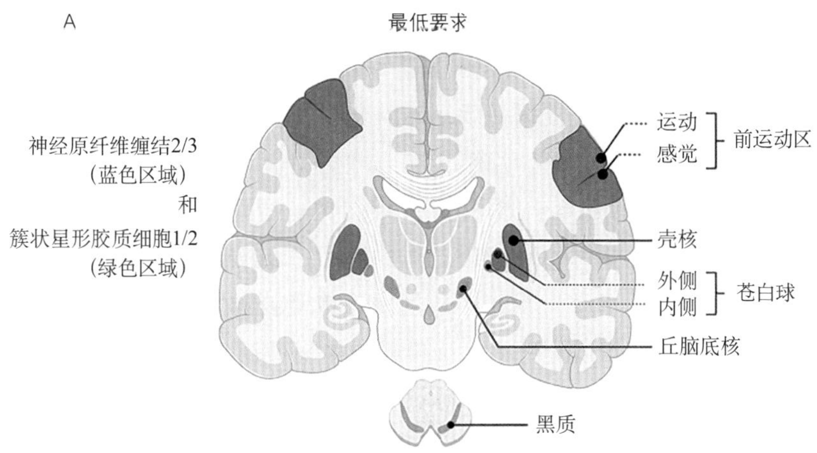

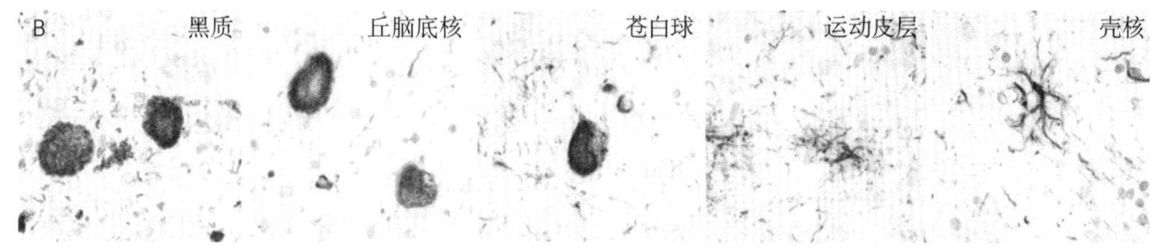

A：进行性核上性麻痹神经病理学诊断标准中包含的Tau病变示意图（绿色阴影表示簇状星形胶质细胞，蓝色阴影表示神经原纤维缠结或前缠结）。簇状星形胶质细胞需要至少存在于2个区域中的1个（绿色阴影），神经原纤维缠结需要存在于3个区域中的至少2个（蓝色阴影）才能满足进行性核上性麻痹的诊断。B：基于Tau免疫组织化学的病理结果。

图7-9 进行性核上性麻痹神经病理学诊断标准

图片来源：https://www.ncbi.nlm.nih.gov/pmc/articles/PMC9468104/

的实践不同，特别是在评估丘脑底核和大脑外侧裂皮层方面。本研究结果强调了PSP神经病理学的更新标准优于NINDS PSP标准的几个方面：更新的标准不仅表现出更好的评分者之间的一致性，而且仅需较少的广泛抽样；除大脑外侧裂皮层外，感兴趣区域的选择与目前常见年龄相关疾病的采样方案重叠；此外，NINDS PSP标准纳入了临床信息，而更新后的PSP标准独立于临床信息。

8 结构生物学揭示突触核蛋白病脑部α－突触核蛋白病理纤维结构差异

错误折叠的α-syn在中枢神经系统及外周神经系统的沉积导致了PD、路易体痴呆（dementia with Lewy body，DLB）以及MSA等突触核蛋白病的发生。在PD和DLB中，脑部α-syn病理纤维的异常沉积以路易小体和路易神经突的形式存在。而在MSA中，脑部α-syn病理纤维的异常沉积以神经胶质细胞嗜酸性包涵体的形式存在。尽管有证据提示，不同突触核蛋白病脑部α-syn病理纤维存在理化差异，但其结构异同尚不明确。

冷冻电镜技术可捕捉α-syn冷冻纤维图像，通过计算机软件处理这些高分辨率图像，进而解析出α-syn病理纤维结构的3维模型。2022年9月，英国的Goedert教授团队在*Nature*上发表了应用冷冻电镜技术解构路易体病脑部α-syn病理蛋白的研究结果。该研究应用冷冻电镜对路易体病患者[1例PD患者、2例帕金森病痴呆（Parkinson's disease dementia，PDD）患者和3例DLB患者]的脑组织α-syn病理纤维进行结构解析。研究结果显示，PD、PDD和DLB患者脑部约25%的α-syn病理纤维存在螺旋结构，且均由1条原丝组成。研究人员在对α-syn病理纤维螺旋结构进行高分辨率重建后发现，不同路易体病脑部α-syn病理纤维原丝具有相同结构，且螺旋部分为右手螺旋。该团队将路易体病脑部α-syn病理纤维这一纤维结构命名为路易折叠（图7-10）。

在该团队2020年的前期研究中，研究者应用冷冻电镜技术对5例病理证实的MSA患者（1例MSA-P型，4例MSA-C型）的α-syn病理纤维结构进行了解析，发现MSA患者脑组织中存在两种不同结构的α-syn病理纤维：MSA-Ⅰ型和MSA-Ⅱ型纤维。这两种纤维均由两条不同的原丝（MSA-Ⅰ型纤维：PF-ⅠA & PF-ⅠB；MSA-Ⅱ型纤维：PF-ⅡA & PF-ⅡB）构成，α-syn病理纤维的螺旋结构为左手螺旋。以上研究首次证实在突触核蛋白病中，路易体病与MSA的脑部α-syn病理纤维存在不同的分子构象（图7-11）。

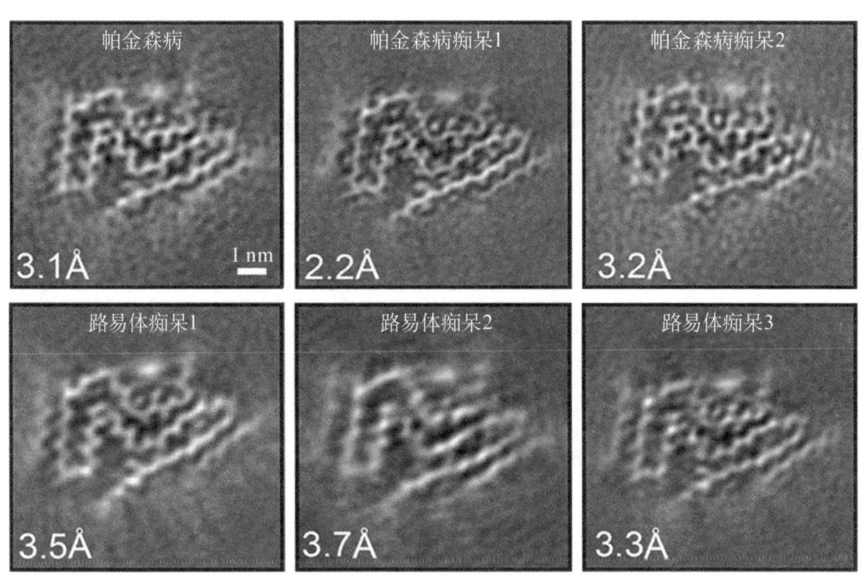

图7–10　帕金森病、帕金森病痴呆和路易体痴呆患者脑部α–突触核蛋白病理纤维冷冻电镜重建横截面

图片来源：https://www.ncbi.nlm.nih.gov/pmc/articles/PMC7613749/

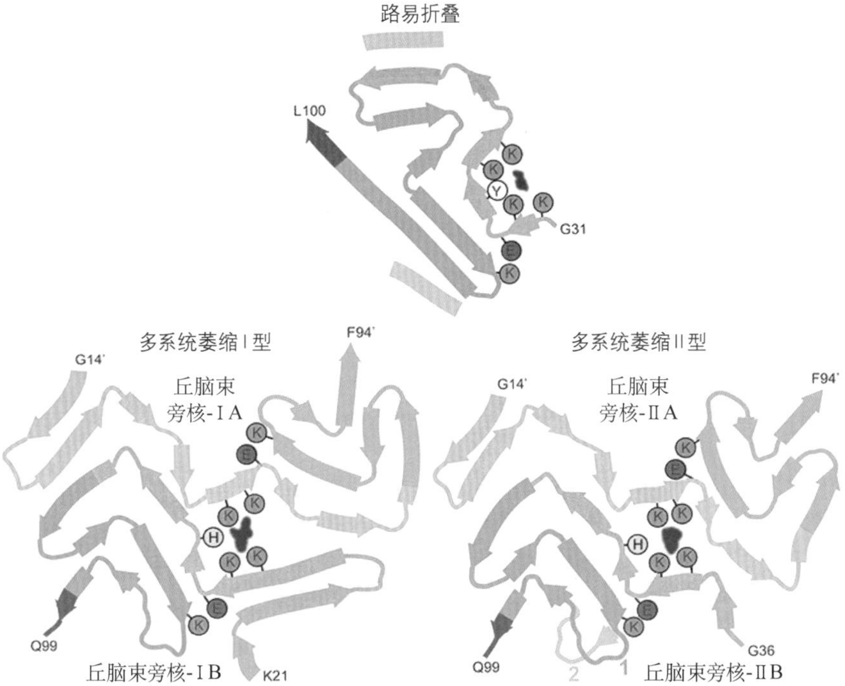

图7–11　路易体病和多系统萎缩患者脑组织α–突触核蛋白病理纤维二级结构示意

图片来源：https://www.ncbi.nlm.nih.gov/pmc/articles/PMC7613749/

该研究结果证实了突触核蛋白病存在不同分子构象的α-syn病理纤维异构体。路易体病（PD、PDD和DLB）患者的脑部α-syn病理纤维均具有相同的蛋白结构——路易折叠，与MSA患者的脑部α-syn病理纤维结构存在显著差异。进一步探究突触核蛋白病中不同构象α-syn病理纤维的形成原因，对明确突触核蛋白病发病机制具有重要意义。此外，以上研究在突触核蛋白病诊断生物学标志物与靶向药物研发等领域也具有重要意义。

9 早期帕金森病黑质纹状体退行性变的发展模式

黑质-纹状体多巴胺能系统变性是PD的主要病理标志之一，且与PD的主要运动症状相关。在PD早期，神经退行性变主要影响黑质致密部后外侧，再投射到壳核后外侧，引起壳核后外侧多巴胺能神经元变性。随着疾病进展，壳核头侧及尾状核头也出现退行性变。不过，目前还鲜有研究对纹状体背-腹轴的退行性变模式进行探索。

对人类和猕猴的病理和功能磁共振（functional magnetic resonance imaging，fMRI）研究发现，壳核沿背-腹轴可以分为下肢躯体对应区（背侧）、上肢躯体对应区（中间）和面部对应区（腹侧）。既往正电子发射断层成像（positron emission tomography，PET）研究表明，纹状体退行性变主要发生在壳核背侧（下肢对应区），与临床上PD患者往往上肢先受累的现象相悖，且体内多巴胺能神经元的丢失与临床症状的相关性目前尚不清楚。

为解决这些问题，2022年，西班牙Obeso教授团队开展了一项队列研究，纳入23例新发PD患者，20例健康对照，采集了受试者基线（PD组和健康对照组）和2年随访（PD组）的^{18}F-多巴（^{18}F-fluorodopa，^{18}F-DOPA）PET-MRI图像。该研究利用人脑连接组计划（human connectome project，HCP）数据库，通过任务态fMRI得到的功能图谱，划分了壳核的躯体对应区，并通过上肢和下肢功能区域的激活图强度，将壳核中的^{18}F-DOPA量化为加权平均值。

研究结果显示，PD患者的^{18}F-DOPA摄取率呈双侧不对称性，且在壳核头尾侧存在梯度差，尾部摄取率减低更为明显。应用HCP数据库，通过任务态fMRI得到功能图谱，发现PD患者壳核上肢（腹侧-中间）和下肢（背侧）对应区域同时出现^{18}F-DOPA摄取率减低，但上肢区域减低的程度更高（图7-12），且在随访2年后，这种空间模式依旧适用（图7-13）。为进一步计算与PD诊断及运动症状严重程度相关的脑区，研究者进行了空间协方差分析，发现^{18}F-DOPA PET测得的

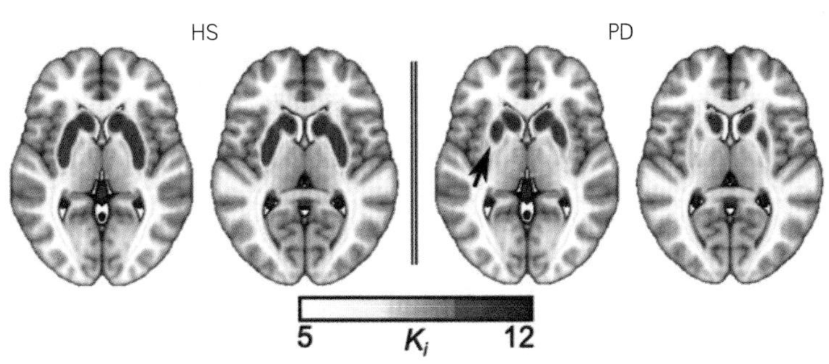

黑色箭头所指为PD患者壳核尾部[18]F-DOPA特异性的减少。HS—健康对照；PD—帕金森病；[18]F-DOPA—[18]F-多巴；Ki—[18]F-DOPA摄取率。

图7-12　1例健康受试者和1例新发PD患者的代表性[18]F-DOPA摄取率比较

图片来源：https://www.ncbi.nlm.nih.gov/pmc/articles/PMC9351472/

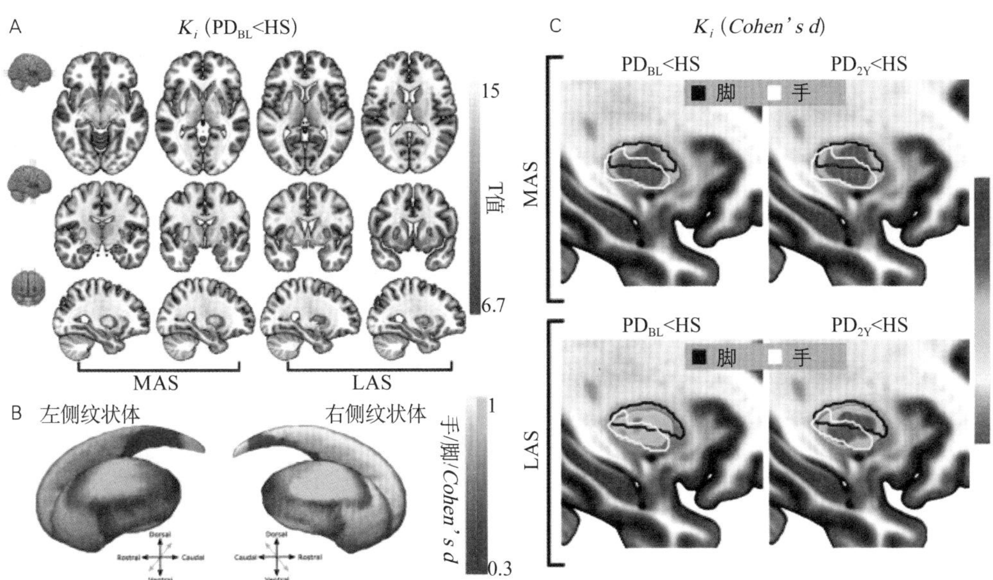

A图显示基线时PD患者受影响较重侧及受影响较轻侧[18]F-DOPA摄取率比健康对照低的区域。B图为纹状体表面重建的侧位视图，红黄和蓝绿色分别代表手和脚的激活。C图为基线和随访（2年）时，健康对照与PD患者纹状体素差异的矢状面图像。Ki—[18]F-DOPA摄取率；PD—帕金森病；BL—基线；HS—健康对照；[18]F-DOPA—[18]F-多巴；MSA—受影响较重侧；LAS—受影响较轻侧。

图7-13　基线及随访2年时纹状体[18]F-DOPA摄取率的差异

图片来源：https://www.ncbi.nlm.nih.gov/pmc/articles/PMC9351472/

多巴胺能去神经支配先出现在壳核尾部，再集中到壳核中间（即上肢对应的功能区）。

该研究揭示了早期PD患者纹状体内部头－尾轴及背－腹轴的变性模式，表明纹状体变性主要位于运动症状影响严重的一侧，并且壳核尾部－中间区域（对应上肢区域）最易发生退行性变，与临床表征一致。2年的随访结果显示，受影响较轻一侧的 ^{18}F-DOPA 摄取率在随访过程中也出现了类似的下降，与该侧的临床运动症状恶化相对应。该研究的结果和结论有助于认识PD患者早期多巴胺能神经元退行性变的发生及进展机制。

该项研究也存在一定的局限性，包括纳入样本量较少；选用的示踪剂 ^{18}F-DOPA 不是纹状体多巴胺能神经元变性最敏感的示踪剂；未关注纹状体面部对应区的活动等。未来大样本量的队列研究可选择不同的示踪剂，对上述结果进行验证，从而帮助我们更好地认识PD患者纹状体变性的空间分布模式并为神经调控治疗提供新的依据。

10 基于夜间呼吸信号的帕金森病智能检测和评估

目前PD诊断主要依靠临床医师通过详细询问病史和系统查体获得症状和体征表现，然后根据国际公认的诊断标准进行分析，在这种情况下，对症状和体征不明显的早期PD诊断和鉴别诊断的准确率欠佳。PD病情严重程度的评估主要依赖于患者的自我评价或临床医师的定性评级，如常用的MDS-UPDRS量表，但这种评估是半主观的，没有足够的敏感性来捕捉患者状态的微小变化。近年来探索的PD潜在生物标志物，如脑脊液、血液和神经影像学等检测方法虽然准确性较好，但成本高、具有侵入性，不适合频繁检测，无法满足PD早期诊断和追踪疾病进展的需求。早在1817年，研究者就发现了PD与呼吸之间的关系，此后亦有研究提示，PD患者在出现运动症状之前数年往往就已经出现了呼吸系统症状，如呼吸肌无力、睡眠呼吸障碍及控制呼吸的大脑区域退化等，这表明呼吸特征具备在PD临床诊断之前对患者进行风险评估的潜力。

2022年，麻省理工学院的杨宇喆博士及其团队研发了一种基于夜间睡眠呼吸信号诊断PD和预测疾病严重程度的人工智能模型。研究人员利用呼吸带或无线感知技术捕捉夜间呼吸信号，并结合深度学习建立夜间呼吸系统模型，用于PD的诊断、严重程度评估、疾病风险预测和疾病进展追踪。该研究采用多个数据集，包含来自757例PD受试者和6914例对照受试者的11 964个（超过120 000 h）夜间呼吸信号。结果发现，基于呼吸带数据的早期诊断模型的 *AUC* 为0.889，敏感度为80.22%，

特异度为 78.62%；而基于无线感知数据的早期诊断模型的 *AUC* 可达到 0.906，敏感度为 86.23%，特异度为 82.83%。将受试者多个夜晚的数据整合后再进行分析，可将诊断敏感度和特异度进一步提高到 100%。同时利用外部测试数据集（1920 例，其中 PD 患者 644 例）对上述模型进行验证，发现在验证队列中，模型的 *AUC* 达到 0.851，与训练集交叉验证的 *AUC* 相似。这些结果表明，该研究设计的人工智能模型对 PD 的诊断具有良好的效能，可准确识别 PD 患者夜间呼吸的特征，具有很强的推广价值。

此外，该研究团队进行了夜间呼吸信号预测 PD 严重程度的相关分析。结果显示，人工智能模型对疾病严重程度的预测与 MDS-UPDRS 总分、4 个分项得分以及 H-Y 分级之间存在较强的相关性（除量表第 4 部分以外，相关系数均 > 0.8），证明人工智能模型可以预测 PD 的严重程度。由于呼吸和睡眠在 PD 的早期就可受到影响，研究者进一步评估了该人工智能模型在临床诊断之前识别 PD 患者的能力。研究者利用男性骨质疏松性骨折（osteoporotic fractures in men，MrOS）数据集，将前驱期 PD 定义为基线未诊断为 PD 而 6 年后诊断为 PD。该研究共入组了 12 例前驱期 PD 患者，并依据年龄和性别匹配了 476 例对照受试者。分析结果显示，该人工智能模型可识别约 75% 的前驱期 PD，即在临床诊断多年前就能识别潜在的 PD 患者。研究人员通过评估其中一项子研究的疾病进展追踪数据，将患者 6 个月以及 12 个月 PD MDS-UPDRS 评分变化与人工智能模型预测的 MDS-UPDRS 评分变化相比较，发现人工智能模型预测识别病情进展的能力显著优于临床医师通过 MDS-UPDRS 评分来监测病情进展。此外，该团队还测试了人工智能模型区分 PD 和 AD 的能力，结果显示，该模型鉴别 PD 与 AD 的 *AUC* 为 0.895，敏感度为 80.70%，特异度为 78.02%，能够可靠地区分 PD 与 AD。最后，研究者将模型的关键参数与 EEG 信号及传统睡眠分期进行了对比分析，一定程度地揭示模型关键参数与 EEG 信号及睡眠阶段的关系，以支撑整体模型的可解释性。

该研究构建了第 1 个使用夜间呼吸信号诊断 PD 的人工智能模型，这是一种新型 PD 数字生物标志物，可准确评估疾病的严重程度并监测疾病进展，且不受患者或临床医师主观判断的影响。这一发现为基于人工智能模式开发 PD 预测模型提供了新的方向，我们也期待未来有更多的研究来验证这种人工智能模型的可行性，进一步探究其对临床实践的影响。

回眸 2022，在国内外学者的共同努力下，运动障碍病领域从临床治疗、发病机制到制定新的诊断标准都取得了一定的突破，这些成果将使未来的运动障碍病诊疗格局更加完善，切实造福运动障碍病患者。

参考文献

[1] GOEDERT M, SPILLANTINI M G, DEL TREDICI K, et al. 100 years of Lewy pathology[J]. Nat Rev Neurol, 2013, 9 (1) : 13-24.

[2] POEWE W, SEPPI K, TANNER C M, et al. Parkinson disease[J/OL]. Nat Rev Dis Primers, 2017, 3: 17013[2023-01-18]. https://doi.org/10.1038/nrdp.2017.13.

[3] PAGANO G, TAYLOR K I, ANZURES-CABRERA J, et al. Trial of prasinezumab in early-stage Parkinson's disease[J]. N Engl J Med, 2022, 387 (5) : 421-432.

[4] GAMES D, VALERA E, SPENCER B, et al. Reducing C-terminal-truncated alpha-synuclein by immunotherapy attenuates neurodegeneration and propagation in Parkinson's disease-like models[J]. J Neurosci, 2014, 34 (28) : 9441-9454.

[5] MASLIAH E, ROCKENSTEIN E, ADAME A, et al. Effects of alpha-synuclein immunization in a mouse model of Parkinson's disease[J]. Neuron, 2005, 46 (6) : 857-868.

[6] SCHENK D B, KOLLER M, NESS D K, et al. First-in-human assessment of PRX002, an anti-alpha-synuclein monoclonal antibody, in healthy volunteers[J]. Mov Disord, 2017, 32 (2) : 211-218.

[7] LANG A E, SIDEROWF A D, MACKLIN E A, et al. Trial of cinpanemab in early Parkinson's disease[J]. N Engl J Med, 2022, 387 (5) : 408-420.

[8] BRYS M, FANNING L, HUNG S, et al. Randomized phase Ⅰ clinical trial of anti-α-synuclein antibody BIIB054[J]. Mov Disord, 2019, 34 (8) : 1154-1163.

[9] WEIHOFEN A, LIU Y, ARNDT J W, et al. Development of an aggregate-selective, human-derived α-synuclein antibody BIIB054 that ameliorates disease phenotypes in Parkinson's disease models[J/OL]. Neurobiol Dis, 2019, 124: 276-288[2023-01-10]. https://doi.org/10.1016/j.nbd.2018.10.016/.

[10] ROSEBRAUGH M, VOIGHT E A, MOUSSA E M, et al. Foslevodopa/foscarbidopa: a new subcutaneous treatment for Parkinson's disease[J]. Ann Neurol, 2021, 90 (1) : 52-61.

[11] ROSEBRAUGH M, LIU W, NEENAN M, et al. Foslevodopa/foscarbidopa is well tolerated and maintains stable levodopa and carbidopa exposure following subcutaneous infusion[J]. J Parkinsons Dis, 2021, 11 (4) : 1695-1702.

[12] SOILEAU M J, ALDRED J, BUDUR K, et al. Safety and efficacy of continuous subcutaneous foslevodopa-foscarbidopa in patients with advanced Parkinson's disease: a randomised, double-blind, active-controlled, phase 3 trial[J]. Lancet Neurol, 2022, 21 (12) : 1099-1109.

[13] DEVOS D, MOREAU C, DEVEDJIAN J C, et al. Targeting chelatable iron as a therapeutic modality in Parkinson's disease[J]. Antioxid Redox Signal, 2014, 21 (2) : 195-210.

[14] DEVOS D, LABREUCHE J, RASCOL O, et al. Trial of deferiprone in Parkinson's disease[J]. N Engl J Med, 2022, 387 (22) : 2045-2055.

[15] GALASKO D, SIMUNI T. Lack of benefit of iron chelation in early Parkinson's disease[J]. N Engl J Med, 2022, 387 (22) : 2087-2088.

[16] ZHANG Y, ROY D S, ZHU Y, et al. Targeting thalamic circuits rescues motor and mood deficits in PD mice[J]. Nature, 2022, 607 (7918) : 321-329.

[17] FANCIULLI A, WENNING G K. Multiple-system atrophy[J]. N Engl J Med, 2015, 372 (3) : 249-263.

[18] GILMAN S, LOW P A, QUINN N, et al. Consensus statement on the diagnosis of multiple system atrophy[J]. J Neurol Sci, 1999, 163 (1) : 94-98.

[19] QUINN N. Multiple system atrophy--the nature of the beast[J/OL]. J Neurol Neurosurg Psychiatry, 1989, Suppl (Suppl) : 78-89[2023-01-18]. https://doi.org/10.1136/jnnp.52.suppl.78.

[20] GILMAN S, WENNING G K, LOW P A, et al. Second consensus statement on the diagnosis of multiple

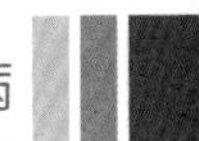

system atrophy[J]. Neurology, 2008, 71 (9) : 670-676.

[21] MIKI Y, FOTI S C, ASI Y T, et al. Improving diagnostic accuracy of multiple system atrophy: a clinicopathological study[J]. Brain, 2019, 142 (9) : 2813-2827.

[22] KOGA S, AOKI N, UITTI R J, et al. When DLB, PD, and PSP masquerade as MSA: an autopsy study of 134 patients[J]. Neurology, 2015, 85 (5) : 404-412.

[23] OSAKI Y, BEN-SHLOMO Y, LEES A J, et al. A validation exercise on the new consensus criteria for multiple system atrophy[J]. Mov Disord, 2009, 24 (15) : 2272-2276.

[24] WENNING G K, STANKOVIC I, VIGNATELLI L, et al. The movement disorder society criteria for the diagnosis of multiple system atrophy[J]. Mov Disord, 2022, 37 (6) : 1131-1148.

[25] COUGHLIN D G, LITVAN I. Progressive supranuclear palsy: advances in diagnosis and management[J/OL]. Parkinsonism Relat Disord, 2020, 73: 105-116[2023-01-19]. https://doi.org/10.1016/j.parkreldis.2020.04.014.

[26] BOXER A L, YU J T, GOLBE L I, et al. Advances in progressive supranuclear palsy: new diagnostic criteria, biomarkers, and therapeutic approaches[J]. Lancet Neurol, 2017, 16 (7) : 552-563.

[27] LITVAN I, HAUW J, BARTKO J, et al. Validity and reliability of the preliminary NINDS neuropathologic criteria for progressive supranuclear palsy and related disorders[J]. J Neuropathol Exp Neurol, 996, 55 (1) : 97-105.

[28] TAKAHASHI M, WEIDENHEIM K M, DICKSON D W, et al. Morphological and biochemical correlations of abnormal Tau filaments in progressive supranuclear palsy[J]. J Neuropathol Exp Neurol, 2002, 61 (1) : 33-45.

[29] KOVACS G G, LUKIC M J, IRWIN D J, et al. Distribution patterns of Tau pathology in progressive supranuclear palsy[J]. Acta Neuropathol, 2020, 140 (2) : 99-119.

[30] ROEMER S F, GRINBERG L T, CRARY J F, et al. Rainwater charitable foundation criteria for the neuropathologic diagnosis of progressive supranuclear palsy[J]. Acta Neuropathol, 2022, 144 (4) : 603-614.

[31] KOGA S, SEKIYA H, KONDRU N, et al. Neuropathology and molecular diagnosis of synucleinopathies[J]. Mol Neurodegener, 2021, 16 (1) : 83.

[32] PENG C, GATHAGAN R J, COVELL D J, et al. Cellular milieu imparts distinct pathological alpha-synuclein strains in alpha-synucleinopathies[J]. Nature, 2018, 557 (7706) : 558-563.

[33] YANG Y, SHI Y, SCHWEIGHAUSER M, et al. Structures of α-synuclein filaments from human brains with Lewy pathology[J]. Nature, 2022, 610 (7933) : 791-795.

[34] SCHWEIGHAUSER M, SHI Y, TARUTANI A, et al. Structures of α-synuclein filaments from multiple system atrophy[J]. Nature, 2020, 585 (7825) : 464-469.

[35] FEARNLEY J M, LEES A J. Ageing and Parkinson's disease: substantia nigra regional selectivity[J]. Brain, 1991, 114 (5) : 2283-2301.

[36] DAMIER P, HIRSCH E C, AGID Y, et al. The substantia nigra of the human brain. Ⅱ. Patterns of loss of dopamine-containing neurons in Parkinson's disease[J]. Brain, 1999, 122 (8) : 1437-1448.

[37] MORRISH P K, SAWLE G V, BROOKS D J. Regional changes in [18F]dopa metabolism in the striatum in Parkinson's disease[J]. Brain, 1996, 119 (6) : 2097-2103.

[38] PASQUINI J, DURCAN R, WIBLIN L, et al. Clinical implications of early caudate dysfunction in Parkinson's disease[J]. J Neurol Neurosurg Psychiatry, 2019, 90 (10) : 1098-1104.

[39] HSIAO I T, WENG Y H, HSIEH C J, et al. Correlation of Parkinson disease severity and 18F-DTBZ positron emission tomography[J/OL]. JAMA Neurol, 2014, 71: 758-766[2023-01-18]. https://doi.org/10.1001/jamaneurol.2014.290.

[40] GERARDIN E, LEHÉRICY S, POCHON J B, et al. Foot, hand, face and eye representation in the human striatum[J]. Cereb Cortex, 2003, 13 (2) : 162-169.

[41] NAMBU A, KANEDA K, TOKUNO H, et al. Organization of corticostriatal motor inputs in monkey putamen[J]. J Neurophysiol, 2002, 88 (4) : 1830-1842.

[42] BRÜCK A, AALTO S, RAUHALA E, et al. A follow-up study on 6-[18F]fluoro-L-dopa uptake in early Parkinson's disease shows nonlinear progression in the putamen[J]. Mov Disord, 2009, 24 (7) : 1009-1015.

[43] PINEDA-PARDO J A, SÁNCHEZ-FERRO Á, MONJE M H G, et al. Onset pattern of nigrostriatal denervation in early Parkinson's disease[J]. Brain, 2022, 145 (3) : 1018-1028.

[44] KAASINEN V, VAHLBERG T. Striatal dopamine in Parkinson disease: a meta-analysis of imaging studies[J]. Ann Neurol, 2017, 82 (6) : 873-882.

[45] ARMSTRONG M J, OKUN M S. Diagnosis and treatment of Parkinson disease: a review[J]. JAMA, 2020, 323 (6) : 548-560.

[46] GOETZ C G, TILLEY B C, SHAFTMAN S R, et al. Movement Disorder Society-sponsored revision of the unified Parkinson's disease rating scale (MDS-UPDRS) : scale presentation and clinimetric testing results[J]. Mov Dis, 2008, 23 (15) : 2129-2170.

[47] EVERS L J W, KRIJTHE J H, MEINDERS M J, et al. Measuring Parkinson's disease over time: the real-world within-subject reliability of the MDS-UPDRS[J]. Mov Dis, 2019, 34 (10) : 1480-1487.

[48] PARNETTI L, PACIOTTI S, EUSEBI P, et al. Cerebrospinal fluid β-glucocerebrosidase activity is reduced in Parkinson's disease patients[J]. Mov Dis, 2017, 32 (10) : 1423-1431.

[49] PARNETTI L, GAETANI L, EUSEBI P, et al. CSF and blood biomarkers for Parkinson's disease[J]. Lancet Neurol, 2019, 18 (6) : 573-586.

[50] GAURAV R, YAHIA-CHERIF L, PYATIGORSKAYA N, et al. Longitudinal changes in neuromelanin MRI signal in Parkinson's disease: a progression marker[J]. Mov Dis, 2021, 36 (7) : 1592-1602.

[51] PARKINSON J. An essay on the shaking palsy. 1817[J]. J Neuropsychiatry Clin Neurosci, 2002, 14 (2) : 223-236.

[52] POKUSA M, HAJDUCHOVA D, BUDAY T, et al. Respiratory function and dysfunction in Parkinson-type neurodegeneration[J/OL]. Physiol Res, 2020, 69 (Suppl 1) : S69-S79[2023-01-18]. https://doi.org/10.33549/physiolres.934405.

[53] SECCOMBE L M, GIDDINGS H L, ROGERS P G, et al. Abnormal ventilatory control in Parkinson's disease--further evidence for non-motor dysfunction[J]. Respir Physiol Neurobiol, 2011, 179 (2/3) : 300-304.

[54] YANG Y Z, YUAN Y, ZHANG G, et al. Artificial intelligence-enabled detection and assessment of Parkinson's disease using nocturnal breathing signals[J]. Nat Med, 2022, 28 (10) : 2207-2215.

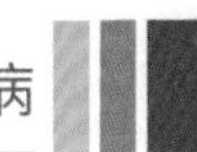

第 8 章 神经肌肉疾病 / 罕见病

2022 年，神经肌肉疾病和神经系统罕见病领域的研究在疾病的分类诊断、发病机制、生物标志物、治疗策略、新治疗方法的探索等方面取得了长足的进展。传统临床研究和真实世界的应用研究给了我们极大的鼓舞，技术的进步，针对基因表达各环节治疗方案的探索给神经肌肉疾病和罕见病的诊疗带来了曙光。

扫码观看视频解读

1　优中选优：糖尿病周围神经性疼痛最佳治疗方法比较性研究

目前，糖尿病在世界范围内的发病率逐年上升。2019 年，4.63 亿人（世界人口的 9.3%）患有 1 型或 2 型糖尿病，400 多万人死于糖尿病相关并发症。据估计，到 2030 年，糖尿病将影响 5.78 亿人，到 2045 年将影响 7 亿人。

在糖尿病并发症中，周围神经和自主神经损害是最常见的。其中，远端对称多神经病变常先表现为下肢感觉丧失，继以上肢感觉丧失，是糖尿病周围神经病变（diabetic peripheral neuropathy，DPN）最常见的类型。DPN 发生于高达一半的糖尿病患者，可引起由远端到近端的周围神经功能障碍，造成身体残疾、疼痛并降低患者的生活质量。

DPN 的预防和治疗充满挑战。虽然血糖控制对 1 型糖尿病患者预防 DPN 有益，但多项临床研究未能证明其对 2 型糖尿病患者有类似的预防效果。美国糖尿病协会认为，在血糖控制的基础上增加健康饮食和锻炼以改善代谢综合征是 2 型糖尿病合并 DPN 患者的关键干预措施。DPN 治疗的另一个重要方面是对疼痛的控制。

对于痛性 DPN——糖尿病周围神经性疼痛（diabetic peripheral neuropathic pain，DPNP），多数指南推荐阿米替林、度洛西汀、普瑞巴林或加巴喷丁作为初始镇痛治疗药物，但很少有证据表明哪一种药物效果更优或是否应该联合用药。2022 年发表的 OPTION-DM 研究旨在评估不同一线药物联合（阿米替林补充普瑞巴林、普瑞巴林补充阿米替林、度洛西汀补充普瑞巴林）治疗 DPNP 的疗效和耐受性。该研究是一项来自英国 13 个中心的随机、双盲、交叉研究，研究对象为平均每日疼痛数值评分（daily pain numerical rating scale，NRS）≥ 4 分的 DPNP 患者。参与者被等比例分层随机分配，分别接受 3 种治疗方案：阿米替林补充普瑞巴林（A-P）、普瑞巴林补充阿米替林（P-A）和度洛西汀补充普瑞巴林（D-P）。在给予单药治疗 6 周后，如果疼痛缓解不理想（NRS 评分 > 3 分），则补充相应的联合药物，每个序列持续 16 周。不论是单药治疗还是联合用药，药物均滴定到最大耐受剂量（阿米替林 75 mg/d、度洛西汀 120 mg/d、普瑞巴林 600 mg/d）。主要研究终点为治疗最后一周（第 16 周）NRS 的 7 日平均值。

OPTION-DM 研究于 2017 年 11 月 14 日—2019 年 7 月 29 日对 252 例患者进行了筛查，其中 140 例患者被随机分配，130 例患者选择了不同的药物治疗途径（84 例完成了至少两种治疗途径），并被纳入了主要终点分析（图 8-1）。

在所有 3 种治疗途径中，第 16 周的 7 d 平均 NRS 评分从基线的（6.6±1.5）分下降到（3.3±1.8）分。D-P 组与 A-P 组的平均差异为 −0.1 分（98.3%*CI*

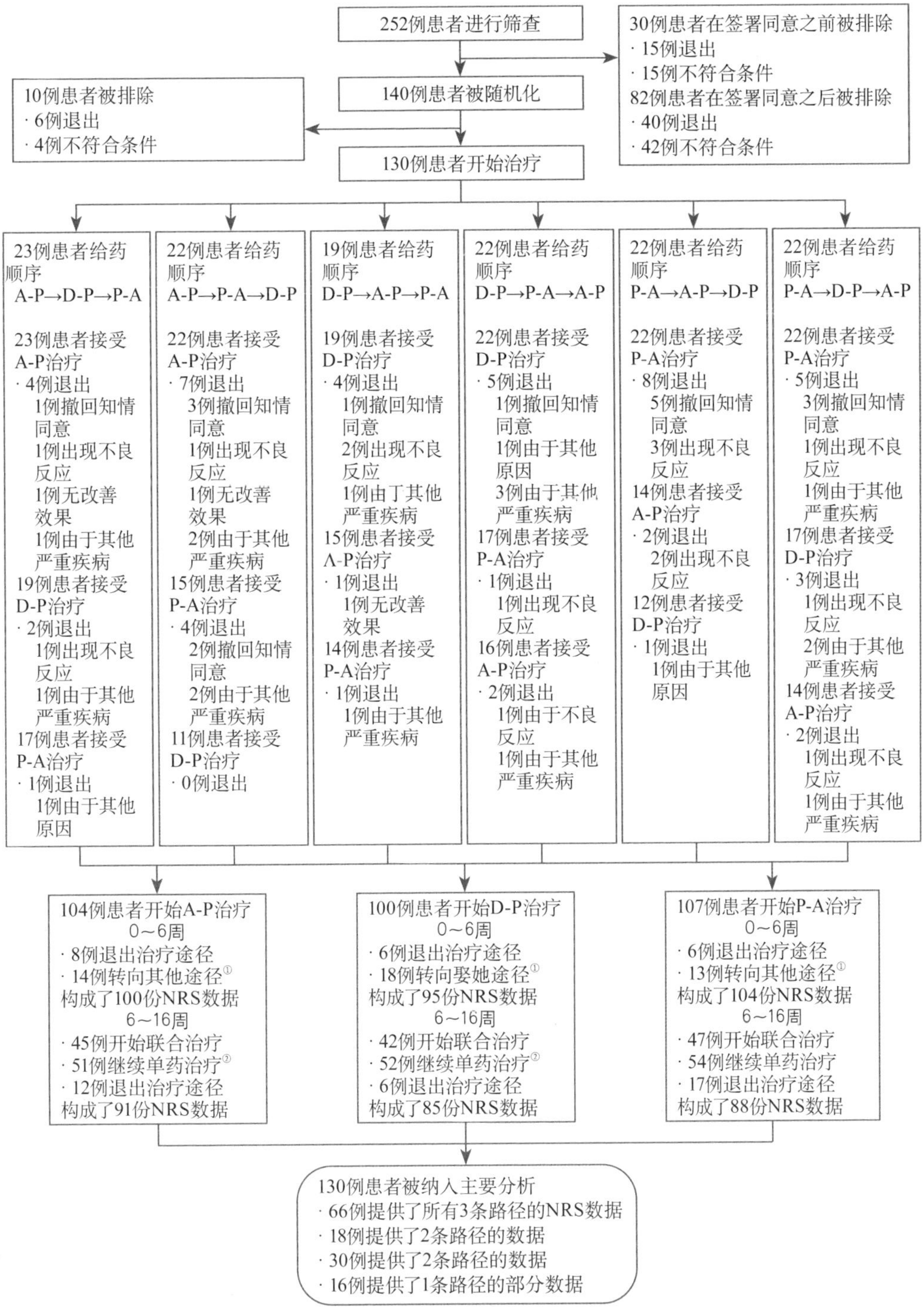

252例患者进行筛查

30例患者在签署同意之前被排除
· 15例退出
· 15例不符合条件
82例患者在签署同意之后被排除
· 40例退出
· 42例不符合条件

140例患者被随机化

10例患者被排除
· 6例退出
· 4例不符合条件

130例患者开始治疗

23例患者给药顺序
A-P→D-P→P-A

23例患者接受A-P治疗
· 4例退出
1例撤回知情同意
1例出现不良反应
1例无改善效果
1例由于其他严重疾病
19例患者接受D-P治疗
· 2例退出
1例出现不良反应
1例由于其他严重疾病
17例患者接受P-A治疗
· 1例退出
1例由于其他原因

22例患者给药顺序
A-P→P-A→D-P

22例患者接受A-P治疗
· 7例退出
3例撤回知情同意
1例出现不良反应
1例无改善效果
2例由于其他严重疾病
15例患者接受P-A治疗
· 4例退出
2例撤回知情同意
2例由于其他严重疾病
11例患者接受D-P治疗
· 0例退出

19例患者给药顺序
D-P→A-P→P-A

19例患者接受D-P治疗
· 4例退出
1例撤回知情同意
2例出现不良反应
1例由丁其他严重疾病
15例患者接受A-P治疗
· 1例退出
1例无改善效果
14例患者接受P-A治疗
· 1例退出
1例由于其他严重疾病

22例患者给药顺序
D-P→P-A→A-P

22例患者接受D-P治疗
· 5例退出
1例撤回知情同意
1例由于其他原因
3例由于其他严重疾病
17例患者接受P-A治疗
· 1例退出
1例出现不良反应
16例患者接受A-P治疗
· 2例退出
1例由于不良反应
1例由于其他严重疾病

22例患者给药顺序
P-A→A-P→D-P

22例患者接受P-A治疗
· 8例退出
5例撤回知情同意
3例出现不良反应
14例患者接受A-P治疗
· 2例退出
2例出现不良反应
12例患者接受D-P治疗
· 1例退出
1例由于其他原因

22例患者给药顺序
P-A→D-P→A-P

22例患者接受P-A治疗
· 5例退出
3例撤回知情同意
1例出现不良反应
1例由于其他严重疾病
17例患者接受D-P治疗
· 3例退出
1例出现不良反应
2例由于其他严重疾病
14例患者接受A-P治疗
· 2例退出
1例出现不良反应
1例由于其他严重疾病

104例患者开始A-P治疗
0～6周
· 8例退出治疗途径
· 14例转向其他途径①
构成了100份NRS数据
6～16周
· 45例开始联合治疗
· 51例继续单药治疗②
· 12例退出治疗途径
构成了91份NRS数据

100例患者开始D-P治疗
0～6周
· 6例退出治疗途径
· 18例转向娶她途径①
构成了95份NRS数据
6～16周
· 42例开始联合治疗
· 52例继续单药治疗②
· 6例退出治疗途径
构成了85份NRS数据

107例患者开始P-A治疗
0～6周
· 6例退出治疗途径
· 13例转向其他途径①
构成了104份NRS数据
6～16周
· 47例开始联合治疗
· 54例继续单药治疗
· 17例退出治疗途径
构成了88份NRS数据

130例患者被纳入主要分析
· 66例提供了所有3条路径的NRS数据
· 18例提供了2条路径的数据
· 30例提供了2条路径的数据
· 16例提供了1条路径的部分数据

①A—P中1例患者与D—P中的2例患者在第6周前交换后退出；②1例患者从一线药物转为二线药物的单一疗法。A—P—阿米替林补充普瑞巴林；D—P—度洛西汀补充普瑞巴林；P—A—普瑞巴林补充阿米替林；NRS—每日疼痛数值评分。

图8—1 OPTION—DM研究流程

-0.5～0.3分)，P-A组与A-P组的平均差异为-0.1分(98.3%*CI* -0.5～0.3分)，P-A组与D-P组的平均差异为0.0分（98.3%*CI* -0.4～0.4分）（表8-1）。无论是在第6周还是整个治疗过程中，不同治疗途径组间差异均无统计学意义，但联合用药治疗组的平均NRS降低幅度大于单药治疗组[（1.0±1.3）分*vs*.（0.2±1.5）分]（图8-2）。

OPTION-DM研究还评估了第6周和第16周治疗结束时接受单药最大耐受剂量治疗患者的生活质量和情绪状态（表8-2）。所有治疗在36项简明健康调查（36-item short-form general health survey，SF-36）、医院焦虑和抑郁量表（hospital anxiety and depression scale，HADS）、失眠严重程度指数（insomnia severity index，ISI）和简明疼痛评估量表（brief pain inventory-modified short form，BPI-MSF）等指标上均显示出了相似的改善程度。尽管阿米替林在改善身体机能和睡眠方面明显优于度洛西汀，普瑞巴林在改善因身体不适而导致的活动受限方面优于度洛西汀，但上述组间差异在第6周和第16周均未达到统计学意义。

单药治疗、联合用药及整个用药过程中不良事件的发生率超过5%，主要为P-A组的头晕、D-P组的恶心和A-P组的口干症状。组间严重不良事件发生率差异没有统计学意义。总体而言，不同药物最大耐受剂量联合治疗的耐受良好，因不良事件终止研究的患者比例较低，且组间差异无统计学意义（A-P组为7%，D-P组为10%，P-A组为11%，*P*=0.88）。

OPTION-DM研究是截至目前针对神经性疼痛的规模最大、周期最长（50周）的面对面、交叉盲法临床研究。该研究发现，所有联合治疗或单药治疗DPNP都有相似且有效的镇痛效果，但联合治疗具有良好的耐受性，并可改善单药治疗效果欠佳患者的疼痛程度。该研究为DPNP管理的未来临床指南提供了强有力的可用信息。另外，与既往联合使用固定剂量滴定止痛药物方案不同，OPTION-DM研究更能反映DPNP患者的临床需求，是一项实用性的研究，研究的结果也易于推广。

2 任重道远：肌萎缩侧索硬化的治疗选择增多

（1）肌萎缩侧索硬化的药物治疗

①长期静脉注射依达拉奉治疗肌萎缩侧索硬化的安全性和有效性

2022年，德国Witzel教授团队在*JAMA Neurology*上发表了静脉注射依达拉奉治疗肌萎缩侧索硬化（amyotrophic lateral sclerosis，ALS）安全性和有效性研究的结果。研究背景：静脉注射依达拉奉已被批准用于ALS的疾病修饰治疗，既往

表8-1　6周和16周DPNP患者对不同治疗途径的治疗反应（意向治疗集）

	基线(130例)	6周单药治疗					16周联合治疗				
		A(104例)	D(100例)	P(107例)	平均差(98.3%*CI*)/分	*P*值	A–P(104例)	D–P(100例)	P–A(107例)	平均差(98.3%*CI*)/分	*P*值
平均每周疼痛											
患者/例	130	100	95	104	—	—	91	85	88	—	—
NRS/分	6.6±1.5	3.8±2.0	3.9±1.9	4.1±2.1	—	—	3.3±1.8	3.3±1.8	3.3±1.8	—	—
与基线差异/分	—	2.9±2.0	2.8±2.0	2.5±2.2	—	—	3.4±2.1	3.5±2.1	3.3±2.1	—	—
差异>30%/例(%)	—	68 (65)	63 (63)	60 (56)	—	—	68 (65)	68 (68)	68 (64)	—	—
差异>50%/例(%)	—	42 (40)	35 (35)	43 (40)	—	—	50 (48)	46 (46)	47 (44)	—	—
NRS<3分/例(%)	—	38 (37)	32 (32)	36 (34)	—	—	50 (48)	43 (43)	50 (47)	—	—
两两比较											
D–P *vs*. A–P	—	—	—	—	0.1 (−0.3~0.5)	0.65	—	—	—	−0.1 (−0.5~0.3)	0.61
P–A *vs*. A–P	—	—	—	—	0.3 (−0.1~0.8)	0.049	—	—	—	−0.1 (−0.5~0.3)	0.61
P–A *vs*. D–P	—	—	—	—	−0.3 (0.2~0.7)	0.14	—	—	—	0.0 (−0.4~0.4)	1.00

注：本表数据来源于OPTION–DM研究公布资料，部分数据小数点后位数不一致。DPNP—糖尿病周围神经性疼痛；A—阿米替林；D—度洛西汀；P—普瑞巴林；A–P—阿米替林补充普瑞巴林；D–P—度洛西汀补充普瑞巴林；P–A—普瑞巴林补充阿米替林；NRS—每日疼痛数值评分。

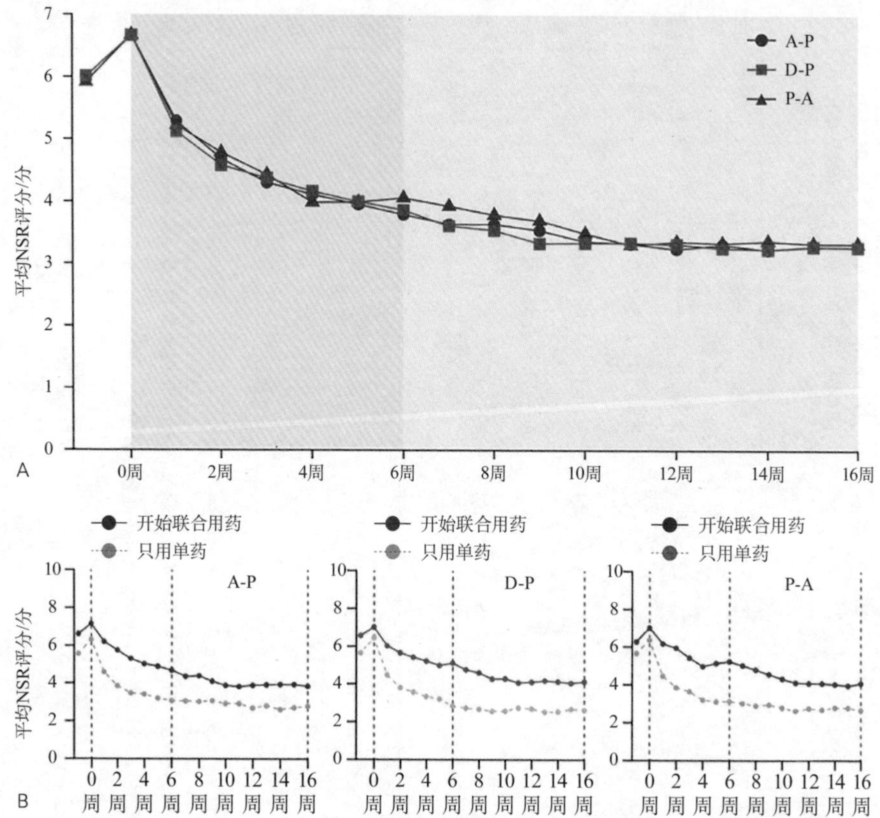

A图为每个治疗途径的NRS评分情况；B图为每个治疗途径中联合治疗和继续单药治疗患者的NRS评分情况。对于NRS≥3分的患者，每个治疗途径包括6周的单一治疗阶段和10周的联合治疗阶段。研究药物的引入从2周的滴定期开始，达到最大耐受剂量，不同治疗途径之间有7d的洗脱期。A—P—阿米替林补充普瑞巴林；D—P—度洛西汀补充普瑞巴林；P—A—普瑞巴林补充阿米替林；NRS—每日疼痛数值评分；PPNP—糖尿病周围神经性疼痛。

图8–2 不同治疗途径糖尿病周围神经性疼痛患者NRS评分比较

图片来源：https://www.ncbi.nlm.nih.gov/pmc/articles/PMC9418415/

研究证明其对轻度认知障碍和 ALS 患者的短期治疗有效。研究目的：评估长期静脉注射依达拉奉治疗 ALS 的安全性和有效性。研究设计和实施：多中心、倾向性评分匹配队列设计。在 2017 年 6 月—2020 年 3 月纳入了德国 12 个运动神经元病相关 ALS 诊疗中心的 194 例 ALS 患者，并给予患者静脉注射依达拉奉治疗（其中 130 例患者纳入倾向性评分匹配队列生存分析），同时纳入 130 例接受标准治疗的患者。依达拉奉治疗组和标准治疗组各有 116 例被纳入了主要研究终点分析（图 8–3）。入组患者的诊断均为很可能或确诊的 ALS，按照既往 MCI186–ALS19 研究纳入标准定义亚组，以评估患者符合条件或不符合条件。暴露因素：静脉注射依达拉奉联

表8–2 基线、第6周和第16周不同治疗途径患者的生活质量和情绪状态

指标/分	基线(130例)	6周单药治疗			16周联合治疗		
		A(93例)	D(87例)	P(99例)	A–P(86例)	D–P(86例)	P–A(86例)
36项简明健康调查							
总体健康	38.2±20.9	38.4±21.6	37.2±22.2	39.8±21.8	35.2±21.3	36.9±21.5	36.9±22.1
情绪健康	63.1±21.5	66.5±22.4	68.7±20.8	66.7±20.6	67.6±22.8	66.5±21.0	66.3±23.4
精力或疲惫	36.9±20.4	41.2±21.8	39.8±22.7	40.7±21.8	40.6±22.7	39.6±21.4	41.4±21.3
疼痛	33.4±20.5	47.8±21.9	45.0±20.6	45.7±23.2	45.8±25.5	47.0±24.5	49.3±23.8
身体机能	34.9±26.9	43.9±27.4	39.1±28.3	41.0±28.1	40.7±26.9	40.9±30.1	39.8±28.6
因情绪问题导致的角色限制	41.3±43.3	50.5±44.7	51.7±46.2	54.2±44.6	46.9±47.2	48.1±46.2	53.5±46.4
因身体健康导致的角色限制①	21.9±35.5	28.8±38.7	23.0±37.0	30.3±39.8	26.5±38.2	25.9±38.8	26.7±36.7
社交能力	49.3±27.6	60.8±30.8	58.0±28.2	61.1±30.1	57.8±31.1	58.3±27.9	60.3±28.1
健康变化	—	65.6±20.2	65.8±21.6	59.1±23.5	67.4±23.3	61.0±25.0	62.8±20.9
身体健康	20.5±11.6	25.4±12.5	22.6±12.6	24.5±13.3	23.6±13.0	24.1±13.8	24.1±13.1
精神健康	44.9±11.9	46.7±13.0	47.8±11.8	47.6±12.2	46.6±12.8	46.3±11.0	47.4±12.3
情绪和睡眠							
HADS—焦虑	8.7±4.8	7.5±5.1	7.4±4.6	6.7±4.4	7.7±5.4	7.3±4.8	7.0±4.6
HADS—抑郁	8.4±4.6	7.4±4.7	7.3±4.4	7.0±4.5	7.3±4.9	7.5±4.5	7.2±4.5
失眠严重程度指数②	18.1±5.9	11.8±7.3	13.8±6.3	12.1±7.1	11.4±7.3	13.3±6.8	12.1±6.4

注：①第6周P–A与D–P组的平均差异为7.6分（98.3%*CI* 0.4～14.9分），*P*=0.011；②第6周P–A与D–P组的平均差异为1.5分（98.3%*CI* 0.0～3.1分），*P*=0.016，第16周D–P与A–P组的平均差异为1.5分（98.3%*CI* 0.1～3.0分），*P*=0.017。A—阿米替林；D—度洛西汀；P—普瑞巴林；A–P—阿米替林补充普瑞巴林；D–P—度洛西汀补充普瑞巴林；P–A—普瑞巴林补充阿米替林；HADS—医院焦虑和抑郁量表；DPNP—糖尿病周围神经性疼痛。

合利鲁唑治疗 *vs*. 利鲁唑标准治疗。主要结果和指标：比较接受≥ 4 轮静脉注射依达拉奉治疗和标准治疗的有效性。主要终点事件：主要终点是疾病进展，采用 ALS 功能评定量表 – 修订版（ALS functional rating scale–revised，ALSFRS–R）评估；次要终点是生存率、机械通气时间、疾病进展改变（治疗前 *vs*. 治疗期间）。考虑到匹配设计，在疾病进展分析中接受依达拉奉和相应匹配治疗的 ALS 患者作为相关样本检验。五分位倾向得分分层用于生存率和机械通气时间的分析。研究结果：共有 194 例患者接受静脉依达拉奉治疗，中位年龄为 57.5（50.7 ~ 63.8）岁，其中 125 例（64%）为男性。30 例（16%）患者观察到潜在的不良反应，最常

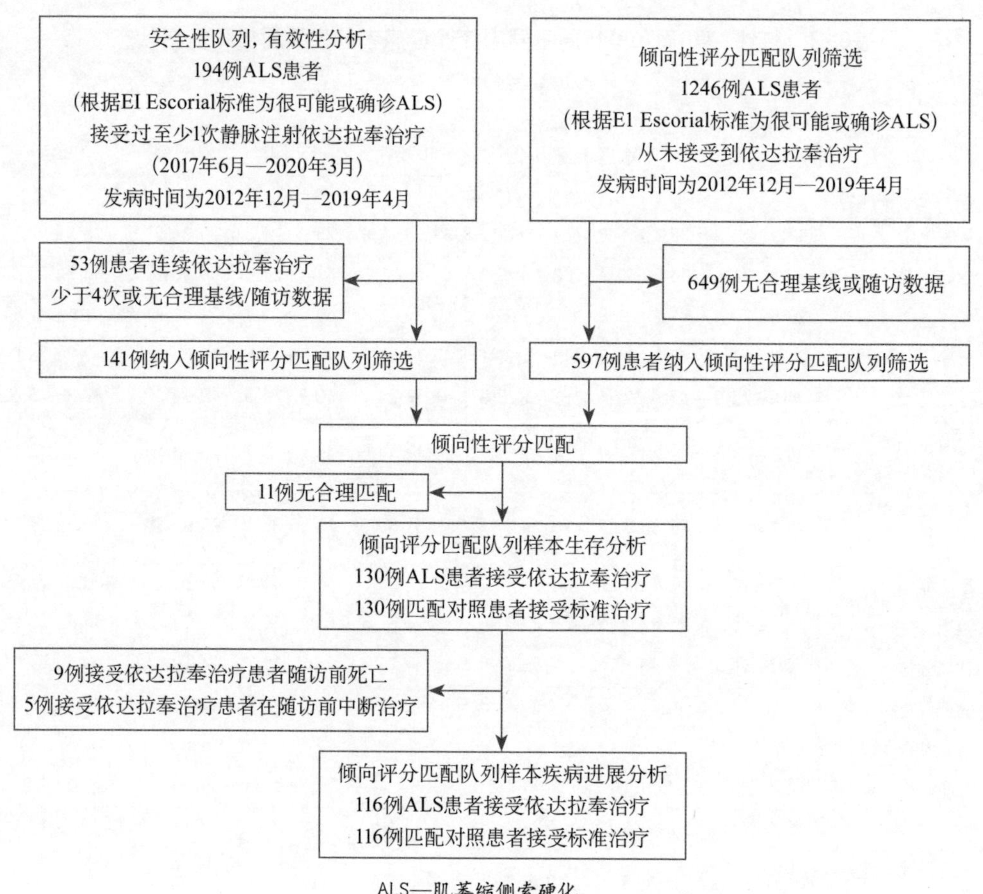

ALS—肌萎缩侧索硬化。

图8-3　长期静脉注射依达拉奉治疗ALS受试者研究筛选流程

见的是输注部位感染和过敏反应。在主要终点分析中，依达拉奉治疗组（116 例）的中位治疗时间是 13.9（8.9 ~ 19.9）个月，标准治疗组的中位治疗时间是 11.2（6.4 ~ 20.0）个月，两组的 ALSFRS-R 评分降低差异无统计学意义（−0.91 分，95%*CI* −0.69 ~ 1.07 分 *vs*. −0.85 分，95%*CI* 0.66 ~ 0.99 分，*P*=0.37）。两组所有次要终点事件的差异也没有统计学意义。同样，在符合条件和不符合条件亚组，依达拉奉治疗组与标准治疗组的相关终点事件差异也没有达到统计学意义。研究结论和意义：尽管长期静脉输注依达拉奉治疗 ALS 具有良好的可行性和耐受度，但尚未发现其有明确的 ALS 疾病修饰作用。静脉注射依达拉奉与标准治疗相比，可能无法为 ALS 患者提供临床相关的额外获益。

②静脉注射依达拉奉对肌萎缩侧索硬化患者生存时间的影响

美国 Ciepielewska 教授团队通过比较接受静脉注射依达拉奉治疗与未注射依

达拉奉 ALS 患者的总体生存时间，发现在以利鲁唑治疗为主的 ALS 患者队列中，静脉注射依达拉奉可显著延长患者的总体生存时间。研究目的：评估接受与未接受静脉注射依达拉奉治疗 ALS 患者的总体生存期。研究设计：探索性、回顾性、观察比较分析。研究方法：分析 2017 年 8 月 8 日—2020 年 3 月 31 日登记于美国行政申诉数据库的 ALS 患者数据，通过倾向性评分对接受静脉注射依达拉奉（依达拉奉治疗组）和未接受依达拉奉治疗患者（对照组）进行配对，协变量包括年龄、种族、地理区域、性别、索引前病程、保险、心血管病史、利鲁唑处方，胃造瘘术，人工营养，无创通气，全因住院治疗等指标。对依达拉奉治疗组患者，索引日期为首次接受依达拉奉静脉注射的日期。对照组患者的索引日期为静脉注射依达拉奉的上市日期（2017 年 8 月 8 日）。应用具有共同脆性 Cox 回归模型评估静脉注射依达拉奉对全因死亡率的影响。主要结果和指标：依达拉奉治疗组共纳入 318 例患者，匹配 318 例对照组患者，两组各有 208 例患者（65.4%）有利鲁唑用药史。截至 2021 年 3 月 31 日，依达拉奉治疗组和对照组分别有 155 例（48.7%）和 196 例患者（61.6%）死亡，两组总体中位生存时间分别为 29.5 个月和 23.5 个月。依达拉奉治疗组的死亡风险较对照组低 27%（*HR* 0.73，95%*CI* 0.59 ~ 0.91，*P*=0.005）（图 8-4）。研究意义：这项真实世界研究显示，在以利鲁唑治疗为主的美国 ALS 患者队列中，静脉注射依达拉奉可显著延长患者的总体生存期。后续有待强效随机对照试验进一步验证该结论。

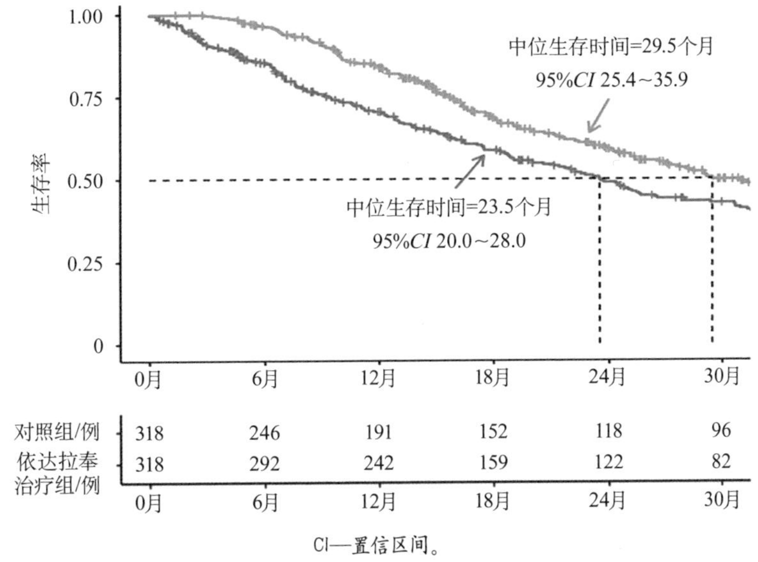

CI—置信区间。

图8-4　静脉注射依达拉奉治疗肌萎缩侧索硬化患者整体生存分析结果

图片来源：https://www.ncbi.nlm.nih.gov/pmc/articles/PMC9358426/

③超高剂量肌内注射甲钴胺治疗早期肌萎缩侧索硬化的有效性和安全性

来自日本德岛大学的 Izumi 教授团队在 *JAMA Neurology* 上发表了超高剂量肌内注射甲钴胺治疗早期 ALS 有效性和安全性研究的报道。研究背景：目前批准用于治疗 ALS 的药物非常有限，因而需要探索新的 ALS 治疗方法。前期临床研究显示超高剂量甲钴胺有望成为 ALS 治疗的新选择。研究目的：验证超高剂量甲钴胺治疗发病 1 年内 ALS 患者的有效性和安全性。研究设计、背景和入组：多中心、随机、安慰剂对照、双盲、Ⅲ期临床研究，设置 12 周观察期和 16 周随机期，持续时间为 2017 年 10 月 17 日—2019 年 9 月 30 日。日本 25 个神经病学中心参与研究。研究对象为根据更新版 Awaji 标准诊断为 ALS 且发病 1 年内的患者。入组标准包括 ALSFRS-R 评分下降 1 或 2 分；用力肺活量＞ 60%；未行无创呼吸机通气支持或胃造瘘术；非卧床状态。入组患者经过 12 周观察期后仍满足以上入组标准则进入随机期。通过电子网络系统将患者随机分配至甲钴胺组和安慰剂组。暴露因素：肌内注射甲钴胺（50 mg）或安慰剂，每周 2 次，共 16 周。主要结果和指标：主要终点为全分析集内基线治疗至 16 周 ALSFRS-R 评分的变化。研究结果：共纳入 130 例患者，其中男性 74 例（56.9%），甲钴胺和安慰剂组各 65 例。共 129 例患者进入全分析集，126 例完成了双盲研究阶段，124 例患者进入了开放标签扩展研究阶段（图 8-5）。最小二乘法分析显示，随机期第 16 周，甲钴胺治疗组和安慰剂组 ALSFRS-R 总分较基线的变化分别为 - 2.66 分和 - 4.63 分，两组差异为 1.97 分（95%*CI* 0.44 ~ 3.50 分，*P*=0.01）（图 8-6）。两组不良反应发生率差异无统计学意义。研究结论和意义：这项随机临床研究提示，超高剂量肌内注射甲钴胺可减缓发病早期（1 年内）和中度进展速率 ALS 患者的疾病进展，此外，在 16 周的治疗期内肌内注射甲钴胺是安全的。

（2）肌萎缩侧索硬化的基因治疗

自 1993 年 ALS 的第 1 个致病基因超氧化物歧化酶 1（superoxide dismutase 1，SOD1）被发现以来，目前已报道了 50 多个与 ALS 致病或修饰有关的基因，其中，*C9orf72*、*SOD1*、反向激活反应 DNA 结合蛋白（transactive response DNA-binding protein，TARDBP）和肉瘤融合（fused in sarcoma，FUS）基因是最常见的 ALS 相关致病基因。在过去的 30 年间，大量研究致力于找寻新的 ALS 治疗方法，其中包括对基因修饰抑制神经毒性的探索。基因治疗主要包括 4 大策略：使用微小 RNA 或反义寡核苷酸去除或抑制异常的 RNA 转录；通过 RNA 干扰技术降解异常的信使 RNA（messenger RNA，mRNA）；减少或抑制突变蛋白（如通过抗体作用于错误折叠蛋白）；应用成簇规律间隔短回文重复（clustered regulatory

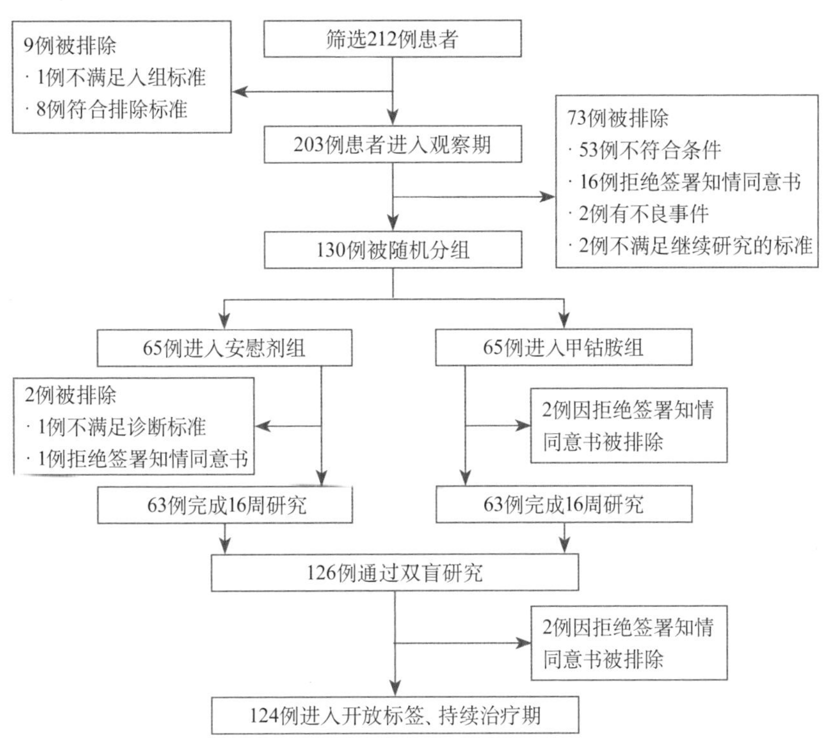

图8-5 超高剂量肌内注射甲钴胺治疗肌萎缩侧索硬化研究流程

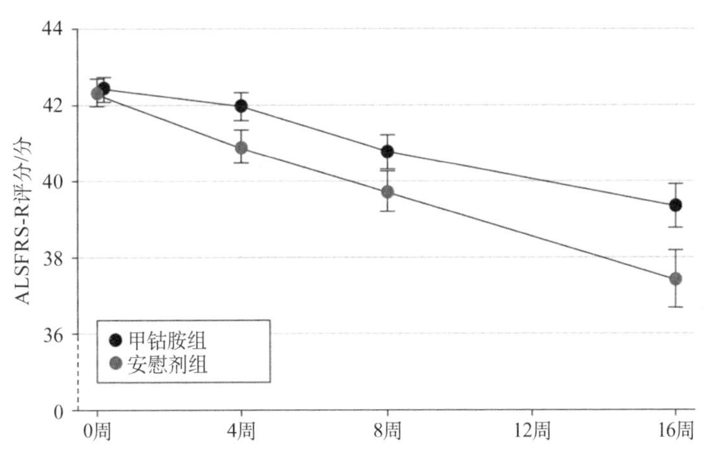

ALSFRS-R—肌萎缩侧索硬化功能评定量表-修订版。

图8-6 甲钴胺组和安慰剂组ALSFRS-R评分变化情况

图片来源：https://jamanetwork.com/journals/jamaneurology/fullarticle/2792228

interspaced short palindromic repeats，CRISPR）/CRISPR 相关蛋白（CRISPR associated protein，Cas）等技术进行 DNA 基因编辑。这些治疗策略在 ALS 的治疗领域具有很好的应用前景。

①反义寡核苷酸 tofersen 治疗 *SOD1* 基因突变肌萎缩侧索硬化的临床研究

2020 年 7 月，Miller 和 Ferguson 等在 *NEJM* 上公布了反义寡核苷酸 tofersen 治疗 *SOD1* 基因突变 ALS 患者的 Ⅰ ~ Ⅱ 期临床研究结果。研究背景：tofersen 是一种反义寡核苷酸，可介导 *SOD1* mRNA 降解以减少 SOD1 蛋白合成。研究类型：剂量递增的 Ⅰ ~ Ⅱ 期临床研究。研究方法：纳入 *SOD1* 基因突变 ALS 患者，随机分配至 4 个不同 tofersen 剂量（20 mg、40 mg、60 mg、100 mg）组或安慰剂组，鞘内注射对应剂量药物或安慰剂 12 周。主要终点：评估药物的安全性和药代动力学指标。次要终点：治疗 85 d 与基线脑脊液 SOD1 水平的差异、临床功能、肺活量。研究结果：共 50 例患者参与随机分组并被纳入分析，48 例患者完成治疗。多数患者出现了与腰穿相关的不良事件。接受 tofersen 治疗的患者有 4 例出现脑脊液白细胞计数升高，5 例出现蛋白升高。研究期间，tofersen 治疗组有 1 例在 137 d 死于肺栓塞，1 例在 152 d 死于呼吸衰竭；安慰剂组有 1 例在 52 d 死于呼吸衰竭。5 组治疗 85 d 与基线脑脊液 SOD1 水平差异分别为：20 mg 剂量组 2%（95%*CI* −18% ~ 27%），40 mg 剂量组 −25%（95%*CI* −40% ~ −5%），60 mg 剂量组 −19%（95%*CI* −35% ~ 2%），100 mg 剂量组为 −33%（95%*CI* −47% ~ −16%）（图 8−7）。

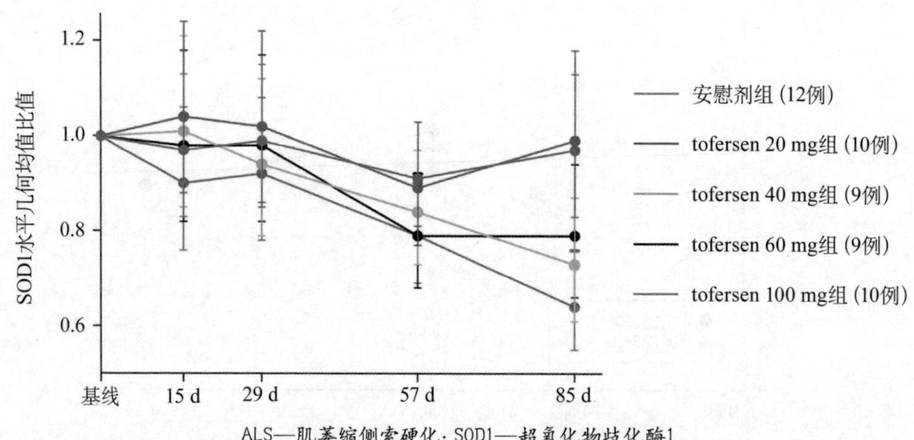

ALS—肌萎缩侧索硬化；SOD1—超氧化物歧化酶1。

图8−7　不同剂量tofersen和安慰剂治疗对ALS患者脑脊液SOD1蛋白水平的影响

图片来源：https://www.nejm.org/doi/10.1056/NEJMoa2003715?url_ver=Z39.88−2003&rfr_id=ori:rid:crossref.org&rfr_dat=cr_pub%20%200pubmed

研究结论：对 *SOD1* 基因突变 ALS 患者进行为期 12 周的鞘内注射 tofersen 可显著降低脑脊液 SOD1 水平。部分接受 tofersen 治疗的患者可出现脑脊液细胞增多症，多数受试者可观察到腰穿相关不良事件。

②反义寡核苷酸 tofersen 治疗 *SOD1* 基因突变肌萎缩侧索硬化的Ⅲ期临床研究

2022 年，Miller 和 Fradette 等在 *NEJM* 上发表了令人瞩目的反义寡核苷酸 tofersen 治疗 *SOD1* 基因突变 ALS 患者的Ⅲ期临床研究结果。

研究背景：鞘内注射反义寡核苷酸 tofersen 可减少 SOD1 蛋白合成，已被用于治疗 *SOD1* 突变 ALS 患者。研究类型：Ⅲ期临床研究。研究方法：将 *SOD1* 突变 ALS 患者按照 2 ∶ 1 比例随机分配至 8 剂次 tofersen（100 mg）治疗组（早期 tofersen 治疗组）或安慰剂 + 延迟 tofersen 治疗组。主要终点：疾病进展情况，采用基线与治疗 28 周时 ALSFRS–R 评分的变化进行评估。次要终点：脑脊液 SOD1 蛋白水平、血浆神经丝轻链水平、缓慢肺活量和手持测力器肌力测定（16 块肌肉）。采用随机成分的组合分析以及 52 周时的开放标签扩展研究比较早期 tofersen 治疗组与 28 周时从安慰剂转为 tofersen 药物治疗组（安慰剂 + 延迟 tofersen 治疗组）的相关终点指标。研究结果：共有 72 例患者接受了早期 tofersen 治疗（39 例患者预计进展较快），36 例患者接受安慰剂 + 延迟 tofersen 治疗（21 例患者预计进展较快）。与安慰剂 + 延迟 tofersen 治疗组比较，早期 tofersen 治疗组的脑脊液 SOD1 蛋白和血浆神经丝轻链水平下降更明显。在快速进展亚组中（初步分析），治疗 28 周时，早期 tofersen 治疗组和安慰剂 + 延迟 tofersen 治疗组的 ALSFRS–R 评分分别下降 –6.98 分和 –8.14 分（差异 1.2 分，95%*CI* –3.2 ~ 5.5 分，*P*=0.97）。两组间次要终点的差异没有统计学意义。共有 95 例（88%）患者参与了开放标签扩展研究。在治疗 52 周时，早期 tofersen 治疗组和安慰剂 + 延迟 tofersen 治疗组的 ALSFRS–R 评分下降分别为 –6.0 分和 –9.5 分（差异 3.5 分，95%*CI* 0.4 ~ 6.7 分）。非多样性校正差异统计提示，早期 tofersen 治疗组可观察到其他终点事件改善（图 8–8）。该研究中腰穿相关不良反应较为常见。有 7% 的接受 tofersen 治疗患者发生了严重的神经系统不良事件。研究结论：Tofersen 治疗可降低 *SOD1* 基因突变 ALS 患者的脑脊液 SOD1 蛋白和血浆神经丝轻链水平，但不能改善主要临床终点且伴有腰穿相关不良事件。后续的扩展试验期将进一步评估 ALS 患者早期接受 tofersen 治疗较延迟治疗的效果差异。

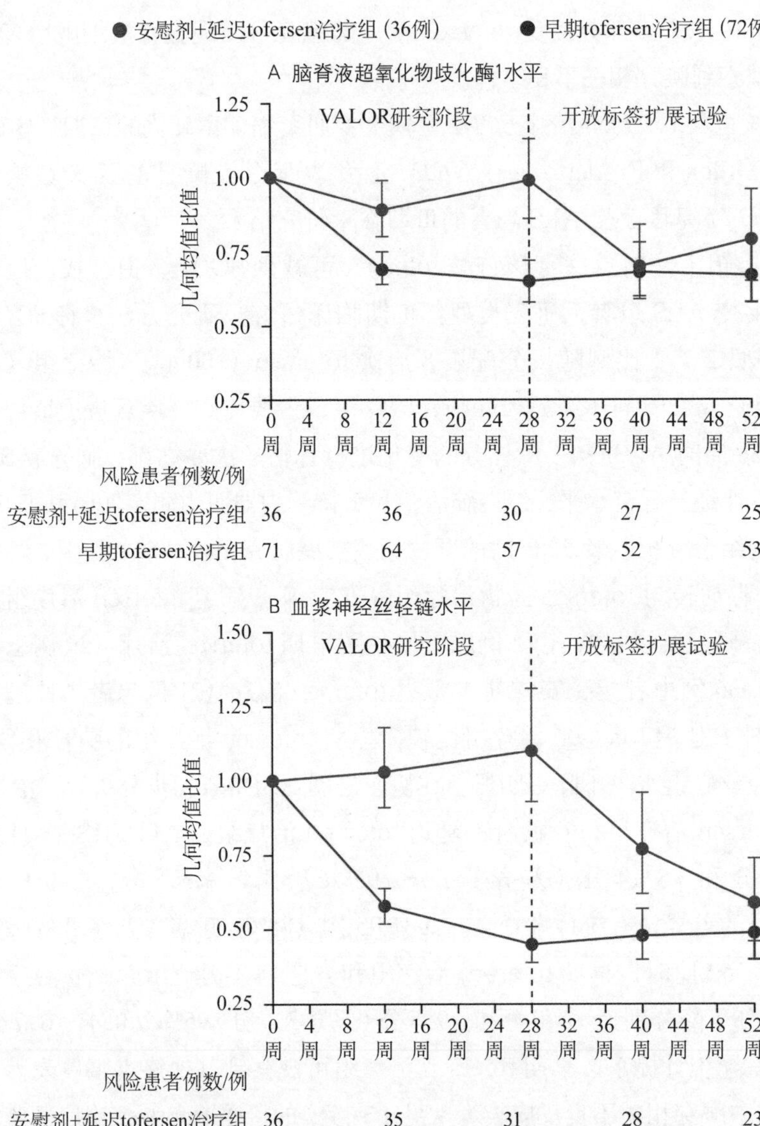

早期tofersen治疗组有1例脱落。

图8-8 早期tofersen治疗组和安慰剂+延迟tofersen治疗组脑脊液SOD1蛋白和血浆神经丝轻链水平比较

图片来源：https://www.nejm.org/doi/10.1056/NEJMoa2204705?url_ver=Z39.88-2003&rfr_id=ori:rid: crossref.org&rfr_dat=cr_pub%20%200pubmed

3 春江水暖：多种分子治疗药物获得治疗脊髓性肌萎缩症的临床证据

脊髓性肌萎缩症（spinal muscular atrophy，SMA）是一种罕见的神经退行性疾病，发病率约为（4 ~ 10）/10 万。SMA 的发病机制是由于染色体 5q13 上的运动神经元存活（survival motor neuron，SMN）1 基因的隐形突变导致 SMN 蛋白不足，从而造成下运动神经元不可逆的变性坏死，最终引起肌肉萎缩和无力的临床表现。*SMN2* 基因也位于染色体 5q13 上，是 *SMN1* 的同源基因，但其 7 号外显子存在 c.840C > T 的变异，破坏了 *SMN2* 基因的正常剪接，使得 85% 的 *SMN2* mRNA 发生 7 号外显子跳跃，造成大量低水平功能截断 SMNΔ7 蛋白产生，导致神经元变性。这一遗传学分子机制为开发针对 *SMA* 基因治疗的药物提供了理论依据。

2016 年，美国食品和药品管理局（Food and Drug Administration，FDA）批准诺西那生用于治疗 SMA。诺西那生是一种反义寡核苷酸，可特异性结合 *SMN2* 基因的 mRNA，促进 *SMN2* 基因转录为含 7 号外显子的全长 mRNA，上调全长 SMN 蛋白的表达水平。2019 年，FDA 批准索伐瑞韦治疗 SMA。索伐瑞韦是一种以非复制型腺相关病毒 9 型为载体，将正确的 *SMN1* 基因导入神经元细胞以产生全长 SMN 蛋白的治疗药物。2020 年，FDA 批准了第 3 种治疗 SMA 的药物——利司扑兰。利司扑兰是一种口服的小分子药物，可通过修饰 *SMN2* 基因剪接上调全长 SMN 蛋白表达水平，从而达到治疗目的。

2022 年发布的两项关于利司扑兰治疗 SMA 的临床研究被认为是 2022 年 SMA 领域最重要的进展。第 1 项是 SUNFISH 研究的第 2 部分，探索了利司扑兰治疗 2 型和不能移动 3 型 SMA 患者的安全性和有效性，结果发表在 *Lancet Neurol* 上。SUNFISH 研究是一项随机、安慰剂对照、双盲的国际多中心临床研究，主要针对 2 ~ 25 岁的 2 型和 3 型 SMA 患者。研究分为两部分，第 1 部分是剂量探索性研究，第 2 部分是有效性和安全性的确证性研究。2022 年发表的第 2 部分共入组了 180 例 SMA 患者（治疗组 120 例，安慰剂组 60 例），以 32 项运动功能评估（32-item motor function measure，MFM-32）总分变化作为主要终点。在给予利司扑兰 5.0 mg（体重≥ 20 kg 的患者）或 0.25 mg/kg（体重< 20 kg 的患者）治疗 12 个月后，利司扑兰治疗组的运动功能（MFM-32 评分）与安慰剂组相比显著改善（图 8-9），另外，患者的生活质量和日常生活能力也显著提高。研究期间无因药物退出的安全性事件发生。SUNFISH 研究第 2 部分为利司扑兰临床应用的长期安全性和有效性提供了额外证据。

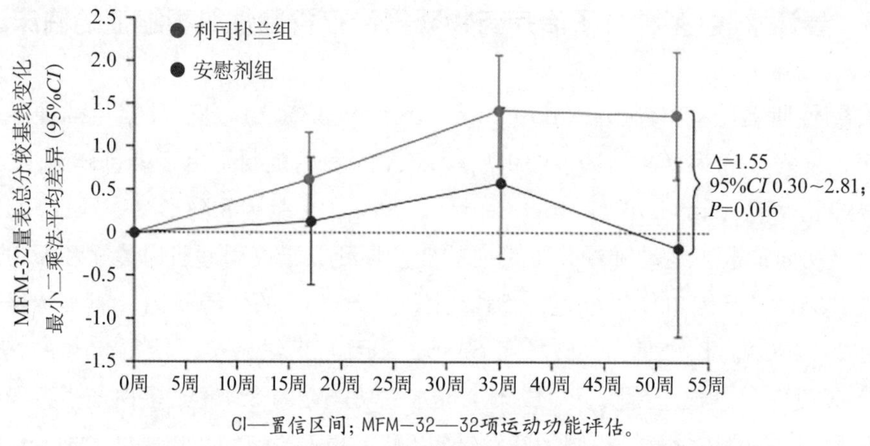

CI—置信区间；MFM—32—32项运动功能评估。

图8–9　利司扑兰治疗12个月和治疗24个月MFM–32总分变化

图片来源：https://linkinghub.elsevier.com/retrieve/pii/S1474–4422(21)00367–7

第 2 项进展是 FIREFIH 研究第 2 部分开放标签扩展阶段的数据分析，结果也发表在 *Lancet Neurol* 上。FIREFIH 研究是一项开放标签、国际多中心、Ⅱ～Ⅲ期临床研究，旨在评估利司扑兰治疗 1 型 SMA 婴儿（1 ～ 7 个月）的安全性和有效性，共分为两个部分。第 1 部分是剂量探索性研究，入组了 21 例 SMA 婴儿，主要评估了利司扑兰的安全性，并确定第 2 部分研究的起始剂量为 0.2 mg/kg。第 2 部分为利司扑兰的有效性和安全性确证型研究，入组了 41 例 SMA 婴儿。结果发现，治疗 12 个月后，利司扑兰的总体安全性良好，未发生受试婴儿退出研究或中止治疗的药物不良事件。治疗后，29%（12/41）的婴儿可在无支撑情况下独坐 5 s，78%（32/41）的婴儿被评估具有运动里程碑反应。2022 年公布的 FIREFIH 第 2 部分扩展阶段数据展示了利司扑兰治疗超过 24 个月的安全性和有效性。24 个月时，仍有 37 例 SMA 婴儿还在持续研究。与治疗 12 个月相比，治疗 24 个月时，婴儿在运动功能和达到运动里程碑反应方面表现出持续的改善，更高比例的婴儿在坐、站和行走类别中达到运动里程碑反应。其中 18 例 SMA 婴儿能够在没有支持的情况下独坐至少 30 s，但仍没有婴儿可以独自站立或独自行走（图 8–10）。安全性方面，利司扑兰最常见的不良事件是上呼吸道感染（22 例婴儿），最常见的严重不良事件是肺炎（16 例）和呼吸窘迫（3 例）。FIREFISH 开放标签扩展阶段的研究数据为利司扑兰长期应用的安全性和有效性进一步提供了循证医学证据。

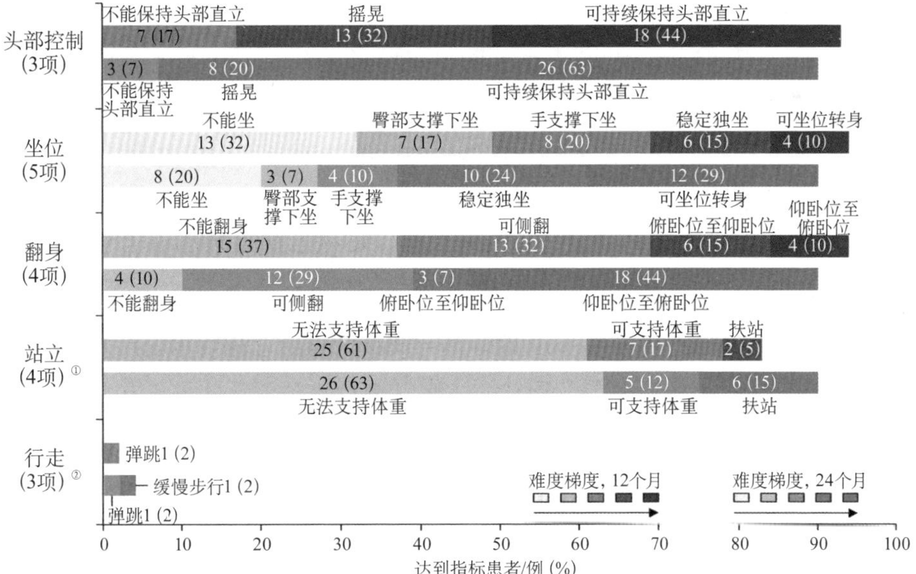

①没有患儿在12个月达到“独立站立”；②没有患儿在12个月达到“步行（坚持行走）”或12个月和24个月达到“独立行走”。

图8–10　利司扑兰治疗12个月和治疗24个月婴儿运动里程碑反应情况

图片来源：https://linkinghub.elsevier.com/retrieve/pii/S1474–4422(22)00339–8

4　希望和挑战：慢性炎性脱髓鞘性多发性神经根神经病的治疗

慢性炎性脱髓鞘性多发性神经根神经病（chronic inflammatory demyelinating polyradiculoneuropathy，CIDP）是一种罕见的、自身免疫介导的多发性神经病。2021 年，欧洲神经病学会 / 周围神经病学会发表了新的 CIDP 指南，该指南在诊断方面摒弃了既往不典型 CIDP 的概念，将 CIDP 分为经典型和变异型（包括远端型、多灶型、局灶型、运动型和感觉型）两种类型，同时也将 CIDP 的诊断分层简化为确诊的 CIDP 和可疑的 CIDP。在治疗方面，无论是对经典型还是变异型 CIDP，都推荐静脉注射免疫球蛋白和皮质类固醇作为起始治疗，如果无效，则推荐血浆置换治疗。需要注意的是，运动型 CIDP 不能采用皮质类固醇治疗，因其不但无效，而且有可能加重病情。运动型 CIDP 应首选静脉注射免疫球蛋白治疗。鉴于郎飞结抗体如抗神经束蛋白 155（neurofascin155，NF155）、抗接触蛋白 1（contactin 1，CNTN–1）等介导的 CIDP 与经典 CIDP 在病理和治疗反应方面明显不同，因此建议将该组疾病独立出来，并将其定义为自身免疫性郎飞结病。这种类型的致病抗体多为 IgG4 型，对静脉注射免疫球蛋白治疗不敏感，所以推荐采用皮质类固醇或利妥昔单抗治疗。

指南为临床规范治疗 CIDP 提供了原则并指明了方向，但缺乏最佳治疗方案推荐，因此各医疗中心在具体临床实践时所采取的治疗千差万别。CIDP 容易复发，约 70% 的患者在诱导治疗后需要进行维持治疗。维持治疗可选择皮质类固醇、静脉注射免疫球蛋白或血浆置换，由于激素长期应用不良反应较多，而血浆置换需要特殊设备和良好的血管路径，因此相对而言，静脉注射免疫球蛋白成为了治疗 CIDP 的首选。

静脉注射免疫球蛋白治疗 CIDP 的标准方案：诱导期总量为每公斤体重 2.0 g，分 2 ～ 5 d 静脉注射，此后每隔 3 周输注 1 次（剂量为每公斤体重 1.0 g）。现有指南建议个体化调整静脉注射免疫球蛋白的维持剂量，但此前并无关于静脉注射免疫球蛋白维持剂量范围的研究报道。

ProCID 研究是一项前瞻性、随机、双盲、平行设计的多中心Ⅲ期临床研究，旨在评估静脉注射不同剂量免疫球蛋白治疗活动性 CIDP 的有效性和安全性。患者经筛选、洗脱并随机化后接受标准剂量（每公斤体重 1.0 g）免疫球蛋白静脉注射诱导治疗，然后每隔 3 周分别给予每公斤体重 0.5 g、1.0 g 或 2.0 g 的维持剂量共计 7 次，24 周时进行评估。研究的主要终点为标准治疗的有效率 [校正后炎性神经病变病因及治疗评分（inflammatory neuropathy cause and treatment score，INCAT）改善≥ 1 分，预设的有效阈值为 42%]，次要终点包括 CIDP 患者对不同剂量免疫球蛋白的反应以及免疫球蛋白静脉注射的安全性。研究结果发现，静脉注射免疫球蛋白标准剂量（每公斤体重 1.0 g）组治疗有效率为 80%，小剂量（每公斤体重 0.5 g）组有效率为 65%，大剂量（每公斤体重 2.0 g）组有效率为 92%（表 8–3），低剂量组和大剂量组的有效率差异有统计学意义。安全性方面，最常见的不良反应为头痛。没有发生与治疗相关的死亡。研究结果表明，静脉注射标准剂量免疫球蛋白作为 CIDP 的维持治疗有效且耐受性良好。

表8–3　静脉注射不同剂量免疫球蛋白治疗CIDP的有效率

有效率（95%*CI*）/%	治疗组			整体*P*值
	每公斤体重0.5 g（34例）	每公斤体重1.0 g（69例）	每公斤体重2.0 g（36例）	
校正INCAT评分	65（48~79）	80 69~88）	92（78~97）	0.040
握力	56（40~71）	65（53~75）	83（68~92）	0.047
I–RODS	38（24~55）	55（43~66）	72（56~84）	0.038
MRC总分	59（42~74）	72 61~82）	86（71~94）	0.066

注：CIDP—慢性炎性脱髓鞘性多发性神经根神经病；CI—置信区间；INCAT—炎性神经病变病因及治疗；I–RODS—Rasch构建的炎性残疾评分；MRC—英国医学研究理事会。

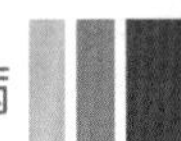

ProCID 研究首次系统验证了低剂量（每公斤体重 0.5 g）和大剂量（每公斤体重 2.0 g）静脉注射免疫球蛋白维持治疗 CIDP 的有效性，并与每公斤体重 1.0 g 标准剂量的治疗效果进行了比较。数据分析表明，低剂量静脉注射免疫球蛋白维持治疗也可达到 65% 的有效率，大剂量静脉注射免疫球蛋白可能更有利于那些对低剂量反应差患者的治疗需求。同时该研究也证实，对于激素治疗有效但不良反应严重的 CIDP 患者，转换为静脉注射免疫球蛋白维持治疗可行且有效。

虽然静脉注射免疫球蛋白维持治疗 CIDP 确切有效，但其费用昂贵，大大限制了临床应用。开发其他治疗方法成为近年的研究热点。既往部分研究报道 B 细胞耗竭剂利妥昔单抗治疗 CIDP 有效，目前与利妥昔单抗有关的 3 项Ⅱ期临床研究正在进行中；鉴于补体激活可能参与 CIDP 的病理过程，或许可以通过依库丽单抗阻断补体级联反应发挥作用；此外，有关 Fc 受体阻断剂 efgartigimod 以及抗人 Fc 受体单克隆抗体 rozanolixizumab 治疗 CIDP 的几项Ⅱ期临床研究也正在进行。上述这些依据 CIDP 病理机制所开发的研究都给未来更好的治疗方案带来了希望。

5　百花齐放：神经元核内包涵体病

神经元核内包涵体病是一种慢性神经系统变性病，病理特征为神经元、内脏器官细胞核内存在嗜酸性透明包涵体，该病既往主要依靠尸检病理诊断。2011 年，Sone 等通过皮肤活检的方法简化了 NIID 的诊断方法，随后 NIID 的报道数量逐渐增多，特别是在日本、中国等东亚地区。2018 年，张在强教授和陈为安教授诊断了中国第 1 例 NIID。

一方面，NIID 通常具有典型的影像学改变，因此被戏称为“神经科医师都会看的病”；另一方面，NIID 又具有高度异质性的临床表现，容易被误诊。由此，NIID 成为神经系统变性病领域备受神经科医师关注的“网红病”。2019 年，中国、日本不同研究团队同时报道了 NIID 与 *NOTCH2NLC* 基因 5’ 非翻译区域 CGG 重复扩展变异相关，随后众多学者针对 NIID 的发病机制展开了一系列研究，开始揭开 NIID 的神秘面纱。

2021 年，Boivin 教授和王朝霞教授团队发现 GGC 重复序列嵌入到 *NOTCH2NLC* 基因编码区上游的小读码框，编码含 uN2C 多聚甘氨酸的蛋白质（uN2C polyglycine-containing protein，uN2CpolyG）具有神经毒性作用，导致疾病发生（图 8-11）。随后，汪昕教授团队的研究表明，GGC 重复通过上游读码框的非经典翻译途径产生含 N2NL 多聚甘氨酸的蛋白质（N2NL polyglycine-containing protein，N2NLpolyG），引起包涵体形成，损害核纤层和核质运输，造成细胞毒性（图 8–11）。2022 年，研究学者展开了更加深入的 NIID 机制探索。王朝霞教授团队在表达 uN2CpolyG 的转基因果蝇模型和 NIID 患者肌肉活检中均发现线粒体肿胀，进一步研究发现，uN2CpolyG 可通过与线粒体 RNA 结合蛋白——富含亮氨酸的五肽重复基序蛋白相互作用，下调线粒体氧化磷酸化，从而造成线粒体功能障碍和进行性神经变性。唐北沙教授团队通过转基因小鼠模型和人类神经祖细胞模型研究表明，具有扩增 GGC 重复序列的 *NOTCH2NLC* 不仅在细胞核内广泛表达产生多聚甘氨酸，还与多聚丙氨酸和多聚精氨酸共同参与神经元核内包涵体的形成和细胞毒性作用。

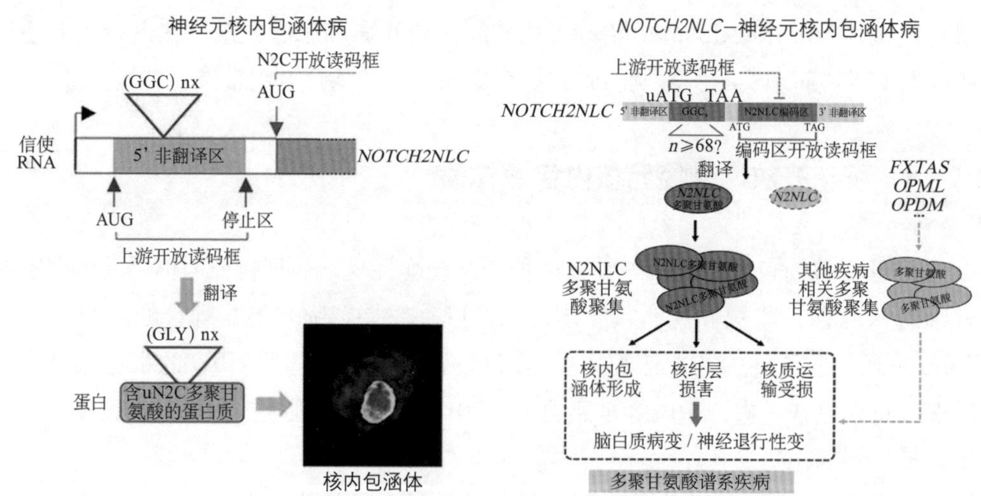

图8–11　神经元核内包涵体病的发病机制

图片来源（左图）：https://pubmed.ncbi.nlm.nih.gov/33887199/#&gid=article–figures&pid= captionless–figure–uid–0；图片来源（右图）：https://link.springer.com/article/10.1007/s00401–021–02375–3

NIID 高度异质性的临床表现给临床诊断带来了巨大的挑战，不同表型的患者可能具有不同的疾病自然史和病理生理机制。张在强教授等基于多中心的 223 例 NIID 队列研究，提出 NIID 的临床分型包括 5 种类型（图 8–12），并对各类型的临床特征进行了详细描述，为 NIID 的临床诊治和深入研究奠定了基石。

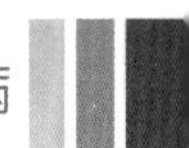

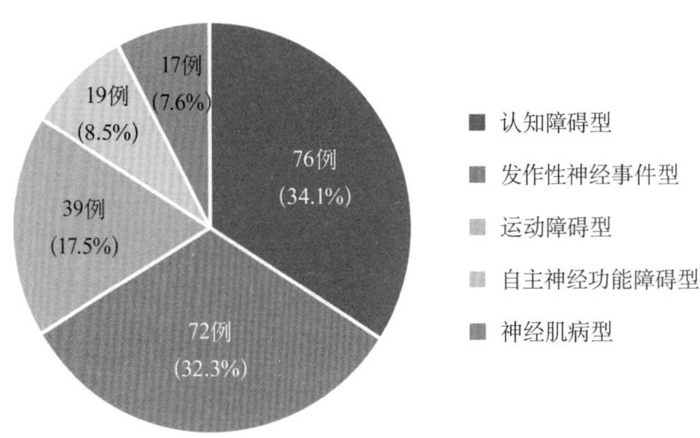

图8–12　神经元核内包涵体病的临床分型

6　另辟蹊径：成人发病的遗传性脑白质病的分类诊断

遗传性脑白质病（genetic leukoencephalopathies，gLEs）是一组中枢神经系统白质受累的高度遗传异质性疾病，目前已报道的相关致病基因超过 400 个。既往针对 gLEs 的疾病谱系研究多集中于儿童患者，异染性脑白质营养不良（metachromatic leukodystrophy，MLD）、肾上腺脑白质营养不良（adrenoleukodystrophy，ALD）、Krabbe 病、线粒体病及白质消融性白质脑病（vanishing white matter disease，VWMD）是最常见的儿童 gLEs。

成人 gLEs 因患病率低、表型复杂多样，故早期诊断困难。目前针对成人 gLEs 的队列研究较少，仅有少数来自法国、英国及日本的队列研究。其中，法国及英国的队列研究显示，常染色体显性遗传病合并皮质下梗死和白质脑病（cerebral autosomal dominant arteriopathy with subcortical infarcts and leukoencephalopathy，CADASIL）、VWMD 及成人发病的脑白质病伴轴索球样变和色素胶质细胞（adult-onset leukoencephalopathy with axonal spheroids and pigmented glia，ALSP）是最常见的成人 gLEs。日本的队列则显示 NIID 是最常见的成人 gLEs，其次为 CADASIL。上述研究虽然在成人 gLEs 领域进行了疾病谱系的初步探索，但存在样本量较少、入组标准不统一、疾病分类混乱等问题，不利于临床诊断和研究。

2022 年，首都医科大学附属北京天坛医院张在强教授团队在 309 例成人 gLEs 患者队列中进行了临床表型和致病基因谱系分析，并对 gLEs 进行了系统的病理分类。该研究对所有患者进行了全外显子组测序，部分疑诊线粒体疾病、NIID 或强直性肌营养不良的患者分别进一步完善线粒体基因组测序、*NOTCH2NLC*+ 脆性 X 智力低下（fragile X mental retardation 1，FMR1）基因或强直性肌营养不良蛋白激酶（myotonic dystrophy protein kinase，DMPK）+ 锌指蛋白 9（zinc-finger proteins 9，ZNF9）基因动态突变检测（图 8-13）。共有 201 例（65%）患者最终得到基因确诊，108 例（35%）患者尚未发现明确的致病基因。在明确诊断的患者中，最常见的致病基因包括 *NOTCH3*（25%）、*NOTCH2NLC*（19%）、腺苷结合盒亚家族 D 成员 1（adenosine 5'-triphosphate binding cassette subfamily D member 1，ABCD1）（9%）、集落刺激因子受体 1（colony-stimulating factor 1，CSF1R1）（7%）和丝氨酸肽酶 A1（serine peptidase A1，HTRA1）（5%）。按照疾病主要累及的细胞和结构类型，采用 2017 年 Van der Knaap 和 Bugiani 提出标准进行病理分类，发现遗传性脑血管病（35%）是最常见的成人 gLEs 类型，其后依次为白质 - 神经元轴索病（31%）、髓鞘或少突胶质细胞病（21%）、小胶质细胞病（7%）和星形细胞病（6%），不同细胞受累及类型具有各自独特的临床特征（图 8-14）。

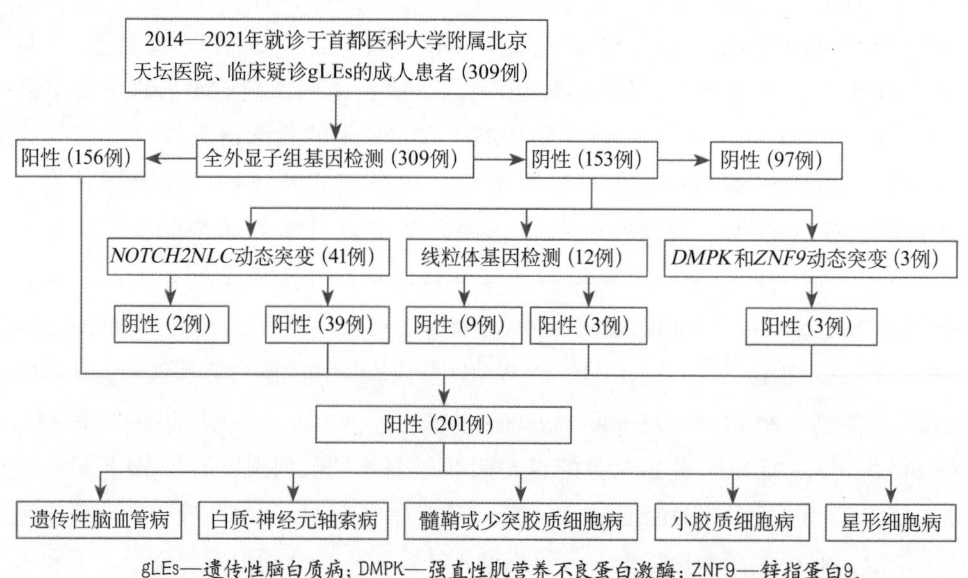

gLEs—遗传性脑白质病；DMPK—强直性肌营养不良蛋白激酶；ZNF9—锌指蛋白9。

图8-13 基于成人gLEs队列的临床表型和致病基因谱系分析流程

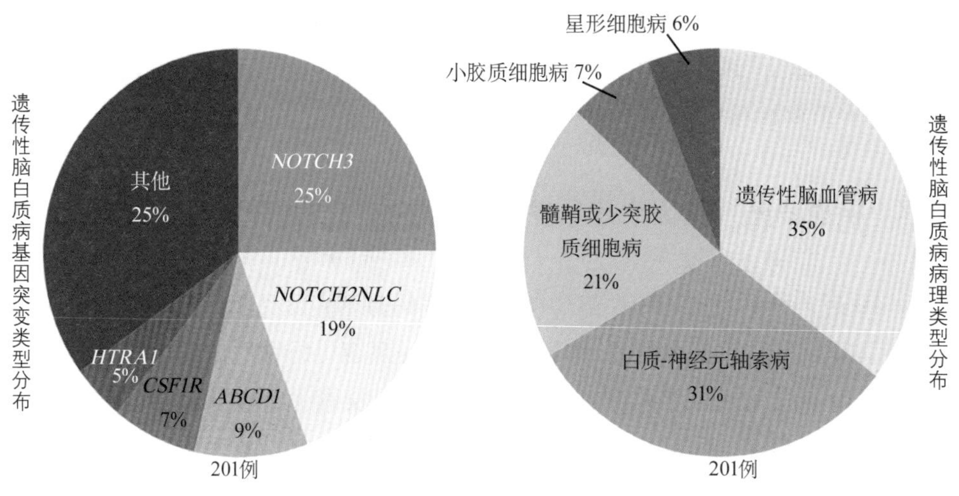

ABCD1—腺苷结合盒亚家族D 成员1；CSF1R—集落刺激因子受体1；HTRA1—丝氨酸肽酶A1。

图8–14 成人遗传性脑白质病致病基因及病理分型

图片来源：https://academic.oup.com/brain/article-lookup/doi/10.1093/brain/awac426

在 gLEs 中，CADASIL 占比高达 70%，其次为 *HTRA1* 基因杂合突变所致的 CADASIL2（13%），队列中并未发现常染色体隐性遗传性脑动脉病及动脉硬化伴皮质下梗死及白质脑病（cerebral autosomal recessive arteriopathy/arteriosclerosis with subcortical infarcts and leukoencephalopathy，CARASIL）患者，提示中国患者中 CADASIL2 较 CARASIL 更为常见。NIID 是最常见的白质 - 神经元轴索病。该研究与日本和中国台湾地区的研究共同验证了 NIID 是东亚人群中常见的成人 gLEs。英国 gLEs 队列中未发现 NIID 患者，提示 NIID 的发病可能存在人种差异或奠基者效应。根据病理特点，髓鞘或少突胶质细胞病可进一步分为髓鞘形成障碍（2%）、脱髓鞘（61%）及髓鞘空泡化（37%）。髓鞘病是儿童最常见的 gLEs 病理类型，但儿童髓鞘病与成人髓鞘病存在较大的疾病谱及临床表型差异。在儿童中，MLD 是最常见的脱髓鞘病，占所有 gLEs 患者的 8% ~ 25%，但成人 gLEs 中 MLD 极为罕见。另外，以佩梅病为代表的髓鞘形成障碍性疾病也是儿童常见的髓鞘病，占儿童 gLEs 的 15%，但在成人患者中仅为 0.5%。ALD 虽然在儿童及成人患者中均较常见，但儿童 ALD 多表现为临床快速进展的脑型 ALD，而成人患者则主要表现为进展相对缓慢的肾上腺脊髓神经病型。ALSP 是小胶质细胞病的代表疾病，在该队列中占所有 gLEs 的 7%，与既往欧洲队列中 10% 的比例接近。星形细胞病中 VWMD 最常见，占所有 gLEs 的 3%。

张在强教授团队的这项研究是目前样本量最大的成人 gLEs 队列研究，详细地阐述了成人 gLEs 的临床表型特征及致病基因构成，并进行了系统的病理分类，为成人 gLEs 的诊断和临床研究提供了重要的理论和分类方法，对疾病临床诊疗及遗传咨询具有重要的意义。

7　初现曙光：基因治疗早发型异染性脑白质营养不良

MLD 是一种罕见的遗传性溶酶体病，由编码芳基硫酸酯酶 A（arylsulfatase A，ARSA）基因突变引起，可导致中枢和外周神经系统进行性脱髓鞘改变。根据发病年龄，MLD 可分为晚发婴儿型（≤ 30 个月）、早发青少年型（30 个月～ 6 年）、晚发青少年型（7 ～ 16 岁）和成人型（≥ 17 岁），其中发病年龄早或以运动症状发病的患者进展快、临床症状重。

目前针对 MLD 尚无有效的治疗方案。既往异体造血干细胞移植被应用于 MLD 治疗，但在早发型 MLD 患者中疗效不佳，且无法有效阻止周围神经系统病变进展。另外，临床研究显示酶替代治疗对 MLD 疗效甚微。

2022 年，意大利圣拉斐尔科学研究所的 Fumagalli 团队报道了首项针对早发型 MLD 患者慢病毒造血干细胞基因（atidarsagene autotemcel，arsa-cel）治疗的临床研究结果。Arsa-cel 是利用编码人 ARSA 互补脱氧核糖核酸（complementary DNA，cDNA）的慢病毒载体对自体造血干／祖细胞（hematopoietic stem/progenitor cells，HSPCs）进行体外转导，将 ARSA 基因的功能拷贝插入到细胞基因组中，诱导 HSPCs 进行 ARSA 表达。该研究是一项单中心、前瞻性、非随机、开放标签的Ⅰ～Ⅱ期临床和扩大使用的综合分析研究，共纳入 29 例经基因检查确诊为临床前期或临床早期的早发型 MLD 儿童患者（16 例晚发婴儿型，13 例早发青少年型）。入组患者接受 arsa-cel 治疗，并与未经治疗的自然史队列患者（31 例早发型 MLD 患者，年龄和疾病亚型与治疗组相匹配）进行比较。共同有效性终点是治疗后 2 年，治疗组的粗大运动功能评估（gross motor function measure，GMFM）（0 ～ 100%）与对照组相比改善 10% 以上，以及总外周血单核细胞 ARSA 活性较治疗前改善（图 8-15）。

研究结果显示，共 26 例接受基因治疗的患者存活，中位随访时间为 3.16 年，3 例患者死亡，其中 2 例死于疾病进展，1 例死于与治疗无关的突发事件。治疗 2 年后，患者外周血单核细胞 ARSA 活性显著高于基线水平，其中晚发婴儿型患者的 ARSA 活性平均增加 18.7 倍，早发青少年型患者的 ARSA 活性平均增加 5.7 倍。接受治疗的患者与年龄－疾病亚型匹配的未经治疗的自然史患者之间的 GMFM 差异在晚

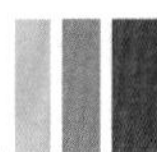

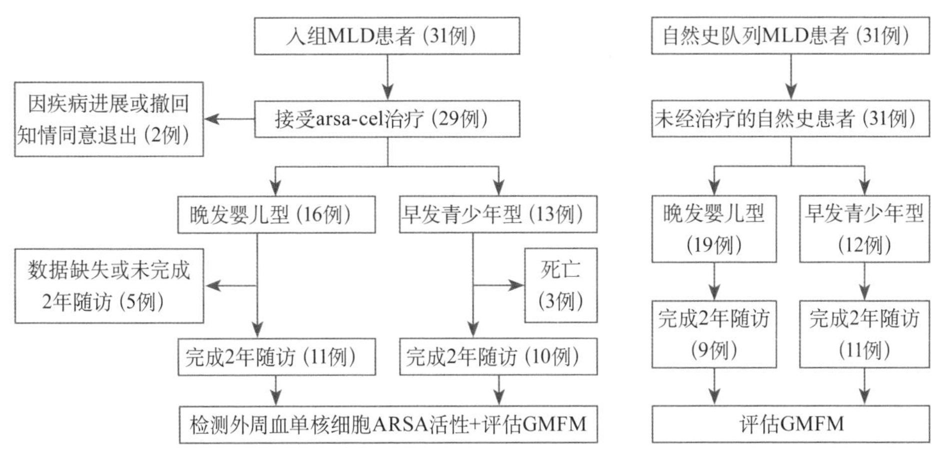

MLD—异染性脑白质营养不良；arsa-cel—慢病毒造血干细胞基因；ARSA—芳基硫酸酯酶A；GMFM—粗大运动功能评估。

图8-15　arsa-cel治疗早发型MLD研究流程

发婴儿型中为65.6%（95%*CI* 48.9%～82.3%），在早发青少年型中为42.0%（95%*CI* 12.3%～71.8%），均具有统计学意义（图8-16）。多数接受治疗的患儿可逐步获得与同龄健康儿童相当的运动技能，或维持运动能力稳定（保持行走能力）。此外，多数患者在整个随访过程中认知发育正常，中枢 / 外周脱髓鞘改变和脑萎缩亦得到了延缓或避免。在所有患者中，尚未出现症状的临床前期患者疗效最为明显。同时，arsa-cel治疗耐受性良好，未发现与治疗相关的严重不良事件。

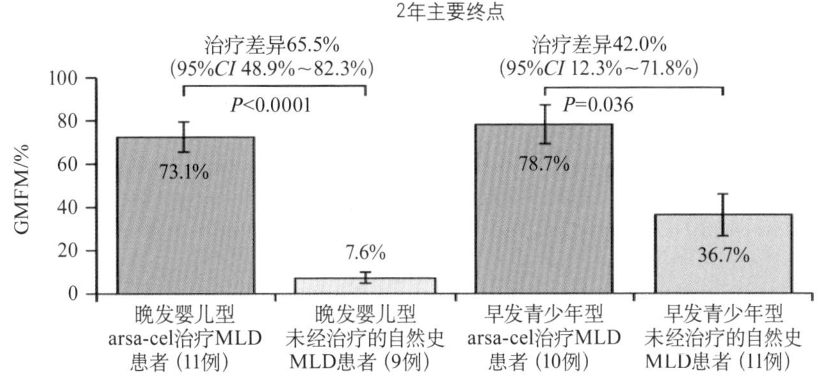

GMFM—粗大运动功能评估；CI—置信区间；MLD—异染性脑白质营养不良；arsa-cel—慢病毒造血干细胞基因。

图8-16　arsa-cel治疗与未经治疗的MLD自然史患者GMFM改善比较

图片来源：https://www.ncbi.nlm.nih.gov/pmc/articles/PMC8795071/

该研究证明了arsa-cel治疗对早发型MLD的有效性及安全性，提示arsa-cel或可作为MLD未来新的治疗选择。鉴于该研究各亚组人数相对较少，且均为临床前期或临床早期的早发型患者，arsa-cel治疗在真实世界中的疗效仍有待进一步验证，同时其临床疗效的持久性也需要更长时间的随访来确定。目前另一项针对晚发青少年型MLD患者的arsa-cel治疗Ⅲ期临床研究正在进行（NCT04283227）。Arsa-cel是MLD治疗的重要进展，目前已被批准在欧盟上市，我们也期待国内的相关研究为我国的MLD患者带来新的曙光。

2022年，在研究者和临床工作者的努力下，针对神经肌肉疾病和神经系统罕见病的研究获得了丰硕的成果。对于糖尿病多发性神经病相关的神经病理性疼痛，联合应用普瑞巴林、度洛西汀和阿米替林治疗可以获得更好的临床结局。低剂量静脉注射免疫球蛋白维持治疗可满足65%CIDP患者的治疗需求，大剂量静脉注射免疫球蛋白可能更有利于改善那些对低剂量无反应患者的临床结局。除了利鲁唑，长期静脉注射依达拉奉，高剂量肌内注射甲钴胺均可减缓ALS的疾病进展，延长生存期。令人鼓舞的是，在SMA的治疗方面，调控*SMN2*基因的药物诺西那生、利司扑兰以及针对*SMN1*基因的药物索伐瑞韦在临床研究和在真实世界中的应用，均显示患者可获得良好的功能改善和生存期延长。基因治疗罕见病（特别是ALS和gLEs）具有积极的临床应用前景和应用安全性。NIID的发病机制、疾病临床分类的研究取得较大进展。成人gLEs所需的合理可行的临床病理分类、疾病的临床特征和发病谱系进一步澄清。回眸2022年神经科学领域的巨大成就和启蒙思想，我们对未来的科学进步满怀期望。

参考文献

[1] SAEEDI P, PETERSOHN I, SALPEA P, et al. Global and regional diabetes prevalence estimates for 2019 and projections for 2030 and 2045: results from the International Diabetes Federation Diabetes Atlas, 9th edition[J/OL]. Diabetes Res Clin Pract, 2019, 157: 107843[2023-01-20]. https://doi.org/10.1016/j.diabres.2019.107843.

[2] ELAFROS M A, ANDERSEN H, BENNETT D L, et al. Towards prevention of diabetic peripheral neuropathy: clinical presentation, pathogenesis, and new treatments[J]. Lancet Neurol, 2022, 21 (10) : 922-936.

[3] CALLAGHAN B C, LITTLE A A, FELDMAN E L, et al. Enhanced glucose control for preventing and treating diabetic neuropathy[J/OL]. Cochrane Database Syst Rev, 2012, 6: CD007543[2023-01-20]. https://doi.org/10.1002/14651858.cd007543.pub2.

[4] POP-BUSUI R, BOULTON A J, FELDMAN E L, et al. Diabetic neuropathy: a position statement by the American Diabetes Association[J]. Diabetes Care, 2017, 40 (1) : 136-154.

[5] SLOAN G, SELVARAJAH D, TESFAYE S. Pathogenesis, diagnosis and clinical management of diabetic sensorimotor peripheral neuropathy[J]. Nat Rev Endocrinol, 2021, 17 (7) : 400-420.

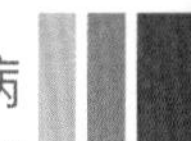

[6] TESFAYE S, SLOAN G, PETRIE J, et al. Comparison of amitriptyline supplemented with pregabalin, pregabalin supplemented with amitriptyline, and duloxetine supplemented with pregabalin for the treatment of diabetic peripheral neuropathic pain (OPTION-DM) : a multicentre, double-blind, randomised crossover trial[J]. Lancet, 2022, 400 (10353) : 680-690.

[7] WITZEL S, MAIER A, STEINBACH R, et al. Safety and effectiveness of long-term intravenous administration of edaravone for treatment of patients with amyotrophic lateral sclerosis[J]. JAMA Neurol, 2022, 79 (2) : 121-130.

[8] BROOKS B R, BERRY J D, CIEPIELEWSKA M, et al. Intravenous edaravone treatment in ALS and survival: an exploratory, retrospective, administrative claims analysis[J/OL]. E Clinical Medicine, 2022, 52: 101590[2023-01-20]. https://doi.org/10.1016/j.eclinm.2022.101590.

[9] OKI R, IZUMI Y, FUJITA K, et al. Efficacy and safety of ultrahigh-dose methylcobalamin in early-stage amyotrophic lateral sclerosis: a randomized clinical trial[J]. JAMA Neurol, 2022, 79 (6) : 575-583.

[10] FANG T, JE G, PACUT P, et al. Gene therapy in amyotrophic lateral sclerosis[J/OL]. Cells, 2022, 11 (13) : 2066[2023-01-20]. https://doi.org/10.3390/cells11132066.

[11] MILLER T, CUDKOWICZ M, SHAW P J, et al. Phase 1-2 trial of antisense oligonucleotide tofersen for SOD1 ALS[J]. N Engl J Med, 2020, 383 (2) : 109-119.

[12] MILLER T, CUDKOWICZ M, GENGE A, et al. Trial of antisense oligonucleotide tofersen for SOD1 ALS[J]. N Engl J Med, 2022, 387 (12) : 1099-1110.

[13] MERCURI E, SUMNER C J, MUNTONI F, et al. Spinal muscular atrophy[J]. Nat Rev Dis Primers, 2022, 8 (1) : 52.

[14] HOY S M. Nusinersen: first global approval[J]. Drugs, 2017, 77 (4) : 473-479.

[15] HOY S M, Onasemnogene abeparvovec: first global approval[J]. Drugs, 2019, 79 (11) : 1255-1262.

[16] Dhillon S. Risdiplam: first approval[J]. Drugs, 2020, 80 (17) : 1853-1858.

[17] MERCURI E DECONINCK N, MAZZONE E S, et al. Safety and efficacy of once-daily risdiplam in type 2 and non-ambulant type 3 spinal muscular atrophy (SUNFISH part 2) : a phase 3, double-blind, randomised, placebo-controlled trial[J]. Lancet Neurol, 2022. 21 (1) : 42-52.

[18] MASSON R, MAZURKIEWICZ-BE DZI SKA M, ROSE K, et al. Safety and efficacy of risdiplam in patients with type 1 spinal muscular atrophy (FIREFISH part 2) : secondary analyses from an open-label trial[J]. Lancet Neurol, 2022. 21 (12) : 1110-1119.

[19] BARANELLO G, DARRAS B T, DAY J W, et al. Risdiplam in type 1 spinal muscular atrophy[J]. N Engl J Med, 2021. 384 (10) : 915-923.

[20] CORNBLATH D R, VAN DOORN P A, HARTUNG H P, et al. Randomized trial of three IVIg doses for treating chronic inflammatory demyelinating polyneuropathy[J]. Brain, 2022, 145 (3) : 887-896.

[21] BRIANI C, VISENTIN A. Therapeutic monoclonal antibody therapies in chronic autoimmune demyelinating neuropathies[J]. Neurotherapeutics, 2022, 19 (3) : 874-884.

[22] SONE J F, TANAKA H, KOIKE H, et al. Skin biopsy is useful for the antemortem diagnosis of neuronal intranuclear inclusion disease[J]. Neurology, 2011, 76 (16) : 1372-1376.

[23] 陈为安, 厉向, 朱维谦, 等. 成人型神经元核内包涵体病一例并文献复习[J]. 中华神经科杂志, 2018, 51 (11) : 905-908.

[24] SONE J S, MITSUHASHI A, FUJITA A, et al. Long-read sequencing identifies GGC repeat expansions in NOTCH2NLC associated with neuronal intranuclear inclusion disease[J]. Nat Genet, 2019, 51 (8) : 1215-1221.

[25] TIAN Y, WANG J L, HUANG W, et al. Expansion of human-specific GGC repeat in neuronal intranuclear inclusion disease-related disorders[J]. Am J Hum Genet, 2019, 105 (1) : 166-176.

[26] DENG J W, GU M L, MIAO Y, et al. Long-read sequencing identified repeat expansions in the 5'UTR of the

NOTCH2NLC gene from Chinese patients with neuronal intranuclear inclusion disease[J]. J Med Genet, 2019, 56 (11)：758-764.

[27] BOIVIN M, DENG J W, PFISTER V, et al. Translation of GGC repeat expansions into a toxic polyglycine protein in NIID defines a novel class of human genetic disorders：the polyG diseases[J]. Neuron, 2021, 109 (11)：1825-1835.

[28] ZHONG S P, LIAN Y Y, LUO W Y, et al. Upstream open reading frame with NOTCH2NLC GGC expansion generates polyglycine aggregates and disrupts nucleocytoplasmic transport：implications for polyglycine diseases[J]. Acta Neuropathol, 2021, 142 (6)：1003-1023.

[29] YU J, LIUFU T L, ZHENG Y, et al. CGG repeat expansion in NOTCH2NLC causes mitochondrial dysfunction and progressive neurodegeneration in drosophila model[J/OL]. Proc Natl Acad Sci U S A, 2022, 119 (41)：e2208649119[2023-01-20]. https://doi.org/10.1073/pnas.2208649119.

[30] LIU Q, ZHANG K L, KANG Y H, et al. Expression of expanded GGC repeats within NOTCH2NLC causes behavioral deficits and neurodegeneration in a mouse model of neuronal intranuclear inclusion disease[J/OL]. Sci Adv, 2022, 8 (47)：eadd6391[2023-01-20]. https://doi.org/10.1126/sciadv.add6391.

[31] SHUKLA A, KAUR P, NARAYANAN D L, et al. Genetic disorders with central nervous system white matter abnormalities：an update[J]. Clinical genetics, 2021, 99 (1)：119-132.

[32] BONKOWSKY J L, NELSON C, KINGSTON J L, et al. The burden of inherited leukodystrophies in children[J]. Neurology, 2010, 75 (8)：718-725.

[33] STELLITANO L A, WINSTONE A M, VAN DER KNAAP M S, et al. Leukodystrophies and genetic leukoencephalopathies in childhood：a national epidemiological study[J]. Dev Med Child Neurol, 2016, 58 (7)：680-689.

[34] Alfadhel M, Almuqbil M, Al Mutairi F, et al. The Leukodystrophy spectrum in Saudi Arabia：epidemiological, clinical, radiological, and genetic data[J/OL]. Front Pediatr, 2021, 9：633385[2023-02-20]. https://doi.org/10.3389/fped.2021.633385.

[35] KNUUTINEN O A, OIKARAINEN J H, SUO-PALOSAARI M H, et al. Epidemiological, clinical, and genetic characteristics of paediatric genetic white matter disorders in Northern Finland[J]. Dev Med Child Neurol, 2021, 63 (9)：1066-1074.

[36] AYRIGNAC X, CARRA-DALLIERE C, MENJOT DE CHAMPFLEUR N, et al. Adult-onset genetic leukoencephalopathies：a MRI pattern-based approach in a comprehensive study of 154 patients[J]. Brain, 2015, 138 (2)：284-292.

[37] LYNCH D S, RODRIGUES BRANDAO DE PAIVA A, ZHANG W J, et al. Clinical and genetic characterization of leukoencephalopathies in adults[J]. Brain, 2017, 140 (5)：1204-1211.

[38] OKUBO M, DOI H, FUKAI R, et al. GGC repeat expansion of NOTCH2NLC in adult patients with leukoencephalopathy[J]. Annals of neurology, 2019, 86 (6)：962-968.

[39] WU C J, WANG M W, WANG X G, et al. The genetic and phenotypic spectra of adult genetic leukoencephalopathies in a cohort of 309 patients[J/OL]. Brain, 2022：awac426[2023-01-10]. https://doi.org/10.1093/brain/awac426.

[40] van der KNAAP M S, BUGIANI M. Leukodystrophies：a proposed classification system based on pathological changes and pathogenetic mechanisms[J]. Acta Neuropathol, 2017, 134 (3)：351-338.

[41] YAU W Y, O' CONNOR E, CHEN Z, et al. GGC repeat expansion in NOTCH2NLC is rare in European patients with essential tremor[J/OL]. Brain, 2020, 143 (7)：e57[2023-01-20]. https://doi.org/10.1093/brain/awaa144.

[42] LIU Y H, CHOU Y T, CHANG F P, et al. Neuronal intranuclear inclusion disease in patients with adult-onset non-vascular leukoencephalopathy[J]. Brain, 2022, 145 (9)：3010-3021.

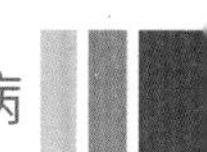

[43] MAO C, LI J, HUANG X, et al. Typical and atypical phenotype and neuroimaging of X-linked adrenoleukodystrophy in a Chinese cohort[J]. Neurol Sci, 2022, 43 (5) : 3255-3263.

[44] LYNCH D S, JAUNMUKTANE Z, SHEERIN U M, et al. Hereditary leukoencephalopathy with axonal spheroids: a spectrum of phenotypes from CNS vasculitis to parkinsonism in an adult onset leukodystrophy series[J]. J Neurol Neurosurg Psychiatry, 2016, 87 (5) : 512-519.

[45] van RAPPARD D F, BOELENS J J, WOLF N I. Metachromatic leukodystrophy: disease spectrum and approaches for treatment. Best practice & research[J]. Best Pract Res Clin Endocrinol Metab, 2015, 29 (2) : 261-273.

[46] KEHRER C, ELGUN S, RAABE C, et al. Association of age at onset and first symptoms with disease progression in patients with metachromatic leukodystrophy[J/OL]. Neurology, 2021, 96 (2) : e255-e266[2023-01-20]. https://doi.org/10.1212/wnl.0000000000011047.

[47] BOUCHER A A, MILLER W, SHANLEY R, et al. Long-term outcomes after allogeneic hematopoietic stem cell transplantation for metachromatic leukodystrophy: the largest single-institution cohort report[J/OL]. Orphanet J Rare Dis, 2015, 10: 94[2023-01-20]. https://doi.org/10.1186/s13023-015-0313-y.

[48] Í DALI C, SEVIN C, KRAGELOH-MANN I, et al. Safety of intrathecal delivery of recombinant human arylsulfatase A in children with metachromatic leukodystrophy: results from a phase 1/2 clinical trial[J]. Mol Genet Metab, 2020, 131 (1/2) : 235-244.

[49] FUMAGALLI F, CALBI V, NATALI SORA M G, et al. Lentiviral haematopoietic stem-cell gene therapy for early-onset metachromatic leukodystrophy: long-term results from a non-randomised, open-label, phase 1/2 trial and expanded access[J]. Lancet, 2022, 399 (10322) : 372-383.

第 9 章 神经感染与免疫

回顾 2022 年，多发性硬化的基础和临床研究依然是神经免疫领域最活跃的方向，此外，在自身免疫性脑炎、延髓少突胶质细胞糖蛋白抗体相关疾病、儿童型视神经脊髓炎谱系疾病等领域，2022 年的研究也取得了较大进展。

扫码观看视频解读

1 旧瓶装新酒：EB 病毒与多发性硬化

多发性硬化（multiple sclerosis，MS）是一种病因不明的中枢神经系统炎性脱髓鞘疾病。目前认为脑和脊髓的脱髓鞘病变是免疫介导性疾病，可能与病毒感染有关，其中 EB 病毒可能是与 MS 最相关的病毒，但目前尚无明确的证据证实。来自美国的 Alberto Ascherio 教授团队于 2022 年 1 月在 *Science* 上发表了他们的研究成果。该研究以 1993—2013 年美国服役的 1000 万军人为研究对象，其中 955 人在服役期间确诊患有 MS。研究者在该队列中选取与 MS 患者年龄、性别、种族、兵种相匹配的健康军人为对照，统计发现，感染 EB 病毒后 MS 的发病风险增加了 32 倍，但感染其他的病毒，如巨细胞病毒，MS 的发病率并没有增加。神经丝轻链是神经轴索损伤的标志，在 MS 患者血清中检测到 EB 病毒抗体后，神经丝轻链水平开始升高。这项研究从流行病学层面证明了 EB 病毒与 MS 的相关性。

EB 病毒增加 MS 发病风险的机制至今仍未被阐明，分子模拟是其可能机制之一。EB 病毒的蛋白序列模拟了人髓鞘蛋白和其他中枢神经系统的蛋白，有文献报道 EB 病毒转录因子核抗原 1（Epstein-Barr nuclear antigen 1，EBNA1）411 ~ 440 片段与人氯离子通道蛋白（anoctamin 2，ANO2）有交叉反应，而 ANO2 与轴突的电传导有关；EBNA1 411 ~ 426 片段与人类中枢神经系统胶质细胞黏附分子（glial cell adhesion molecule，GlialCAM）有交叉反应，在 MS 患者外周血与脑脊液中均检出了其抗体；EB 病毒衣壳蛋白 BFRF3 与人细胞质蛋白 Septin-9 有交叉反应，可能与髓鞘脱失过程相关。

2022 年，*Nature* 上发表了一项 EB 病毒与 MS 发病机制相关研究的结果，该研究从结构和功能方面证明了 EB 病毒 EBNA1 和 GlialCAM 高亲和的分子模拟关系，发现多数 MS 患者体内都有抗 EBNA-1 和抗 GlialCAM 抗体。另外，研究者发现，用 EBNA1 免疫 MS 动物模型，可加重实验性自身免疫脑脊髓炎小鼠的残疾症状，增加中枢神经系统免疫细胞浸润和脱髓鞘的程度。该研究为未来探索 MS 的治疗新方法提供了参考。

除分子模拟外，EB 病毒还通过破坏信号通路来达到转染宿主细胞的目的，EB 病毒转染 B 细胞后可导致被感染的浆母细胞克隆增殖。例如：EB 病毒的潜伏膜蛋白 2A 干扰 B 细胞受体信号通路，潜伏膜蛋白 1 干扰 CD40 受体信号通路。CD40 分子属于共刺激通路，是 B 细胞和 T 细胞相互作用的基础。EB 病毒还可以诱导 B 细胞向中枢神经系统迁移。EB 病毒的感染是否会引发与 MS 相同的炎症反应还有待进一步研究。事实上，几乎所有的人都感染过 EB 病毒，但只有一少部分发展为

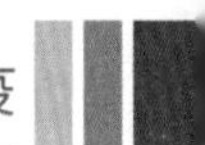

MS，因此，除病毒本身外，其他因素（如遗传易感性）的影响也对 MS 的发病十分重要。

通过 CD20 单抗删除外周血中的记忆 B 细胞是针对 MS 的有效治疗方法。但多项研究在 MS 患者脑组织发现了 EB 病毒感染的 B 细胞，而 CD20 单抗并不能到达中枢神经系统，且 CD20 单抗不能删除 B 细胞前体细胞，因此其疗效有限。通过明确 EB 病毒和 MS 发病的直接关系，为未来开发针对 EB 病毒的疗法提供了理论基础，这些发现可能会改变 MS 治疗中直接删除 B 细胞的疗法，实现更为精确的免疫打击。

2 洞见症结：遗传还是环境？

遗传因素还是环境因素对 MS 的发病更加重要？这是 MS 研究领域多年来悬而未决的问题。一项发表在 *Nature* 的关于 MS 同卵双胞胎的研究为回答这个问题提供了基础。该研究纳入了 61 对携带相同遗传物质的同卵双胞胎，每对双胞胎早期的生活环境一致，但只有一人罹患 MS。研究者借助质谱流式技术、转录组和表位的细胞标签测序等多组学方法，分析了受试者的外周免疫细胞。结果发现，在罹患 MS 的患者中，单核细胞趋化受体 2 和粒细胞 – 巨噬细胞集落刺激因子受体特异性亚基 CD116 蛋白表达升高，证明 MS 患者中单核细胞表型从非经典的单核细胞向促炎型单核细胞转化。罹患 MS 的患者中，迁移的辅助性 T（T helper，Th）细胞对白介素 2（interleukin–2，IL–2）表现出高反应性，而初始 Th 细胞高表达 CD25（IL–2 受体高亲和链）是受遗传和环境共同影响的。Th 细胞中 IL–2 表达差异与 MS 的严重程度呈很强的正相关性。这项研究证实，仅有遗传易感性不会导致 MS 的发生，环境因素对免疫微环境的调控更为重要。

此外，肠道菌群一直被认为是影响 MS 发病的重要环境因素。2022 年，*Cell* 发表的 iMSMS 研究探索了肠道菌群与 MS 关系。该研究从 7 个研究中心招募了 576 例 MS 患者，以对应的 576 例同一家庭的无 MS 人员作为健康对照，以最大限度地减少饮食习惯对肠道菌群的影响。研究结果发现，MS 患者肠道菌群中嗜黏蛋白阿克曼氏菌、Ruthenibacterium lactatiformans、Hungatella hathewayi 和 Eisenbergiella tayi 等菌群增多，柔嫩梭菌和布劳特氏菌等菌群减少。未治疗的 MS 患者肠道菌群降解植酸盐通路上调，生成丙酮酸的代谢通路下调。不同的疾病修饰治疗药物对肠道菌群的影响也不相同，接受醋酸格拉默治疗患者的肠道菌群改变较轻微，接受那他珠单抗治疗患者的肠道菌群改变较明显，考拉杆菌增多，普氏菌属和长双歧杆菌减少。此外，接受不同疾病修饰治疗患者的代谢通路也发生了相应的变化。因此，疾病修饰治疗从结构组成和功能方面都可能影响肠道菌群。

中枢神经系统和肠道菌群的关系很早就引起了研究者的关注，有研究发现，新生儿和母体肠道菌群的变化与神经发育过程一致。有研究者认为甘露特钠可以重塑肠道菌群，从而改善患者的认知功能，目前已将其用于 AD 的治疗。iMSMS 研究的样本量较大，设计严谨，结果支持肠道菌群是 MS 发病的环境因素假说，为后续的研究提供了参考和依据。

3 追根溯源：驱动多发性硬化进展的源头

在MS中，T淋巴细胞主导的自身免疫反应攻击神经髓鞘，可累及视神经、脊髓、脑干、脑室周围白质等部位，导致视力下降、肢体运动障碍和共济失调等临床症状。MS 的核心机制源于 T 淋巴细胞自身免疫耐受受损，但其触发因素、部位，以及如何维系自身反应性和驱动疾病进展的机制至今尚不明确。

既往针对MS发病机制的研究局限于源自外周血和脑脊液的自身反应性T细胞。骨髓作为成人主要的造血器官，也是 T 细胞发育的中枢免疫器官，对启动和维持机体免疫应答具有核心作用。骨髓在自身免疫反应的启动与演变中的作用，及其如何影响 MS 的进展，目前尚未明确。

2022 年 6 月，来自天津医科大学和首都医科大学的刘强、史凯斌等在 *Cell* 发表了骨髓造血驱动 MS 进展的研究结果。课题组通过单细胞测序、谱系分析和流式细胞术等方法，发现MS患者骨髓造血系统上游的造血干细胞活化，进而向髓系偏倚，造成下游单核细胞和中性粒细胞明显增加。为了评估髓系增生对自身反应性 T 细胞的作用，课题组进行了 T 细胞抗原受体测序，发现 MS 患者骨髓内 T 细胞克隆数量和多样性均明显增加。

为了探讨 MS 患者骨髓发生髓系增生的原因，课题组进行了蛋白质组学分析，结果发现神经抗原特异性 T 细胞在趋化因子 CXCL12 引导下大量归巢至骨髓。另外，通过 Nano-string RNA 测序显示，神经抗原特异性 T 细胞到达骨髓后高表达 CCL5，引起髓系增生。为了解析异常髓系增生对中枢神经系统的作用，课题组使用谱系示踪技术描绘了 MS 模型小鼠骨髓新生细胞的命运图谱，发现骨髓新生的髓系细胞在骨髓和脑内扩增神经抗原特异性 T 细胞，加速脑和脊髓内脱髓鞘损伤。这些发现表明，骨髓异常髓系增生驱动 MS 进展。在此基础上，课题组提出了“通过再平衡骨髓造血系统，回归免疫系统稳态，减轻神经系统炎症损伤”的新理论，骨髓免疫将成为 MS 治疗的新靶点。

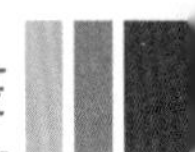

4 迭代升级：CD20 单抗又添新成员

人源化 CD20 单抗是疾病修饰治疗 MS 的重大里程碑，目前已被批准用于控制 MS 复发的药物有奥法妥木单抗和奥瑞珠单抗，这些药物在 MS 患者治疗中都有显著疗效。乌妥昔单抗是经过生物工程改造的新一代 CD20 单抗，其与 CD20 结合后，不仅可以诱导补体依赖的溶细胞作用，还可以通过激活自然杀伤细胞发挥抗体依赖的细胞毒性作用，从而加强对 B 细胞的删除效果。

2022 年 8 月，*NEJM* 发表了美国斯坦福大学神经免疫学教授 Steinman 主导的双盲、双模拟Ⅲ期临床研究——ULTIMATE 的结果。该研究比较了乌妥昔单抗与特立氟胺治疗复发性 MS 的有效性与安全性，其中 ULTIMATE Ⅰ招募了 549 例受试者，ULTIMATE Ⅱ招募了 545 例受试者，受试者按 1 ∶ 1 比例随机分为两组，一组接受静脉乌妥昔单抗治疗（第 1 天 150 mg，第 15 天、24 周、48 周、72 周各 450 mg），另一组接受特立氟胺或安慰剂治疗，特立氟胺为每日口服 14 mg。平均随访 95 周的结果显示，在 ULTIMATE Ⅰ中，乌妥昔单抗组年复发率为 0.08，特立氟胺组年复发率为 0.19（率比 0.41，95%*CI* 0.27 ~ 0.62，$P < 0.001$），在 ULTIMATE Ⅱ中，乌妥昔单组抗年复发率为 0.09，特立氟胺组年复发率为 0.18（率比 0.51，95%*CI* 0.33 ~ 0.78，$P=0.002$）。在 ULTIMATE Ⅰ中，乌妥昔单抗组 MRI 钆增强病灶平均为 0.02 个，特立氟胺组为 0.49 个（率比 0.03，95%*CI* 0.02 ~ 0.06，$P < 0.001$），在 ULTIMATE Ⅱ中，乌妥昔单抗治疗组 MRI 钆增强病灶平均为 0.01 个，特立氟胺组为 0.25 个（率比 0.04，95%*CI* 0.02 ~ 0.06，$P < 0.001$）。在 ULTIMATE Ⅰ和Ⅱ的汇总分析中，乌妥昔单抗组有 5.2% 的患者在 12 周时残疾恶化，特立氟胺组中这个比例为 5.9%，组间差异无统计学意义（*HR* 0.84，95%*CI* 0.50 ~ 1.41，$P=0.51$）。

不良反应方面，乌妥昔单抗组有 47.7% 的患者发生了输液反应，严重感染率为 5.0%，而特立氟胺组的严重感染率为 2.9%。

ULTIMATE 研究证实了乌妥昔单抗较特立氟胺能进一步减少 MS 的年复发率和影像学显示的病灶数量。基于这项研究，FDA 批准了乌妥昔单抗用于治疗成人复发性 MS，包括临床孤立综合征、复发缓解型 MS 和活动性继发性进展型 MS。

B 细胞删除疗法是 MS 治疗的二线治疗方法，其对疾病早期患者的治疗获益颇受关注。2022 年，*Lancet Neurol* 报道了一项评估利妥昔单抗对比富马酸二甲酯治疗 MS 或临床孤立综合征安全性和有效性的双盲、随机对照的Ⅲ期临床研究——

REFUND–MS。REFUND–MS 研究的入组标准：①年龄 18 ～ 50 岁；②根据 McDonald 标准诊断为复发缓解型 MS 或临床孤立综合征；③诊断时间在 10 年内；④未接受治疗或仅接受了干扰素或醋酸格拉默治疗；⑤在过去 1 年内有疾病活动的临床或影像学证据。该研究在 2016 年 7 月 1 日—2018 年 12 月 18 日共招募了 200 例患者，1 ∶ 1 随机分配至利妥昔单抗组和富马酸二甲酯组。利妥昔单抗组首次输注 1000 mg 利妥昔单抗，随后每半年输注 500 mg。富马酸二甲酯组服用 240 mg 富马酸二甲酯，每日 2 次，治疗 24 个月。主要临床终点事件是复发患者的比例。最终有 98 例利妥昔单抗组患者和 97 例富马酸二甲酯组患者完成了全部治疗和随访。研究结果显示，利妥昔单抗组有 3 例复发，富马酸二甲酯组有 16 例复发，复发率差异有统计学意义（率比 2.43，95%*CI* 1.35 ～ 4.37，*P*=0.002）。利妥昔单抗组最常见的不良反应是输液反应，富马酸二甲酯组最常见的不良反应为胃肠道反应和皮肤潮红。研究证实，利妥昔单抗在减少 MS 复发和无疾病活动（no evidence of disease activity，NEDA）–3 达标方面均优于富马酸二甲酯。

5　爱恨交加：那他珠单抗剂量减半的探索

那他珠单抗是针对 α4β1 整合素受体的单抗，是第 1 个针对 T 细胞迁移的 MS 疾病修饰药物，标准剂量为每 4 周静脉输注 300 mg，但其有增加进行性多灶性白质脑病（progressive multifocal leukoencephalopathy，PML）的风险。PML 是一种严重的机会性感染，血清 JC 病毒抗体阳性、长时程应用免疫抑制剂和那他珠单抗（尤其是使用时间超过 2 年）都是其危险因素。

2022 年，*Lancet Neurol* 报道了一项随机、对照、开放标签的Ⅲ期临床研究，比较了每 6 周输注 1 次和每 4 周输注 1 次那他珠单抗治疗 MS 的安全性和有效性。该研究从 11 个国家或地区的 89 个 MS 中心招募了 499 例受试者，其中 251 例（250 例完成研究）接受每 6 周输注 1 次那他珠单抗，248 例（247 例完成研究）接受每 4 周输注 1 次那他珠单抗，主要终点是 72 周新发或扩大的 MRI T_2WI 序列高信号病灶的数目。研究的数据统计显示，6 周输注 1 次组平均增加 0.2 个 T_2WI 序列高信号病灶，4 周输注 1 次组平均增加 0.05 个，平均病变比 4.24，95%*CI* 0.86 ～ 20.85，*P*=0.76。6 周输注 1 次组的 250 例患者中，194 例（78%）出现了相关的不良反应，4 周输注 1 次组的 247 例受试者中，190 例（77%）出现了相关的不良反应，两组间的差异没有统计学意义。6 周输注 1 次组有 1 例发生了无症状 PML，4 周输注 1 次组中未发生 PML。两组的新增 T_2WI 序列高信号病灶数量差异无统计学意义，但是

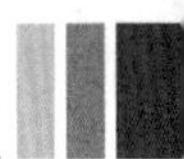

6 周输注 1 次组的病灶增加平均值较多，可能是受到了极端值的影响。6 周输注 1 次组和 4 周输注 1 次组中多数患者在 72 周时没有新发或扩大的 T_2WI 序列高信号病灶，比例分别为 82% 和 78%。

6 指点迷津：血清神经丝轻链有望成为多发性硬化临床研究的终点指标

目前针对体液生物标志物监测 MS 病程的研究方兴未艾。神经丝是一种结构蛋白，神经丝轻链在神经轴索损伤后释放入血，研究显示，血液和脑脊液的神经丝轻链水平之间具有良好的相关性。在健康人群中，血清神经丝轻链水平随着年龄的增长而增加，同时与体重指数呈负相关。多种神经系统疾病（包括血管性疾病、炎症性疾病和退行性疾病等）和创伤性疾病都可造成血清神经丝轻链水平升高。

2022 年 3 月，Benkert 等在 *Lancet Neurol* 介绍了血清神经丝轻链水平标准数据库的开发过程和结果。研究者从北美和欧洲 4 项不同队列研究的 5390 例无神经系统疾病参与者中获得了 10 133 个样本。该项研究最终的参考数据库使用了 84 532 个样本。利用这些样本，Benkert 等计算了血清神经丝轻链水平的 Z 评分，并校正了年龄和体重指数的影响。研究者在瑞士 MS 队列（Swiss multiple sclerosis cohort，SMSC）中比较了血清神经丝轻链 Z 评分与纵向记录的临床和 MRI 特征的关系，以确定两者的疾病预后能力。随后又在瑞典 MS 登记系统中随访的 MS 患者队列中验证了这些发现。SMSC 的 MS 患者中，血清神经丝轻链水平百分位数和 Z 评分可较好地预测急性（如复发和病变形成等）和慢性（残疾恶化等）疾病活动的风险。血清神经丝轻链 Z 评分＞ 1.5 分与未来临床或 MRI 显示的疾病活动风险增加相关，在所有 MS 患者中 *OR* 为 3.15（95%*CI* 2.35 ~ 4.23，$P < 0.001$），在无疾病活动证据的稳定患者中，*OR* 为 2.66（95%*CI* 1.08 ~ 6.55，P=0.034）。在诊断准确性方面，血清神经丝轻链 Z 评分升高的评估价值优于血清神经丝轻链水平的原始绝对临界值。在亚组水平，使用单克隆抗体（阿仑珠单抗、那他珠单抗、奥克雷珠单抗和利妥昔单抗）和口服药物治疗（富马酸二甲酯、芬戈莫德、西泊莫德和特立氟米特）后，SMSC 队列中 MS 患者的血清神经丝轻链水平 Z 评分可降低至对照组的水平。在瑞典 MS 登记系统的独立验证队列（4341 例）中也获得了相似的结论。

来自丹麦的 Sellebjerg 教授在 *Lancet Neurol* 发表的同期评述指出：Benkert 等的研究提示，血清神经丝轻链可作为 MS 患者治疗效果监测和预后的生物标志物。血清神经丝轻链可作为除临床评估和MRI之外的疾病活动度指标。即使对于NEDA-3状态的患者，该标志物仍可识别低于临床标准和MRI标志物检测阈值的持续疾病活动度。该指标还可以作为MS相关临床研究的终点指标，但使用血清神经丝轻链Z评分评估独立于MS复发和MRI活动的进展风险仍有待确定。

7 宜早不宜迟：新发全身型重症肌无力进阶治疗

重症肌无力（myasthenia gravis，MG）是一种典型的自身抗体介导的神经免疫疾病。MG患者最常见的是携带血清乙酰胆碱受体（acetylcholine receptor，AChR）抗体，其次是靶向肌肉特异性激酶（muscle-specific tyrosine kinase，MuSK）或低密度脂蛋白受体相关蛋白4抗体（low-density lipoprotein receptor related protein 4，LRP-4），但有一部分患者缺乏已知抗原靶点的抗体（血清阴性MG）。在基于经验和共识的相关现行治疗指南中，口服皮质类固醇（泼尼松龙60～100 mg/d）被推荐为一线治疗药物。考虑到类固醇已知的短期和长期不良反应，临床应用时通常会减少类固醇用量，同时加用口服免疫抑制剂，如硫唑嘌呤、环孢素、甲氨蝶呤、霉酚酸盐或他克莫司等。目前已经进行了针对部分口服免疫抑制剂的随机临床研究，但结果的异质性较大，这使得临床在对相当一部分MG患者进行治疗时难以确定最佳决策。

生物治疗被视为除MuSK抗体阳性患者外的MG三线治疗方案。目前，只有补体抑制剂依库珠单抗被正式批准用于难治性非胸腺瘤AChR抗体阳性的全身性MG，但依库珠单抗与重度感染风险增加有关，且其治疗费用昂贵。因此，仍需探索针对MG的有效、可耐受和相对经济的治疗药物。

利妥昔单抗是一种已经被批准用于治疗B细胞淋巴瘤、类风湿性关节炎和血管炎的人鼠嵌合抗CD20单克隆药物，它可以清除未成熟、初始和记忆性B细胞和部分浆细胞。理论上，在MG发生后早期使用利妥昔单抗有可能阻止疾病相关浆细胞库的积累，避免这些浆细胞库逃逸致病。一项观察性研究比较了利妥昔单抗与标准治疗改善新发全身型MG患者的疗效，为该药对MG的治疗提供了初步证据。

Piehl等在瑞典开展了多中心、随机、安慰剂对照、双盲的RINOMAX研究，旨在评估利妥昔单抗治疗新发全身性MG的效果。这项研究在瑞典7个中心进行，随访48周。主要纳入标准包括年龄＞18岁、12个月内出现全身症状、重症肌无力定量评分（quantitative myasthenia gravis score，QMG）评分≥6分。主要排除标准包括单纯眼肌型MG、可疑胸腺瘤、既往胸腺切除术、既往使用过非皮质类固

醇免疫抑制剂或大剂量皮质类固醇等。筛选患者的时间为 2016 年 10 月 20 日—2020 年 3 月 2 日。干预措施为将参与者 1 ∶ 1 随机分为利妥昔单抗组和安慰剂对照组，分别给予 500 mg 利妥昔单抗治疗或安慰剂单次静脉输入。研究的主要终点为 16 周时微小疾病表现（泼尼松龙≤ 10 mg/d 时 QMG 评分≤ 4 分，且无需接受挽救治疗）。研究纳入 87 例患者，47 例患者纳入了最终的统计分析，其中 25 例接受利妥昔单抗治疗，22 例接受安慰剂治疗。与安慰剂组相比，利妥昔单抗组达到主要终点的比例较高（71% *vs*. 29%，*P*=0.007，*OR* 2.48，95%*CI* 1.20 ~ 5.11）。在次要终点（16 周和 24 周时 QMG 评分的变化）方面，在不考虑挽救治疗的情况下，两组间的差异无统计学意义，但在考虑挽救治疗的情况下，利妥昔单抗组优于安慰剂组。安慰剂组进行了挽救治疗的患者比例也较高 [8 例（36%） *vs*. 1 例（4%）]。安慰剂组中有 1 例患者发生了心肌梗死伴心脏停搏，利妥昔单抗组中有 1 例患者发生了致死性心脏事件。研究结论为，与安慰剂相比，单次 500 mg 利妥昔单抗治疗与减轻 MG 症状和降低需挽救治疗的患者比例有关。需要进一步研究来确定该治疗方案的长期获益 – 风险平衡。

美国的 Chuquilin 和 Barohn 教授在 *JAMA Neurol* 发表的同期评述指出：RINOMAX 研究提示，在诊断出 AChR 抗体阳性全身型 MG 后，早期使用利妥昔单抗可能获益更大，且小剂量利妥昔单抗单次给药在临床上有效。新发 AChR 抗体阳性全身型 MG 患者对利妥昔单抗治疗的临床应答较好，可能与负责抗体分泌的长寿命浆细胞的形成减少有关，这是由于利妥昔单抗靶向浆母细胞或浆细胞的前体，而不是靶向 CD20 阴性的浆母细胞或浆细胞。RINOMAX 研究提供的证据表明，小剂量利妥昔单抗治疗可能对 AChR 全身型 MG 患者有效，尤其对诊断后早期就开始治疗的患者。近期成功的 MG 临床研究均以 QMG 评分作为主要终点，而不是将减少激素用量作为主要终点。随着 FDA 批准的两类新药物的出现，我们进入了一个 MG 治疗的新时代。

8 明辨是非：血清神经丝轻链助力自身免疫性脑炎与原发性精神病首发症状鉴别

抗 N– 甲基 –M– 天冬氨酸受体脑炎（anti–N–methyl–D–aspartate receptor encephalitis，NMDARe）是一种自身免疫性疾病，具有特异性的脑脊液抗体。以精神行为异常为首发或主要表现时，NMDARe 所致自身免疫性精神病与首次发作的精神病（first episode psychosis，FEP）的临床鉴别困难。多数 FEP 患者需要抗精神病药治疗，而抗精神病药可能引发神经系统不良事件，进而使得两者的鉴别诊断更加困难。脑脊液抗体检测是鉴别 NMDARe 和原发性 FEP（primary FEP，pFEP）的金标准。然而，许多精神病医院难以完成腰椎穿刺，临床上或以血清抗体检测替代脑脊液抗体检测，但血清抗体检测具有假阴性或意义不明阳性结果的局限性。此外，早期治疗是患者预后的重要影响因素，将治疗干预推迟至获得抗体检测结果后，会造成治疗延误和疗效不佳。

2022 年，Dalmau 教授团队在 *Lancet Neurol* 发表了他们最新的研究成果。研究者团队在这项观察性研究中，用单分子阵列测定了 NMDARe、pFEP、单纯疱疹性脑炎（herpes simplex encephalitis，HSE）患者和健康对照的血清和脑脊液神经丝轻链水平，后两组作为对照。进行受试者工作特征（receiver operating characteristic，ROC）分析，以评估神经丝轻链水平鉴别 NMDARe 和 pFEP 的准确性，并获得临床可用的临界值。研究共纳入 118 例 NMDARe 患者（33 例表现为孤立性精神病）、45 例 pFEP 患者、36 例 HSE 患者，以及 36 例健康对照受试者。伴有癫痫发作或癫痫持续状态、进入重症监护室、脑脊液白细胞增多（20/μL），且未接受早期免疫治疗的 NMDARe 患者比无这些特征的 NMDARe 患者具有更高的神经丝轻链水平（主要在脑脊液中）。NMDARe 诊断时的神经丝轻链水平与 mRS 量表评估的 1 年随访结果无关。NMDARe 组的血清神经丝轻链水平明显高于 pFEP 组和健康对照组，但低于 HSE 组。NMDARe 合并孤立性精神病与 pFEP 之间血清神经丝轻链的 ROC 分析显示，*AUC* 为 0.93（95%*CI* 0.87 ~ 0.99），血清神经丝轻链截断值取≥ 15 pg/mL 时，区分这些疾病的敏感度为 85%，特异度为 96%，阳性似然比为 19.3。45 例 pFEP 患者中有 43 例（96%）血清神经丝轻链＜ 15 pg/mL，而 33 例 NMDARe 伴孤立性精神病患者中只有 5 例（15%）血清神经丝轻链低于这一临界值（风险估计：NMDARe *vs*. pFEP，*OR* 120.4，95%*CI* 21.8 ~ 664，$P < 0.001$）。没有 HSE 患者血清神经丝轻链＜ 15 pg/mL，36 例健康对照组患者中有 35 例（97%）的血清神经丝轻链＜ 15 pg/mL。NMDARe 诊断时的神经丝轻链水平与疾病严重程度相关，但与长期结局无关。有 FEP 且血清神经丝轻链≥ 15 pg/mL 的年轻患者发生 NMDARe 的风险比 pFEP 患者高 120 倍。血清神经丝轻链＜ 15 pg/mL 这个界限正确地区分了 96% 的 pFEP 患者和 85% 的首发精神症状 NMDARe 患者。综上所述，作者建议对于病因不明且血清神经丝轻链≥ 15 pg/mL 的首发精神症状的患者，进行脑脊液 NMDAR 抗体检测。

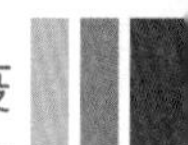

9　星火初现：维持性静脉输注免疫球蛋白预防髓鞘少突胶质细胞糖蛋白抗体相关疾病复发

髓鞘少突胶质细胞糖蛋白抗体相关疾病（myelin oligodendrocyte glycoprotein antibody–associated disease，MOGAD）是近几年从抗体阴性的视神经脊髓炎谱系疾病（neuromyel–itisoptica spectrum disorders，NMOSD）中独立出来的一种独特的中枢神经系统脱髓鞘疾病。MOGAD 的临床表型包括视神经炎（optic neuritis，ON）、横贯性脊髓炎（transverse myelitis，TM）、急性播散性脑脊髓炎（acute disseminated encephalomyelitis，ADEM）和其他表型。相当一部分 MOGAD 患者会出现复发性脱髓鞘发作，最常见的是 ON。目前对 MOGAD 的认识处于起步阶段，尚没有针对 MOGAD 的随机对照试验公布。目前尚未发现治疗 MS 的药物对 MOGAD 有效，针对 NMOSD 的治疗方案（如利妥昔单抗）有部分回顾性研究，但结论并不一致。最近的一些观察性研究提示，静脉输注免疫球蛋白维持治疗可能是预防 MOGAD 复发的有效疗法，但这些研究多是在儿童患者中进行，结论的外推性欠佳。在成人 MOGAD 患者中评估免疫球蛋白维持治疗效果的研究很少。

2022 年 4 月，Chen 等在 *Lancet Neurol* 发表了他们完成的一项大型国际多中心、回顾性队列研究的结果。该研究目的是在一个大型成人 MOGAD 患者队列中，确定免疫球蛋白维持治疗与疾病复发的关系。研究在 2010 年 1 月 1 日—2021 年 10 月 31 日进行，在 9 个国家或地区的 14 家医院招募患者，纳入标准是：①与 MOGAD 一致的中枢神经系统脱髓鞘发作病史≥ 1 次；②通过基于细胞检测的髓鞘少突胶质细胞糖蛋白免疫细胞 – 免疫球蛋白 G（myelin oligodendrocyte glycoprotein–immunoglobulin G，MOG–IgG）血清阳性；③开始免疫球蛋白治疗时年龄≥ 18 岁。主要终点指标是接受静脉输注免疫球蛋白维持治疗时与治疗开始前的复发率差异。该队列包含 876 例成人 MOGAD 患者，其中 59 例 [中位年龄 36（18 ~ 69）岁，女性 33 例（56%）] 接受了静脉输注免疫球蛋白维持治疗。15 例（25%）患者将静脉输注免疫球蛋白作为一线免疫治疗，37 例（63%）患者由于之前的免疫治疗失败将静脉输注免疫球蛋白作为二线治疗，7 例（12%）患者对开始接受静脉输注免疫球蛋白治疗之前的免疫治疗不耐受。静脉输注免疫球蛋白治疗前的中位年复发率为 1.4（0 ~ 6.1）%，治疗期间的中位年复发率为 0（0 ~ 3）%，差异有统计学意义（$P < 0.001$）。20 例（34%）患者在治疗期间至少有 1 次复发，至首次复发的中位时间为 1（0.03 ~ 4.8）年，17 例（29%）患者同时接受了维持免疫治疗。在接受每 4 周 1

次静脉输注免疫球蛋白（1 g/kg）治疗或更频繁给药的29例患者中，只有5例（17%）出现疾病复发，而在接受更低给药剂量或更低给药频率的30例患者中，有15例（50%）出现疾病复发（*OR* 3.31，95%*CI* 1.19～9.09，*P*=0.02）。末次随访时，52例（88%）患者仍在接受静脉输注免疫球蛋白维持治疗，中位治疗时间为1.7（0.5～9.9）年。研究期间有7例（12%）患者中止治疗，其中4例（57%）因无效，2例（29%）因不良反应，1例（14%）在疾病不活动一段时间后不接受治疗。这项研究的结果表明，静脉输注免疫球蛋白维持治疗与疾病复发率降低相关，治疗失败可能与免疫球蛋白使用次数少、剂量小有关。未来需要更多的前瞻性随机临床研究来证实这些发现。

10　初见端倪：儿童视神经脊髓炎谱系病疾病修饰治疗的选择

NMOSD是一种罕见的自身免疫性星形细胞病，可累及成人和儿童，其典型表现是长节段横断性脊髓炎（longitudinally extensive transverse myelitis，LETM）、ON和脑部病变。大约3%～5%的病例在童年起病，典型的发病年龄为10～12岁，女性多见。儿童NMOSD中37%的患者可检测到水通道蛋白4-免疫球蛋白G（aquaporin 4 immunoglobulin G，AQP4-IgG）阳性，57%可检测到血清MOG-IgG，12%为双血清阴性。与MS相比，儿童NMOSD患者在发病2年内临床扩展致残量表（expanded disability status scale，EDSS）评分更高。近10年来，研究者们不断修订NMOSD的诊断标准。2015年的国际共识诊断标准将ON、LETM和极后区综合征作为NMOSD的主要类型，并将患者分为AQP4抗体阳性和AQP4抗体阴性。该标准有助于早期鉴别NMOSD与其他脱髓鞘疾病，也适用于儿童患者。鉴于NMOSD的高致残率，及时启动治疗是非常重要的。NMOSD治疗方面的I类证据有限，FDA最近批准了3种用于成人NMOSD的新药：依库珠单抗、萨特利珠单抗和伊奈利珠单抗，但这些药物针对儿童NMOSD的治疗数据很少。

2022年10月，Umeton等在*Neurology*发表了一项针对NMOSD儿童初始疾病修饰治疗对疾病复发和残疾进展的回顾性研究结果。该研究评估了在美国儿科MS中心网络的12个诊所随访的NMOSD患儿，将病例分为AQP4抗体阳性和双血清阴性亚组。采用负二项回归模型评估初始疾病修饰治疗（包括利妥昔单抗、霉酚酸盐、硫唑嘌呤和静脉输注免疫球蛋白）对年化复发率的影响；采用Cox比例风险模型评估不同初始疾病修饰治疗对到残疾进展（EDSS评分增加≥1.0分）时间的影响。该研究纳入了91例NMOSD患儿，其中AQP4抗体阳性患儿77例，双血清阴性患儿14例（女性85.7%，白种人43.2%，非裔美国人46.6%）。81例患儿开

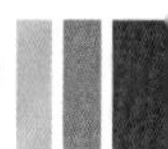

始接受疾病修饰治疗，10 例患儿在分析时未接受疾病修饰治疗。研究结果为：在所有血清型患儿的年化复发率方面，利妥昔单抗为 0.25（95%*CI* 0.13 ~ 0.49），霉酚酸酯为 0.33（95%*CI* 0.19 ~ 0.58），硫唑嘌呤为 0.40（95%*CI* 0.13 ~ 1.24），静脉输注免疫球蛋白为 0.54（95%*CI* 0.28 ~ 1.04）。在 AQP4 抗体阳性亚组中计算 ARR，利妥昔单抗为 0.28（95%*CI* 0.14 ~ 0.55），霉酚酸酯为 0.39（95%*CI* 0.21 ~ 0.70），硫唑嘌呤为 0.41（95%*CI* 0.13 ~ 1.29），静脉输注免疫球蛋白为 0.54（95%*CI* 0.23 ~ 1.26）。未治疗组所有患儿的年化复发率为 0.97(95%*CI* 0.58 ~ 1.60)，AQP4 抗体阳性亚组为 0.91(95%*CI* 0.53 ~ 1.56)。所有初始疾病修饰治疗对残疾进展的影响均未达到统计学意义。最终，作者认为，在 AQP4 抗体阳性的 NMOSD 患儿中，疾病修饰治疗（尤其是利妥昔单抗）与较低的年复发率相关。

回眸 2022 年，在国内外学者的共同努力下，全球神经感染与免疫领域从基础研究对发病机制的探索到寻找新型体液标志物，再到免疫治疗新药的Ⅲ期临床研究，都发现了新的循证证据，带来了临床新启示。这些新机制、新药物、新策略的应用将使未来的神经感染与免疫诊疗格局更加完善，切实造福神经感染与免疫疾病患者。

参考文献

[1] BJORNEVIK K, CORTESE M, HEALY B C, et al. Longitudinal analysis reveals high prevalence of Epstein-Barr virus associated with multiple sclerosis[J]. Science, 2022, 375 (6578)：296-301.

[2] ROBINSON W H, STEINMAN L. Epstein-Barr virus and multiple sclerosis[J]. Science, 2022, 375 (6578)：264-265.

[3] TENGVALL K, HUANG J, HELLSTRÖM C, et al. Molecular mimicry between Anoctamin 2 and Epstein-Barr virus nuclear antigen 1 associates with multiple sclerosis risk[J]. Proc Natl Acad Sci U S A, 2019, 116 (34)：16955-16960.

[4] LINDSEY J W. Antibodies to the Epstein-Barr virus proteins BFRF3 and BRRF2 cross-react with human proteins[J/OL]. J Neuroimmunol, 2017, 310：131-134[2023-01-17]. https://doi.org/10.1016/j.jneuroim.2017.07.013.

[5] LANZ T V, BREWER R C, HO P P, et al. Clonally expanded B cells in multiple sclerosis bind EBV EBNA1 and GlialCAM[J]. Nature, 2022, 603 (7900)：321-327.

[6] KANG M S, KIEFF E. Epstein-Barr virus latent genes[J/OL]. Exp Mol Med, 2015, 47 (1)：e131[2023-01-16]. https://www.nature.com/articles/emm201484.

[7] HAUSER S L, BAR-OR A, COMI G, et al. Ocrelizumab versus interferon beta-1a in relapsing multiple sclerosis[J]. N Engl J Med, 2017, 376 (3)：221-234.

[8] INGELFINGER F, GERDES L A, KAVAKA V, et al. Twin study reveals non-heritable immune perturbations in multiple sclerosis[J]. Nature, 2022, 603 (7899)：152-158.

[9] IMSMS CONSORTIUM. Gut microbiome of multiple sclerosis patients and paired household healthy controls

reveal associations with disease risk and course[J]. Cell, 2022, 185 (19) : 3467-3486.

[10] SHARON G, SAMPSON T R, GESCHWIND D H, et al. The central nervous system and the gut microbiome[J]. Cell, 2016, 167 (4) : 915-932.

[11] SHI K B, LI H D, CHANG T, et al. Bone marrow hematopoiesis drives multiple sclerosis progression[J]. Cell, 2022, 185 (13) : 2234-2247.

[12] GRAF J, MARES J, BARNETT M, et al. Targeting B cells to modify MS, NMOSD, and MOGAD: part 1[J/OL]. Neurol Neuroimmunol Neuroinflamm, 2021, 8 (1) : e918[2023-01-16]. https://doi.org/10.1212/NXI.0000000000000918.

[13] HAUSER S L, BAR-OR A, COHEN J A, et al. Ofatumumab versus teriflunomide in multiple sclerosis[J]. N Engl J Med, 2020, 383 (6) : 546-557.

[14] MONTALBAN X, HAUSER S L, Kappos L, et al. Ocrelizumab versus placebo in primary progressive multiple sclerosis[J]. N Engl J Med, 2017, 376 (3) : 209-220.

[15] FOX E, LOVETT-RACKE A E, GORMLEY M, et al. A phase 2 multicenter study of ublituximab, a novel glycoengineered anti-CD20 monoclonal antibody, in patients with relapsing forms of multiple sclerosis[J]. Mult Scler, 2021, 27 (3) : 420-429.

[16] STEINMAN L, FOX E, HARTUNG H P, et al. Ublituximab versus teriflunomide in relapsing multiple sclerosis[J]. N Engl J Med, 2022, 387 (8) : 704-714.

[17] SVENNINGSSON A, FRISELL T, BURMAN J, et al. Safety and efficacy of rituximab versus dimethyl fumarate in patients with relapsing-remitting multiple sclerosis or clinically isolated syndrome in Sweden: a rater-blinded, phase 3, randomised controlled trial[J]. Lancet Neurol, 2022, 21 (8) : 693-703.

[18] HO P R, KOENDGEN H, CAMPBELL N, et al. Risk of natalizumab-associated progressive multifocal leukoencephalopathy in patients with multiple sclerosis: a retrospective analysis of data from four clinical studies[J]. Lancet Neurol, 2017, 16 (11) : 925-933.

[19] FOLEY J F, DEFER G, RYERSON L Z, et al. Comparison of switching to 6-week dosing of natalizumab versus continuing with 4-week dosing in patients with relapsing-remitting multiple sclerosis (NOVA) : a randomised, controlled, open-label, phase 3b trial[J]. Lancet Neurol, 2022, 21 (7) : 608-619.

[20] GAFSON A R, BARTHELEMY N R, BOMONT P, et al. Neurofilaments: neurobiological foundations for biomarker applications[J]. Brain, 2020, 143 (7) : 1975-1998.

[21] DISANTO G, BARRO C, BENKERT P, et al. Serum Neurofilament light: a biomarker of neuronal damage in multiple sclerosis[J]. Ann Neurol, 2017, 81 (6) : 857-870.

[22] MANOUCHEHRINIA A, PIEHL F, HILLERT J, et al. Confounding effect of blood volume and body mass index on blood neurofilament light chain levels[J]. Ann Clin Transl Neurol, 2020, 7 (1) : 139-143.

[23] BENKERT P, MEIER S, SCHAEDELIN S, et al. Serum neurofilament light chain for individual prognostication of disease activity in people with multiple sclerosis: a retrospective modelling and validation study[J]. Lancet Neurol, 2022, 21 (3) : 246-257.

[24] SELLEBJERG F, MAGYARI M. The prognostic value of neurofilament light chain in serum[J]. Lancet Neurol, 2022, 21 (3) : 207-208.

[25] GILHUS N E, TZARTOS S, EVOLI A, et al. Myasthenia gravis[J]. Nat Rev Dis Primers, 2019, 5 (1) : 30.

[26] SUH J, GOLDSTEIN J M, NOWAK R J. Clinical characteristics of refractory myasthenia gravis patients[J]. Yale J Biol Med, 2013, 86 (2) : 255-260.

[27] NARAYANASWAMI P, SANDERS D B, WOLFE G, et al. International consensus guidance for management of myasthenia gravis: 2020 update[J]. Neurology, 2021, 96 (3) : 114-122.

[28] LEE D S W, ROJAS O L, GOMMERMAN J L. B cell depletion therapies in autoimmune disease: advances and mechanistic insights[J]. Nat Rev Drug Discov, 2021, 20 (3) : 179-199.

[29] DALAKAS M C. IgG4-mediated neurologic autoimmunities: understanding the pathogenicity of IgG4, ineffectiveness of IVIg, and long-lasting benefits of anti-B Cell therapies[J/OL]. Neurol Neuroimmunol Neuroinflamm, 2022, 9 (1) : e1116[2023-01-16]. https://doi.org/10.1212/NXI.0000000000001116.

[30] BRAUNER S, ERIKSSON-DUFVA A, HIETALA M A, et al. Comparison between rituximab treatment for new-onset generalized myasthenia gravis and refractory generalized myasthenia gravis[J]. JAMA Neurol, 2020, 77 (8) : 974-981.

[31] PIEHL F, ERIKSSON-DUFVA A, BUDZIANOWSKA A, et al. Efficacy and safety of rituximab for new-onset generalized myasthenia gravis: the rinomax randomized clinical trial[J]. JAMA Neurol, 2022, 79 (11) : 1105-1112.

[32] CHUQUILIN M, BAROHN R. Rituximab in newly diagnosed generalized myasthenia gravis: a new treatment paradigm? [J]. JAMA Neurol, 2022; 79 (11) : 1100-1102.

[33] DALMAU J, ARMANGUÉ T, PLANAGUMÀ J, et al. An update on anti-NMDA receptor encephalitis for neurologists and psychiatrists: mechanisms and models[J]. Lancet Neurol, 2019, 18 (11) : 1045-1057.

[34] GUASP M, GINÉ-SERVÉN E, MAUDES E, et al. Clinical, neuroimmunologic, and CSF investigations in first episode psychosis[J/OL]. Neurology. 2021, 97 (1) : e61-e75[2023-01-16]. https://doi.org/10.1212/WNL.0000000000012191.

[35] GRESA-ARRIBAS N, TITULAER M J, TORRENTS A, et al. Antibody titres at diagnosis and during follow-up of anti-NMDA receptor encephalitis: a retrospective study[J]. Lancet Neurol, 2014, 13 (2) : 167-177.

[36] KELLEHER E, MCNAMARA P, DUNNE J, et al. Prevalence of n-methyl-d-aspartate receptor antibody (NMDAR-Ab) encephalitis in patients with first episode psychosis and treatment resistant schizophrenia on clozapine, a population based study[J/OL]. Schizophr Res, 2020, 222: 455-461[2023-01-17]. https://doi.org/10.1016/j.schres.2019.11.023.

[37] GUASP M, MARTÍN-AGUILAR L, SABATER L, et al. Neurofilament light chain levels in Anti-NMDAR encephalitis and primary psychiatric psychosis[J/OL]. Neurology. 2022, 98 (14) : e1489-e1498[2023-01-16]. https://doi.org/10.1212/WNL.0000000000200021.

[38] JURYNCZYK M, MESSINA S, WOODHALL M R, et al. Clinical presentation and prognosis in MOG-antibody disease: a UK study[J]. Brain, 2017, 140 (12) : 3128-3138.

[39] COBO-CALVO A, SEPULVEDA M, ROLLOT F, et al. Evaluation of treatment response in adults with relapsing MOG-Ab-associated disease[J]. J Neuroinflammation, 2019, 16 (1) : 134.

[40] RAMANATHAN S, MOHAMMAD S, TANTSIS E, et al. Clinical course, therapeutic responses and outcomes in relapsing MOG antibody-associated demyelination[J]. J Neurol Neurosurg Psychiatry, 2018, 89 (2) : 127-137.

[41] HACOHEN Y, WONG Y Y, LECHNER C, et al. Disease course and treatment responses in children with relapsing myelin oligodendrocyte glycoprotein antibody-associated disease[J]. JAMA Neurol, 2018, 75 (4) : 478-487.

[42] CHEN J J, HUDA S, HACOHEN Y, et al. Association of maintenance intravenous immunoglobulin with prevention of relapse in adult myelin oligodendrocyte glycoprotein antibody-associated disease[J]. JAMA Neurol, 2022, 79 (5) : 518-525.

[43] KIM H J, PAUL F, LANA-PEIXOTO M A, et al. MRI characteristics of neuromyelitis optica spectrum disorder: an international update[J]. Neurology, 2015, 84 (11) : 1165-1173.

[44] CHITNIS T, NESS J, KRUPP L, et al. Clinical features of neuromyelitis optica in children: US network of pediatric MS centers report[J]. Neurology, 2016, 86 (3) : 245-252.

[45] CHITNIS T. Pediatric central nervous system demyelinating diseases[J]. Continuum (Minneap Minn) , 2019, 25 (3) : 793-814.

[46] WINGERCHUK D M, BANWELL B, BENNETT J L, et al. International consensus diagnostic criteria for neuromyelitis optica spectrum disorders[J]. Neurology, 2015, 85 (2) : 177-189.
[47] PIZZOLATO UMETON R, WALTZ M, AAEN G S, et al. Therapeutic response in pediatric neuromyelitis optica spectrum disorder[J/OL]. Neurology, 2023, 100 (9) : e985-e994[2023-01-16]. https://doi.org/10.1212/WNL.0000000000201625.

第 10 章 阿尔茨海默病

2022 年，阿尔茨海默病研究领域在新药研发、血液生物标志物探索、新的致病基因发现、载脂蛋白 E4 致病机制和可溶性髓样细胞触发性受体 -2 保护作用机制的研究、肠道微生物菌群的作用，以及针对生活方式、视觉障碍、睡眠障碍的干预和脑深部电刺激精准治疗的尝试等方面均取得了丰硕的进展。让我们共同回眸和梳理 2022 年国内外阿尔茨海默病领域的研究进展，以把握阿尔茨海默病诊疗和研究的方向，寻找新的研究突破口。

扫码观看视频解读

1 曙光再现：仑卡奈单抗治疗早期阿尔茨海默病

长期以来，用于治疗 AD 痴呆的药物仅能改善临床症状，并不能改变疾病进程。研究表明，清除 AD 早期关键性神经病理蛋白——Aβ 可以延缓疾病进展。目前，FDA 已加速批准靶向 Aβ 的治疗药物阿杜那单抗上市。

仑卡奈单抗是一种人源化单克隆抗体，与 Aβ 可溶性原纤维／寡聚体具有较强的结合力。既往研究表明，与 Aβ 单体和不可溶性纤维相比，Aβ 可溶性原纤维／寡聚体对神经元和突触具有更强的毒性。2022 年 9 月 28 日，一项针对仑卡奈单抗治疗 AD 源性轻度认知障碍（mild cognitive impairment，MCI）和轻度痴呆的Ⅲ期临床研究——Clarity AD 研究达到了预先设定的主要终点和所有关键次要终点，研究结果发表在 2022 年的 *NEJM* 上。

Clarity AD 研究为期 18 个月，是一项多中心、随机、双盲、安慰剂对照的Ⅲ期临床研究，纳入 50 ~ 90 岁且经 PET 或脑脊液检查证实存在 Aβ 病理改变的早期 AD（包括 AD 源性 MCI 或轻度 AD 痴呆）受试者。受试者按 1 ∶ 1 的比例随机分配至仑卡奈单抗组或安慰剂组，分别静脉给予仑卡奈单抗 10 mg/kg 或安慰剂治疗，每 2 周 1 次。根据临床分型（AD 源性 MCI 或轻度 AD 痴呆）、基线期是否合并用药（胆碱酯酶抑制剂、美金刚或两者合用）、是否携带 *ApoE ε4* 基因以及地理区域进行分层分析（图 10–1）。

Clarity AD 研究从 2019 年 3 月持续至 2021 年 3 月，在北美、欧洲和亚洲的 235 个中心同步进行，共筛选受试者 5967 例，纳入 1795 例，其中仑卡奈单抗组 898 例，安慰剂组 897 例，最终仑卡奈单抗组有 729 例（81.2%）受试者，安慰剂组有 757 例（84.4%）受试者完成了 18 个月的研究及临床痴呆评定量表 – 总分（clinical dementia rating–sum of the boxes，CDR–SB）测评。1734 例受试者被纳入意向性治疗分析（仑卡奈单抗组 859 例，安慰剂组 875 例），1795 例受试者被纳入安全性分析（图 10–2）。子研究中 Aβ–PET 亚组 698 例，Tau–PET 亚组 257 例，脑脊液检测亚组 281 例。

Clarity AD 研究结果显示，仑卡奈单抗组和安慰剂组基线时平均 CDR–SB 评分为 3.2 分。在第 18 个月时，仑卡奈单抗组 CDR–SB 评分较基线时的差异为 1.21 分，安慰剂组为 1.66 分（两组差值：– 0.45 分，95%*CI* – 0.67 ~ – 0.23 分，*P*<0.001）。Aβ–PET 亚组共 698 例受试者，基线时仑卡奈单抗组 Aβ 负荷为 77.92 centiloids，安慰剂组为 75.03 centiloids；第 18 个月时，仑卡奈单抗组淀粉样斑块负荷较基线的变化值为– 55.48 centiloids，安慰剂组为 3.64 centiloids（两

关键入组标准：
· 50～90岁
· 符合AD源性MCI或轻度AD痴呆
· 通过PET或脑脊液检测明确Aβ阳性
· 客观存在情景记忆障碍（低于WMS-IV LMII年龄校正均值至少1个标准差）
· 筛选和基线时22分≤MMSE≤30分

1∶1随机化

随机化期（18个月）
仑卡奈单抗 10 mg/kg 2周1次，静脉输注
安慰剂，2周1次，静脉输注

扩展期（开放标签）
仑卡奈单抗 10 mg/kg 2周1次，静脉输注
扩展期第1周
受试者可根据其意愿进入皮下剂型（720 mg，皮下注射，每周1次）子研究

随机化分层依据：
· 临床亚组（AD源性MCI或轻度AD痴呆）
· 基线时是否合并使用获批的AD对症治疗药物
· 载脂蛋白基因携带情况
· 地理区域

受试者可选的纵向子研究：
· Aβ-PET
· Tau-PET
· 脑脊液AD生物标志物
· 开放标签扩展期皮下剂型

随机化期主要终点：
· 第18个月CDR-SB评分较基线的变化
扩展期主要终点：
· 治疗期间不良事件
· CDR-SB评分较基线的变化

随机化期关键次要终点：
· 第18个月以下指标较基线的变化
√ PET测定的Aβ负荷
√ ADAS-cog14评分
√ ADCOMS评分
√ ADCS-MCI-ADL评分

AD—阿尔茨海默病；MCI—轻度认知障碍；Aβ—β淀粉样蛋白；WMS IV LMII—Wechsler记忆量表IV逻辑记忆子量表；MMSE—简易精神状态检查量表；CDR-SB—临床痴呆评定量表-总分；PET—正电子发射断层成像；ADAS-cog—阿尔茨海默病评定量表-认知部分；ADCOMS—阿尔茨海默病综合评分；ADCS-MCI-ADL—轻度认知障碍日常生活活动量表。

图10-1 Clarity AD研究方案

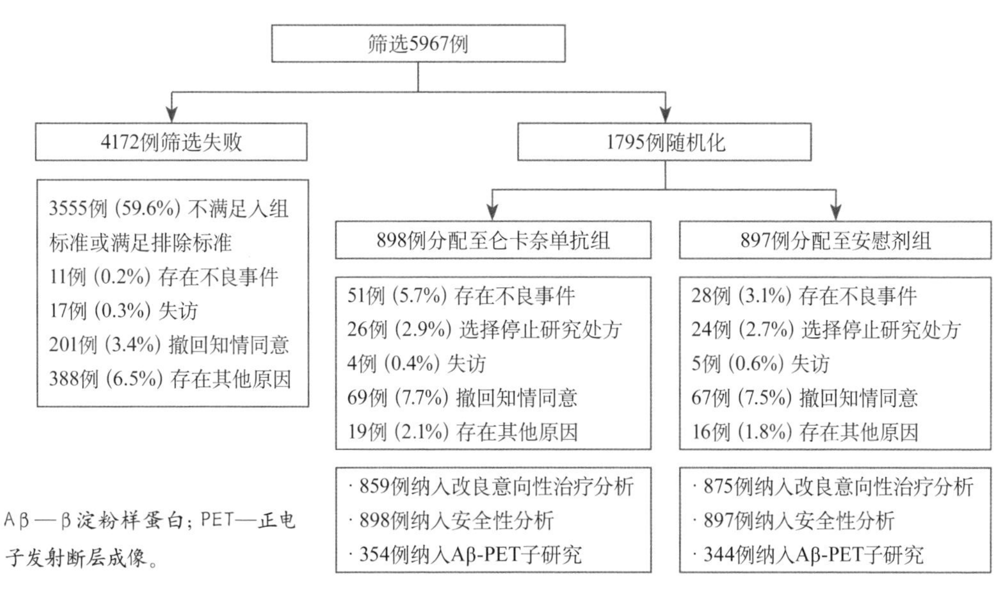

Aβ—β淀粉样蛋白；PET—正电子发射断层成像。

图10-2 Clarity AD研究流程

组差值：－ 59.12 centiloids，95%*CI* － 62.64 ～－ 55.60 centiloids，*P*<0.001）。在改良意向性治疗分析中，仑卡奈单抗组基线时阿尔茨海默病评定量表——认知部分（Alzheimer’s disease assessment scale-cognitive section，ADAS-Cog）14 评分为 24.45 分，安慰剂组为 24.37 分；第 18 个月时，仑卡奈单抗组 ADAS-cog14 评分较基线的变化值为 4.14 分，安慰剂组为 5.58 分（两组差值：－ 1.44 分，95%*CI* － 2.27 ～－ 0.61 分，*P*<0.001）。仑卡奈单抗组基线时 ADCOMS 评分为 0.398 分，安慰剂组为 0.400 分；第 18 个月时，仑卡奈单抗组 ADCOMS 评分的变化值为 0.164 分，安慰剂组为 0.214 分（两组差值：－ 0.050 分，95%*CI* － 0.074 ～－ 0.027 分，*P*<0.001）。仑卡奈单抗组基线时 ADCS-MCI-ADL 评分为 41.2 分，安慰剂组为 40.9 分；18 个月时，仑卡奈单抗组 ADCS-MCI-ADL 评分的变化值为－ 3.5 分，安慰剂组为－ 5.5 分（两组差值：2.0 分，95%*CI* 1.2 ～ 2.8 分，*P*<0.001）。

对脑脊液 AD 生物标志物的分析显示，与安慰剂组相比，仑卡奈单抗组除神经丝轻链外，其他标志物包括 $Aβ_{42}$、$Aβ_{42}/Aβ_{40}$、总 Tau（total Tau，T-Tau）、磷酸化 Tau（phosphorylated Tau，P-Tau）181 和神经颗粒蛋白等水平均明显改善。对血液 AD 生物标志物的分析显示，与安慰剂组相比，仑卡奈单抗组除神经丝轻链外，其他标志物包括 $Aβ_{42}/Aβ_{40}$、P-Tau、胶质纤维酸性蛋白（glial fibrillary acid protein，GFAP）等的水平也均明显改善。分析从基线至 CDR-SB 评分降低 0.5 分的时间，发现仑卡奈单抗较安慰剂可明显降低疾病进展至下一阶段的风险。

在安全性方面，仑卡奈单抗组输液反应的发生率为 26.4%，安慰剂组为 7.4%。Aβ 相关影像学异常水肿或渗出的发生率为 12.6%，安慰剂组为 1.7%。

综上所述，与安慰剂相比，仑卡奈单抗治疗 6 个月时开始明显发挥作用，18 个月达到主要和次要终点。仑卡奈单抗可显著降低脑内 Aβ 负荷，改善多种脑脊液和血浆 AD 生物标志物的水平，并降低疾病进展至下一阶段的风险。仑卡奈单抗总体耐受性良好，未出现药物相关死亡。未来需要持续时间更长的临床研究以进一步确定仑卡奈单抗治疗早期 AD 患者的有效性和安全性。继阿杜那单抗上市后，仑卡奈单抗有望接棒成为 AD 治疗新的曙光。

2 见微知著：阿尔茨海默病血液生物标志物研究进展

脑脊液和 PET 检测 AD 生物标志物存在有创、昂贵且难以普及的短板，这使得更简便且易获得的血液 AD 生物标志物成为研究热点，并不断取得进展。

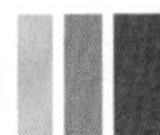

在认知未受损人群中检测血液 AD 生物标志物，预测未来罹患 AD 风险更加重要。在 AD 生物标志物中，血液 $A\beta_{42}/A\beta_{40}$、P–Tau181、P–Tau217、P–Tau231、GFAP 和神经丝轻链等备受关注。

（1）精确的血浆 AD 生物标志物检测

前期有研究利用 Cobas e 601 分析仪检测了脑脊液 $A\beta_{42}$、$A\beta_{40}$ 和 P–Tau181 水平，利用 Cobas e 411 分析仪检测了脑脊液神经丝轻链和 GFAP 水平，目前尚未用以上方法检测血液的 AD 生物标志物水平。2022 年，瑞典的 Palmqvist 教授团队在 *Alzheimers Dement* 上发表了利用 Cobas e 分析仪，采用电化学发光免疫测定法检测血浆 $A\beta_{42}/A\beta_{40}$、P–Tau181、两种 P–Tau217 变异体（P–Tau217 N– 末端肽段和 P–Tau217 中间结构域）、ApoE4 蛋白、神经丝轻链和 GFAP 水平的研究结果，其研究对象来自德国的 Panel A+ 队列和瑞典的 BioFINDER 队列。

Panel A+ 队列连续纳入了 2001—2006 年来自德国的 227 例受试者，其中包括 32 例（14%）无认知障碍、106 例（47%）MCI、89 例（39%）轻度痴呆患者。BioFINDER 队列连续纳入了 2010—2015 年来自瑞典南部的 693 例受试者，其中 461 例（67%）无认知障碍，232 例（33%）存在 MCI。

在对 Aβ 阳性的检测能力方面，Panel A+ 队列单一血浆生物标志物检测结果显示，$A\beta_{42}/A\beta_{40}$、P–Tau217 均具有最高的 *AUC*（均为 0.87，95%*CI* 分别为 0.82 ~ 0.91 和 0.82 ~ 0.92）；AD 生物标志物组合检测显示，$A\beta_{42}/A\beta_{40}$、P–Tau181 和 *ApoE4* 组合具有最高的 *AUC*（0.93，95%*CI* 0.89 ~ 0.96），而增加 GFAP 没有进一步提高 *AUC*（0.93，95%*CI* 0.90 ~ 0.97）。在 BioFINDER 队列单一血浆生物标志物检测中，$A\beta_{42}/A\beta_{40}$ 在全部受试者（0.83，95%*CI* 0.80 ~ 0.86）、无认知障碍组（0.84，95%*CI* 0.80 ~ 0.87）和 MCI 组（0.81，95%*CI* 0.75 ~ 0.87）中均具有最高的 *AUC*；在血浆生物标志物组合检测中，$A\beta_{42}/A\beta_{40}$、P–Tau181 和 *ApoE4* 组合具有较高的 *AUC*（0.90，95%*CI* 0.88 ~ 0.93），增加 P–Tau217 N– 末端肽段后 *AUC* 无明显升高（0.91，95%*CI* 0.89 ~ 0.93）。

在预测向 AD 痴呆进展方面，BioFINDER 队列单一血浆 AD 生物标志物检测发现，P–Tau181 在无认知障碍组（0.84，95%*CI* 0.77 ~ 0.92）和 MCI 组（0.81，95%*CI* 0.75 ~ 0.87）均具有最高的 *AUC*；组合血浆 AD 生物标志物检测发现，无认知障碍组的 P–Tau181、P–Tau217 中间结构域和 *ApoE4* 组合未明显提高 *AUC*（0.88，95%*CI* 0.82 ~ 0.95）；MCI 组的 P–Tau181、P–Tau217 N– 末端肽段和 $A\beta_{42}/A\beta_{40}$ 组合具有较高的 *AUC*（0.87，95%*CI* 0.82 ~ 0.92），增加神经丝轻

链和 *ApoE4* 未明显提高 *AUC*（0.89，95%*CI* 0.85 ~ 0.93）。

综上所述，该研究发现，Aβ_{42}/Aβ_{40}、P–Tau181 和 *ApoE4* 这 3 种生物标志物的组合在两个队列中均可较准确地识别 Aβ 阳性并预测患者痴呆的进展。上述发现对实施基于血液生物标志物的 AD 诊断、相关临床研究受试者的招募，以及抗 Aβ 药物的疗效监测具有重要意义。

（2）Aβ_{42}/Aβ_{40}、P–Tau231 和 P–Tau217 在研究对象选择和疾病监测中的不同作用

2022 年发表在 *Nature Medicine* 上的一篇研究报道通过横断面调查和纵向队列随访探索了血液生物标志物在帮助 AD 相关研究选择研究受试者和监测病情等方面的价值。该研究包括 1 个队列（队列 1）的横断面分析和两个队列（队列 2 和队列 3）的纵向分析。

队列 1 和队列 2 的受试者均从 2009—2014 年瑞典的 BioFINDER–1 研究中招募。在队列 1 的横断面分析中，研究目标是量化 AD 生物标志物的性能，以识别无认知障碍患者（388 例）和 MCI 患者（187 例）的 Aβ 病理改变。队列 2 是队列 1 的子队列，其中无认知障碍 147 例，MCI 95 例，入组者的人口学信息和临床特点与队列 1 没有显著差异，具有长达 6 年的纵向血液 AD 生物标志物、MRI 和认知评估的数据。队列 3（161 例无认知障碍受试者）来自北美的 WRAP 研究。

横断面分析（队列 1）发现，在 PET 检查 Aβ 负荷和脑脊液 Aβ_{42}/Aβ_{40} 较低的水平下，血浆 P–Tau231 和 Aβ_{42}/Aβ_{40} 的变化较其他血浆生物标志物更显著，提示血浆 P–Tau231 和 Aβ_{42}/Aβ_{40} 具有识别早期 AD 的潜能。

针对队列 2 的纵向研究评估了无认知障碍和 MCI 受试者基线 Aβ 状态对纵向血浆 AD 生物标志物水平的影响。结果显示，在无认知障碍受试者中，与 Aβ 阴性组相比，Aβ 阳性组中仅血浆 P–Tau217 水平随着时间的推移而明显升高（β=0.249，P<0.001）。同样，在 MCI 受试者中，与 Aβ 阴性组相比，Aβ 阳性组中也是仅 P–Tau217 水平随着时间的推移而明显升高（β=0.270，P<0.001）。

之后，研究者进一步检测了血浆 AD 生物标志物水平与受试者整体认知功能和脑萎缩的纵向变化之间的关联。结果显示，随访 6 年期间，受试者血浆 P–Tau217 水平与简易精神状态量表（mini–mental state examination，MMSE）评分（β=－0.308，P=0.0008）、临床前阿尔茨海默病认知综合评估（preclinical Alzheimer's disease cognitive composite，mPACC）评分（β=－0.121，P=0.0007）以及大脑皮层萎缩（β=－0.012，P<0.001）显著相关。

最后，研究者在队列 3（WRAP 队列）中验证了 BioFINDER–1 队列的纵

向分析结果。队列 3 的纵向分析显示，在 8 年的随访期间，在无认知障碍受试者中，与 Aβ 阴性组相比，Aβ 阳性组中仅 P-Tau217 水平显著升高（β=0.103，$P \leqslant 0.001$）；并且在 Aβ 阳性组中，仅血浆 P-Tau217 水平的纵向升高与受试者的认知功能下降显著相关，没有观察到其他血浆 AD 生物标志物的变化。

综上所述，该研究结果显示，血浆 AD 生物标志物（P-Tau231 和 $A\beta_{42}/A\beta_{40}$）可以识别 AD 病理并能预测患者未来发生痴呆的风险。血浆 P-Tau217 与 Aβ 病理、患者的认知功能及脑结构的纵向变化的相关性表明其可作为 AD 早期治疗效果的评价指标：如果未治疗组的血浆 P-Tau217 持续增加，而疾病修饰治疗组的血浆 P-Tau217 水平恢复正常，则提示治疗方案可能是有效的。总之，血浆 AD 生物标志物可以作为无创、广泛可及且可靠的方法为临床研究提供补充信息，将这些标志物纳入临床研究设计可加速 AD 预防与治疗方法的成功研发和验证。

（3）血浆 P-Tau231 和 P-Tau217 可作为临床前 AD 患者 Aβ 病理状态的标志物

2022 年，Milà-Alomà 等评估了 AD 的主要血液生物标志物 P-Tau181、P-Tau217 和 P-Tau231 及其他 AD 相关血液生物标志物（GFAP、神经丝轻链和 $A\beta_{42}/A\beta_{40}$）在临床前 AD 检测中的作用，并比较了这些生物标志物对无认知障碍受试者 Aβ 病理的预测能力，研究结果发表在 *Nature Medicine* 上。该研究基于 AD 和家庭（Alzheimer and families，ALFA+）登记队列，纳入了 397 例无认知障碍受试者，平均年龄（61.1±4.7）岁，其中 135 例（34.0%）为由脑脊液 $A\beta_{42}/A\beta_{40}$ 定义的 Aβ 阳性。以 PET 显示 Aβ 负荷≥ 12 centiloid 为无认知障碍受试者早期存在 Aβ 沉积的标准，Aβ 负荷≥ 30 centiloid 为存在 Aβ 斑块的标准。

在 Aβ 阳性但 Tau 阴性的无认知障碍受试者中，所有血浆 AD 生物标志物都发生了显著变化，其中 P-Tau231、P-Tau217 和 $A\beta_{42}/A\beta_{40}$ 变化程度最大（$P<0.0001$，血浆 P-Tau231 *Cohen's d*=0.76，血浆 P-Tau217 和 $A\beta_{42}/A\beta_{40}$ 的 *Cohen's d*=0.74）。在 Aβ 负荷较低（即脑脊液 $A\beta_{42}/A\beta_{40}$ 水平异常，PET 显示 Aβ 负荷＜ 30 centiloid）的受试者中，所有血浆 AD 生物标志物都发生了变化，其中血浆 P-Tau231 和 $A\beta_{42}/A\beta_{40}$ 的变化最显著（$P<0.0001$，*Cohen's d*=0.73）。为了确认血浆 AD 生物标志物在 AD 疾病连续谱中的早期变化，该研究采用 Aβ-PET 和脑脊液 $A\beta_{42}/A\beta_{40}$ 作为疾病进展的替代指标，通过稳定的局部加权回归法模拟各标志物在临床前 AD 中的轨迹。当采用 Aβ-PET 作为疾病进展的替代指标时，血浆 P-Tau231 是唯一水平升高超过 2 个 z 分数水平的血液 AD 生物标志物；采用脑脊液 $A\beta_{42}/A\beta_{40}$ 作为疾病进展的替代指标时，血浆 P-Tau231 和

P-Tau217 水平呈现平行和急剧的升高，均超过 2 个 z 分数水平。进一步研究 Aβ-PET 与血液 AD 生物标志物之间的关联发现，早期 Aβ 沉积的脑区包括眶额区、前后扣带回、岛叶和楔前叶，而血浆 P-Tau231 和 P-Tau217 是与上述脑区 Aβ 沉积关联最强的血液 AD 生物标志物。相比之下，其他血液生物标志物与各脑区，尤其是岛叶 Aβ 沉积的关联性较弱且不广泛。

（4）机器学习揭示 AD 生物标志物组合模型可精确预测 AD 痴呆

CANDI 研究是由中国科学技术大学申勇教授牵头开展的项目，旨在测试 Aβ、Tau、神经退化（amyloid，Tau，neurodegeneration，ATN）框架在中国人群中的效用，探寻非侵入性、易获得和低成本的 AD 诊断方法，研究结果发表在 *Alzheimers Dement* 上。

该研究是一项基于人群的前瞻性队列研究，共纳入 411 例受试者，包括 96 例无认知障碍、94 例临床诊断的 MCI、107 例早发型 AD、66 例晚发型 AD 及 48 例非 AD 痴呆受试者。收集受试者的人口学资料及 *ApoE* 基因型情况，进行认知功能评估，采用单分子阵列技术检测血浆 AD 生物标志物，运用双高斯混合模型推导脑脊液 $Aβ_{42}/Aβ_{40}$ 和 P-Tau 的分界值，采用头颅 MRI 和 PET 检查分别评估脑萎缩和 Aβ 负荷。研究结果显示，脑脊液 P-Tau 和 $Aβ_{42}/Aβ_{40}$ 在区分 Aβ 阳性和阴性方面具有 88% 的一致性（Aβ 阳性 +Tau 阳性：51.5%，Aβ 阴性 +Tau 阴性：36.5%）；脑脊液和血浆 P-Tau 区分 Aβ 阳性和阴性的一致性为 81.4%（双阳性：46.8%，双阴性：34.6%），表明两者具有相似的辨别准确度。MRI 检查发现，与无认知障碍和 MCI 受试者相比，AD 痴呆受试者的大脑皮层厚度、海马体和杏仁核的相对体积明显缩小，而 AD 痴呆和非 AD 痴呆受试者的脑萎缩程度没有明显差异。局部加权回归模型分析显示，在脑退化的早期阶段，脑结构改变对脑脊液 P-Tau（<85 pg/mL）水平敏感并在晚期趋于稳定。二次模型分析显示，脑脊液和血浆 P-Tau 水平从出现脑萎缩时就显著升高，并持续升高到 AD 病理发展阶段，且在疾病发展的过程中，脑脊液和血浆 P-Tau 升高的斜率没有明显差异。ROC 分析显示，与 $Aβ_{42}$ 和 $Aβ_{42}/Aβ_{40}$ 相比，血浆 P-Tau 和 P-Tau/T-Tau 可以更准确地区分 AD 和非 AD 痴呆。在将神经影像学与血液 AD 生物标志物相结合以提高预测脑内 Aβ 状态的研究中，基于 Aβ 的机器学习模型可用于评估上述研究的准确性和可行性。结果显示，纳入血浆 P-Tau、$Aβ_{42}/Aβ_{40}$、皮层（中颞叶和下颞叶）厚度和脑（海马体和杏仁核）体积的模型可准确预测脑内 Aβ 负荷（*AUC* 0.864，95%*CI* 0.791 ~ 0.936）；纳入 *ApoE* 基因型的重构模型显示，仅使用 *ApoE* 基因型和 P-Tau 也可准确预测脑内 Aβ 负荷（*AUC* 0.877，95%*CI* 0.806 ~ 0.947）（图 10-3）。

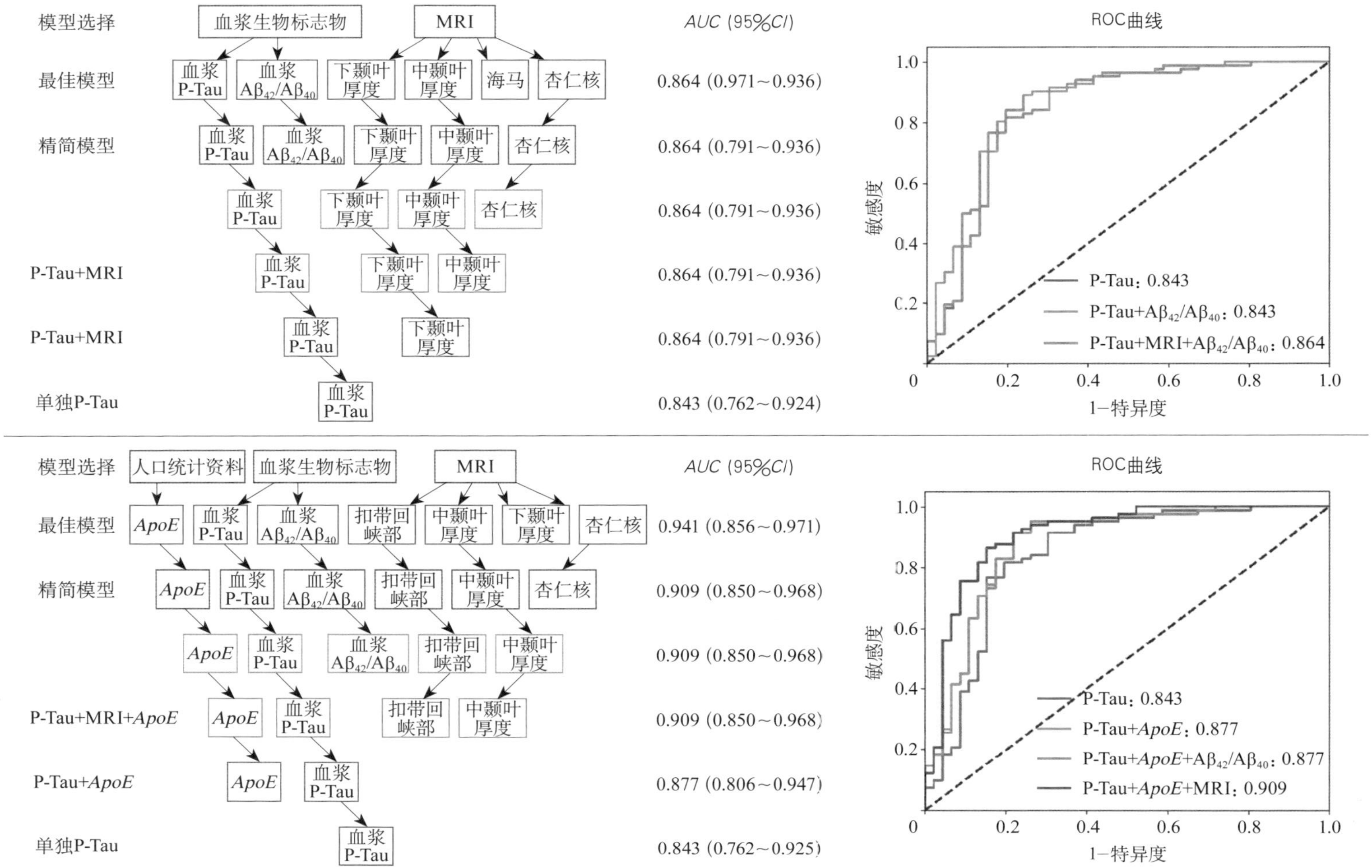

模型选择	血浆生物标志物；MRI	*AUC* (95%*CI*)
最佳模型	血浆P-Tau；血浆$A\beta_{42}/A\beta_{40}$；下颞叶厚度；中颞叶厚度；海马；杏仁核	0.864 (0.971～0.936)
精简模型	血浆P-Tau；血浆$A\beta_{42}/A\beta_{40}$；下颞叶厚度；中颞叶厚度；杏仁核	0.864 (0.791～0.936)
	血浆P-Tau；下颞叶厚度；中颞叶厚度；杏仁核	0.864 (0.791～0.936)
P-Tau+MRI	血浆P-Tau；下颞叶厚度；中颞叶厚度	0.864 (0.791～0.936)
P-Tau+MRI	血浆P-Tau；下颞叶厚度	0.864 (0.791～0.936)
单独P-Tau	血浆P-Tau	0.843 (0.762～0.924)

ROC曲线
敏感度
1-特异度
P-Tau：0.843
P-Tau+$A\beta_{42}/A\beta_{40}$：0.843
P-Tau+MRI+$A\beta_{42}/A\beta_{40}$：0.864

模型选择	人口统计资料；血浆生物标志物；MRI	*AUC* (95%*CI*)
最佳模型	*ApoE*；血浆P-Tau；血浆$A\beta_{42}/A\beta_{40}$；扣带回峡部；中颞叶厚度；下颞叶厚度；杏仁核	0.941 (0.856～0.971)
精简模型	*ApoE*；血浆P-Tau；血浆$A\beta_{42}/A\beta_{40}$；扣带回峡部；中颞叶厚度；杏仁核	0.909 (0.850～0.968)
	ApoE；血浆P-Tau；血浆$A\beta_{42}/A\beta_{40}$；扣带回峡部；中颞叶厚度	0.909 (0.850～0.968)
P-Tau+MRI+*ApoE*	*ApoE*；血浆P-Tau；扣带回峡部；中颞叶厚度	0.909 (0.850～0.968)
P-Tau+*ApoE*	*ApoE*；血浆P-Tau	0.877 (0.806～0.947)
单独P-Tau	血浆P-Tau	0.843 (0.762～0.925)

ROC曲线
敏感度
1-特异度
P-Tau：0.843
P-Tau+*ApoE*：0.877
P-Tau+*ApoE*+$A\beta_{42}/A\beta_{40}$：0.877
P-Tau+*ApoE*+MRI：0.909

P-Tau—磷酸化Tau；Aβ—β淀粉样蛋白；MRI—磁共振成像；ApoE—载脂蛋白E；AUC—曲线下面积；CI—置信区间。

图10-3　CANDI研究中用于预测脑内Aβ状态的模型选择过程和模型性能

图片来源：https://alz-journals.onlinelibrary.wiley.com/doi/epdf/10.1002/alz.12700

综上所述，该研究表明，血浆和脑脊液 P−Tau 水平密切相关，在 AD 组和对照组中，两者均显示出高度的一致性，血浆 P−Tau 是脑萎缩的可靠标志，将血浆 P−Tau、*ApoE4* 基因型和 MRI 测量的脑结构相结合的诊断模型能准确预测脑内 Aβ 负荷，有望代替脑脊液和 PET 检测的 AD 生物标志物，从而降低 AD 的诊断成本。

综合分析上述研究，血浆 $A\beta_{42}/A\beta_{40}$ 可以较准确地预测脑内 Aβ 沉积状态，血浆 P−Tau217 可作为针对 AD 早期的临床研究疗效监测的生物标志物，血浆 P−Tau231 和 P−Tau217 是反映超早期 Aβ 变化的生物标志物。联合多种血液 AD 生物标志物可提高预测 AD 的准确性。血液 AD 生物标志物可作为重要的预测 AD 病理改变和协助临床诊断的非侵入性指标。目前，血液生物标志物在 AD 中的诊断效用已成为研究热点，期待该领域的研究快速发展，从而为更多 AD 患者的精准诊断带来福音。

3　探索奥秘：发现阿尔茨海默病新基因

2022 年 11 月 21 日，荷兰的 Holstege、Hulsman 教授、法国的 Lambert、Nicolas 教授领衔的研究发表于 *Nature Genetics*。这项研究发现 ATP 酶磷脂转运 8B1（ATP ase phospholipid transporting 8B1，ATP8B4）基因和 ATP 结合盒转运子 A1（ATP binding cassette transporter 1，ABCA1）基因的罕见破坏性突变可增加罹患 AD 的风险。

该研究基于 AD 欧洲测序联盟、AD 测序项目和多个独立研究队列收集的 52 361 例个体的全基因组测序或外显子组测序数据。在所有队列中，根据 2011 年美国国家衰老研究所和阿尔茨海默病学会诊断标准，或 1984 年美国神经病学、语言障碍、卒中——阿尔茨海默病及相关疾病协会的诊断标准纳入 AD 患者，根据发病年龄或诊断年龄进行分组，通过第二代高通量测序技术平台，预先建立样本测序文库，使用荧光标记核苷酸（脱氧核苷三磷酸）检测 DNA 序列。将所有原始测序数据相对 *GRCh37* 参考基因组进行对比。

当样本 DNA 存在以下情况时被剔除：大量片段缺失、存在外源性 DNA 污染、遗传学性别注释不一致、非欧洲裔、大量新变异、杂合 / 纯合偏离或转化 / 转位比偏离。此外，剔除了 3 代以内家庭成员中携带早老素 1（presenilin1，PSEN1）、早老素 2（presenilin2，PSEN2）、淀粉样前体蛋白（amyloid precursor protein，APP）或其他导致孟德尔病（单基因病）的致病基因或临床诊断非 AD 痴呆的样本。在基因样本数据处理中，将多等位基因变异转化为双等位基因变异，同

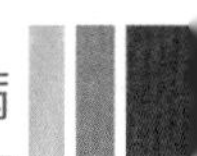

一染色体上位置相近的基因变异合并计算。遗传负荷检验是指有害突变会破坏基因功能，从而降低个体对环境的生存适应能力，是评估生物群体生存潜力的重要指标。该研究为了确定突变基因的破坏性，对独立样本的基因型进行了多次遗传负荷检验。

有害突变主要包括有害的错义突变和造成基因功能缺失（loss of function，LOF）的突变。在变异优化和阈值的研究中，该研究选择了常染色体蛋白质编码基因中的变异，仅考虑蛋白质编码的错义突变和 LOF 突变。错义突变和 LOF 突变分别通过集合变异效应预测器（编码区和非编码区基因组变异分析、注释和排序的强大工具集）进行分类。采用一种预测罕见错义变异致病性的集成方法——罕见外显子组变异集成学习器（rare exome variant ensemble learner，REVEL）评分对错义突变进行变异优化排序。功能缺失转录物效应估计量（loss-of-function transcript effect estimator，LOFTEE）能够去除人群中常见的因注释错误而被确定 LOF 的变异，同时保留了罕见的、可能有害的变异以及已被报道的致病变异。采用 LOFTEE 对 LOF 突变进行变异优化排序，变异分为低置信度、中置信度及高置信度。采用 LOFTEE 标注的 LOF 变异、REVEL 评分的错义变异以及选择最小等位基因频率< 1% 的变异后，课题组检测到了 7 543 193 个变异个体。通过定义 4 个基因突变产生损害作用的阈值（LOF、LOF+REVEL 评分≥ 75 分、LOF+REVEL 评分≥ 50 分和 LOF+REVEL 评分≥ 25 分）来预测有害程度较低的变异。在后续分析中仅纳入 REVEL 评分≥ 25 分的错义变异以及 LOFTEE 筛选出的具有高置信度的 LOF 变异。在阶段 1 数据集中分析个体变异效应的潜在位点，然后在阶段 2 数据集中进行验证。对每个基因进行多次校正，以错误发现率< 0.1 作为第 1 阶段的阈值进行校正，以 Holm-Bonferroni 方法中 $P < 0.05$ 作为第 2 阶段的阈值进行校正，最终筛选出有害变异基因（图 10-4）。

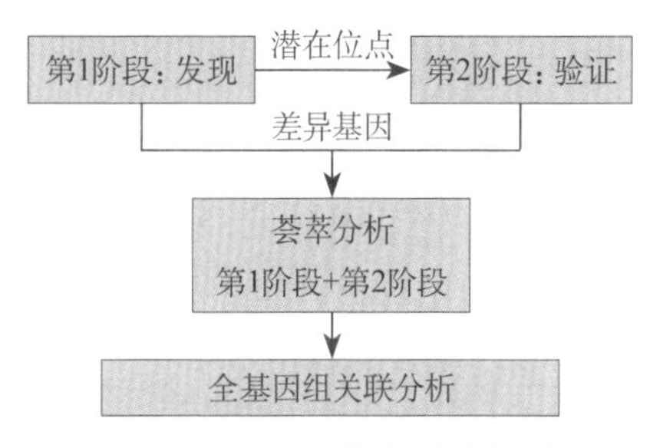

图10-4　阿尔茨海默病相关有害基因突变研究流程

该研究在 16 036 例 AD 患者和 16 522 例对照者的外显子组测序数据中，发现了罕见有害变异的基因负荷。除了既往报道的在骨髓细胞上表达的触发受体样 2 基因、sortilin 相关受体 1 基因和 ATP 结合盒亚家族 A 成员基因外，还发现了与 AD 风险显著相关的罕见有害变异基因 *ATP8B4* 和 *ABCA1*（表 10-1）。

在脑组织中，*ATP8B4* 基因主要在小胶质细胞中表达，负责编码磷脂转运蛋白。GWAS 分析表明 *ATP8B4* 主要通过罕见错义变异（G395S）引起 AD。*ABCA1* 基

表10–1　阶段1、阶段2和荟萃分析发现的AD关联基因

基因	第1阶段（21 345例）				第2阶段（11 213例）			meta分析（32 558例）				
	突变有害阈值	*P*值	FDR	（突变/无突变）/例	病例/对照 *OR*（95%*CI*）	*P*值	（突变/无突变）/例	病例/对照 *OR*（95%*CI*）	*P*值	Holm–Bonferroni校正	病例/对照 *OR*（95%*CI*）	*P*值异质性
SORL1	LOF+REVEL评分≥25分	4.8×10^{6}	0.017	242/917	1.3（1.1~1.5）	1.3×10^{-6}	122/478	1.5（1.2~1.9）	1.5×10^{-10}	4.7×10^{-6}	1.4（1.2~1.5）	1.6×10^{-1}
	LOF+REVEL评分≥50分	4.0×10^{-18}	<0.0001	167/290	2.6（2.0~3.2）	1.4×10^{-9}	79/137	2.4（1.7~3.5）	8.1×10^{-26}	2.5×10^{-21}	2.5（2.1~3.1）	9.8×10^{-1}
	LOF+REVEL评分≥75分	1.1×10^{-14}	<0.0001	96/164	3.3（2.4~4.6）	5.2×10^{-10}	45/82	3.9（2.3~6.6）	1.1×10^{-22}	3.4×10^{-18}	3.5（2.7~4.6）	4.3×10^{-1}
	LOF	4.7×10^{-15}	<0.0001	37/48	15.6（3.7~37.3）	1.6×10^{-6}	16/20	16.3（3.8~35.0）	3.3×10^{-18}	1.0×10^{-13}	16.0（9.5~27.0）	9.4×10^{-1}
TREM2	LOF+REVEL评分≥25分	2.6×10^{-16}	<0.0001	17/291	3.6（2.9~4.6）	1.6×10^{-7}	12/155	2.4（1.6~3.4）	5.2×10^{-22}	1.6×10^{-17}	3.2（2.6~3.9）	6.5×10^{-1}
ABCA7	LOF+REVEL评分≥25分	9.5×10^{-8}	0.001	265/959	1.4（1.2~1.6）	9.8×10^{-6}	170/502	1.6（1.3~2.0）	4.1×10^{-13}	1.3×10^{-8}	1.4（1.3~1.6）	6.5×10^{-2}
	LOF+REVEL评分≥75分	4.6×10^{-6}	0.017	93/297	1.6（1.3~2.1）	4.8×10^{-4}	54/167	1.8（1.3~2.6）	7.3×10^{-9}	2.3×10^{-4}	1.7（1.4~2.1）	9.1×10^{-1}
ATP8B4	LOF+REVEL评分≥25分	7.2×10^{-6}	0.02	72/575	1.5（1.3~1.8）	3.3×10^{-3}	40/286	1.4（1.0~1.8）	9.6×10^{-9}	3.0×10^{-4}	1.5（1.3~1.7）	9.7×10^{-1}
	LOF+REVEL评分≥50分	2.8×10^{-5}	0.068	61/521	1.5（1.3~1.9）	1.6×10^{-2}	34/265	1.3（1.0~1.7）	2.8×10^{-6}	8.7×10^{-2}	1.5（1.3~1.7）	6.6×10^{-1}
	LOF+REVEL评分≥75分	3.2×10^{-6}	0.014	38/490	1.7（1.4~2.0）	2.4×10^{-2}	22/243	1.3（1.0~1.8）	5.7×10^{-7}	1.8×10^{-2}	1.5（1.3~1.8）	4.2×10^{-1}
ABCA1	LOF+REVEL评分≥75分	6.1×10^{-6}	0.019	93/280	1.7（1.3~2.2）	6.6×10^{-3}	48/159	1.6（1.1~2.3）	2.6×10^{-7}	8.0×10^{-3}	1.7（1.4~2.1）	6.3×10^{-1}
ADAM10	LOF+REVEL评分≥50分	2.0×10^{-5}	0.051	15/17	3.2（1.3~8.1）	4.0×10^{-2}	4/4	8.1（0.6~42.6）	2.8×10^{-5}	8.7×10^{-1}	3.6（1.5~8.5）	5.5×10^{-1}
	LOF+REVEL评分≥75分	2.7×10^{-6}	0.014	11/12	7.5（1.4~46.8）	1.5×10^{-1}	3/3	5.6（0.3~41.8）	4.4×10^{-4}	1.0×10^{0}	7.1（2.6~19.3）	1.1×10^{-1}

注：FDR—错误发现率；OR—比值比；CI—可信区间；LOF—功能缺失；REVEL—罕见外显子组变异集合学习器。

因同样编码磷脂转运蛋白，其突变可使 ApoE 脂质化下降，造成脂化不良，增加 Aβ 沉积，导致 Aβ 纤维形成。*ABCA1* 基因中罕见的 N1800H 位点 LOF 变异与 AD 风险增加有关。*ATP8B4* 和 *ABCA1* 基因突变与 AD 相关的机制可能为基因变异造成 APP 产生大量的 Aβ，并促使 Aβ 异常聚集，引发神经免疫炎症，造成脂代谢紊乱。

该研究还观察到早发型 AD 患者的 *ATP8B4* 和 *ABCA1* 有害突变基因携带频率较晚发型 AD 患者明显增高，即年龄越小，破坏性突变基因的携带频率越高，AD 风险越高。并且，*ATP8B4* 和 *ABCA1* 突变基因的等位基因频率越低，其具有的遗传负荷越大，发生 AD 的风险更高。因此，后续研究 AD 潜在的治疗方案时，及早识别这些基因的破坏性变异可能是临床突破的关键。

4　查找元凶：*ApoE4* 基因破坏大脑“线路”的绝缘体——少突胶质细胞

研究显示，携带 1 个 *ApoE4* 基因可使 AD 风险增加 3 倍，携带 2 个 *ApoE4* 基因可使 AD 风险增加 10 倍，但其具体机制尚不清楚。美国麻省理工学院研究团队在 *Nature* 上发表的报道为此提供了可能答案，证明了 *ApoE4* 基因可通过少突胶质细胞的胆固醇失调损害髓鞘形成。

ROS 和 RMAP 研究建立了两个衰老和痴呆的纵向队列，参与者签署器官捐献同意书，允许研究者使用其数据和生物标本。为了确定 *ApoE* 对衰老的人类大脑基因表达的影响，麻省理工学院研究团队纳入了这两个队列中 32 例受试者的大脑标本，其中 12 例为 *ApoE3/3* 基因携带者，12 例为 *ApoE3/4* 基因携带者，8 例为 *ApoE4/4* 基因携带者。提取受试者大脑标本的前额叶皮层脑组织样本，采用 snRNA 进行单细胞测序，通过聚类分析筛选出高度表达 *ApoE4* 的细胞类型，比较 *ApoE3/4*、*ApoE4/4* 与 *ApoE3/3* 基因携带者的 AD 相关通路的表达情况。研究结果显示，*ApoE4* 基因型影响了 193 条 AD 相关通路中的 22 条，包括 Aβ 和蛋白质加工、脂质代谢及突触相关过程。鉴于 *ApoE4* 与脂质代谢的关联，该研究对脑内胆固醇等脂质转运的相关过程进行了靶向分析。前期研究中，单细胞分析发现了髓磷脂相关机制在 AD 发病中的作用，与 AD 患者髓鞘减少和脑白质变化相一致。研究发现，胆固醇稳态相关基因表达的增加伴随着髓磷脂相关基因表达的降低（图 10-5）。鉴于胆固醇与髓磷脂之间的关联，研究重点分析了少突胶质细胞中 *ApoE4* 和胆固醇之间的关系。*ApoE4* 与少突胶质细胞中胆固醇相关基因表达增加呈剂量相关（*ApoE4/4*>*ApoE3/4*>*ApoE3/3*，*P*=0.01）。*ApoE4/4* 基因携带者胆固醇生物合成基因表达最高，与胆固醇生物合成和脂滴形成相关的基因（*DHCR24*、*LPIN2*、*IRS2*、*NR1H2*、*LBR*、*LPIN1* 和 *MBTPS1*）表达上调，而与胆固醇转运相关的基因（*PCYT1B*、*SEC23A*、*PRKN*、*SCP2* 和 *LPCAT3*）表达下调，提示 *ApoE4* 基因对胆固醇的调节可能与 AD 有关。

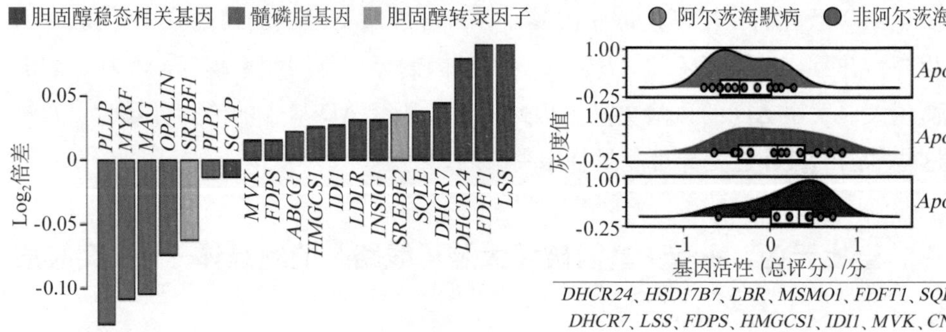

A：*ApoE4/4*和*ApoE3/3*基因携带者前额叶皮层少突胶质细胞中胆固醇稳态相关基因及髓磷脂形成相关基因的差异表达；B：*ApoE3/3*、*ApoE3/4*及*ApoE4/4*基因携带者前额叶皮层少突胶质细胞中胆固醇生物合成基因活性。ApoE—载脂蛋白E。

图10–5　不同*ApoE*基因携带者少突胶质细胞中胆固醇稳态相关基因表达情况及胆固醇生物合成相关基因活性

图片来源：https://www.ncbi.nlm.nih.gov/pmc/articles/pmid/36385529/

为了确定胆固醇存储部位的差异，研究者用胆固醇染料和膜染料对 *ApoE3/3* 和 *ApoE4/4* 基因携带者少突胶质细胞进行共染色，发现 *ApoE3/3* 基因携带者胆固醇多聚集在少突胶质细胞膜周围（63%），而 *ApoE4/4* 基因携带者胆固醇多出现在少突胶质细胞内（79%）。以上结果表明，*ApoE4* 基因改变了少突胶质细胞中的胆固醇分布（图 10–6A）。进一步观察胆固醇在 *ApoE4/4* 基因携带者少突胶质细胞不同细胞器中的分布情况，发现 2% 的胆固醇颗粒定位于包涵体，18% 定位于溶酶体，80% 定位于内质网，证明在 *ApoE4/4* 基因携带者少突胶质细胞中，胆固醇主要滞留在内质网中（图 10–6B）。

研究者还在体外采用 *ApoE4/4* 和 *ApoE3/3* 基因携带者的少突胶质细胞模型建立了少突胶质细胞 – 神经元共培养体系，发现 *ApoE4* 基因携带者运输胆固醇的能力明显受损，可能与髓鞘形成减少有关。对人体前额叶皮层标本采用黑金Ⅱ染色，观察 *ApoE4/4* 基因携带者与 *ApoE3/3* 基因携带者中有髓鞘的轴突变化情况，发现围绕神经元的轴突深色电子密集带更少、更薄，表明 *ApoE4* 基因携带者神经元的髓鞘形成减少，轴突受损。进一步采用促进胆固醇转运的小分子 2– 羟丙

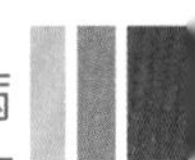

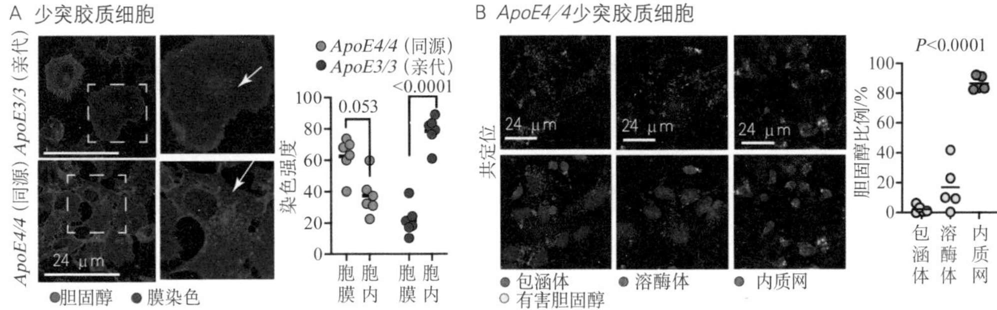

A：ApoE4/4和ApoE3/3基因携带者人源少突胶质细胞中胆固醇表达及定位；B：ApoE4/4基因携带者人源少突胶质细胞的胆固醇在包涵体、溶酶体及内质网的分布情况。

图10–6　人源少突胶质细胞胆固醇表达及细胞内分布情况

基 – β – 环糊精对 *ApoE4/4* 基因敲除小鼠进行干预，观察其对小鼠学习能力和脂质代谢的影响。结果显示，环糊精减少了细胞内胆固醇和中性脂质的积累，且可改善 *ApoE4/4* 基因携带小鼠的学习和执行功能。

综上所述，该研究表明，*ApoE4* 通过抑制胆固醇合成、下调胆固醇转运通路信号表达，使胆固醇异常沉积在少突胶质细胞内质网中，引起髓鞘形成减少，导致 AD 病理改变。采用促进胆固醇转运的药物可以促进携带 *ApoE4/4* 基因老年小鼠的髓鞘形成，改善其学习和记忆能力。该研究为 AD 的治疗指引了新的方向。

5　百尺竿头：肠道微生物群通过不饱和脂肪酸相关神经炎症促进阿尔茨海默病病理，加重认知障碍

肠道微生物群编码超过 300 万个基因，产生数千种代谢产物，可通过脑 – 肠轴参与调节 AD 的病理并影响认知症状。神经免疫炎症作为 AD 的重要病理机制，与 AD 的发生、发展以及患者的认知障碍密切相关。近年来，较多研究发现，肠道微生物群参与调节 AD 的神经免疫炎症，肠道微生物群失调可导致肠上皮屏障受损，释放促炎细胞因子，这些细胞因子通过破坏的血脑屏障进入脑组织后，可启动或促进神经炎症反应，进而加重 AD 病理蛋白沉积和认知障碍进展。然而，肠道微生物群通过何种途径参与神经免疫炎症，并进一步影响 AD 病理和认知功能，目前仍不明确。

2022 年 10 月，中国叶克强教授团队在 *Gut* 上发表了肠道微生物群通过不饱和脂肪酸相关神经炎症调节 AD 病理和认知功能的研究报道。该研究团队通过免

疫荧光染色、免疫印迹分析、蛋白酶活性测定、粪便 *16s* 核糖体 RNA（ribosomal RNA，rRNA）基因测序和代谢组学等多种检测方法，评估无特定病原体小鼠和无菌小鼠的 AD 神经病理蛋白、神经免疫炎症（神经胶质细胞、炎症因子、炎症通路）和认知症状的差异。将 AD 患者和年龄匹配的无认知障碍者的粪便分别移植至小鼠中，评估接受不同人群粪便移植小鼠的 AD 神经病理蛋白、神经炎症和认知症状的差异。

研究结果显示，与无特定病原体 AD 小鼠相比，无菌 AD 小鼠脑内 AD 神经病理蛋白负荷更少，小胶质细胞和 CCAAT 增强子结合蛋白（CCAAT enhancer binding protein，C/EBP）β/天冬酰胺内肽酶（asparagine endopeptidase，AEP）通路的活性更弱，炎症代谢产物水平更低，与不饱和脂肪酸代谢相关促炎酶的活性更低，且认知功能更好（图 10-7）。在接受 AD 患者的粪便移植后，无菌 AD 小鼠肠道中与多不饱和脂肪酸代谢相关的拟杆菌属富集，脑内 AD 神经病理蛋白沉积增加，C/EBP β/AEP 通路激活，与不饱和脂肪酸代谢相关促炎酶的活性以及炎症代谢产物水平均升高（图 10-8）。上述研究结果提示，AD 患者的肠道微生物群可能通过不饱和脂肪酸途径加重无菌小鼠的 AD 神经病理改变和神经免疫炎症。

叶克强教授团队的研究证实了肠道微生物群在 AD 病理和认知症状中的作用，这些微生物群可能通过激活不饱和脂肪酸相关的神经免疫炎症加剧 AD 神经病理过程并导致认知障碍。

6　异军突起：可溶性髓样细胞触发性受体 -2 在阿尔茨海默病早期的保护作用

在 AD 的病理机制中，小胶质细胞对病理性 Aβ 的识别和清除至关重要。可溶性髓样细胞触发性受体 -2（soluble triggering receptor expressed on myeloid cells 2，sTREM2）在调节小胶质细胞的吞噬功能和炎症反应中发挥重要作用，对 AD 产生复杂的影响。动物研究发现，*sTREM2* 基因缺失 AD 小鼠脑内的 Aβ 斑块在早期和晚期减少，在中期增多。有研究发现，基线时脑脊液高水平的 sTREM2 可延缓海马萎缩和记忆下降。然而，目前尚缺乏 sTREM2 在 AD 患者脑内的动态变化及其对 AD 病理和认知功能影响的研究。

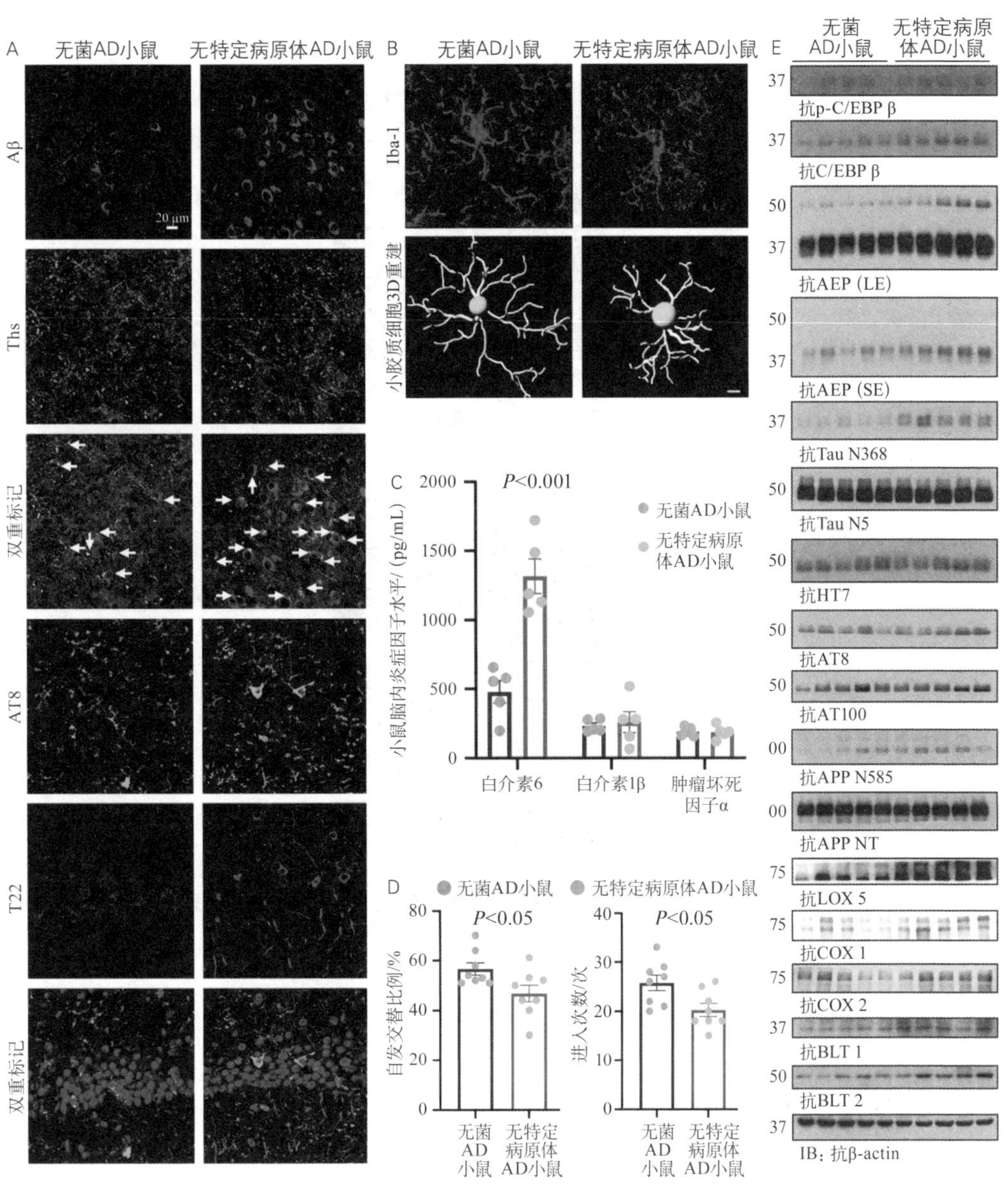

A：大脑额叶皮层Aβ（红色）和ThS（绿色），海马区AT8（绿色）和T22（红色）的免疫荧光染色；B：Iba-1免疫荧光染色和小胶质细胞3维重建；C：炎症因子表达情况；D：y形迷宫行为测试结果；E：免疫印迹显示EBPβ、C/EBPβ、AEP、APP和Tau蛋白表达情况。AD—阿尔茨海默病；Aβ—β淀粉样蛋白；ThS—硫磺素S；AT8—磷酸化Tau单克隆抗体；T22—Tau22；Iba-1—离子钙接头分子；C/EBP β—CCAAT增强子结合蛋白β；AEP—天冬酰胺肽链内切酶；NT7—Tau单克隆抗体；APP—淀粉样前体蛋白；LOX—脂肪氧化酶；COX—环氧化酶；BLT—白三烯B4受体；β-action—β肌动蛋白。

图10-7 无菌AD小鼠和无特定病原体AD小鼠脑内AD神经病理蛋白、神经炎症和认知功能的差异

图片来源：https://gut.bmj.com/content/71/11/2233.long

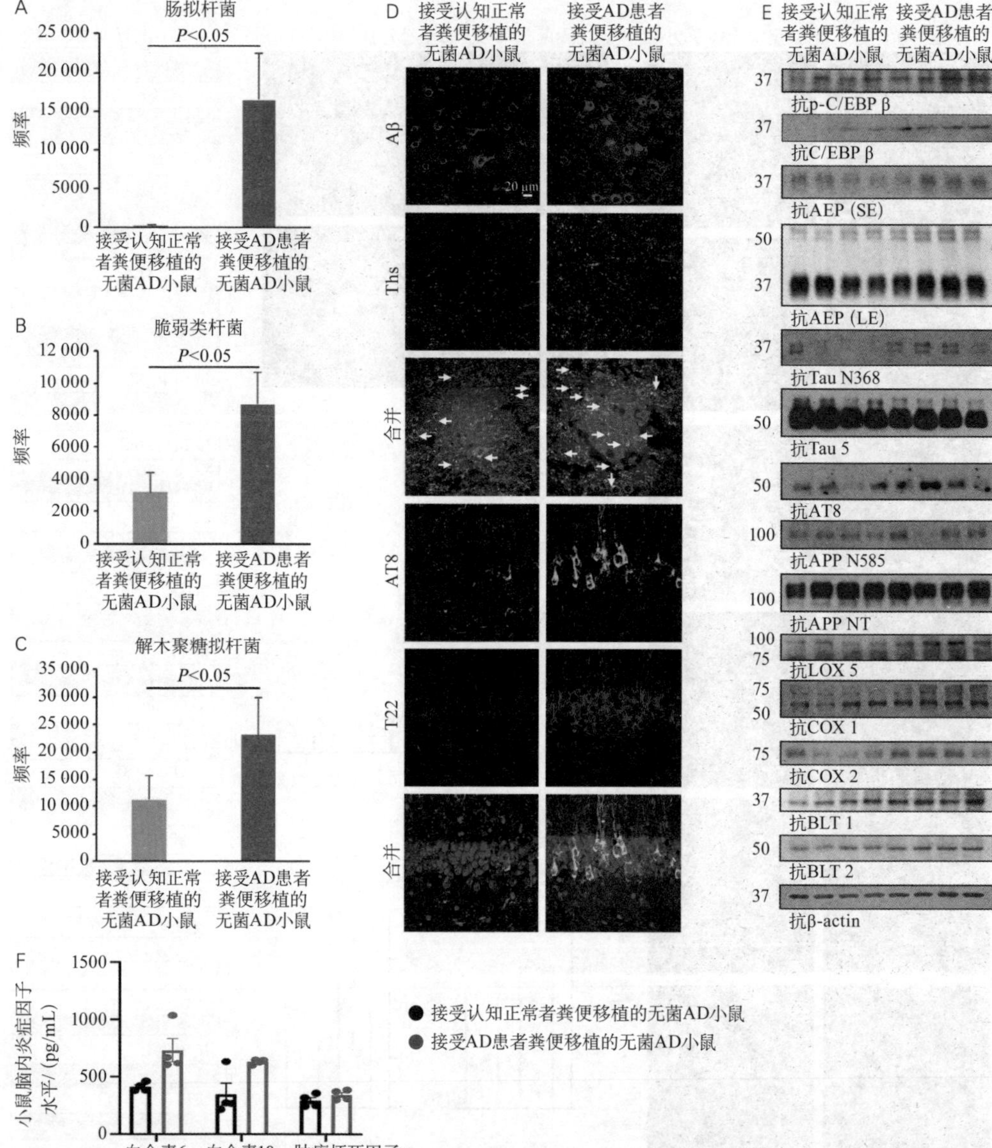

A：肠拟杆菌的分布频率；B：脆弱类杆菌的分布频率；C：解木聚糖拟杆菌的分布频率；D：免疫荧光染色结果；E：免疫印迹显示p-C/EBPβ、C/EBPβ、AEP、APP和Tau蛋白表达情况；F：炎症因子表达情况。AD—阿尔茨海默病；Aβ—β淀粉样蛋白；ThS—硫磺素S；AT8—磷酸化Tau单克隆抗体；T22—Tau22；C/EBP β—CCAAT增强子结合蛋白β；AEP—天冬酰胺肽链内切酶；APP—淀粉样前体蛋白；LOX—脂肪氧化酶；COX—环氧化酶；BLT—白三烯B4受体；β-action—β肌动蛋白。

图10-8 接受认知正常者或AD患者粪便移植的无菌AD小鼠肠道微生物群、脑内AD神经病理蛋白和神经炎症反应的差异

图片来源：https://gut.bmj.com/content/71/11/2233.long

2022 年，西班牙的 Morenas–Rodríguez 教授团队在 *Lancet Neurol* 上发表了基于显性遗传性 AD 网络（Dominantly Inherited Alzheimer Network，DIAN）的纵向研究，旨在常染色体显性 AD 患者中探索脑脊液 sTREM2 的动态变化及其与 AD 病理、神经影像学变化和认知功能下降的关联。根据 *PSEN1*、*PSEN2* 和 *APP* 基因突变情况将受试者分为 AD 致病基因携带者（155 例）和非致病基因携带者（93 例）。研究排除了携带 *APP*（E693G）突变基因者（因较少产生神经原纤维缠结）。根据临床痴呆分级（clinical dementia rating，CDR）将致病基因携带者分为症状前致病基因携带者（基线 CDR 评分 0 分）和有症状致病基因携带者（基线 CDR 评分＞ 0 分），前者每 2 年随访 1 次，后者每年进行随访。采用横断面分析受试者基线时的人口学资料、神经心理学（包括单词列表、延迟回忆、数字符号编码、MMSE 和 CDR 评分）测评结果和脑脊液 AD 生物标志物（sTREM2、$A\beta_{42}$、$A\beta_{40}$、P–Tau181 和 T–Tau）水平；通过头颅 MRI 的 T_1WI 序列评价楔前叶厚度和海马体积的纵向变化率；采用匹兹堡复合物 B–PET 评估大脑皮层 Aβ 负荷的纵向变化率。采用线性混合效应模型纵向分析脑脊液 sTREM2 和 AD 生物标志物水平、神经影像及认知功能之间的相关性。

研究结果显示，基线时 AD 致病基因携带者的脑脊液 sTREM2 水平显著高于非致病基因携带者，在症状出现前 21 年，AD 致病基因携带者的脑脊液 sTREM2 水平即开始明显高于非致病基因携带者，之后持续高于非致病基因携带者。基线时，AD 致病基因携带者脑脊液低水平的 $A\beta_{42}$ 和 $A\beta_{42}/A\beta_{40}$ 可独立预测 sTREM2 的年增长率，即极早期的 Aβ 沉积即可引起 sTREM2 升高。在 AD 致病基因携带者和非携带者中，匹兹堡复合物 B–PET 显示的 Aβ 负荷、脑脊液 P–Tau181 和 T–Tau 水平均与 sTREM2 的年增长率无关。在症状前致病基因携带者中，脑脊液 sTREM2 水平升高可延缓 $A\beta_{42}$ 下降，减少皮层 Aβ 沉积。在有症状致病基因携带者中，脑脊液 sTREM2 水平与 P–Tau181 和 T–Tau 的变化无关（图 10–9）。

该研究还分析了 sTREM2 对脑脊液 P–Tau181 水平纵向关系的影响，及其对脑脊液 $A\beta_{42}$ 水平和皮层 Aβ 负荷纵向关系的影响。结果显示，在症状前致病基因携带者中，高水平 sTREM2 对皮层 Aβ 相关的 P–Tau181 水平升高具有保护作用，且对皮层 Aβ 沉积相关的脑脊液 $A\beta_{42}$ 降低具有保护作用。神经影像学和认知评估结果显示，在症状前致病基因携带者中，脑脊液 sTREM2 水平升高明显减少楔前叶萎缩，并延缓认知功能下降，但在症状前和有症状致病基因携带者中，脑脊液 sTREM2 水平与海马萎缩无相关性，即 sTREM2 对海马无明显的保护作用（图 10–10）。

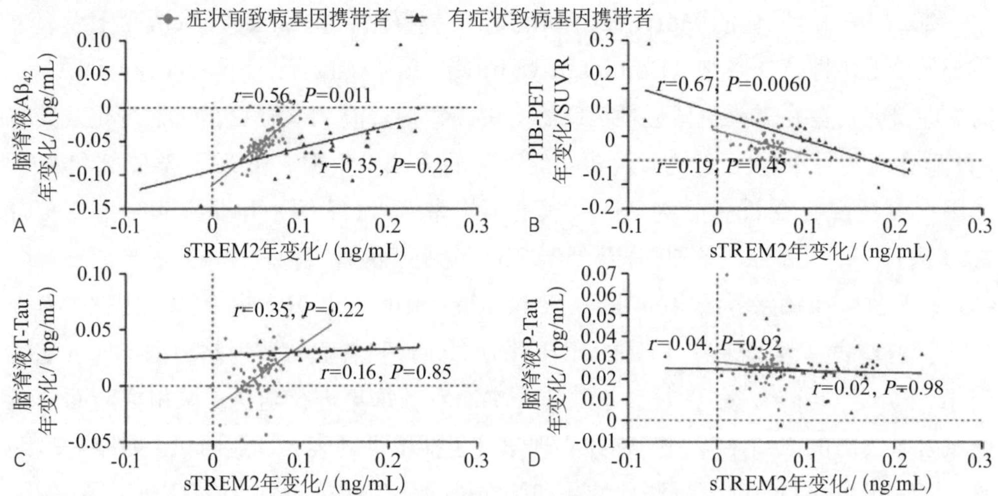

A：在症状前致病基因携带者中，脑脊液sTREM2年变化与Aβ_{42}水平变化降低显著相关，在有症状致病基因携带者中，未发现脑脊液sTREM2年变化与Aβ_{42}水平变化的相关性；B：在有症状致病基因携带者中，脑脊液sTREM2年变化与PET显示的Aβ负荷减少显著相关，在症状前致病基因携带者中，脑脊液sTREM2年变化与PET显示的Aβ负荷减少无显著相关性；C：在症状前致病基因携带者和有症状致病基因携带者中，脑脊液sTREM2年变化与T-Tau水平变化无显著相关性；D：在症状前致病基因携带者和有症状致病基因携带者中，脑脊液sTREM2与P-Tau181水平无显著相关性。sTREM2—可溶性髓样细胞触发性受体-2；Aβ—β淀粉样蛋白；PIB-PET—匹兹堡化合物B-正电子发射断层成像；SUVR—标准化吸收比；T-Tau—总Tau；P-Tau—磷酸化Tau。

图10-9 脑脊液sTREM2变化与脑脊液Aβ_{42}水平、PET显示的Aβ负荷、T-Tau和P-Tau181水平变化的相关性

图片来源：https://www.ncbi.nlm.nih.gov/pmc/articles/PMC8926925/

以上结果表明，在症状前致病基因携带者中，极早期的Aβ沉积即可引起sTREM2水平升高；sTREM2通过降低Aβ沉积对AD发挥保护作用，且其保护效应具有区域特异性，即对Aβ沉积明显的脑区具有更明显的保护作用；sTREM2还可延缓认知功能衰退。在有症状致病基因携带者中，sTREM2水平升高可减少大脑皮层的Aβ沉积。

综上所述，sTREM2的保护作用主要体现在AD临床前期，在此期开发以增强sTREM2为靶点的AD治疗方法具有重要临床意义。

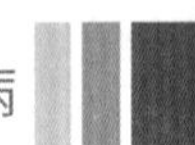

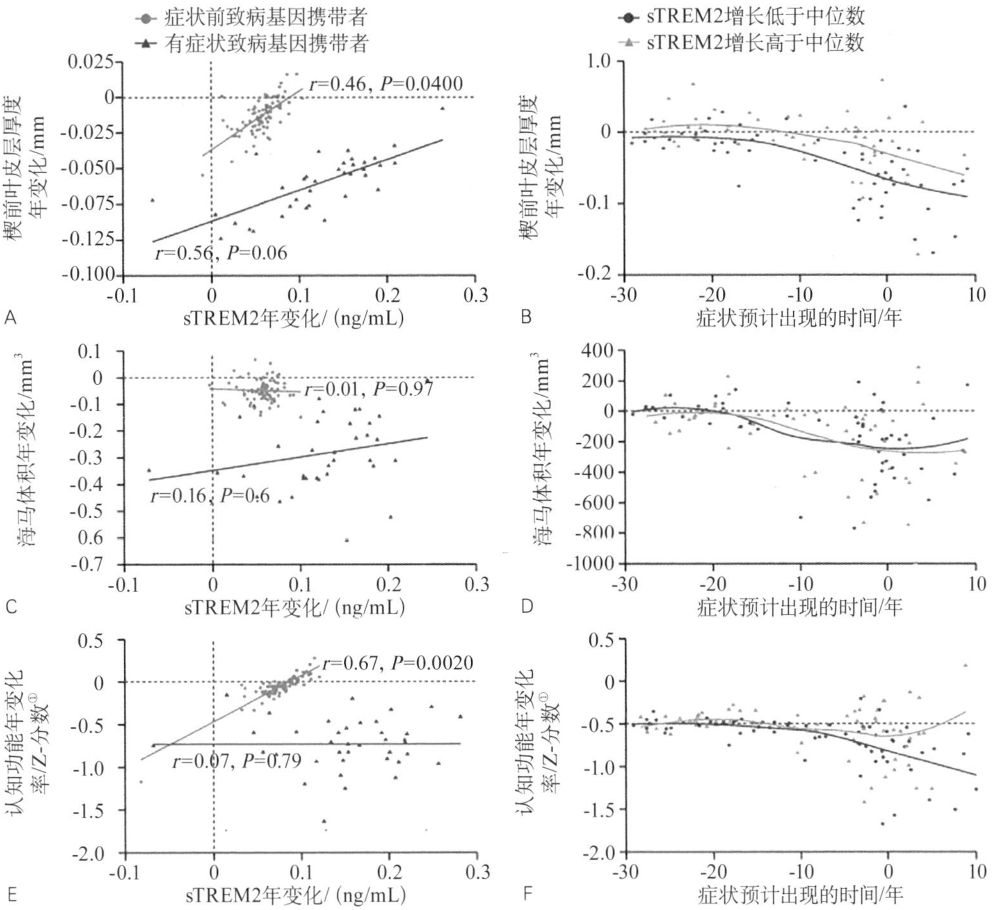

A～B：在症状前致病基因携带者和有症状致病基因携带者中，脑脊液sTREM2年变化与楔前叶皮层厚度减少显著相关；C～D：在症状前致病基因携带者和有症状致病基因携带者中，脑脊液sTREM2年变化与海马体积的变化无明显相关性；E～F：在症状前致病基因携带者中，脑脊液sTREM2年变化与认知功能减退显著相关；在有症状致病基因携带者中，未发现两者有明显的相关性。①认知功能变化为综合评估认知功能计算数据。sTREM2—可溶性髓样细胞触发性受体-2。

图10-10 脑脊液sTREM2变化与楔前叶、海马体积和认知功能变化的相关性

图片来源：https://www.ncbi.nlm.nih.gov/pmc/articles/PMC8926925/

7 起居有常：健康生活方式延缓阿尔茨海默病痴呆

近年来，通过改变生活方式预防 AD 痴呆日益受到重视。多项研究表明，健康的生活方式有助于延缓认知功能下降，降低罹患 AD 痴呆的风险。2020 年，Dhana 教授团队在对两项纵向队列的数据分析后得出结论：健康的生活方式可降低 60% 罹患 AD 痴呆的风险。同时，研究表明健康的生活方式有助于延长预期寿命。然而，痴呆风险随着年龄的增加呈指数级增长，那么，健康的生活方式对预期寿命的延长是否增加罹患 AD 痴呆的时间？目前对这个问题尚无明确答案。

2022 年 4 月，Dhana 教授团队在 *BMJ* 上发表了 CHAP 研究的结果。CHAP 研究是一项基于人群的前瞻性队列研究，在芝加哥南部地区招募了 10 820 例老年受试者（年龄≥ 65 岁），采用分层、随机、抽样法对其中 2449 例受试者进行临床评估。研究定义了 5 种健康生活方式，包括：地中海饮食－预防高血压饮食－延缓神经变性饮食评分 >7.5 分；认知活动评分为队列前 40%；每周进行中度或剧烈体育运动时间 >150 min；从不吸烟或已戒烟；轻度至中度饮酒或不饮酒。结果显示。与具有 0 ～ 1 个健康生活方式的受试者相比，具有 4 ～ 5 个健康生活方式的受试者罹患 AD 痴呆的风险（女性：*HR* 0.44，95%*CI* 0.32 ～ 0.59；男性：*HR* 0.30，95%*CI* 0.19 ～ 0.47）和死亡风险（女性：*HR* 0.56，95%*CI* 0.49 ～ 0.65；男性：*HR* 0.47，95%*CI* 0.39 ～ 0.57）更低（表 10–2）。同时发现具有更多健康生活方式的人群总体预期寿命更长。最重要的是，在 65 岁人群中，具有更多健康生活方式的女性和男性罹患 AD 痴呆的时间占比均更低，其中具有 4 ～ 5 个健康生活方式的女性和男性的预期寿命分别有 10.8%[2.6 (2.0 ～ 3.3) 年] 和 6.1%[4.1 (3.2 ～ 5.1) 年] 罹患 AD 痴呆，而仅有 0 ～ 1 个健康生活方式的女性和男性预期寿命分别有 19.3%[1.4（0.3 ～ 2.0）年] 和 12.0%[2.1（0.2 ～ 3.0）年] 罹患 AD 痴呆（图 10–11）。

表10–2　健康生活方式与AD痴呆和死亡风险之间的关系

指标	女性				男性			
	事件数/例	随访数/人年	健康生活方式数量/个	*HR* (95%*CI*)	事件数/例	随访数/人年	健康生活方式数量/个	*HR* (95%*CI*)
AD痴呆	275	8332	0~1	1	164	4715	0~1	1
			2~3	0.71 (0.59~0.87)			2~3	0.70 (0.53~0.93)
			4~5	0.44 (0.32~0.59)			4~5	0.30 (0.19~0.47)
无AD痴呆受试者死亡	787	17 753	0~1	1	527	9626	0~1	1
			2~3	0.69 (0.62~0.77)			2~3	0.57 (0.50~0.67)
			4~5	0.56 (0.49~0.65)			4~5	0.47 (0.39~0.57)
AD痴呆受试者死亡	424	2521	0~1	1	260	1321	0~1	1
			2~3	1.11 (0.99~1.24)			2~3	0.83 (0.69~1.00)
			4~5	1.31 (1.03~1.67)			4~5	1.00 (0.73~1.39)

注：AD—阿尔茨海默病；HR—风险比；CI—置信区间。

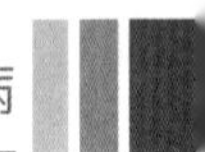

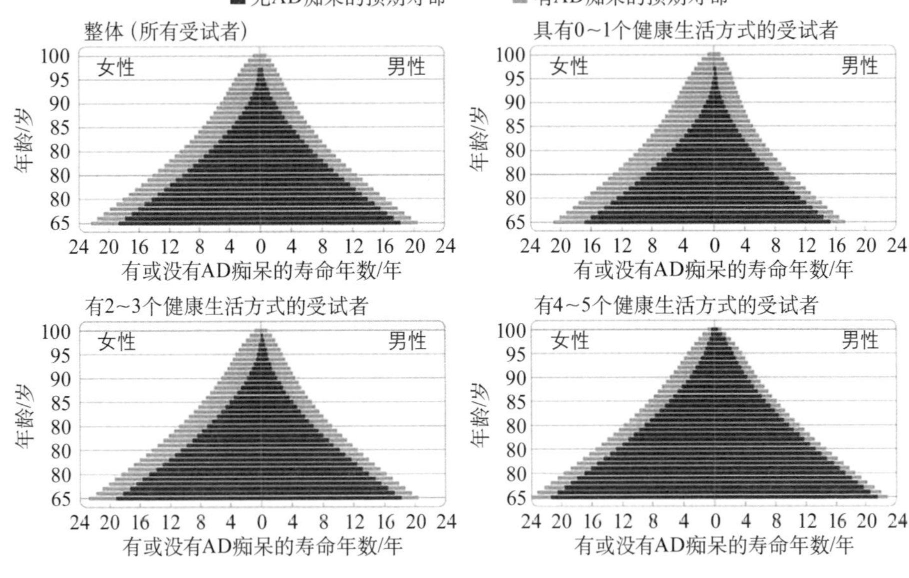

AD—阿尔茨海默病。

图10—11　以生活方式评分分类的男性和女性有或没有AD痴呆的预期寿命年数

图片来源：https://www.ncbi.nlm.nih.gov/pmc/articles/PMC9006322/

该研究表明，健康的生活方式不仅能降低罹患 AD 痴呆和死亡的风险，还可降低 AD 痴呆时间在预期寿命中的占比。因此，健康的生活方式能够延长预期寿命，并延缓 AD 痴呆的发生，提高生活质量。期待未来研究探索更多有益于延缓 AD 的健康生活方式。

8　酣然入梦：双食欲素受体拮抗剂带来助眠新希望

睡眠障碍是 AD 重要的危险因素、前驱症状和加重因素，对个人、家庭和社会产生严重的影响，已成为全球重要的健康问题。探索和研发更安全、有效的治疗药物是睡眠障碍研究领域的重要课题。

食欲素是外侧下丘脑食欲素能神经元产生的一种神经肽，包括食欲素 A 和食欲素 B。食欲素通过激活 G 蛋白偶联的细胞表面食欲素 1 型和 2 型受体发挥作用，具有调节睡眠 – 觉醒周期、食欲和情绪等多种功能。双食欲素受体拮抗剂与通过镇静大脑来诱导睡眠的药物不同，其仅阻断食欲素受体的启动，而非通过广泛抑制大脑活动降低过度觉醒。

2020年1月，美国Herring团队在*Alzheimers Dement*发表了一篇多中心、双盲、安慰剂对照的随机临床研究报道。该研究评估了双食欲素受体拮抗剂suvorexant治疗轻中度可能的AD痴呆患者失眠的效果。研究为期4周，纳入符合美国国家衰老研究所和阿尔茨海默病学会诊断标准中可能的AD痴呆标准以及符合精神障碍诊断与统计手册（the diagnostic and statistical manual of mental disorders，DSM）第5版中失眠诊断标准的患者，随机采用suvorexant 10 mg（可根据临床反应增加到20 mg）或安慰剂治疗。通过隔夜多导睡眠图（polysomnography，PSG）评估睡眠情况。主要终点是第4周PSG显示的总睡眠时间相对基线的变化，次要终点是入睡后觉醒时间相对基线的变化。研究共随机化了285例受试者，有277例完成研究，其中suvorexant组136例，安慰剂组141例（图10–12）。在第4周，suvorexant组的总睡眠时间增加73 min，安慰剂组增加45 min（两组差值：28 min，95%*CI* 11.1 ~ 45.2 min，*P*=0.001）；suvorexant组入睡后觉醒时间减少45 min，安慰剂组减少29 min（两组差值：– 15.7 min，95%*CI* – 28.1 ~ – 3.3 min，*P*=0.0014）；4.2%的Suvorexant组受试者和1.4%的安慰剂组受试者出现嗜睡。以上结果表明，在轻中度AD痴呆伴失眠患者中，suvorexant治疗4周增加了总睡眠时间，减少了入睡后觉醒时间。研究结果还提示，食欲素通路在AD痴呆患者中是保留的，因而可使suvorexant竞争性拮抗内源性食欲素对其受体的作用，从而改善失眠。嗜睡是suvorexant最常见的不良事件，但并不严重，没有导致停止研究用药。对suvorexant治疗AD痴呆伴失眠、非痴呆伴失眠受试者的疗效进行比较，相同之处是suvorexant均改善了患者的总睡眠时间，不同之处是2.1%的AD痴呆伴失眠受试者发生了跌倒，而非痴呆伴失眠受试者未出现跌倒。

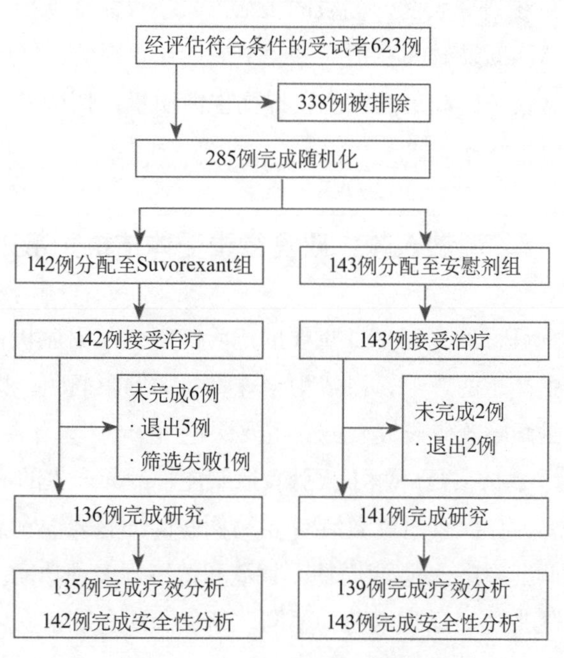

图10–12　suvorexant治疗失眠研究流程

美国的Mignot等在两项多中心、双盲、随机、安慰剂

对照的临床Ⅲ期研究中评估了新型双重食欲素受体拮抗剂 daridorexant 在失眠患者中应用的安全性和有效性，结果在 2022 年发表在 *Lancet Neurology* 上。这两项研究的纳入标准均为符合美国 DSM 第 5 版失眠诊断标准；失眠严重指数≥ 15 分；在筛选前 3 个月中，每周至少 3 晚有自我报告的睡眠障碍。安慰剂导入期必须满足在 7 个晚上至少有 3 个晚上达到自我报告的睡眠障碍参数，包括：入睡时间≥ 30 min，入睡后觉醒时间≥ 30 min，总睡眠时间≤ 6.5 h。必须满足的 PSG 监测标准包括：持续睡眠潜伏期≥ 20 min，入睡后觉醒时间≥ 30 min，平均总睡眠时间< 7 h。两项研究的主要终点和次要终点相同：主要终点为第 1 个月、第 3 个月 PSG 显示的入睡后觉醒时间、持续睡眠潜伏期相对基线的变化；次要终点为第 1 个月、第 3 个月自我报告的睡眠时间、失眠日间症状和影响问卷－嗜睡评分相对基线的变化。研究 1 的治疗方案为：治疗组口服 daridorexant 50 mg、25 mg 或安慰剂，共 3 个月；研究 2 的治疗方案为：治疗组口服 daridorexant 25 mg、10 mg 或安慰剂，共 3 个月。

研究 1 纳入 3326 例受试者，排除 1304 例，2022 例进入单盲安慰剂导入期，其中 930 例被随机化，daridorexant 50 mg 组、daridorexant 25 mg 组和安慰剂组各 310 例。最终完成双盲治疗 853 例，其中 daridorexant 50 mg 组 286 例，daridorexant 25 mg 组 286 例、安慰剂组 281 例。意向性治疗分析集中 3 组均为 310 例（图 10–13）。

研究 2 纳入 3683 例受试者，2201 例进入单盲安慰剂导入期，其中 924 例被随机化，daridorexant 25 mg 组 309 例，daridorexant 10 mg 组 307 例，安慰剂组 308 例。完成双盲治疗 856 例，其中 daridorexant 25 mg 组 285 例，daridorexant 10 mg 组 283 例，安慰剂组 288 例。意向性治疗分析集包括 daridorexant 25 mg 组 309 例，daridorexant 10 mg 组 307 例，安慰剂组 308 例（图 10–14）。

研究结果显示，在主要终点方面，与安慰剂比较，daridorexant 50 mg、25 mg 剂量治疗第 1 个月、第 3 个月均可明显减少受试者的入睡后觉醒时间和持续睡眠潜伏期，daridorexant 10 mg 剂量治疗对入睡后觉醒时间和持续睡眠潜伏期无改善作用。

在次要终点方面，与安慰剂比较，各剂量 daridorexant 均可明显增加第 1 个月、第 3 个月受试者自我报告的总睡眠时间；daridorexant 50 mg 剂量治疗第 1 个月、第 3 个月，daridorexant 25 mg 剂量治疗第 3 个月可明显改善失眠日间症状和影响问卷－嗜睡评分，而 daridorexant 10 mg 剂量治疗对失眠日间症状和影响问卷－嗜睡评分无影响。

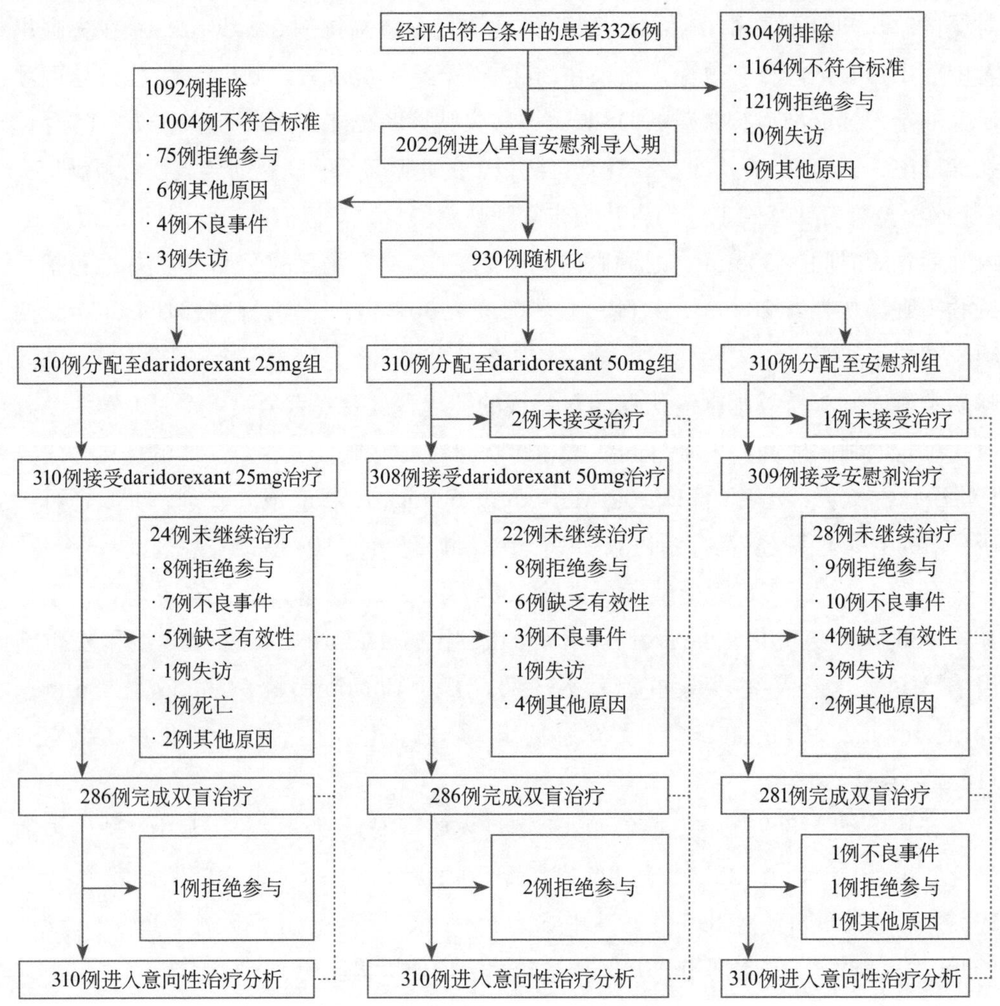

图10–13　daridorexant治疗失眠研究1流程

综上所述，dariodorexant 10 mg、25 mg 和 50 mg 剂量治疗可明显增加失眠患者自我报告的总睡眠时间；25 mg 和 50 mg 剂量治疗可明显减少失眠患者的入睡后觉醒时间和持续睡眠潜伏期，改善患者的日间嗜睡症状；另外，dariodorexant 的安全性良好。

FDA 于 2014 年 8 月批准 suvorexant 上市，用于治疗以入睡困难或睡眠难以维持为特征的失眠，2022 年 1 月批准 daridorexant 上市，该药是第 1 个双重食欲素受体拮抗剂，也是第 1 个能改善患者日间功能的失眠治疗药物。

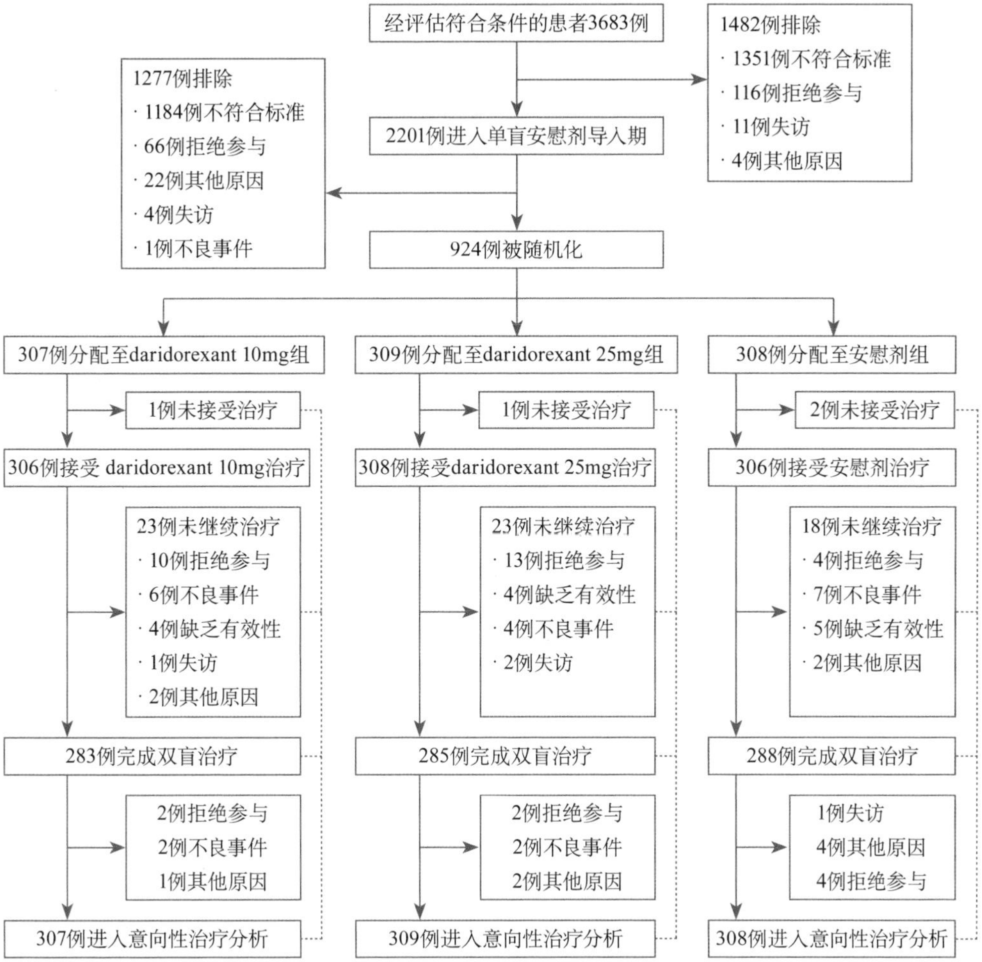

经评估符合条件的患者3683例

1482例排除
· 1351例不符合标准
· 116例拒绝参与
· 11例失访
· 4例其他原因

2201例进入单盲安慰剂导入期

1277例排除
· 1184例不符合标准
· 66例拒绝参与
· 22例其他原因
· 4例失访
· 1例不良事件

924例被随机化

307例分配至daridorexant 10mg组
1例未接受治疗
306例接受 daridorexant 10mg治疗
23例未继续治疗
· 10例拒绝参与
· 6例不良事件
· 4例缺乏有效性
· 1例失访
· 2例其他原因
283例完成双盲治疗
2例拒绝参与
2例不良事件
1例其他原因
307例进入意向性治疗分析

309例分配至daridorexant 25mg组
1例未接受治疗
308例接受daridorexant 25mg治疗
23例未继续治疗
· 13例拒绝参与
· 4例缺乏有效性
· 4例不良事件
· 2例失访
285例完成双盲治疗
2例拒绝参与
2例不良事件
2例其他原因
309例进入意向性治疗分析

308例分配至安慰剂组
2例未接受治疗
306例接受安慰剂治疗
18例未继续治疗
· 4例拒绝参与
· 7例不良事件
· 5例缺乏有效性
· 2例其他原因
288例完成双盲治疗
1例失访
4例其他原因
4例拒绝参与
308例进入意向性治疗分析

图10—14 daridorexant治疗失眠研究2流程

9 拨云见日：摘除白内障显著降低痴呆的发生风险

视觉障碍是一种重要的痴呆危险因素，白内障是造成视觉障碍的重要原因，影响全球3500多万人，并导致其中2000万人失明。白内障增加老年人罹患痴呆的风险。然而，白内障摘除与认知障碍或痴呆关系的研究存在矛盾结果，可能与既往相关研究的样本量小、多为横断面设计以及痴呆评估标准不一致有关。更重要的是，既往研究未能解释健康个体的偏倚，即当白内障的严重程度相同时，更健康的个体可能更倾向于选择手术治疗。

2022 年，Lee 等为白内障摘除手术降低痴呆风险再添新证，其研究结果发表在 *JAMA Intern Med* 上。这项前瞻性、纵向队列研究分析了 1994–2018 年成人思维变化研究的数据，在华盛顿凯 Kaiser Permanente 医疗机构入组认知正常的受试者，要求年龄≥ 65 岁，注册时无痴呆，每 2 年随访 1 次，直到发生全因痴呆或 AD 痴呆。只有在随访前或随访期间诊断为白内障或青光眼的受试者被纳入分析。主要研究终点是 DSM 第 4 版定义的全因痴呆，次要终点包括很可能或可能的 AD 痴呆。为了解决潜在的健康者偏倚问题，研究采用了加权边缘结构模型，并评估了痴呆与青光眼手术（不能恢复视力）的相关性。

这项队列研究共纳入 3038 例受试者，首次诊断白内障时的平均年龄为（74.4±6.2）岁，女性 1800 例（59%），男性 1238 例（41%），2752 例（91%）自我报告为白种人。被随访的受试者未患痴呆时的随访时间总和为 23 554 人年，与未进行白内障摘除手术的受试者相比，在校正了教育程度、自我报告的白种人和吸烟史，并根据 *ApoE* 等位基因、性别和白内障诊断时的年龄组进行分层，发现白内障摘除手术与痴呆风险降低相关（*HR* 0.71，95%*CI* 0.62 ~ 0.83，*P*<0.001）。通过加权边缘结构模型校正了潜在的混杂因素（包括吸烟、高血压、充血性心力衰竭、糖尿病、心血管疾病史和脑血管疾病）后，该相关性仍存在。该研究还发现，青光眼手术与痴呆风险无相关性（*HR* 1.08，95%*CI* 0.75 ~ 1.56，*P*=0.68）（表 10–3）。

在亚组分析中，共 709 例受试者随访期间发展为 AD 痴呆。在校正教育程度、自我报告的白种人、吸烟史以及首次白内障诊断时 *ApoE* 基因型、性别和年龄等因素后，接受白内障摘除手术的受试者发生 AD 痴呆的风险显著低于未接受白内障摘除手术的受试者（*HR* 0.72，95%*CI* 0.61 ~ 0.85，*P*<0.001），这种影响在白内障手术后的前 5 年（*HR* 0.65，95%*CI* 0.53 ~ 0.80，*P*<0.001）比手术后 5 年（*HR* 0.81，95%*CI* 0.66 ~ 0.99，*P*=0.039）更显著。此外，该研究中有 728 例受试者被诊断为青光眼，在 5029 人年的随访中，105 例（14%）受试者接受了青光眼手术，数据分析发现，青光眼手术与痴呆风险降低无关（*HR* 1.08，95%*CI* 0.75 ~ 1.56，*P*=0.68）（图 10–15）。

白内障摘除与痴呆风险之间的关联可能有多种潜在的机制。视觉障碍可导致个体的社会心理障碍，社交活动减少，运动减少，从而造成认知功能下降。与白内障相关的视觉障碍可减少神经元的感觉传入，加速神经退化，或通过皮层萎缩增加对神经退化的影响（视觉皮层随着视觉障碍而出现密度降低）。白内障摘除术后痴呆的风险降低，可能与接受光的数量和质量增加有关。光敏的视网膜神经节细胞对短波（蓝色）光非常敏感，这与认知功能、昼夜节律和 AD 有关。视网膜神经节细

表10–3 眼部手术与全因痴呆的关系

模型①	模型描述	*HR* (95%*CI*)		
		手术暴露（时间变化）	手术后年限	
			0~5年	>5年
模型1②	基础模型	0.71 (0.62~0.83)	0.68 (0.56~0.81)	0.76 (0.63~0.92)
敏感性分析				
1a	排除1994—1996年队列	0.52 (0.39~0.69)	0.47 (0.34~0.66)	0.63 (0.59~0.95)
1b	排除筛选前2年手术	0.57 (0.48~0.66)	0.44 (0.35~0.55)	0.70 (0.58~0.85)
1c③	调整额外的协变量	0.75 (0.65~0.88)	0.72 (0.59~0.86)	0.80 (0.66~0.97)
1d④	仅考虑偶发性白内障受试者	0.70 (0.56~0.87)	0.69 (0.53~0.89)	0.72 (0.54~0.95)
1e	偶发性白内障受试者，在白内障诊断时控制CASI评分	0.70 (0.57~0.87)	0.69 (0.53~0.89)	0.72 (0.55~0.96)
1f	将区分近期和长期的时间阈值调整为2年	NA	0.60 (0.46~0.79)	0.75 (0.64~0.88)
1g	将区分近期和长期的时间阈值调整为10年	NA	0.71 (0.61~0.83)	0.72 (0.54~0.97)
模型2⑤	具有手术、死亡和退出权重的边缘结构模型，以解释健康患者的偏倚	0.71 (0.60~0.85)	0.73 (0.61~0.88)	0.66 (0.51~0.86)
敏感性分析				
2a	边缘结构模型，仅用于外科手术	0.73 (0.62~0.87)	0.75 (0.62~0.90)	0.70 (0.54~0.90)
2b③	调整额外的协变量	0.72 (0.61~0.86)	0.73 (0.60~0.88)	0.70 (0.54~0.91)
模型3⑥	青光眼手术	1.08 (0.75~1.56)	1.15 (0.72~1.83)	1.00 (0.59~1.70)

注：①所有模型均以年龄为时间轴，校正受教育年限、自我报告白种人、吸烟等因素，并根据*ApoE* ε4等位基因、性别和首次诊断白内障时的年龄进行分层；②853例受试者出现偶发性痴呆，其中，痴呆发生在白内障摘除手术前的受试者有504例，随访时间为15 941人年，发病率为0.033/人年，痴呆发生在白内障摘除手术后的受试者有320例，随访时间为7603人年，发病率为0.042/人年；③额外的协变量包括糖尿病、收缩压、高血压、心脏病、心血管疾病、体重指数、自我评估健康、查尔森共病指数、日常生活活动次数和工具性日常生活活动、每周至少15 min的体育活动3次、基于表现的身体功能评分、流行病学研究中心抑郁量表评分、退休状态及近视和远视困难；④排除研究开始时患有白内障的人群数据；⑤模型2采用稳定的时变权重来校正手术、死亡和退出的概率；⑥模型3是生存分析，风险始于首次青光眼诊断，有230例受试者出现偶发性痴呆，其中，痴呆发生在青光眼手术前的受试者有194例，随访时间为4497人年，发病率为0.043/人年，痴呆发生在青光眼手术后的受试者有36例，随访时间为553人年，发病率为0.062/人年。HR—风险比；CI—可信区间；ACT—成人思维变化；CASI—认知能力筛查测验；NA—不适用。

A 全因痴呆

变量	*HR* (95%*CI*)
白内障摘除术后年限	
0~5年	0.65 (0.53~0.80)
>5年	0.83 (0.68~1.02)
额外教育：4年	0.81 (0.74~0.90)
自我报告白种人	0.93 (0.72~1.21)
既往或目前吸烟	0.92 (0.79~1.07)
不携带*ApoE ε4*基因	0.51 (0.44~0.60)
女性	1.03 (0.60~1.21)

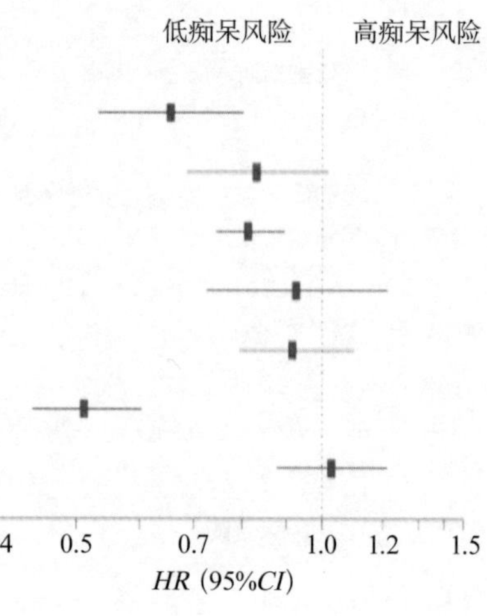

B 阿尔茨海默病痴呆

变量	*HR* (95%*CI*)
白内障摘除术后年限	
0~5年	0.68 (0.57~0.81)
>5年	0.78 (0.65~0.94)
额外教育：4年	0.83 (0.76~0.91)
自我报告白种人	1.01 (0.79~1.29)
既往或目前吸烟	0.96 (0.84~1.10)
不携带*ApoE ε4*基因	0.55 (0.48~0.63)
女性	1.00 (0.86~1.16)

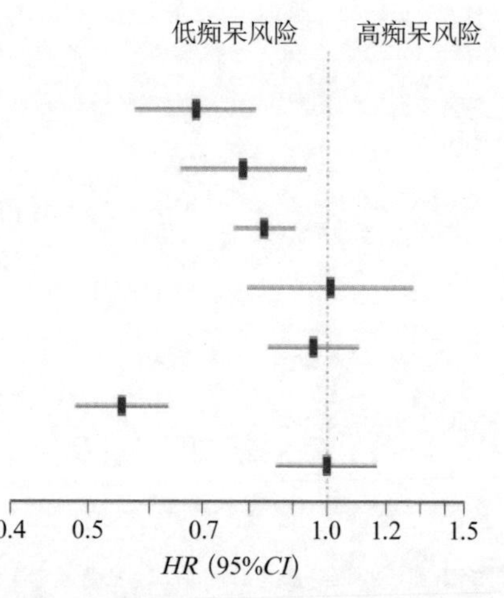

ApoE—载脂蛋白E；HR—风险比；CI—可信区间。

图10–15 诊断为白内障的受试者患全因痴呆和AD痴呆的风险

图片来源：https://www.ncbi.nlm.nih.gov/pmc/articles/PMC8649913/

胞投射到多个脑区，其兴奋可引发广泛的皮层活动。老年性白内障导致的晶状体黄色色调会阻挡蓝光，而白内障摘除后恢复了蓝光对视网膜神经节细胞的刺激，可能是其降低痴呆风险的潜在机制。

该研究结果对老年人群的医疗保健具有重要意义，因为老年人群白内障后视力受损和神经退行性变导致认知障碍的风险较高，白内障和神经退行性变均与年龄相关的痴呆有关。白内障摘除手术可降低罹患痴呆风险超过 10 年，这个结果也提示

白内障摘除手术可能改善患者及其家庭成员的生活质量。

10 点燃希望：脑深部电刺激治疗阿尔茨海默病的理想位点和脑网络

DBS 利用立体定向在脑内特定核团或脑区植入刺激电极，通过特定频率的电刺激调控相关核团或脑区的功能，以达到改善临床症状的目的。DBS 技术的出现为 AD 的治疗提供了新的道路和方向。

（1）意外发现：穹窿 DBS 可以改善记忆功能

2008 年，加拿大多伦多大学神经外科医师 Lozano 在给一例受试者采用 DBS 进行减肥治疗时发现，当将电极植入下丘脑进行刺激时，患者自述出现强烈的“似曾相识”感，并回忆起 30 年前与朋友们在公园里相聚的愉快经历，当电流加强时，受试者能回忆更多的细节。研究者认为这一现象是由刺激穹隆所致，这一意外发现为改善 AD 患者的记忆带来了新的思路。

① I 期临床研究：穹窿 DBS 减缓认知功能衰退，逆转葡萄糖代谢降低，定位准确，安全性和耐受性良好

2010 年，一项穹窿 DBS 治疗 AD 的 I 期临床研究结果发表在 *Ann Neurol* 上，报道了 6 例轻度 AD 痴呆患者在进行药物治疗的同时接受 12 个月穹窿 DBS 持续刺激的结果。研究显示，DBS 可以驱动神经元在记忆环路中的活动，包括内嗅皮层和海马，并激活大脑的默认网络。PET 检查显示，DBS 刺激早期即可逆转颞叶和顶叶的葡萄糖代谢降低，且在连续刺激 12 个月后，这种逆转作用仍然存在。ADAS-Cog、MMSE 评分显示，部分患者在 6 个月和 12 个月时症状得到改善，且认知功能衰退减缓。研究过程中未出现严重不良事件。

2015 年，ADvance 研究团队在 *J Neurosurg* 上发表的研究报道证明了双侧穹窿 DBS 治疗 AD 的安全性。ADvance 研究是一项多中心、双盲、随机对照试验，评价穹窿 DBS 治疗轻度 AD 痴呆的安全性、有效性及耐受性。研究共纳入 42 例轻度 AD 痴呆受试者，对其进行双侧穹窿 DBS 治疗。MRI 检查显示，植入电极与目标靶点的平均误差为（1.5±1.0）mm。患者平均住院时间为（1.4±0.8）d，26 例（61.9%）患者共发生 64 次与手术相关的不良事件，其中 5 例（11.9%）患者发生了 7 次严重不良事件；没有患者出现神经功能障碍，也无死亡事件。ADvance 研究的结果表明，穹窿 DBS 定位准确，安全性及耐受性良好。

② II 期临床研究：穹窿 DBS 可减缓认知功能衰退，增加大脑葡萄糖代谢。

2016 年，Lozano 等的穹窿 DBS 治疗轻度 AD 痴呆 II 期临床研究结果发表于 *J*

Alzheimers Dis。Ⅰ期临床研究已证明DBS可调节功能异常的大脑环路活动，Ⅱ期临床研究的主要目的是评估穹隆DBS治疗AD痴呆的安全性和有效性。该研究对42例轻度AD痴呆受试者进行了双侧DBS手术，植入靶点为穹隆，在随机、双盲的情况下，比较12个月内DBS开机和关机状态时受试者的认知功能状态和大脑葡萄糖代谢情况。

研究结果显示，DBS手术和电刺激的安全性和耐受性良好。在开机组和关机组，12个月内ADAS–Cog 13及CDR评分无显著差异。受试者接受DBS刺激6个月时，葡萄糖代谢显著增加，但在12个月时无显著变化（表10–4，图10–16）。事后分

表10–4　穹窿脑深部电刺激治疗6个月和12个月时AD患者脑葡萄糖代谢的变化

脑区	基线		6个月			12个月		
	关机组/标准化摄取值	开机组/标准化摄取值	关机组改变/%	开机组改变/%	*P*值	关机组改变/%	开机组改变/%	*P*值
中央前回	6.2±2.2	5.7±1.9	−10.3±5.7	13.3±9.0	0.03	−2.3±6.8	12.0±10.0	0.24
中央后回	6.1±2.1	5.7±1.9	−9.4±5.7	14.8±8.8	0.03	−1.2±6.8	13.4±9.9	0.23
颞叶联合皮层	5.5±2.0	5.0±1.7	−12.0±5.4	10.8±9.0	0.03	−5.0±6.4	7.2±9.5	0.29
海马	4.1±1.3	4.0±1.4	−11.5±5.4	12.0±9.1	0.03	−3.6±6.5	9.9±9.2	0.23
顶叶联合皮层	5.9±2.2	5.4±1.8	−10.9±5.6	12.7±8.8	0.03	−3.4±6.6	10.4±9.7	0.24
枕叶皮层	6.9±2.5	6.1±2.2	−10.6±5.7	13.3±9.4	0.03	−3.2±7.0	9.6±10.0	0.30
小脑半球	5.7±1.9	5.4±1.9	−10.1±5.5	13.1±9.4	0.04	−1.2±6.6	12.7±9.7	0.24

注：AD—阿尔茨海默病。

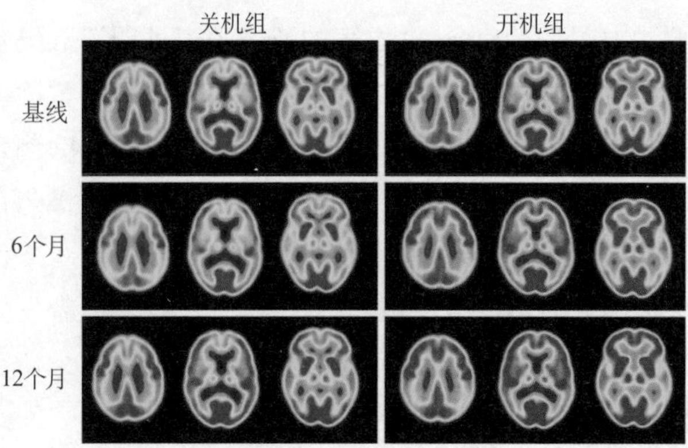

关机组随着时间的推移，大脑皮层葡萄糖代谢稳定或下降；开机组6个月时大脑皮层，特别是颞叶和顶叶区域葡萄糖代谢增加，持续至12个月。红色表示代谢高，黄色和绿色表示代谢中等，蓝色代表代谢低。PET—正电子发射断层成像；DBS—脑深部电刺激；AD—阿尔茨海默病。

图10–16　PET显示穹窿DBS治疗6个月和12个月AD患者脑葡萄糖代谢情况

图片来源：https://www.ncbi.nlm.nih.gov/pmc/articles/PMC5026133/

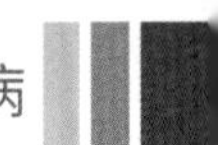

析显示，年龄与治疗结果存在显著相关性，在受试者年龄＜ 65 岁亚组（12 例），穹窿 DBS 开机比关机的治疗效果更差；在受试者年龄≥ 65 岁组（30 例），穹窿 DBS 治疗与大脑葡萄糖代谢增加（表 10–5）和较好的临床结果（图 10–17）相关。研究结果提示，DBS 刺激穹隆也适用于治疗 AD。

表10–5　穹窿DBS治疗对不同年龄和治疗组AD患者脑葡萄糖代谢的影响

脑区	随访	<65岁受试者			≥65岁受试者		
		关机组（6例）	开机组（6例）	*P*值	关机组（15例）	开机组（15例）	*P*值
中央、前回	基线/标准化摄取值	6.57±1.55	6.61±0.76	0.95	6.11±2.50	5.36±2.17	0.39
	6个月变化/%	−2.20±6.26	−0.97±9.18	0.91	−13.70±7.62	19.87±12.20	0.55
	12个月变化/%	−1.21±12.47	−4.70±6.86	0.81	−2.74±8.34	19.10±13.69	0.18
中央后回	基线/标准化摄取值	6.48±1.08	6.82±0.67	0.52	6.00±2.44	5.31±2.14	0.42
	6个月变化/%	−0.84±6.90	1.55±8.92	0.84	−13.05±7.58	20.91±12.07	0.02
	12个月变化/%	0.07±12.56	−2.53±6.81	0.86	−1.69±8.41	20.29±13.58	0.67
颞叶联合皮层	基线/标准化摄取值	5.79±1.30	5.69±0.69	0.88	5.44±2.19	4.67±1.87	0.31
	6个月变化/%	−3.00±6.92	−4.30±8.76	0.91	−15.87±6.96	17.78±12.27	0.02
	12个月变化/%	−2.95±12.58	−8.68±7.00	0.70	−5.77±7.65	14.07±13.01	0.19
海马	基线/标准化摄取值	4.66±0.74	4.85±0.45	0.61	3.94±1.49	3.67±1.50	0.63
	6个月变化/%	−2.22±7.56	−2.61±8.18	0.97	−15.46±6.88	18.74±12.46	0.02
	12个月变化/%	−0.28±13.26	−5.58±6.25	0.72	−4.88±7.71	16.57±2.57	0.15
顶叶联合皮层	基线/标准化摄取值	5.96±1.57	6.12±0.64	0.83	5.84±2.42	5.07±2.06	0.36
	6个月变化/%	−2.18±6.86	−1.17±9.14	0.93	−13.70±7.62	19.87±12.20	0.02
	12个月变化/%	−1.96±11.93	−5.93±7.20	0.78	−3.95±8.18	17.45±13.24	0.17
枕叶皮层	基线/标准化摄取值	6.94±1.76	7.11±1.23	0.85	6.92±2.84	5.63±2.39	0.19
	6个月变化/%	−1.36±7.47	−1.46±9.28	1.00	−14.54±7.46	20.18±12.76	0.02
	12个月变化/%	0.08±11.95	−8.37±7.05	0.56	−4.43±8.73	17.31±13.59	0.18
小脑半球	基线/标准化摄取值	5.90±0.52	6.29±0.80	0.34	5.69±2.22	5.09±2.12	0.46
	6个月变化/%	−1.34±6.95	−0.54±9.20	0.95	−13.86±7.20	19.36±12.95	0.03
	12个月变化/%	1.72±13.15	−2.75±6.82	0.77	−2.34±7.84	19.31±13.40	0.17

注：DBS—深部电刺激；AD—阿尔茨海默病。

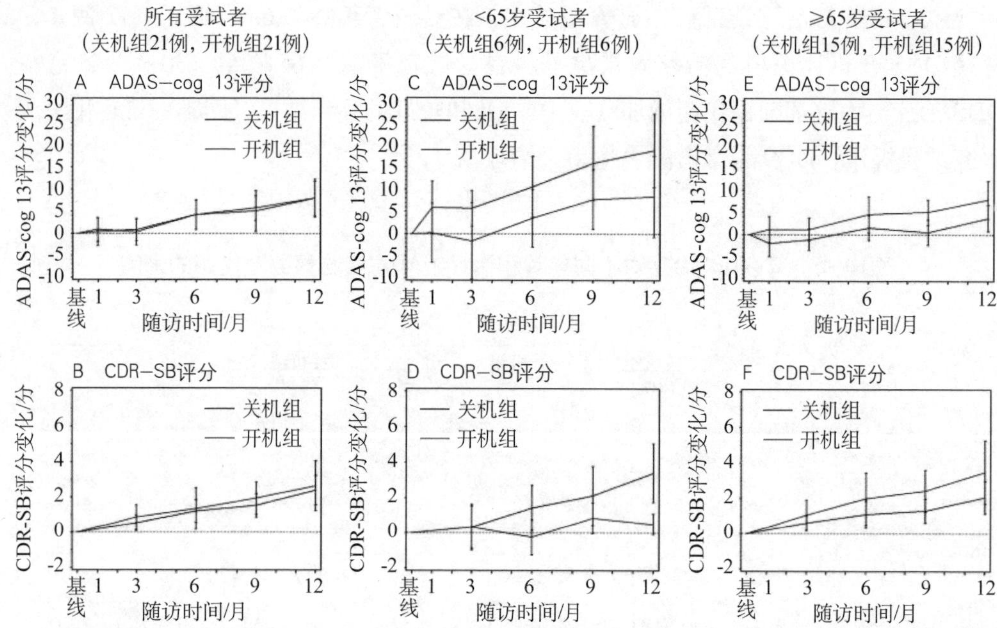

A：所有受试者（42例）12个月内ADAS—Cog13评分变化；B：所有受试者（42例）12个月内CDR—SB评分变化；C：<65岁受试者（12例）12个月内ADAS—Cog13评分变化；D：<65岁受试者（12例）12个月内CDR—SB评分变化；E：≥65岁受试者（30例）12个月内ADAS—Cog13评分变化；F：≥65岁受试者（30例）12个月内CDR—SB评分变化。ADAS−cog—阿尔茨海默病评定量表—认知部分；CDR—SB—临床痴呆评定量表—总分；DBS—脑深部电刺激；AD—阿尔茨海默病。

图10–17　穹窿DBS治疗对不同年龄AD患者认知功能的影响

图片来源：https://www.ncbi.nlm.nih.gov/pmc/articles/PMC5026133/

（2）回顾性分析：DBS 治疗 AD 的理想位点和脑网络。

在 AD 受试者中采用 DBS 治疗的初步结果喜忧参半，不同研究的结果不同可能是由于不同受试者电极安放的位置存在差异所致。

为了进一步验证这一推测，美国布莱根妇女医院的研究人员回顾性比较了每位受试者电极安放的确切位置。研究纳入 46 例接受穹窿 DBS 治疗的轻度 AD 痴呆受试者，采用高分辨率 MRI 进行脑组织成像，采用 Matlab 软件进行图像处理，以精确定位 DBS 的最佳的刺激位置，将每例受试者的穹窿 DBS 位点登记到标准化的网络映射模型中。在此基础上，研究人员计算出与最佳临床预后相关的靶点，并确定可获得最佳疗效的局部神经束和全脑网络。研究发现刺激穹窿和终纹床核交汇处可理想改善受试者的认知功能，Papez 环路（海马→穹窿→乳头体→乳头丘脑束→丘脑前核→扣带回→海马）在其中发挥了一定的作用（图 10–18）。该研究结果发表在 *Nat Commun* 上，研究结论为后续 DBS 应用于 AD 治疗提供了有用的定位信息和理论依据。

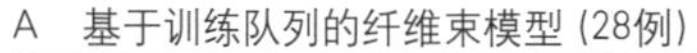

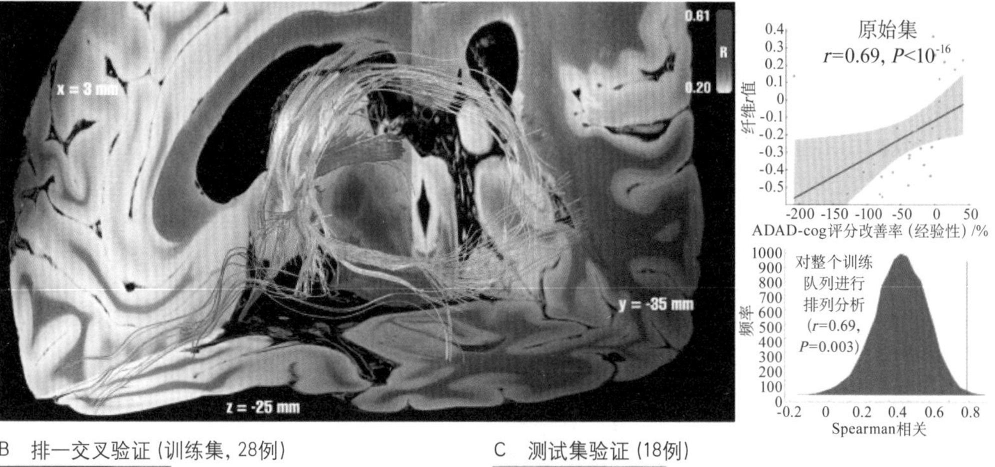

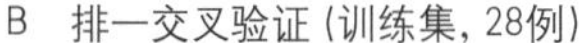

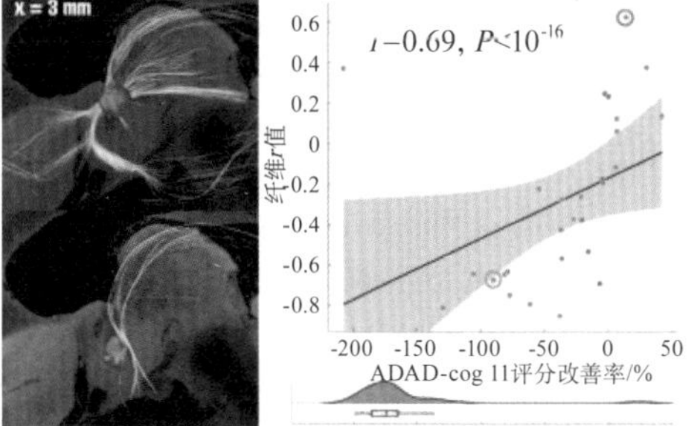

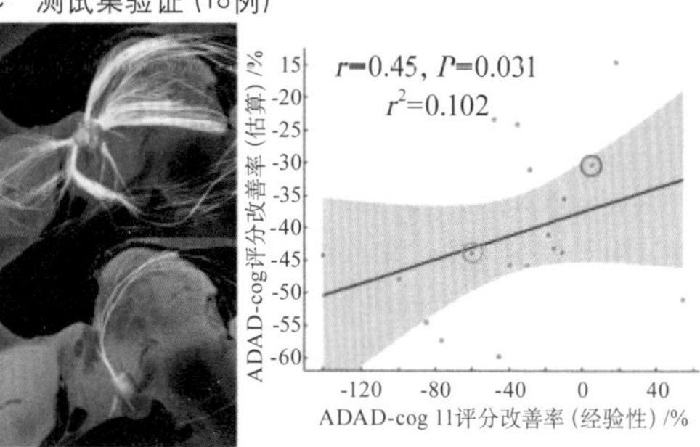

从整个训练队列中计算出的最优束集，红色强度表示r值在0.2～0.6之间，颜色越深表示r值越高。ADAS—cog—阿尔茨海默病评定量表—认知部分；DBS—脑深部电刺激；AD—阿尔茨海默病。

图10—18　DBS对穹窿、终纹、丘脑前部和眶额回纤维束的激活

图片来源：https://www.ncbi.nlm.nih.gov/pmc/articles/PMC9751139/

参考文献

[1] van DYCK C H, SWANSON C J, AISEN P, et al. Lecanemab in early Alzheimer's disease[J]. N Engl J Med, 2023, 388 (1) : 9-21.

[2] SPERLING R A, RENTZ D M, JOHNSON K A, et al. The A4 study: stopping AD before symptoms begin?[J/OL]. Sci Transl Med, 2014, 6 (228) : 228fs13[2023-02-01]. https://doi.org/10.1126/scitranslmed.3007941.

[3] PALMQVIST S, STOMRUD E, CULLEN N, et al. An accurate fully automated panel of plasma biomarkers for Alzheimer's disease[J]. Alzheimers Dement, 2023, 19 (4) : 1204-1215.

[4] MILÀ-ALOMÀ M, ASHTON N J, SHEKARI M, et al. Plasma p-Tau231 and p-Tau217 as state markers of amyloid-β pathology in preclinical Alzheimer's disease[J]. Nature medicine, 2022, 28 (9) : 1797-801.

[5] GAO F, LV X Y, DAI L B, et al. A combination model of AD biomarkers revealed by machine learning precisely predicts Alzheimer's dementia: China aging and neurodegenerative initiative (CANDI) study[J/OL]. Alzheimers Dement, 2022[2023-02-01]. https://doi.org/10.1002/alz.12700.

[6] ASHTON N J, JANELIDZE S, MATTSSON-CARLGREN N, et al. Differential roles of Aβ42/40, p-Tau231

and p-Tau217 for Alzheimer's trial selection and disease monitoring[J]. Nat Med, 2022, 28 (12): 2555-2562.

[7] HOLSTEGE H, HULSMAN M, CHARBONNIER C, et al. Exome sequencing identifies rare damaging variants in ATP8B4 and ABCA1 as risk factors for Alzheimer's disease[J]. Nat Genet, 2022, 54 (12): 1786-1794.

[8] BLANCHARD J W, AKAY L A, DAVILA-VELDERRAIN J, et al. ApoE4 impairs myelination via cholesterol dysregulation in oligodendrocytes[J]. Nature, 2022, 611 (7937): 769-779.

[9] MIGNOT E, MAYLEBEN D, FIETZE I, et al. Safety and efficacy of daridorexant in patients with insomnia disorder: results from two multicentre, randomised, double-blind, placebo-controlled, phase 3 trials[J]. Lancet Neurol, 2022, 21 (2): 125-139.

[10] CHEN C, LIAO J N, XIA Y Y, et al. Gut microbiota regulate Alzheimer's disease pathologies and cognitive disorders via PUFA-associated neuroinflammation[J]. Gut, 2022, 71 (11): 2233-2252.

[11] MORENAS-RODRÍGUEZ E, LI Y, NUSCHER B, et al. Soluble TREM2 in CSF and its association with other biomarkers and cognition in autosomal-dominant Alzheimer's disease: a longitudinal observational study[J]. Lancet Neurol, 2022, 21 (4): 329-341.

[12] DHANA K, BARNES L L, LIU X, et al. Genetic risk, adherence to a healthy lifestyle, and cognitive decline in African Americans and European Americans[J]. Alzheimers Dement, 2022, 18 (4): 572-580.

[13] DHANA K, EVANS D A, RAJAN K B, et al. Healthy lifestyle and the risk of Alzheimer dementia: findings from 2 longitudinal studies[J/OL]. Neurology, 2020, 95 (4): e374-e383[2023-02-01]. https://doi.org/10.1212/wnl.0000000000009816.

[14] DHANA K, FRANCO O H, RITZ E M, et al. Healthy lifestyle and life expectancy with and without Alzheimer's dementia: population based cohort study[J/OL]. BMJ, 2022, 377: e068390[2023-02-01]. https://doi.org/10.1136/bmj-2021-068390.

[15] HERRING W J, CEESAY P, SNYDER E, et al. Polysomnographic assessment of suvorexant in patients with probable Alzheimer's disease dementia and insomnia: a randomized trial[J]. Alzheimers Dement. 2020, 16 (3): 541-551.

[16] MIGNOT E, MAYLEBEN D, FIETZE I, et al. Safety and efficacy of daridorexant in patients with insomnia disorder: results from two multicentre, randomised, double-blind, placebo-controlled, phase 3 trials[J]. Lancet Neurol, 2022, 21 (2): 125-139.

[17] LEE C S, GIBBONS L E, LEE A Y, et al. Association between cataract extraction and development of dementia[J]. JAMA Intern Med, 2022, 182 (2): 134-141.

[18] HAMANI C, MCANDREWS M P, COHN M, et al. Memory enhancement induced by hypothalamic/fornix deep brain stimulation[J]. Annals of neurology, 2008, 63 (1): 119-123.

[19] LAXTON A W, TANG-WAI D F, MCANDREWS M P, et al. A phase I trial of deep brain stimulation of memory circuits in Alzheimer's disease[J]. Ann Neurol, 2010, 68 (4): 521-534.

[20] PONCE F A, ASAAD W F, FOOTE K D, et al. Bilateral deep brain stimulation of the fornix for Alzheimer's disease: surgical safety in the ADvance trial[J]. J Neurosurg, 2016, 125 (1): 75-84.

[21] LOZANO A M, FOSDICK L, CHAKRAVARTY M M, et al. A phase II study of fornix deep brain stimulation in mild Alzheimer's disease[J]. J Alzheimers Dis. 2016, 54 (2): 777-787.

[22] RÍOS A S, OXENFORD S, NEUDORFER C, et al. Optimal deep brain stimulation sites and networks for stimulation of the fornix in Alzheimer's disease[J]. Nat Commun, 2022, 13 (1): 7707.

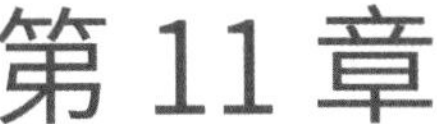

第 11 章 癫痫

>>> 2022 年，全球新型冠状病毒感染疫情仍然严峻，不同医学领域的研究或多或少都受到了影响。在此挑战之下，癫痫领域的研究仍取得了较多瞩目的成果，临床和科研工作者们在对癫痫的发病机制、定义和分类、标志物、药物研发等方面都进行了更进一步的探索。我们回顾 2022，目的不仅在于梳理重大研究的结果和意义，还希望能尽量全面地反应该领域研究的前沿和动向，为临床医师的临床诊疗决策和相关科研人员的研究方向提供参考。

扫码观看视频解读

2022年，国内外医学研究者在癫痫领域贡献了诸多意义非凡的研究成果。在癫痫的发病机制方面，脑网络机制研究依然是热点之一。多模态定量分析、深度学习等新手段帮助我们更深入地认识了不同类型癫痫的脑网络改变。在癫痫的诊断与监测方面，国际抗癫痫联盟（International League Against Epilepsy，ILAE）疾病分类和定义特别工作组发布了新的癫痫综合征的定义与分类标准；新的遗传标志物的发现，为药物难治性遗传性癫痫的诊断、治疗、监测和预后评估提供了新的依据。在癫痫的药物治疗方面，疾病修饰治疗是该领域在2022年最受关注的话题，众多针对不同病因的特异性治疗药物不断涌现，取得了令人鼓舞的成果，新型抗癫痫药物的研究不断为癫痫的治疗提供新的选择。在癫痫的外科治疗方面，ILAE发布了局灶性皮质发育不良的最新分类标准和癫痫术前评估时机的最新共识，而立体定向脑电图（stereoelectroencephalography，SEEG）、神经影像学、遗传学标志物，以及深度学习技术的应用等诸多方面的研究成果为癫痫手术的术前和预后评估提供了有力支持。另外，癫痫的基础研究领域也取得了较多对临床有启发作用和转化意义的进展。

在这一部分，我们将结合当前中国癫痫科研与临床的需求和自身的理解，甄选出2022年癫痫研究领域的十大进展，进行梳理和介绍，其中不足和未尽之处请各位专家和同道学者批评指正。

1　5-SENSE评分预测局灶性癫痫的起源灶

术中皮层EEG基于癫痫发作间期尖波放电和放电模式，可优化癫痫手术时致癫痫灶的定位和定性。80～500 Hz的高频振荡（high-frequency oscillations，HFOs）已被确定为精确的致癫痫组织生物标志物。为了探索SEEG在手术中评估和区分局灶性癫痫致痫灶的意义和价值，Astner-Rohracher等在单中心队列研究中开发了5项评分（5-SENSE）系统，并在多家教学医院/医学中心对该评分系统进行了验证。为了明确评分与癫痫治疗效果之间的关系，研究者对队列患者进行了1年以上的随访，研究结果在2022年发表在*JAMA Neurology*上。

该研究的发起单位为蒙特利尔神经学研究所，研究对象为完成了SEEG的耐药性癫痫患者，目的是明确局灶性癫痫发作的区域，收集的数据包含患者至少2次脑电发作及完整的神经心理学和神经影像学检查结果。研究者根据SEEG将患者分为局灶性和非局灶性癫痫发作，分析入组患者的人口学、临床、EEG、神经影像学和神经心理学数据，基于多元Logistic回归建立模型并在独立样本中进行了验证。

5–SENSE 评分系统包括 5 个预测变量：结构 MRI 的局灶性病变、头皮 EEG 双侧独立尖波缺失、可用于定位的神经心理缺陷、强定位症状和局部发作性头皮 EEG（图 11–1）。该评分识别局灶性癫痫发作区域的 *AUC* 为 0.83、特异度和敏感度分别为 76.3% 和 83.3%。研究的最终结论为：5–SENSE 评分可预测 SEEG 不太可能识别的局灶性癫痫发作区域，是一种简单且有效的预测工具，可帮助临床医师为患者减少不必要的侵入性诊断负担，并防止医疗资源的浪费。

这项研究对 SEEG 定位致痫灶的地位提出了挑战，强调了多维度、多数据对致痫灶定位的意义，并进一步将多维度数据赋予权重，对评估结果进行了量化分析。

示例患者A

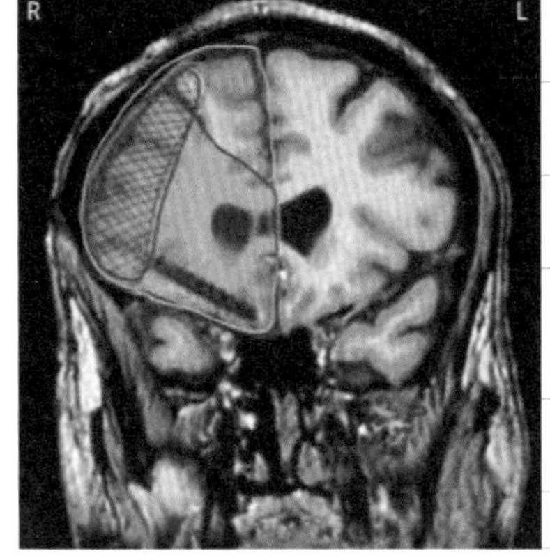

变量	模型系数	
结构磁共振成像 无病变	无病变	-2.26
脑电图显示发作 右侧额叶发作间期放电	其他	1.18
神经心理学 非显性额叶障碍	可定位	0
症状 夜间癫痫发作、短暂、抽搐和鬼脸、脸红、摇头、咯咯笑/笑、立即恢复	强定位症状	0.85
头皮脑电图 右侧额叶	脑叶头皮脑电图	0.84
5项评分/分	57.4	

示例患者B

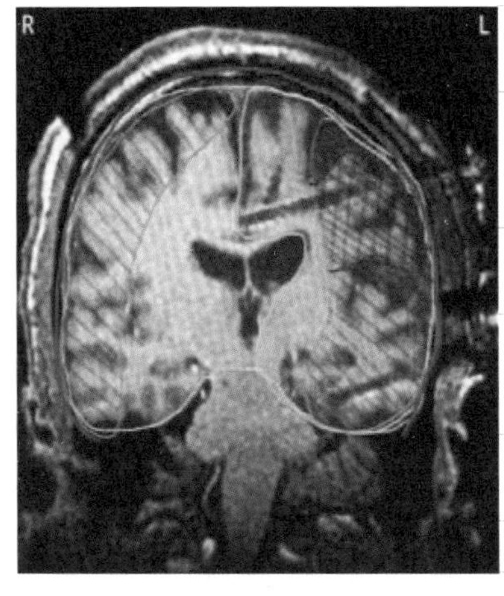

变量	模型系数	
结构磁共振成像 广泛右侧顶叶脑软化灶	多脑叶病变	-1.15
脑电图显示发作 右侧额中央颞区+左侧额颞叶发作间期放电	双侧大脑半球独立	0
神经心理学 弥漫性全脑缺陷	不可定位	-0.26
症状 2种不同类型的癫痫发作，右手和下颌麻木、听觉先兆	强定位症状	0.85
头皮脑电图 广义的高振幅尖波	双侧大脑半球	0
5项评分/分	13.4	

图11–1　5项评分的例证

图片来源：https://www.ncbi.nlm.nih.gov/pmc/articles/PMC8649918/

2 高频振荡监测指导癫痫手术

2022年发表在*Lancet Neurology*的HFO研究旨在评估使用HFOs而不是发作间期尖波放电模式来指导手术是否可行，以及HFOs指导手术能否获得相同或更好的癫痫发作结局。

HFO研究在荷兰癫痫手术中心进行，采用随机、单盲、适应性、非劣效性设计。受试者为皮层EEG指导癫痫手术的儿童和成人（无年龄限制）。受试者被1∶1随机分配到HFOs指导手术组或EEG尖波指导手术组，使用随机化方案，按癫痫类型进行分层。主要终点是随访1年时癫痫发作情况（无癫痫发作定义为Engel分级1A～1B级，癫痫发作定义为Engel分级1C～4级）。分析是按意向治疗进行的，并根据癫痫类型和混杂因素进行了预先设定的亚组分析。

HFOs指导手术组和EEG尖波指导手术组各入组39例患者，HFOs指导手术组有26例（67%），EEG尖波放电指导手术组有35例（90%）在1年时无癫痫发作（校正风险差−23.5%，90%*CI* −39.1%～−7.9%）。不良预后相关的病理变化被确定为混杂因素，校正后风险差为−7.9%。研究一共记录了8例次需住院治疗的严重不良事件（HFOs指导手术组5例次，EEG尖波放电指导手术组3例次），研究期间无患者死亡。研究结果提示，HFOs指导下进行癫痫手术的效果并不劣于皮层EEG尖波指导手术。该研究用实际临床数据支持了HFOs评估颞叶外癫痫致痫灶的价值。

3 妊娠期抗癫痫药物浓度监测研究

在中国，400万女性癫痫患者中的40%为育龄期女性，虽然目前已有超过30种抗癫痫药物，但仅少数提供了妊娠期的安全性数据。妊娠期癫痫治疗需考虑的因素较多，治疗不当可导致孕妇心理、生理，以及婴儿健康问题，故备受关注。目前很少有高质量的研究来回答女性癫痫患者在育龄期所面对的临床问题以及育龄期女性癫痫患者服用抗癫痫药物对后代的影响。同时，妊娠诱导的抗癫痫药物的药代动力学变化（如蛋白质结合减少、肝代谢变化、肾血流量增加等）使治疗变得更加复杂。

在此背景下，MONEAD研究数据的公布，进一步提升了妊娠期使用拉莫三嗪和左乙拉西坦治疗癫痫的信心。MONEAD研究是一项由NINDS资助的前瞻性、观察性、多中心研究，共纳入289例妊娠期女性癫痫患者和89例健康孕妇，记录了癫痫患者抗癫痫药物的使用情况，并在妊娠晚期测量抗癫痫药物的血药浓度。该项目是一项序贯性的研究，包括前瞻性分析和回顾性分析，研究结果陆续发表在不同

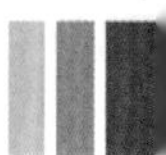

的学术期刊上。2021 年发表的研究数据主要回答了月经性癫痫的问题，包括月经周期不同阶段癫痫发作的恶化、抗癫痫药物对月经周期的影响、避孕药与抗癫痫药物的相互作用、抗癫痫药物对后代的影响（如致畸与认知）、服用抗癫痫药物时的哺乳建议、抗癫痫药物对骨密度的影响以及精神药物与抗癫痫药物的相互作用等一系列的问题。

亚组分析显示，有 74% 的妊娠期女性癫痫患者使用了拉莫三嗪或左乙拉西坦单药治疗，22% 的患者采用联合治疗，其中近一半的患者联合服用了拉莫三嗪和左乙拉西坦。妊娠期癫痫女性与健康孕妇的后代 3 岁时的语言指数得分没有显著差异（102.7 分 *vs*. 102.1 分）。妊娠中期最高血药浓度与语言指数得分无关（265 例，校正后参数估计值为 −1.9，95%*CI* −6.8 ~ 3.1）。对主要抗癫痫药物组的语言指数得分进行分析，仅发现语言指数与左乙拉西坦的暴露量显著相关（P=0.028）。妊娠期癫痫女性与健康孕妇所生后代的一般概念能力得分也无显著差异（105.1 分 *vs*. 103.5 分）。妊娠晚期抗癫痫药物最大血药浓度比值与患者所生后代的一般概念能力得分无相关性。

2022 年，MONEAD 研究披露的回顾性分析报告了妊娠期抗癫痫药物的血药浓度变化：妊娠期间，拉莫三嗪的血药浓度降低了 56.1%，左乙拉西坦降低了 36.8%，卡马西平降低了 17.3%，奥卡西平降低了 32.6%，拉科沙胺降低了 39.9%，唑尼沙胺降低了 29.8%，托吡酯的变化较小。妊娠期抗癫痫药物清除率增加会降低药物浓度，当妊娠期抗癫痫药物浓度低于孕前基线的 65% 时，痫性发作的风险会显著增加。妊娠期的癫痫管理需要平衡治疗不当和癫痫恶化的危害，以及由于不必要的剂量增加而提高抗癫痫药物暴露给胎儿带来的风险。以上药物动力代谢组学的研究结果表明，应该在妊娠早期监测抗癫痫药物的血药浓度，整个妊娠过程中可能需要适当增加抗癫痫药物的剂量。

4 治疗心肺复苏后昏迷患者的节律性和周期性 EEG 模式

临床有 10% ~ 35% 的心脏骤停后昏迷幸存者报告了节律性和周期性 EEG 模式，可能为 EEG 显示的癫痫发作，但明确的 EEG 或临床癫痫发作并不常见。全身周期性放电在这些患者中较常见，通常与神经功能预后不良相关。使用抗癫痫药物治疗节律性和周期性 EEG 模式能否改善患者的神经功能预后，目前尚不明确。

调查显示，大约 1/3 的神经科医师采用阶梯性抗癫痫药物策略来抑制非惊厥性癫痫持续状态和癫痫持续状态的癫痫样 EEG 活动；1/3 采用非标准抗癫痫药物策略；

还有 1/3 的医师认为抗癫痫药物不能改善患者的神经功能，因此不进行抗癫痫药物治疗。有研究者认为，抗癫痫药物的效果取决于患者特定的 EEG 模式。

2022 年，发表于 *NEJM* 上的 TELSTAR 研究报告了积极抗癫痫策略抑制心肺复苏后昏迷患者的节律性和周期性 EEG 活动对神经系统结局的影响。该研究将纳入的患者 1 ∶ 1 随机分入抑制节律性和周期性 EEG 模式至少连续 48 h 的阶梯性抗癫痫药物治疗策略 + 标准治疗（抗癫痫治疗组）或单独的标准治疗（对照组），主要终点是 3 个月 CPC 量表评估的神经功能预后，分为预后良好（CPC 评分为无、轻度或中度残疾）和预后不良（CPC 评分为严重残疾、昏迷或死亡），次要终点是死亡、重症监护病房住院时间、机械通气时间等指标。

TELSTAR 研究共纳入了 172 例患者，其中 88 例被分配至抗癫痫治疗组，84 例被分配至对照组。有可用数据的 157 例患者中，98 例（62%）存在肌阵挛。抗癫痫治疗组中有 49 例（56%）患者，对照组中有 2 例（2%）患者达到连续 48 h 节律性和周期性 EEG 活动表现为完全抑制。在 3 个月时，抗癫痫治疗组中有 79 例（90%），对照组中有 77 例（92%）患者预后不良（*RD* 2%，95%*CI* −7% ~ 11%，*P*=0.68）。抗癫痫治疗组的 3 个月死亡率为 80%，对照组为 82%。抗癫痫治疗组的重症监护病房住院时间和机械通气时间略长于对照组。

TELSTAR 研究的结果提示，与标准治疗相比，强化抗癫痫治疗并未降低心肺复苏后昏迷患者 3 个月的不良结局率。抗癫痫治疗组和对照组均使用了镇静剂来辅助机械通气或抑制肌阵挛，这可能导致对照组的节律性和周期性活动抑制，从而减少了两组间 EEG 阳性率和临床预后的差异。强化抗癫痫治疗与重症监护病房住院时间稍长和机械通气时间较长有关。该研究的总体死亡率为 81%，与既往针对心肺复苏后昏迷患者的观察性研究结果相似。抗癫痫治疗组和对照组分别有 10% 和 8% 的患者神经功能恢复良好。该研究还显示，广泛周期性放电是心肺复苏后昏迷患者最常见的异常 EEG 模式，存在于约 80% 的患者中。与既往部分研究结果相似，TELSTAR 研究中患者的广泛周期性放电通常从低频（＜ 0.5 Hz）开始，在数小时内逐渐演变到符合纳入标准的频率。这种模式不同于癫痫持续状态下癫痫发作的普通演变过程（EEG 异常迅速发作，在几秒钟内演变）。

TELSTAR 研究的结论为：对于心肺复苏后昏迷患者，使用抗癫痫药物抑制节律性和周期性 EEG 活动至少 48 h 的策略 + 标准治疗对比单独的标准治疗，3 个月时神经功能不良结局没有显著差异。

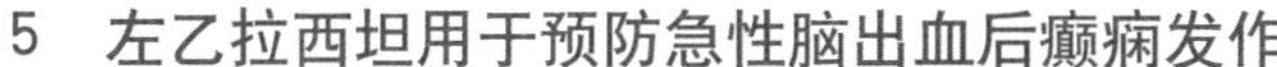

5 左乙拉西坦用于预防急性脑出血后癫痫发作

脑出血急性期（发病 7 d 内）癫痫发作的发病率高达 30%。早期癫痫发作可能与血肿扩大和更差的神经功能结局相关。目前相关卒中诊疗指南一般不建议在脑出血急性期进行预防性抗癫痫治疗。法国的研究者开展的 PEACH 研究旨在评估左乙拉西坦预防性抗癫痫治疗能否降低脑出血患者急性癫痫发作的风险，研究结果在 2022 年发表于 *Lancet Neurology*。

该项双盲、随机、安慰剂对照研究在法国的 3 个卒中单元进行，纳入发病后 24 h 内的成年（≥ 18 岁）、非创伤性、轻度至中度脑出血患者，1 ∶ 1 随机分配至左乙拉西坦治疗组（500 mg，静脉注射，每 12 h 1 次）或安慰剂对照组，持续治疗 6 周。基线时按医学中心和 NIHSS 评分进行分层，入组 24 h 内开始 EEG 监测，持续 48 h 以上。主要终点是入组 72 h 内发生至少 1 次临床癫痫发作或持续 EEG 监测上记录到至少 1 次电生理发作。研究采用意向性分析方法，所有被随机化并进行了持续 EEG 监测的患者均纳入结果分析。

2017 年 6 月 1 日—2020 年 4 月 14 日，研究共纳入了 50 例轻度至中度脑出血患者，24 例被分配至左乙拉西坦治疗组，26 例被分配至安慰剂对照组。在最初的 72 h 内，左乙拉西坦治疗组 19 例患者中有 3 例（16%）出现临床或电生理癫痫发作，而安慰剂组 23 例患者中有 10 例（43%）出现癫痫发作（*OR* 0.16，95%*CI* 0.03 ~ 0.94，*P*=0.043）。前 72 h 内，所有癫痫发作均为 EEG 记录的电生理发作。在 1 个月或 3 个月随访时，两组间的抑郁或焦虑量表评分差异没有统计学意义。接受左乙拉西坦治疗的 3 例（13%）患者和接受安慰剂对照的 4 例（15%）患者被诊断为抑郁症，2 例（8%）左乙拉西坦治疗组患者与 1 例（4%）安慰剂对照组患者存在焦虑。与安慰剂对照组相比，左乙拉西坦治疗组常见的不良反应为头痛（39% *vs*. 24%）、疼痛（13% *vs*. 40%）和跌倒（30% *vs*. 16%），最常见的严重不良事件是脑出血引起的神经功能恶化（4% *vs*. 16%）和严重肺炎（9% *vs*. 8%）。两组均未报告治疗相关性死亡。

PEACH 研究存在一些局限性和不足。第一，由于资金支持停止，在纳入 50 例患者后，招募过早中止。在时间紧迫的情况下，基于 EEG 记录的招募具有挑战性，并导致连续 EEG 监测数据的缺失。样本量不足导致两组在人口学信息和基线特征（如脑出血的部位和体积）方面存在随机化不均衡，可能会影响早期癫痫发作的风险。样本量过小也不利于在多因素分析中校正与早期癫痫发作相关的混杂因素。样本量小还可能无法证明采用左乙拉西坦进行癫痫的一级预防有利于患者的功能结局。第二，虽然该研究中头颅影像学检查是集中阅片的，但入院时和 72 h 随访的成像方式没有标准化（临床医师决定进行 CT 还是 MRI 检查）。第三，由于没有进行联合视频EEG 监测，因此没有关于电生理发作事件相关的潜在、细微的临床表现记录。第四，研究中的持续 EEG 记录时间为 48 h，记录前后可能有未被记录或发现的亚临床癫痫发作。第五，未根据年龄、体重或其他药物调整左乙拉西坦的剂量，也未分析左乙拉西坦的血药浓度，因此，不能排除治疗剂量过低导致的左乙拉西坦组患者发生癫痫事件的可能性。另外，该研究的研究对象为轻度至中度脑出血患者，结果不能外推至重度脑出血患者。

左乙拉西坦可能有效预防自发性脑出血患者的急性期癫痫发作。然而，鉴于样本量小和数据缺失，PEACH 研究结论的外推性不确定。未来需要进一步的随机对照试验来回答在这种情况下预防性抗癫痫治疗能否改善患者的功能结局问题。

6 左乙拉西坦与磷苯妥英用于成人癫痫持续状态的二线治疗

癫痫持续状态可导致不可逆的脑损伤并危及患者生命，快速安全地阻断癫痫发作至关重要。目前，强效苯二氮䓬类药物被推荐做为癫痫持续状态的一线治疗药物，但因其仅在短期内起效，因此需要探索长效抗癫痫药物作为二线补充治疗。

磷苯妥英目前被推荐为癫痫持续状态的二线治疗药物，但根据全国数据库资料分析，左乙拉西坦更常用于成人癫痫持续状态的治疗，且疗效和安全性更高。既往很少有随机对照试验对两者的有效性和安全性进行比较。

Nakamura 等在 2022 年发表的一项研究比较了对癫痫持续状态患者采用磷苯妥英或左乙拉西坦作为二线治疗（一线治疗为地西泮）的有效性。研究的主要终点是给予研究药物后 30 min 内癫痫停止发作。次要终点包括 24 h 内通过 EEG 检测到明显的癫痫发作或非惊厥性癫痫发作；整个观察期内研究药物可能诱发的严重不良事件，如心脏骤停、危及生命的心律失常、呼吸骤停和低血压等；24 h 内气管插管等指标。对主要终点的数据分析显示，磷苯妥英组给药 30 min 内的癫痫发作停止率为 83.8%（67/80），左乙拉西坦组为 89.2%（83/93），组间差异为 5.5%（*P*=0.29）。次要终点分析显示，磷苯妥英组 24 h 内癫痫复发率为 15%，左乙拉西坦组为 17.2%（*P*=0.70）；磷苯妥英组和左乙拉西坦组的 24 h 内气管插管率差异无统计学意义（15.0% *vs*. 16.1%，*P*=0.84）。

该研究表明，左乙拉西坦和磷苯妥英用于癫痫持续状态二线治疗的疗效相近，提示相关指南可以将左乙拉西坦与苯妥英 / 磷苯妥英一起推荐作为成人癫痫持续状态的二线治疗药物。

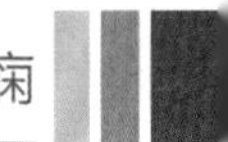

7 芬氟拉明治疗 Lennox–GasTaut 综合征有效

芬氟拉明（Fintepla）又称氟苯丙胺，可通过调节血清素和 sigma–1 受体活性来减少癫痫发作的频率。2020 年 6 月，芬氟拉明率先在美国上市，被批准用于 2 岁以上德拉韦综合征（Dravet 综合征）患者的治疗，11 月份在欧盟获批上市，适应证为与 Dravet 综合征相关的癫痫发作，作为 2 岁以上患者抗癫痫药物的补充治疗。

Dravet 综合征是一种罕见的儿童期癫痫，其特征是频繁和严重的抗药性癫痫发作、严重的发育和运动障碍，以及突发性意外死亡风险增加。来自两项安慰剂对照的Ⅲ期临床研究数据显示，在其他药物不能完全控制癫痫发作的患者中，与安慰剂相比，液体制剂的芬氟拉明可显著降低惊厥性癫痫的发作频率。除 Dravet 综合征外，芬氟拉明治疗 Lennox–GasTaut 综合征（Lennox–GasTaut syndrome，LGS）相关癫痫发作的研究也正在进行。Dravet 综合征和 LGS 是后果严重的儿童期发作癫痫，具有发病年龄早、发作类型多样、发作频率高、严重损害智力、难以治疗等特点。在美国，芬氟拉明已被授予治疗 Dravet 综合征的突破性药物资格、治疗 Dravet 综合征和 LGS 的孤儿药资格。

一项多中心、随机、双盲、安慰剂对照的Ⅲ期临床研究入组了 143 例现有抗癫痫药无法充分控制癫痫发作的儿童和青年（2 ~ 18 岁）Dravet 综合征患者。在为期 6 周的基线观察期后，患者被随机分为 3 个治疗组：芬氟拉明每日 0.7 mg/kg 组（49 例）、每日 0.2 mg/kg 组（46 例）和安慰剂组（48 例）。治疗组在 2 周内将芬氟拉明滴定到目标剂量，之后持续治疗 12 周。基线时，入组患者的平均癫痫发作频率为每月 63 次，治疗后，与安慰剂组相比，芬氟拉明每日 0.7 mg/kg 组的平均每月癫痫发作减少了 64.8%（$P < 0.0001$），芬氟拉明每日 0.2 mg/kg 组的平均每月癫痫发作减少了 49.9%（$P < 0.0001$）。该研究提示芬氟拉明治疗 Dravet 综合征相关癫痫发作具有剂量 – 效应关系。另外，在该研究中，芬氟拉明总体上耐受性良好。与安慰剂组相比，芬氟拉明治疗组治疗期间不良事件的发生率更高：每日 0.7 mg/kg 组有 91.7%（44 例）的患者、每日 0.2 mg/kg 组有 91.3%（42 例）的患者发生了至少 1 次不良事件，而安慰剂组不良事件的发生率为 83.3%。3 组间严重不良事件发生率相似：每日 0.7 mg/kg 组为 6.3%（3 例），每日 0.2 mg/kg 组为 6.5%（3 例），安慰剂组为 4.2%（2 例）。在整个研究过程中，没有患者出现瓣膜性心脏病或肺动脉高压情况。

2022 年，一项发表于 *JAMA Neurology* 的关于芬氟拉明治疗 LGS 的多中心、随机、双盲、安慰剂对照的Ⅲ期临床研究也达到了预先设定的主要临床终点。该研究旨在评估芬氟拉明治疗LGS的有效性和安全性，共纳入了263例LGS患者（2～35岁）并将其1∶1∶1随机分配为芬氟拉明每日0.2 mg/kg组（89例）、每日0.7 mg/kg组（87例）或安慰剂组（87例）。

研究结果表明，芬氟拉明每日0.7 mg/kg组治疗后较基线每28 d的跌倒性癫痫发作减少了23.7%，而安慰剂组的这一比例为8.7%，组间差异有统计学意义（*P*=0.0037）。芬氟拉明治疗开始2周内即可观察到跌倒性癫痫发作频率降低，并且在14周的治疗期内效果基本保持一致。此外，在芬氟拉明治疗组中还观察到癫痫发作频率有临床意义降低（≥50%）的比例较安慰剂组显著改善，差异有统计学意义。

LGS是最具挑战性的癫痫性脑病之一，尽管有多种抗癫痫药物治疗方案，但多数患者仍未得到很好的控制。科罗拉多州儿童医院的Knupp教授评价：作为一种补充疗法，芬氟拉明提供了一种不同的作用机制，并被证明可显著减少LGS相关的癫痫发作次数，为管理这种严重癫痫提供了重要证据。

芬氟拉明治疗LGC的安全性与之前的Dravet综合征研究一致。研究期间最常见的不良反应（发生率＞10%且高于安慰剂）包括腹泻、食欲下降、疲劳、嗜睡和呕吐。芬氟拉明带有关于瓣膜性心脏病和肺动脉高压的黑框警告。期待未来美国FDA更新芬氟拉明治疗全面性癫痫发作的临床适应证。

8 加奈索酮治疗周期蛋白依赖性激酶样缺乏症相关癫痫发作

周期蛋白依赖性激酶样5（cyclin-dependent kinase-like 5，CDKL5）缺乏症（CDKL5 deficiency disorder，CDD）是一种由X染色体上的*CDKL5*基因突变引起的、罕见且严重的遗传性癫痫，其特征是发病早、神经发育受损严重、癫痫发作难以控制。加奈索酮（ztalmy）是γ-氨基丁酸A（γ aminobutyric acid A，GABAA）受体的一种正向变构调节剂，可通过突触和突触外GABAA受体发挥抗癫痫和抗焦虑作用，目前已在1800多例儿童和成人相关疾病受试者中进行了不同适应证、不同治疗剂量和治疗方案的探索。

2022年完成的Ⅲ期临床研究——MARIGOLD是双盲、安慰剂对照设计，在8个国家或地区、39个中心开展，评估了加奈索酮能否治疗遗传性脑病相关癫痫，其结果发表在*Lancet Neurol*上。该研究招募了2～21岁、携带*CDKL5*致病或可能致病性变异、28 d内至少发生16次严重运动性癫痫的患者。入组患者1∶1随机接受加奈索酮或安慰剂治疗17周，主要疗效终点是28 d和12个月时运动性癫痫发

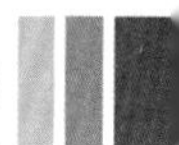

作频率的变化。

研究结果显示，加奈索酮组 28 d 内运动性癫痫发作频率降低了 30.7%，而安慰剂组仅降低了 6.9%，差异有统计学意义（*P*=0.0036），研究达到了设定的主要终点。在开放标签的延长研究中，接受加奈索酮治疗至少 12 个月的患者运动性癫痫发作频率平均降低 49.6%。在安全性结局方面，加奈索酮组和安慰剂组分别有 43 例（86%）和 45 例（88%）患者发生了不良事件，包括嗜睡、发热和上呼吸道感染等；加奈索酮组和安慰剂组分别有 2 例（4%）和 4 例（8%）患者退出；研究期间无患者死亡。

综合分析该研究的结果，与安慰剂相比，加奈索酮能显著降低 CDD 相关癫痫发作的频率，且耐受性良好。2022 年，FDA 批准加奈索酮用于治疗 CDD 相关癫痫发作。基于 MARIGOLD 研究的证据，加奈索酮被认为是极具潜力的遗传性癫痫性脑病癫痫发作的候选药物。

9　丘脑中央核深部电刺激治疗 Lennox-GasTaut 综合征

我国已经批准了迷走神经刺激术和 DBS 治疗顽固性癫痫，但目前批准的 DBS 治疗主要是对丘脑底核进行刺激。

ESTEL 研究纳入了 20 例接受双侧丘脑中央核 DBS 治疗的 LGS 患者，通过双盲、随机对照设计，探索了顽固性癫痫治疗的新靶点——丘脑中央核 DBS 的效果。最终 19 例患者接受了随机化分组，其中 10 例进入治疗组，在植入 DBS 电极后的第 4 个月开始接受为期 3 个月的 DBS 治疗（盲期），9 例进入对照组，不进行 DBS 治疗；完成植入手术后第 7 个月开始进入非盲期，两组患者均接受 3 个月的 DBS 治疗。研究的主要终点为盲期结束时癫痫发作减少≥ 50% 患者的比例，次要终点是盲期结束时 24 h 动态 EEG 记录的癫痫发作减少≥ 50% 患者的比例。

在盲期结束时，治疗组中 5 例（50%）患者的癫痫发作减少≥ 50%，对照组中 2 例（22%）患者的癫痫发作减少≥ 50%（*OR* 3.1，95%*CI* 0.44 ~ 21.45，*P*=0.25）；治疗组中 8 例（8/9，89%）患者 EEG 记录的癫痫发作≥ 50%，对照组中没有患者达到 EEG 记录的癫痫发作减少≥ 50%（*OR* 23.25，95%*CI* 1.0 ~ 538.4，*P*=0.05）。

在研究结束时，两组所有患者（19 例）的中位癫痫发作次数与基线相比，平均减少了 46.7%（28% ~ 67%），两组中 17 例患者（2 例未行 EEG）EEG 记录的中位癫痫发作次数与基线相比减少了 53.8%（27% ~ 73%）。

研究中无死亡或自发性出血发生，12 例患者出现了短暂的术后嗜睡，1 例既往有皮质类固醇药物应用史，治疗期间出现了装置相关的感染。研究结果支持双侧丘脑中央核 DBS 治疗顽固性全面型癫痫发作。另外，近期一些小型研究结果提示，对双侧丘脑中央核进行反应性闭环刺激在缓解全面性癫痫发作方面也具有良好的前景。

10 创新的基因疗法使癫痫发作频率降低 80%

传统意义上，细胞基因治疗（cell gene therapy，CGT）是将人工改造后的病毒递送靶向功能基因来替代突变基因，从而来缓解疾病的进程。近年来，以成簇规律间隔短回文重复（clustered regulatory interspaced short palindromic repeats，CRISPR）为代表的基因编辑疗法则是通过纠正错误的基因编辑序列，达到从根源上治疗疾病的目的。

癫痫，特别是局灶性的癫痫，是少数神经元过度活跃所致，泛药物治疗作用于整个大脑，无法特异性地针对异常兴奋神经元局灶发挥作用，更无法区别正常的神经元兴奋与异常的神经元放电。因此，既往普遍认为，在癫痫领域很难有好的 CGT 治疗策略。

伦敦大学的 Qiu 等针对这一难题研发了新的 CGT 策略，相关数据在 2022 年 11 月发表于 *Science*。癫痫的本质是神经元过度活跃，而对活跃的神经元如何进行癫痫特征性的归纳和特异性的调控一直是学术难点问题，限制了 CGT 技术在癫痫领域的临床转化。Qiu 等设计了一个只在过度活跃神经元中启动表达的开关，用于区分异常活跃和正常活动的神经元，进而对异常活跃的神经元进行针对性的控制（图 11−2）。

研究者选择即早基因作为启动开关，在神经元异常活动的极早期就开启表达后续结合的钾离子通道，从而减少神经元的过度放电。研究者在小鼠模型和类脑器官模型中进行了分析和测试，最终根据表达效果和调控能力，选择了 *cfos* 基因的启动子去启动动力控制 N− 酰化（kinetically controlled N−acylation，KCNA）钾离子通道，这种组合可快速平复神经元的异常兴奋。在癫痫小鼠模型中的测试显示，接受该 CGT 方案治疗后，模型小鼠 EEG 显示的自发癫痫放电减少了 80%，其中部分小鼠达到了无癫痫发作的状态。同时，该研究还监测了这种兴奋抑制是否会影响小鼠的认知行为，结果发现，该治疗策略对小鼠的认知功能没有负面的影响。

为了进一步论证这种 CGT 策略在人类神经元上是否也有明确的治疗效果，研究者采用了人源诱导多能干细胞来诱导分化人脑类组织器官，通过 2 次施加惊厥剂

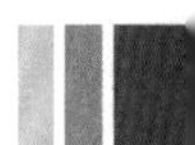

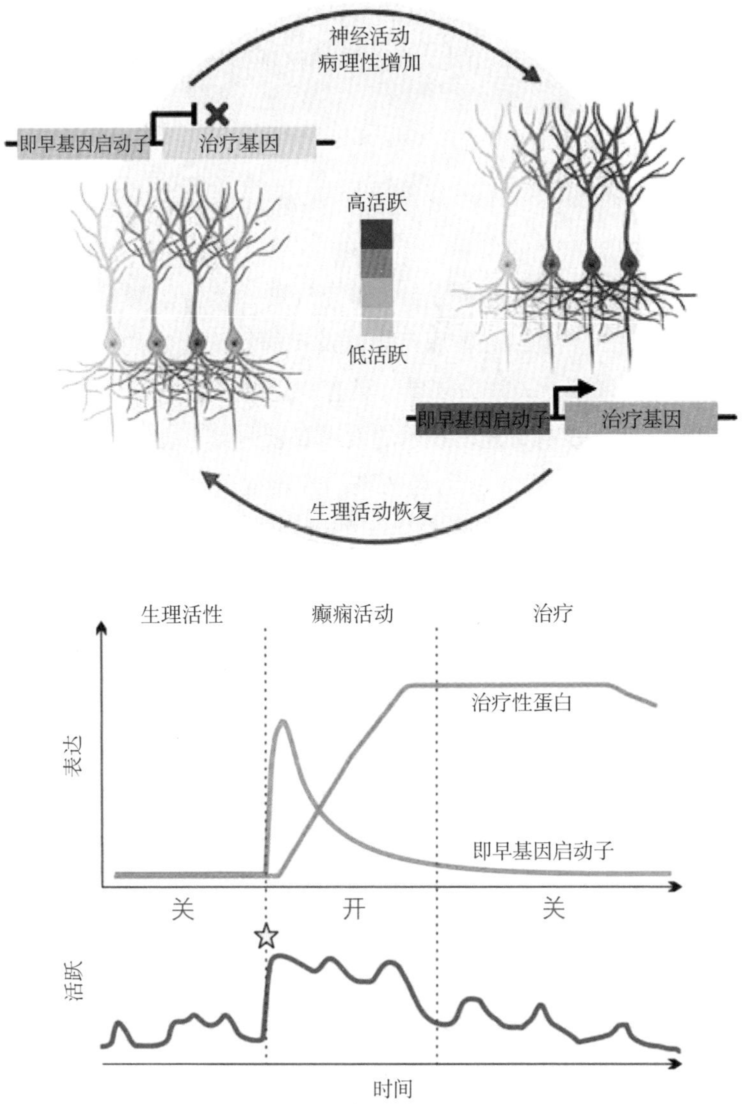

图11–2　神经元活动性调控原理

图片来源：https://www.ncbi.nlm.nih.gov/pmc/articles/PMC7613996/

诱发神经元细胞过度兴奋来模拟癫痫。在第 1 次添加惊厥剂时，人类神经元便成功表达了钾离子通道基因，在第 2 次添加惊厥剂时，神经元细胞停止了癫痫样活动，成功复现了小鼠模型中的结果。

虽然目前判断这种 CGT 方案能否成功转化为临床应用还为时过早，但该研究在小鼠癫痫模型中的效果提示，这种 CGT 方案极具前景。啮齿类动物的癫痫发作往往难以治疗，既往研究所报道的CGT方案仅能将小鼠的癫痫发作率降低35%～50%。与其他GCT方案相比，Qiu等的这项研究中癫痫发作的缓解程度令人惊叹。

11 总结

以上梳理的2022年癫痫领域的十大研究进展，涵盖了癫痫的诊断与评估、神经重症患者脑电活动的干预、抗癫痫药物以及疾病修饰治疗的应用、癫痫的神经调控、基因治疗等近年来颇受关注的领域，具有一定的代表性。

近年来，癫痫外科诊断与评估技术的发展日新月异，尤其以皮层EEG和SEEG等颅内EEG技术最具代表性。作为药物难治性癫痫外科治疗中的定位利器，颅内EEG技术的发展为癫痫外科的发展提供了强大的支持。Astner-Rohracher等学者着眼于SEEG的局限性，对EEG、神经心理、神经影像等多维度数据进行了一定程度上的量化，开发的5-SENSE评分系统体现了不同维度数据的权重，对致痫灶定位依赖于SEEG提出了挑战。Zweiphenning等则聚焦于皮层EEG HFOs这一精确的致痫组织生物标志物对癫痫手术方案制订的指导作用，用研究数据证明了HFOs在颞叶外癫痫致痫灶评估中的价值。

MONEAD研究关注妊娠期抗癫痫治疗的复杂性，通过一系列针对抗癫痫药物血药浓度序贯性的分析，揭示了月经、妊娠、避孕药以及精神药物与抗癫痫药物间的相互作用，强调了妊娠期癫痫管理中抗癫痫发作治疗与胎儿暴露风险之间平衡的重要性，以及妊娠期血药浓度监测的重要意义。

神经重症患者EEG活动特征也是近年来研究的热点之一，TELSTAR研究探究了心肺复苏后昏迷患者的节律性和周期性EEG模式，提出广泛周期性放电可能是严重缺血性脑损伤的直接表现，不同于癫痫持续状态中癫痫活动演变，而强化抗癫痫治疗相较标准治疗，并未显著减少不良结局似乎也印证了这样的假设。

近年来不仅众多新型抗癫痫药物被引入临床实践，而且抗癫痫药物在不同癫痫相关疾病中的应用也被不断探究，为癫痫及其相关疾病的治疗提供了新的选择。其中左乙拉西坦是较受关注的药物之一。法国学者开展的PEACH研究评估了左乙拉西坦在急性脑出血预防性抗癫痫治疗中的有效性和安全性。虽然限于客观原因导致该研究的样本量和数据完整性有所欠缺，但依然为预防性抗癫痫治疗改善患者的功能结局提供了一定的证据支持。Nakamura等学者的研究支持了左乙拉西坦作为临床使用更为频繁且有效性和安全性更高的长效抗癫痫药物，在癫痫持续状态二线治

疗中的地位。此外，芬氟拉明作为一种具有全新作用机制的抗癫痫药物，在继治疗 Dravet 综合征之后，其治疗 LGS 的有效性和安全性也取得了令人鼓舞的发现，为 Dravet 综合征和 LGS 这两种罕见且往往导致灾难性后果的儿童期癫痫综合征的治疗提供了新的机会。而加奈索酮在 CCD 相关癫痫发作治疗中体现出的显著疗效和良好的耐受性，为一些严重而罕见遗传性癫痫的治疗带来了曙光。

神经调控是近年来医学科学领域发展最为迅速的方向之一，该技术的进步对难治性癫痫的治疗和功能神经外科的发展产生了深远而持久的影响，近年来，多种神经调控技术如 DBS 在难治性癫痫中的应用取得了新的进展。其中双侧丘脑中央核 DBS 在 LGS 治疗的应用研究中显示出了显著的疗效和相对良好的安全性，这为 LGS 这一药物难治且预后相对不良的癫痫综合征的神经调控治疗提供了新的方案。

尽管抗癫痫药物治疗能减少癫痫发作的频率和（或）减轻发作程度，但并不能改善疾病本身，也无法预防和延缓癫痫及其共患病的发生、发展。疾病修饰治疗基于病因学，通过医学干预达到改变疾病临床进展轨迹的目的，近年来成为了备受关注的热点。由伦敦大学 Qiu 等学者研发的新的 CGT 疗法攻克了癫痫基因疗法中如何特异性靶向针对异常兴奋神经元发挥作用这一技术难关，在小鼠模型和人源诱导多能干细胞中均得到了令人鼓舞的结果。尽管目前 CGT 疗法的临床应用转化还有很长的路要走，但目前已经取得的结果提示这一疗法具有广阔的应用前景，该研究毫无疑问将极大推动癫痫基因治疗的发展。

最后，我们再次抱歉由于篇幅有限，本文无法将 2022 年癫痫领域所有重要的进展与突破全部囊括在内，未尽之处还望读者谅解，也欢迎各位同道专家和学者一起进行更为深入的讨论。相信在未来，癫痫领域的学者必将转“危”为“机”，为癫痫事业的发展添砖加瓦。

参考文献

[1] ASTNER-ROHRACHER A, ZIMMERMANN G, AVIGDOR T, Development and validation of the 5-SENSE score to predict focality of the seizure-onset zone as assessed by stereoelectroencephalography[J]. JAMA Neurol, 2022, 79 (1)：70-79.

[2] ZWEIPHENNING W, KLOOSTER M A, VAN KLINK N E C, et al. Intraoperative electrocorticography using high-frequency oscillations or spikes to tailor epilepsy surgery in the Netherlands (the HFO trial)：a randomised, single-blind, adaptive non-inferiority trial[J]. Lancet Neurol, 2022, 21 (11)：982-993.

[3] MEADOR K J, COHEN K J, LORING D W, et al. Two-year-old cognitive outcomes in children of pregnant women with epilepsy in the maternal outcomes and neurodevelopmental effects of antiepileptic drugs study[J]. JAMA neurology, 2021, 78 (8)：927-936.

[4] PENNELL P B, KARANAM A, MEADOR K J, et al. Antiseizure medication concentrations during

pregnancy: results from the maternal outcomes and neurodevelopmental effects of antiepileptic drugs (MONEAD) study[J]. JAMA neurology, 2022, 79 (4) : 370-379.

[5] RUIJTER B J, KEIJZER H M, TJEPKEMA-CLOOSTERMANS M C, et al. Treating rhythmic and periodic eeg patterns in comatose survivors of cardiac arrest[J]. N Engl J Med, 2022, 386 (8) : 724-734.

[6] PETER-DEREX L, PHILIPPEAU F, GARNIER P, et al. Safety and efficacy of prophylactic levetiracetam for prevention of epileptic seizures in the acute phase of intracerebral haemorrhage (PEACH) : a randomised, double-blind, placebo-controlled, phase 3 trial[J]. 2022, 21 (9) : 781-791.

[7] NAKAMURA K, MARUSHIMA A, TAKAHASHI Y, et al. Levetiracetam versus fosphenytoin as a second-line treatment after diazepam for adult convulsive status epilepticus: a multicentre non-inferiority randomised control trial[J]. J Neurol Neurosurg Psychiatry, 2023, 94 (1) : 42-48.

[8] KNUPP K G, SCHEFFER I E, CEULEMANS B, et al. Efficacy and safety of fenfluramine for the treatment of seizures associated with Lennox-GasTaut syndrome: a randomized clinical trial[J]. JAMA Neurol, 2022, 79 (6) : 554-564.

[9] PESTANA KNIGHT E M, AMIN S, BAHI-BUISSON N, et al. Safety and efficacy of ganaxolone in patients with CDKL5 deficiency disorder: results from the double-blind phase of a randomised, placebo-controlled, phase 3 trial[J]. Lancet Neurol, 2022, 21 (5) : 417-427.

[10] DALIC L J, WARREN A E L, BULLUSS K J, et al. DBS of thalamic centromedian nucleus for Lennox-GasTaut syndrome (ESTEL trial) [J]. Ann Neurol, 2022, 91 (2) : 253-267.

[11] QIU Y C, O' NEILL N, MAFFEION-DEMAND B, et al. Cell-autonomous gene therapy for brain circuit disorders[J]. Science, 2022, 378 (6619) : 523-532.

第 12 章

头晕 / 眩晕

头晕 / 眩晕是常见的一类疾病，在临床越来越被关注，针对该领域的研究也逐渐增多。2022 年国内外研究者在头晕 / 眩晕疾病的规范诊疗、指南共识以及人工智能技术对头晕 / 眩晕诊疗的影响等方面取得了不少进展。回顾这些研究，有助于开拓我们未来的研究方向。

扫码观看视频解读

1 前庭医学的概念和课程培训

2022年，Bárány协会提出了前庭医学的概念和前庭医学课程框架，旨在为全球范围内从事前庭疾病领域研究的专业人员提供高质量的前庭医学培训，提高前庭疾病的诊疗水平。Bárány协会不仅定义了前庭医学的概念，同时也确定了前庭医学课程（BS-VestMed-Cur）的框架、相关的知识技能和专业态度等方面的培训目标。

前庭医学的目的是对前庭症状的潜在病因进行广泛探讨，包括从内耳到脑干、小脑、幕上脑网络以及这些结构之外的多种疾病引起的眩晕、头晕和不稳等非特异性症状。前庭医学涵盖以眩晕和（或）头晕和（或）不稳为主要症状的所有疾病，以及与前庭疾病相关的所有医疗保健活动，其范畴超越了传统的内耳、脑干或小脑疾病的狭小视角。精通前庭医学需要掌握该领域的核心知识、技能，并具有专业态度，前庭医学的设置并不是要将其发展为一个独立的临床专业，多学科合作才是当前及未来前庭医学得以发展并顺利实现临床转化的关键。

Bárány协会前庭医学课程培训范围涉及以眩晕和（或）头晕和（或）不稳为主要症状的所有疾病，内容涵盖前庭解剖、前庭生理、前庭综合征、病史询问、床旁查体、听力检查、治疗以及专业态度。该课程设立的目的既为当前和未来的医师或非医师提供教学及培训，其基础课程也可以启发学生、医师（如初级保健医师或本科保健专业人员）或其他希望研究前庭医学的人员。该课程适用于神经科、耳鼻喉科、眼科、心理科、骨科、康复医学科等所有可能参与诊断和治疗前庭疾病，并寻求发展其专业知识的专业人员。前庭医学框架设定普通水平、普通专家和专业级专家3个不同级别的目标（表12-1）。从事前庭疾病诊疗的医护人员需了解所有前庭相关专业知识，专业程度按照其课程掌握的熟练程度来定义。对专业医师（如耳鼻喉科医师、神经科医师以及听力前庭治疗师）的要求包括能解决所有类型的前庭综合征，需掌握基础前庭课程以上的所有课程。

表12-1 Bárány协会前庭医学课程三级水平

熟练程度级别	课程设置
基础水平	基础课程
普通专家	专家级课程
专业级专家	基础课程+针对性的专家级特定主题课程

2 急性前庭综合征的相关研究进展

（1）急性前庭综合征的药物治疗

2022 年，Benton 教授等在 *JAMA Neurol* 上发表了一项关于苯二氮䓬类和抗组胺类药物治疗急性前庭综合征的系统回顾和荟萃分析。该荟萃分析纳入以急性眩晕持续≤ 2 周患者为研究对象，干预措施为苯二氮䓬类或抗组胺类药物，并设立安慰剂或无干预组的随机对照试验。研究观察指标为治疗 2 h 头晕 / 眩晕视觉量表评分（visual analogue scale，VAS）和 VAS 恶心评分的变化；治疗 1 周或 1 个月的头晕改善情况。该荟萃分析共纳入 17 项随机对照试验，1586 例患者，其中 7 项临床研究共 802 例患者评估了主要预后：与苯二氮䓬类药物相比，单剂量抗组胺类药物能更好地改善 VAS 评分（16.09 分，95%*CI* 7.18 ~ 25.01 分）（图 12–1）。在 1 周或 1 个月头晕改善方面，每日使用苯二氮䓬类和抗组胺药物的效果均不优于安慰剂。该荟萃分析纳入的随机对照试验在评估用药 2 h 的效应方面有较小的风险偏倚，但评估 1 周或 1 个月的预后方面有较高的偏倚风险。研究结论：中等证据提示抗组胺类药物较苯二氮䓬类药物可更好地改善急性前庭综合征患者的 2 h 眩晕；现有证据不支持苯二氮䓬类药物改善任何预后；每天使用抗组胺类药物并不能让急性前庭综合征患者获益。未来需要更深入的研究，如联合对比苯二氮䓬类和抗组胺类药物以及安慰剂的疗效来探索更优的药物治疗方案。

（2）急性单侧前庭病变 / 前庭神经炎的诊断标准

2021 年，我国头晕眩晕领域的专家制定了中国前庭神经炎的多学科专家共识，2022 年，Bárány 协会发表了急性单侧前庭病变 / 前庭神经炎的诊断标准。两者总体思路是相近的，但国内共识并未按疾病进展时间进行分类，而 Bárány 协会对急性单侧前庭病、急性进行性单侧前庭病、很可能的急性单侧前庭病进行了清晰的定义：急性单侧前庭病发作时间持续 24 h 以上；急性进行性单侧前庭病就诊时发作时间＞ 3 h，但不足 24 h；很可能的急性单侧前庭病床旁检查无明确前庭眼动反射（vestibulo–ocular reflex，VOR）功能下降证据。

急性单侧前庭病变 / 前庭神经炎的诊断思路：急性或亚急性持续性眩晕或非旋转性头晕，伴中重度活动受限，症状超过 24 h；自发性前庭周围性眼震；有与自发眼震快相方向相反的明确证据的 VOR 功能下降；无急性中枢神经症状或急性耳部症状，如听力丧失或耳鸣，或其他耳部症状，如耳痛；无急性中枢神经功能缺损体征如中枢性眼动异常或中枢前庭体征，无眼倾斜、凝视诱发性眼震和急性听力体征；不能用其他疾病解释。

研究	抗组胺类药物		对照组		平均VAS差（95%*CI*）/分	平均VAS差（95%*CI*）	权重/%
	VAS/分	总例数/例	VAS/分	总例数/例			
抗组胺类药物 *vs.* 苯二氮䓬类药物							
Amini等，2014年	46.5±18.2	92	25.7±15.3	92	20.80（15.94~25.66）		17.8
Marill等，2000年	38.0±29.8	37	23.2±32.8	37	14.80（0.52~29.08）		12.3
Shin等，2017年	40.2±24.2	20	35.9±30.2	20	4.30（−12.66~21.26）		10.8
分项合计	—	149	—	149	16.09（7.18~25.01）		40.8
异质性检验：P=0.15，I^2=47%							
合并效应量检验：Z=3.54，P<0.001							
抗组胺类药物 *vs.* 非苯二氮䓬类药物							
Doğan等，2015年	29.2±31.1	47	37.5±34.0	47	−8.30（−21.47~4.87）		13.0
Ercin等，2021年	51.4±22.5	100	49.9±22.0	100	1.50（−4.67~7.67）		17.2
Irving等，2002年	33.0±22.8	20	33.0±22.8	20	0（−14.13~14.13）		12.4
Saberi等，2019年	43.8±23.0	85	30.6±24.1	85	13.20（6.12~20.28）		16.7
分项合计	—	252	—	252	2.72（−6.07~11.51）		59.2
异质性检验：P=0.01，I^2=72%							
合并效应量检验：Z=0.61，P=0.54							
合计	—	401	—	401	7.36（−1.12~15.84）		100
异质性检验：P<0.001，I^2=84%							
合并效应量检验：Z=1.70，P=0.09							
亚组差异检验：χ^2_1=4.38，P=0.04，I^2=77.2%							

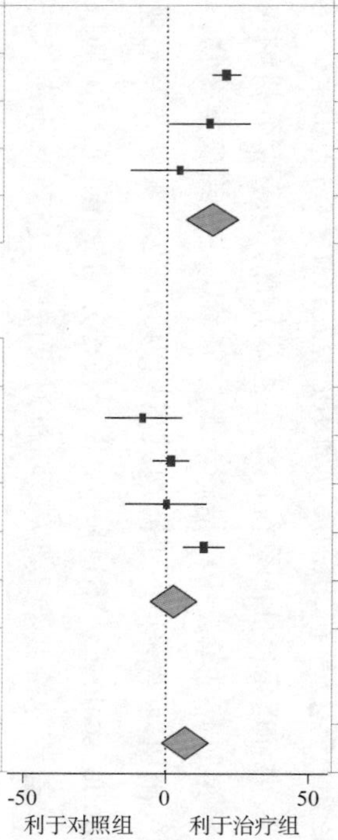

注：VAS—眩晕/头晕视觉量表评分；CI—置信区间。

图12–1　苯二氮䓬类和抗组胺类药物治疗急性前庭综合征研究荟萃分析结果

（3）人工智能在眩晕领域的研究进展

2022 年 *J Neurol Sci* 发表的一篇研究报道介绍了人工智能深度学习对急性前庭综合征诊断的作用。该研究结果显示，眼震算法及人工智能有利于区分急性前庭综合征（急性眩晕）是中枢性的还是外周性的，提高了诊断急性前庭综合征中枢及周围病变的敏感度及特异度（图 12–2）。虽然目前人工智能技术在急性眩晕领域的应用还在起步阶段，存在着如何将眼球运动的时间数据从噪声源转换为高信噪比的数据格式等问题，但其对眩晕诊疗领域研究的发展至关重要。

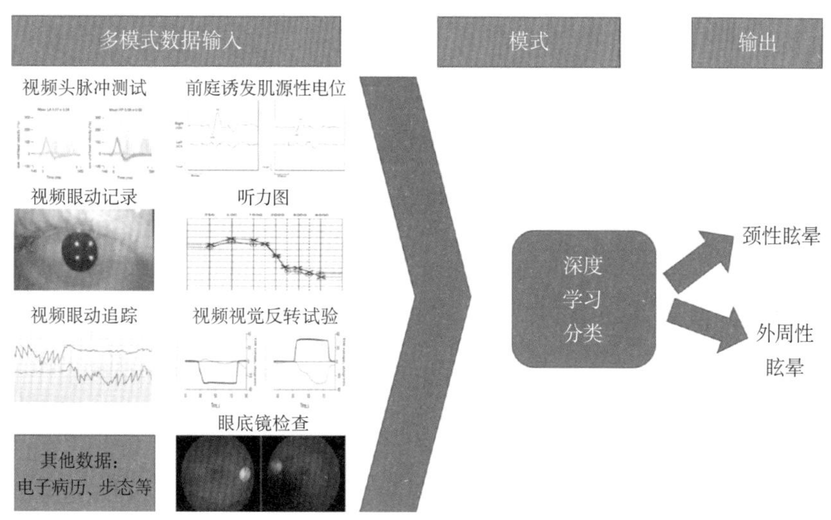

图12–2　人工智能深度学习急性前庭综合征诊断模型

图片来源：https://www.jns–journal.com/article/S0022–510X (22) 00316–1/fulltext

3　发作性前庭综合征

（1）前庭性偏头痛

2022 年 1 月，Bárány 协会发表了前庭性偏头痛诊断标准更新 2021 版本。更新后的诊断标准与 2012 年的标准相比，实质内容没有变化，但表述方式发生了显著变化，更加便于理解和临床应用。主要的更新内容如下：①增加了最新的研究进展和成果，提出了未来需研究确定的议题；②前庭性偏头痛与其他疾病关联：偏头痛先兆、脑干先兆性偏头痛（既往也称基底型偏头痛）、儿童良性阵发性眩晕 / 儿童前庭性偏头痛等；③在未来的分类版本中，可能会包括前庭性偏头痛与梅尼埃病重叠综合征这一类型；④前庭功能评价：如何解读前庭功能检查结果，如何获得发作期 / 发作间期的客观诊断证据及诊断标志物；⑤鉴别诊断，如与良性阵发性位置性眩晕（benign paroxysmal positional vertigo，BPPV）、TIA、椎动脉夹层、前庭阵发症及精神性头晕等的鉴别；⑥慢性前庭性偏头痛的诊断，区分慢性前庭性偏头痛、运动不耐受、共病持续性姿势－感知性头晕具有较大挑战性，慢性前庭性偏头痛可能会在后续修订版分类中成为被认可的一种类型。

（2）良性阵发性位置性眩晕新诊断方法——最小刺激策略

2022 年，Giocinto 等发表的综述介绍了直立条件下诊断 BPPV 的方法——最小刺激策略（minimum stimulus strategy，MSS）。该方法刺激性小，可极大程度减轻患者的不舒适感（图 12-3）。

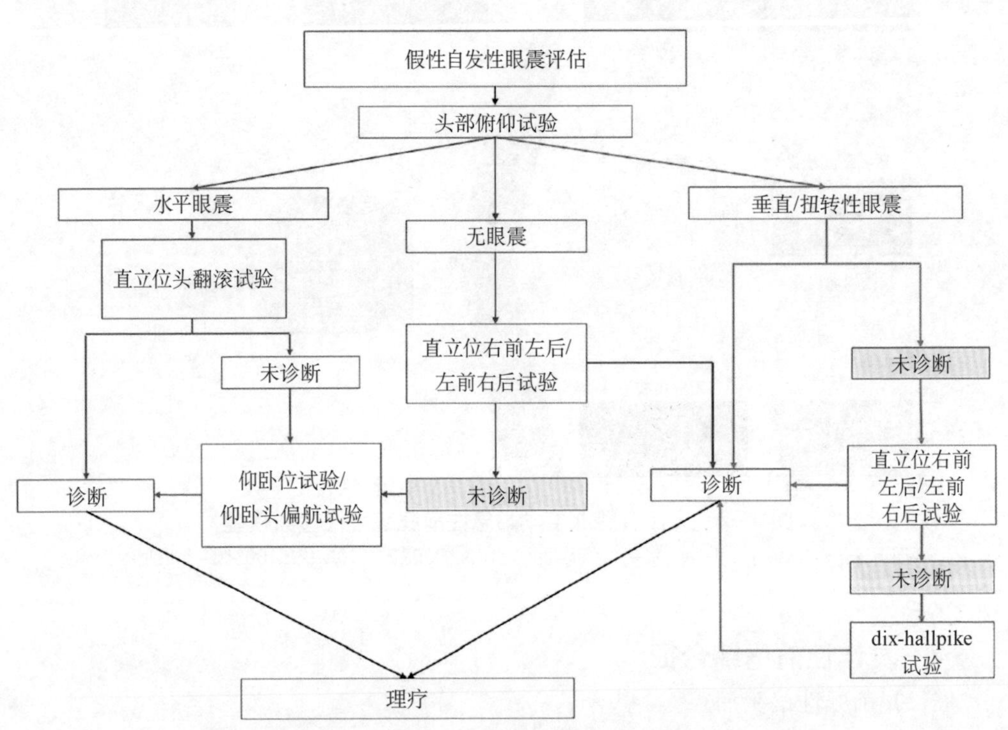

图12-3 良性阵发性位置性眩晕最小刺激策略诊断模型

直立位头部俯仰试验（upright head pitch test，uHPT）检查中，常见典型的兴奋性眼球震颤（朝向患耳扭转的上跳性眼震），而在向前低头时可观察到相反的抑制性眼震（向健侧扭转的下跳性眼震），如 uHPT 检查无明显异常，进行直立位右前左后（upright right anterior-left posterior，uRALP）/ 直立位左前右后（upright left anterior-right posterior，uLARP）试验，可显著增加直立位 BPPV 方案（upright BPPV protocol，UBP）的诊断灵敏度（图 12-4，图 12-5）。

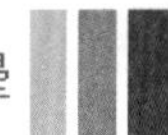

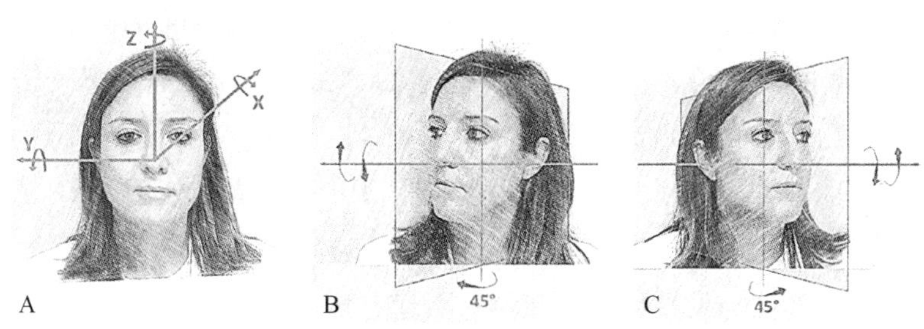

A：头部沿X、Y和Z轴旋转的示意；B～C：分别为左前右后和右前左后管平面相应的头部旋转。

图12–4　直立位右前左后/直立位左前右后试验

图片来源：https://doi.org/10.1016/j.jns.2022.120158

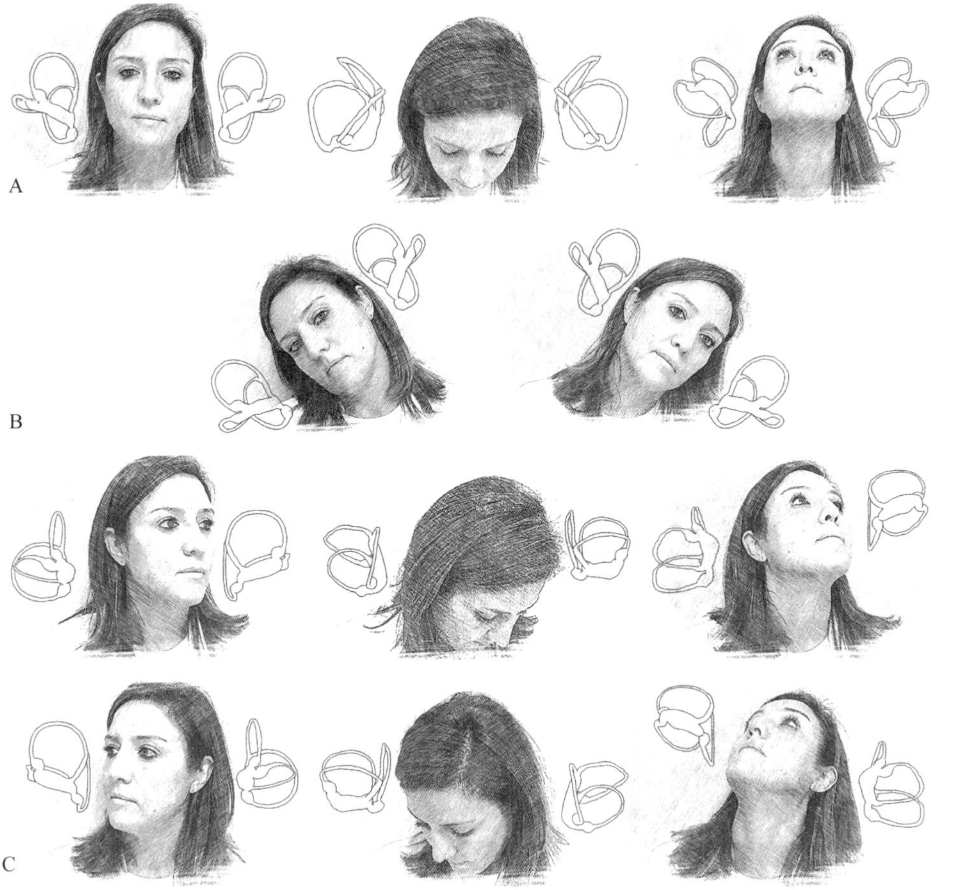

A：直立位头部俯仰试验，患者头部围绕Y（耳间）轴并沿俯仰平面前后弯曲；B：直立位头翻滚试验，患者头部围绕X（鼻枕）轴和滚动平面向左右倾斜；C：直立位左前右后和右前左后试验，患者头部分别沿右前左后平面和左前右后平面向前和向后弯曲。

图12–5　直立位良性阵发性位置性眩晕检查方案

图片来源：https://doi.org/10.1016/j.jns.2022.120158

对于典型的后半规管 BPPV，单独 uHPT 检查的正确诊断率为 75.23%，联合 uRALP/uLARP 的正确诊断率为 87.16%。诊断延误与 UBP 的敏感度密切相关：症状发生 7d 内的患者可 100% 正确诊断（64/64），症状发生超过 7d，正确诊断率减少到 68.89%（31/45）。对于水平半规管 BPPV 患者，使用 UBP 的诊断准确率高达 95.5%，使用仰卧头偏航试验的诊断准确率为 85.1%。

（3）复发性良性阵发性位置性眩晕新治疗方法——维生素 D 补充

维生素 D 不足或缺乏与 BPPV 的发生及复发相关，但是补充维生素 D 能否降低 BPPV 的复发目前尚不明确。韩国的 Kim 教授等汇总分析了 5 项临床研究（4 项非随机对照试验，1 项随机对照试验），共计 1250 例患者的临床数据。研究的目的为对比补充维生素 D 或其复合制剂、含或不含钙片与安慰剂及无干预措施对 BPPV 复发的预防作用。研究结果发现，补充维生素 D 可显著降低 BPPV 的复发风险（相对风险 0.37，95%*CI* 0.18 ~ 0.76，*P*=0.007）（图 12–6）。该研究结论是：补充维生素 D 有利于 BPPV 的二级预防；对 BPPV 频繁发作的患者应考虑补充维生素 D，尤其是当患者血清维生素 D 低于正常时。

（4）梅尼埃病

①梅尼埃病的发病机制和病因　梅尼埃病是一种少见的慢性良性内耳病，尽管目前已经有较多治疗方法来改善疾病进程，但尚不明确是否存在一种或多种联合病因影响疾病进程。2022 年，Habib 教授等发表在 *JAMA Otolaryngol Head Neck Surg* 上的综述荟萃分析了梅尼埃病的发病机制和病因。该研究的意义在于对所提出的梅尼埃病病理生理机制进行了审查，以确定哪些过程最有可能是致病因素。

该荟萃分析研究了 1917—2021 年在 Embase、Ovid 和 PubMed 等数据库中检索的 4602 篇梅尼埃病相关的文献，其中 444 篇符合纳入标准。研究结果发现，梅尼埃病是一种多因素疾病，可伴随患者终生并导致生活质量下降。随着研究的深入，梅尼埃病的病因学理论从结构功能障碍转向自身免疫和遗传因素，最常见病因为结构功能障碍、免疫损伤和遗传易感性。自身炎症过程和前庭偏头痛与梅尼埃病存在关联，但是研究之间存在巨大异质性。未来有必要针对内淋巴积水的可靠生物标志物和实时成像进行探索，以加深对疾病的理解并改善治疗。

②基于纳米技术的梅尼埃病诊断和治疗新方法　目前有研究发现，纳米材料，包括纳米颗粒和纳米载体，可能为梅尼埃病提供一系列新颖的诊断和治疗方法。纳米颗粒具有生物相容性、生化稳定性、靶向性和增强可视化等特殊性能。2022 年，Kashizadeh 等对纳米技术在梅尼埃病的诊断和治疗方面应用的最新进展进行了全面的回顾。该研究发现，金属纳米颗粒可用于内耳成像以辅助研究耳疾病。药物输送

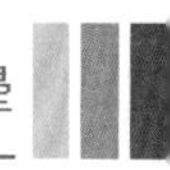

研究或亚组	维生素D组/例		非维生素D组/例		固定效应模型		固定效应模型
	事件	总例数	事件	总例数	加权/%	RR (95%CI)	RR (95%CI)
Califano等, 2019	13	68	28	68	9.4	0.46 (0.26～0.82)	
Sousa等, 2019	0	5	5	5	1.8	0.09 (0.01～1.31)	
Jeong等, 2020	168	445	239	512	74.4	0.81 (0.70～0.94)	
Sheikhzadeh等, 2016	4	27	26	27	8.7	0.15 (0.06～0.38)	
Talaat等, 2016	4	28	28	65	5.6	0.33 (0.13～0.86)	
合计 (95%CI)	189	573	326	677	100	0.68 (0.59～0.78)	

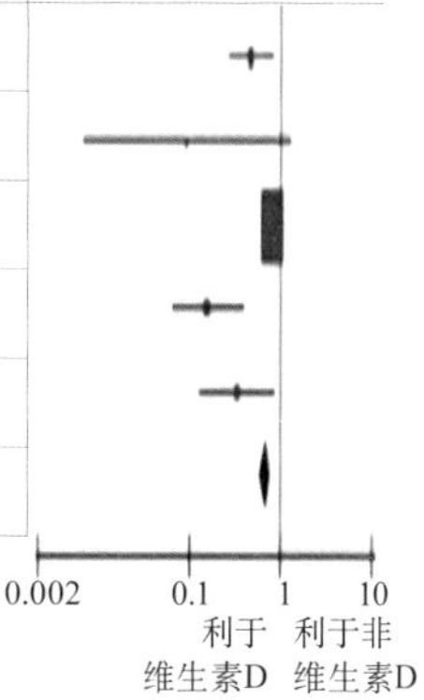

异质性检验：P=0.0002, I^2=81%

合并效应量检验：Z=5.35, P<0.00001

研究或亚组	维生素D组/例		非维生素D组/例		随机效应模型		随机效应模型
	事件	总例数	事件	总例数	加权/%	RR (95%CI)	RR (95%CI)
Califano等, 2019	13	68	28	68	9.4	0.46 (0.26～0.82)	
Sousa等, 2019	0	5	5	5	1.8	0.09 (0.01～1.31)	
Jeong等, 2020	168	445	239	512	74.4	0.81 (0.70～0.94)	
Sheikhzadeh等, 2016	4	27	26	27	8.7	0.15 (0.06～0.38)	
Talaat等, 2016	4	28	28	65	5.6	0.33 (0.13～0.86)	
合计 (95%CI)	189	573	326	677	100	0.37 (0.18～0.76)	

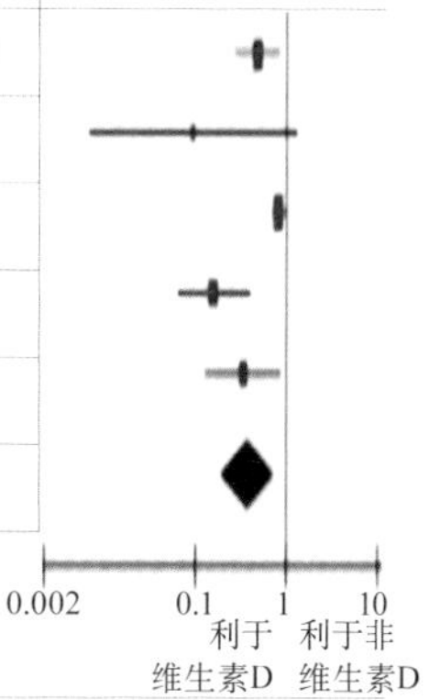

异质性检验：P=0.0002, I^2=81%

合并效应量检验：Z=2.71, P=0.007

RR—相对风险；CI—置信区间。

图12–6 补充维生素D预防复发性良性阵发性位置性眩晕复发meta分析结果

图片来源：https://link.springer.com/article/10.1007/s00415-020-09952-8

的新技术—纳米靶向给药已经在部分内耳疾病中应用。通过在分子周围形成保护层，纳米颗粒可以减缓药物降解，同时还可调节药物表面物理和化学特性（如粒子的电荷和亲水性），使药物半衰期延长，提高组织渗透性和细胞摄取率。另外，基于纳米颗粒的药物传递方法可以释放持续剂量的药物并实现细胞特异性传递（图 12–7）。目前，不同的纳米材料的性能、稳定性、经济效益以及不良反应不同，因此将其应用于诊断和治疗梅尼埃病还需更多的研究来支持。针对纳米材料在梅尼埃病中的应用研究方兴未艾，纳米材料为未来的诊断和治疗提供了新的方向。

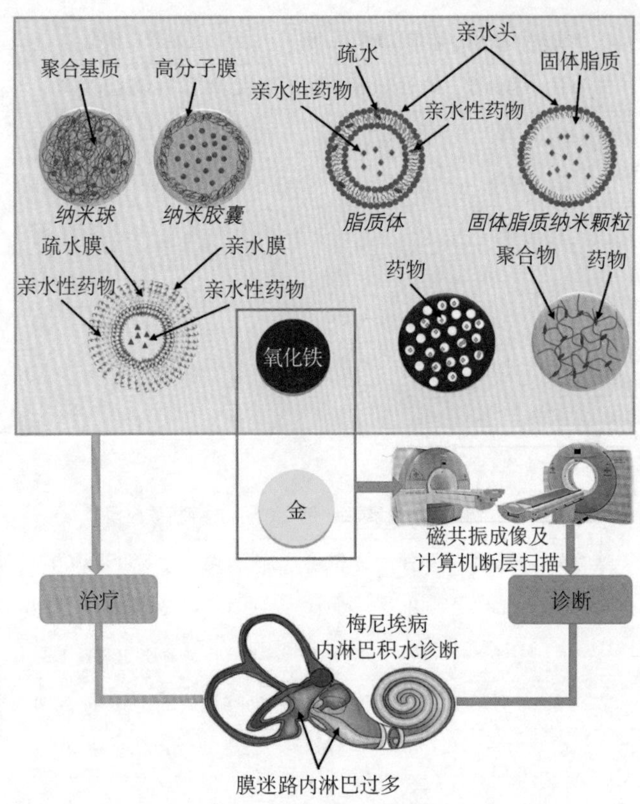

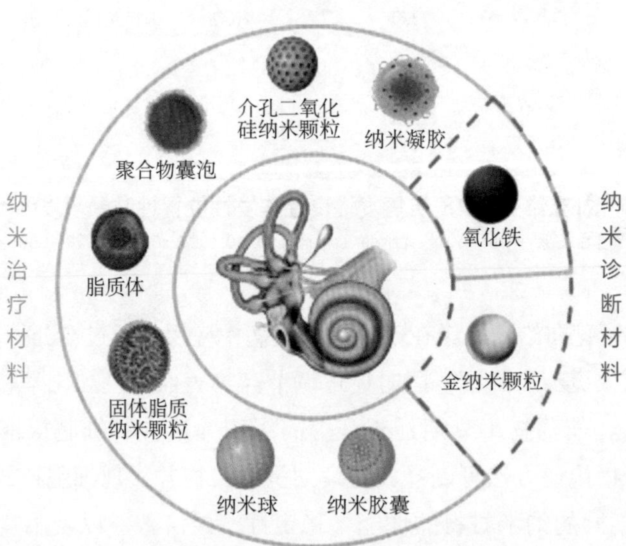

图12-7 纳米技术在梅尼埃病中的应用

图片来源：https://www.sciencedirect.com/science/article/abs/pii/S1549963422000855?via%3Dihub

4 慢性前庭综合征

（1）双侧前庭病

2022 年，Bárány 协会分类委员会为双侧前庭病诊断标准——转椅试验诊断标准勘误：正弦摆动转椅试验（0.1 Hz，V_{max}=50° /s），水平增益≤ 0.1 相位超前≥ 15°（连续时间≤ 6 s）。

（2）老年前庭病

2019 年，Bárány 协会分类委员会针对患有慢性前庭症状的老年患者群体，定义了老年前庭病（presby-vestibulopathy，PVP）这一新的综合征，并认为该综合征是由轻度的双侧外周前庭功能减退所致。姿势和步态的控制需要多种功能系统联合参与，如体感、视觉、听觉、肌肉骨骼和心脑血管系统。PVP 与步态相关合并症的关系尚不明确。

2022 年，Müller 等发表在 *Eur J Neurol* 的一项横断面研究评估了 PVP 与其他步态相关合并症的频率和特征。该研究纳入的人群为年龄≥ 60 岁，以头晕 / 眩晕收入德国慕尼黑医学院头晕登记的患者，共 707 例，其中 PVP 患者 32 例（4.5%）。这些患者均进行了详细的神经、眼科和前庭听觉检查。研究结果发现，有 18 例（56.3%）PVP 患者表现≥ 2 种步态相关的合并症。32 例 PVP 患者中只有 1 例（3.1%），即 707 例慢性头晕 / 眩晕患者中仅 0.14% 为“孤立”PVP（图 12-8）。其次，该研究队列中全部患者（625 例）眩晕残障程度量表（dizziness handicap inventor，DHI）评分平均为（43.1±21.4）分，提示总体中度异常。比较不同亚组 DHI 总分分布，发现功能性头晕 / 眩晕患者的平均 DHI 评分最高，为（52.2±19.5）分，其次是单侧前庭病，为（48.1±21.0）分，而心源性眩晕的平均 DHI 评分最低，为（30.1±1.97）分（图 12-9）。比较 PVP 与双侧前庭病患者 DHI 各项子指数得分，结果显示，双侧前庭病中的 DHI 躯体症状平均分显著高于 PVP（$P < 0.001$，r=0.94），但两种疾病的 DHI 总分、功能分值和情感分值无明显差异。该队列研究发现，不伴步态相关多因素异常的孤立性 PVP 是罕见的。老年人头晕通常可以由另一种主要的前庭、神经、心脏或精神疾病来解释，PVP 通常伴随其他感觉运动功能下降症状。

（3）前庭 - 自主神经相互作用

2022 年发表在 *Curr Opin Neurol* 的一项综述分析了前庭 - 自主神经的相互作用。长期以来，前庭 - 自主神经反射一直被描述为与心血管和呼吸功能有关。临床分类旨在改进对血流动力学直立性头晕患者的识别，提高研究人员对潜在的

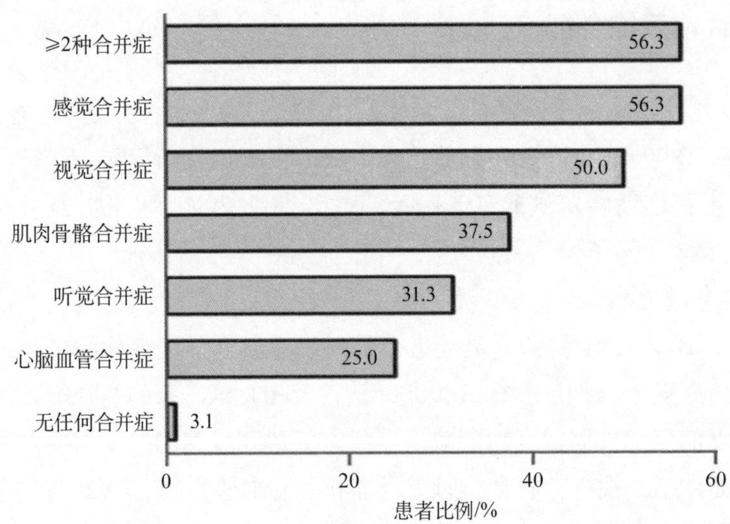

图12-8　老年前庭病其他步态相关合并症情况

图片来源：https://onlinelibrary.wiley.com/doi/10.1111/ene.15308

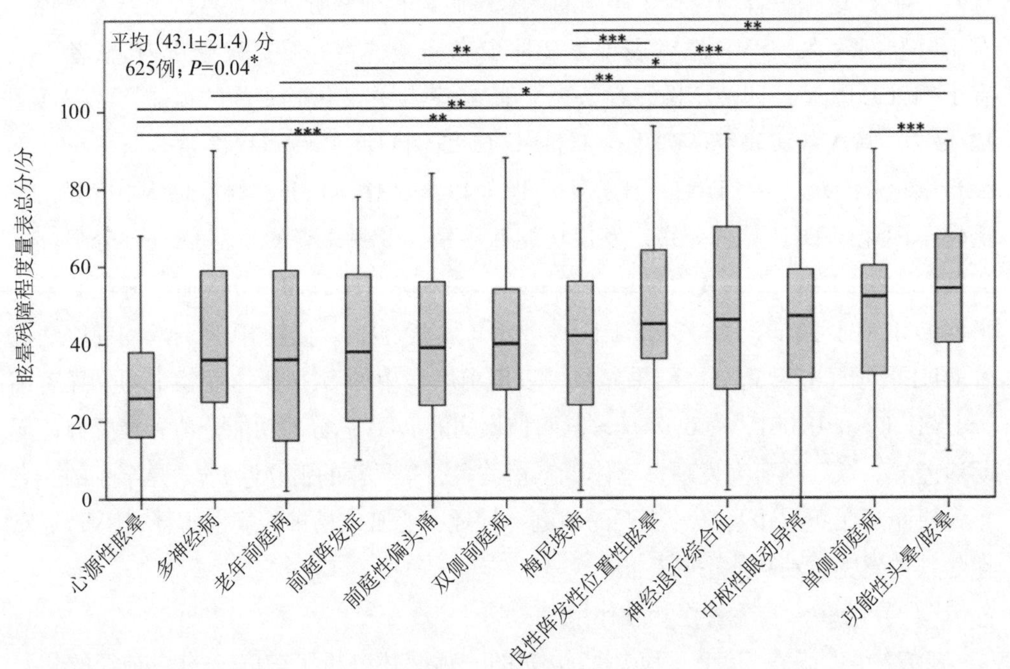

*$P<0.05$；**$P<0.01$；***$P<0.001$。

图12-9　不同疾病眩晕残障程度量表评分情况

图片来源：https://onlinelibrary.wiley.com/doi/10.1111/ene.15308

前庭－自主神经反射的理解，以便有效地对患者提出适当的建议。同时，最新研究发现，岛叶皮层是前庭感觉和自主神经整合和调节的皮层部位。前庭－自主神经的这些相互作用可能发生在各种情况下，如衰老、外周前庭功能减退、创伤性脑损伤和运动敏感等。

前庭－自主神经反射参与交感神经或副交感神经输出相关的通路，其下行通路通向延髓腹外侧，影响前庭－交感神经反射、前庭呼吸反射和恶心 / 呕吐中枢；上行通路穿过臂旁核到达丘脑和岛叶皮层（前庭感觉和自主神经控制的整合部位）。前庭自主反射对直立血压反应的影响：压力反射和前庭－心血管反射都对身体姿势的变化作出反应，以维持适当的血压并避免晕厥事件，这些反射与血压调节有互补作用，与其不同的反应延迟类似（压力反射：1 s；前庭－心血管反射：50 ～ 100 ms）。

5 血管性头晕 / 眩晕

头晕 / 眩晕是后循环卒中最常见的症状之一，常急性发作，可为持续性（≥ 24 h，急性持续性头晕 / 眩晕）或短暂性（＜ 24 h，急性短暂性头晕 / 眩晕）症状。在临床上，鉴别血管性孤立性头晕 / 眩晕与涉及迷路或前庭神经的非血管性孤立性头晕 / 眩晕疾病是非常重要的，因为这两种疾病的治疗策略和预后不同。漏诊急性卒中可能会使患者错失最佳治疗时机，增加残疾率和死亡率，而对血管性头晕 / 眩晕过度诊断则会导致过度检查和额外的药物治疗。根据潜在的病因，对患者进行溶栓、EVT、适当的抗血小板策略或抗凝治疗，可能适用于治疗卒中和预防血管性头晕 / 眩晕患者的卒中复发。

在此背景下，Bárány 协会分类委员会在 2022 年制定了血管性头晕 / 眩晕的诊断标准，以期为临床更好的诊疗提供依据。

（1）血管性头晕 / 眩晕诊断分类

① 急性持续性血管性头晕 / 眩晕：满足 A ～ C

A．急性眩晕、头晕或不稳持续≥ 24 h。

B．与症状、体征和其他检查相符的脑 / 内耳的缺血 / 出血影像学证据。

C．不能由其他疾病或病症更好地解释。

② 很可能的急性持续性头晕 / 眩晕：满足 A ～ C

A．急性眩晕、头晕或不稳持续≥ 24 h。

B．至少满足下列标准之一：a．局灶性中枢神经系统症状和体征，如偏瘫、感觉障碍、构音障碍、吞咽困难或严重的躯干性、共济失调／姿势不稳；b. 至少满足中枢性头脉冲－眼震－扭转偏斜（head impulse，nystagmus，test of skew，HINTS）试验中的 1 项（头脉冲试验正常、方向改变的凝视诱发性眼震或明显的眼球反向偏斜）；c. 其他中枢性眼动异常（如中枢性眼震、扫视异常或平稳跟踪异常）；d. 血管事件风险增加（如 $ABCD^2$ 评分≥ 4 分或心房颤动）。

C．不能由其他疾病或病症更好地解释。

③ 短暂性血管性头晕／眩晕：满足 A ～ C

A．持续时间＜ 24 h 的急性自发性眩晕、头晕或不稳。

B．与症状、体征或其他检查相符的脑／内耳的缺血／出血的影像学证据。

C．不能由其他疾病或病症更好地解释。

④ 很可能的进展性血管性头晕／眩晕：满足 A ～ C

A．急性自发性眩晕、头晕或不稳＞ 3 h，但在观察时持续＜ 24 h。

B．至少满足下列中的 1 项：a. 局灶性中枢神经系统症状和体征或严重的躯干性共济失调／姿势不稳；b. 至少出现 HINTS 中的 1 项（头脉冲试验正常、方向改变的凝视诱发性眼震或明显的眼球反向偏斜；c. 其他中枢性眼动异常（如中枢性眼震、扫视异常或平稳跟踪异常）；d. 新发的中度至重度颅部疼痛；血管事件风险增加，如 $ABCD^2$ ≥ 4 分或心房颤动；e. 椎－基底动脉明显狭窄（＞ 50%）。

C．不能由其他疾病或病症更好地解释。

⑤ 很可能的短暂性血管性头晕／眩晕：满足 A ～ C

A．持续时间＜ 24 h 的急性自发性眩晕、头晕或不稳。

B．至少满足下列中的 1 项：a. 发作期间局灶性中枢神经系统症状或严重姿势不稳；b. 发作期间新发中度至重度颅颈部疼痛；c. 血管事件的风险增加，如 $ABCD^2$ 评分≥ 4 分或心房颤动；d. 椎－基底动脉明显狭窄（狭窄率＞ 50%）。

C．不能由其他疾病或病症更好地解释。

⑥ 椎动脉压迫综合征：满足 A ～ D

A．由持续偏侧的颈部姿势引起的伴或不伴有耳鸣的眩晕，尤其是在身体直立位时。

B．发作期间出现眼震。

C．在诱发头部运动期间出现 a 或 b：a. 动态血管造影记录到椎动脉受压；b.TCD 显示后循环血流减少。

D．不能由其他疾病或障碍更好地解释。

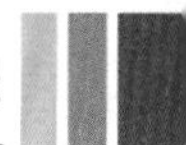

（2）血管性头晕 / 眩晕诊断要点

① 病史

持续性急性前庭症状或伴恶心、呕吐、姿势不稳及振动视幻等。有血管疾病危险因素或心房颤动。

② 症状 + 体征

中枢神经系统功能缺损症状及体征：眼动异常、构音障碍、吞咽困难、复视、偏瘫、感觉异常、指鼻和跟膝胫试验等；听力下降；眼震，包括自发性、凝视诱发性、摇头和位置性眼震，鉴别中枢性及周围性；眼倾斜、垂直主观倾斜；HINTS；中枢性眼动体征：扫视、平滑跟踪；姿势、步态异常。

③ 辅助检查

血液检查；前庭、眼动和听觉相关检查；心血管相关检查；影像学检查。

（3）血管性头晕 / 眩晕诊断的价值和意义

确定前庭症状、相关中枢症状和血管危险因素的特征，是确定血管性头晕 / 眩晕诊断的第 1 步。与血管性头晕 / 眩晕患者的早期（< 48 h）影像学检查相比，针对中枢前庭和眼动体征，尤其是 HINTS 和姿势稳定性评估的系统检查可提供更准确的诊断信息。视频头脉冲测试和视频眼动检查可能有助于提高诊断的准确性。

进一步确定血管性头晕 / 眩晕的潜在病因，对于指导卒中急性期治疗和二级预防方案至关重要。

6 颈性头晕

（1）关于颈性头晕的观点

颈椎病与头晕 / 眩晕的关系一直存在争议。2022 年，Bárány 协会基于目前研究及专家共识，解读了关于颈性头晕的观点。委员会注意到偏头痛，包括前庭偏头痛，是目前颈部疼痛和前庭症状合并的最常见原因。头部运动会加重几乎所有前庭疾病的症状，前庭疾病患者常见颈部肌肉张力增加，可能与其头部运动减少有因果关系。颈部疼痛可能刺激血管迷走神经、心脏抑制性反射，从而通过颈前庭机制引起短暂的定向障碍和（或）失衡。还有一些尚未探索的理论机制尚缺乏高质量的临床研究。鉴于目前数据，目前无法推荐任何颈性头晕的具体诊断标准，也无法推荐任何具体的治疗方法。这个立场可能会随着新证据的出现而改变。

（2）颈性头晕——推荐术语

颈性头晕概念：主要指累及颈椎及软组织或颈神经根等颈部结构而出现的一组

相关症状，不包括前庭性、血管性、血流动力学直立性头晕，以及创伤性脑损伤等有明确界定的疾病。

目前颈性头晕机制尚不明确，故不建议使用颈源性头晕这一术语。颈部相关性头晕中头晕症状较常见，而眩晕罕见。如果出现以下情况，则可以排除颈性头晕：①没有颈部疼痛或不适；②头晕是自发发生的（即头部或颈部没有运动也可发生头晕），或头晕完全是位置性的（即当头部相对于重力的方向发生变化时）。

（3）颈性头晕现存问题与思考

①目前临床干预性研究存在的问题　既往关于颈性头晕干预治疗的高质量研究乏善可陈，多数研究存在以下问题：未实行盲法设计；未排除偏头痛的患者；未设置有效的空白对照组去除混杂因素。仅仅通过临床干预来显示对头晕的主观表现的影响本身并不能为是否存在颈性头晕提供证据，因此，治疗后的反应不能成为任何用于研究的拟定义的一部分。

②未来临床研究的思考　研究设计方面：结合特定先验假设相关的最佳临床试验方法；根据病理生理机制提供的理论；干预性试验建议设置安慰剂对照，双盲设计。

纳入人群的选择方面：初步研究应尽量招募一组“单纯的”颈性头晕患者；寻找和排除患有 BPPV、任何形式偏头痛的患者以及通过系统评估除外任何具有外周或中枢前庭功能障碍的患者。

多学科协作：建议研究团队是多学科的，包括但不限于心脏病学、神经病学、神经外科、耳鼻喉科和物理治疗学，另外，还应有统计学家参与。

主要研究终点的选择：选择临床终点指标；次要终点可结合病理生理学机制设置。

7　前庭康复

2022 年，有多项前庭康复相关的研究发表，这些研究针对不同人群，包括 BPPV、急性单侧前庭病 / 前庭神经炎、双侧前庭病、持续性姿势 - 感知性头晕、前庭性偏头痛患者等。研究结果均发现，基于康复治疗师及自我康复训练的比较，每周 2 次康复师指导结合自我康复训练更有助于患者头晕 / 眩晕症状的改善。

2022 年，国内外头晕 / 眩晕专家在前庭症状相关疾病的诊疗、专家共识等方面做了大量贡献。这些研究均有助于我们更好地掌握前庭系统疾病的诊疗。最后再次借用 Bárány 协会对前庭医学的阐述强调：前庭医学的范畴超越了传统的内耳、脑干或小脑疾病的狭隘视角；前庭医学无意发展成一个独立的临床专业；掌握前庭

医学诊疗是专科医师和非医师健康专业额外的能力；精通前庭医学需要一套核心知识、技能和专业态度；多学科合作是当前及未来前庭医学顺利发展的关键。

参考文献

[1] VAN DE BERG R, MURDIN L, WHITNEY S L, et al. Curriculum for vestibular medicine (VestMed) proposed by the Bárány Society[J]. J Vestib Res, 2022, 32 (2) : 89-98.

[2] RASTALL D P, GREEN K. Deep learning in acute vertigo diagnosis[J/OL]. J Neurol Sci, 2022, 443: 120454[2023-01-02]. https://doi.org/10.1016/j.jns.2022.120454.

[3] HUNTER B R, WANG A Z, BUCCA A W, et al. Efficacy of benzodiazepines or antihistamines for patients with acute vertigo: a systematic review and meta-analysis[J]. JAMA Neurol, 2022, 79 (9) : 846-855.

[4] STRUPP M, BISDORFF A, FURMAN J, et al. Acute unilateral vestibulopathy/vestibular neuritis: diagnostic criteria[J]. J Vestib Res, 2022, 32 (5) : 389-406.

[5] LEMPERT T, OLESEN J, FURMAN J, et al. Vestibular migraine: diagnostic criterial[J]. J Vestib Res, 2022, 32 (1) : 1-6.

[6] LIBONATI G A, MARTELLUCCI S, CASTELLUCCI A, et al. Minimum stimulus strategy: a step-by-step diagnostic approach to BPPV[J/OL]. J Neurol Sci, 2022, 434: 120158[2023-01-02]. https://doi.org/10.1016/j.jns.2022.120158.

[7] JEONG S H, LEE S U, KIM J S. Prevention of recurrent benign paroxysmal positional vertigo with vitamin D supplementation: a meta-analysis[J]. J Neurol, 2022, 269 (2) : 619-626.

[8] RIZK H G, MEHTA N K, QURESHI U, et al. Pathogenesis and etiology of Ménière disease: a scoping review of a century of evidence[J]. JAMA Otolaryngol Head Neck Surg, 2022, 148 (4) : 360-368.

[9] KASHIZADEH A, PASTRAS C, RABIEE N, et al. Potential nanotechnology-based diagnostic and therapeutic approaches for Meniere's disease[J/OL]. Nanomedicine, 2022, 46: 102599[2023-01-02]. https://doi.org/10.1016/j.nano.2022.102599.

[10] STRUPP M, KIM J S, MUROFUSHI T, et al. Erratum to: bilateral vestibulopathy: diagnostic criteria consensus document of the classification committee of the Bárány Society[J/OL]. J Vestib Res, 2023, 33 (1) : 87[2023-01-02]. https://doi.org/10.3233/ves-229002.

[11] MÜLLER K J, BECKER-BENSE S, STROBL R, et al. Chronic vestibular syndromes in the elderly: presbyvestibulopathy-an isolated clinical entity? [J]. Eur J Neurol, 2022, 29 (6) : 1825-1835.

[12] BOGLE J M, BENARROCH E, SANDRONI P. Vestibular-autonomic interactions: beyond orthostatic dizziness[J]. Curr Opin Neurol, 2022, 35 (1) : 126-134.

[13] KIM J S, NEWMAN-TOKER D E, KERBER K A, et al. Vascular vertigo and dizziness: diagnostic criteria[J]. J Vestib Res, 2022, 32 (3) : 205-222.

[14] SEEMUNGAL B M, AGRAWAL Y, BISDORFF A, et al. The Bárány Society position on cervical dizziness[J]. J Vestib Res, 2022, 32 (6) : 487-499.

[15] HALL C D, HERDMAN S J, WHITNEY S L, et al. Vestibular rehabilitation for peripheral vestibular hypofunction: an updated clinical practice guideline from the Academy of Neurologic Physical Therapy of the American Physical Therapy Association[J]. J Neurol Phys Ther, 2022, 46 (2) : 118-177.

第 13 章 头痛

原发性头痛的发病机制尚未明确，临床诊疗水平亟待提高。2022 年，国内外专家和学者在偏头痛的新型治疗方案、干预靶点及脑影像和遗传组学机制研究等领域取得了多项重大突破。在这一部分，我们回眸 2022 年，梳理这一年来国内外头痛领域相关研究的主要进展，从而把握头痛临床诊疗和研究的发展方向。

扫码观看视频解读

1　柳暗花明：难治性偏头痛的新选择

偏头痛是常见的致残性神经系统疾病，疾病负担重，目前相关指南推荐对符合条件的偏头痛患者进行预防性治疗。不过，传统预防性治疗药物常因疗效不佳或耐受性差而被患者弃用。针对多次治疗失败的患者，能否有更好的治疗选择？国际头痛协会前主席 Ashina 教授牵头的 DELIVER 研究在 2022 年发表于 *Lancet Neurol*，试图回答此问题。

DELIVER 研究是一项全球多中心、双盲、随机、安慰剂对照、平行分组的Ⅲ B 期临床研究，旨在评估因疗效、安全性／耐受性不足或禁忌证而导致既往预防性治疗失败的偏头痛患者使用 eptinezumab 预防治疗的有效性和安全性。

Eptinezumab 是一种人源化单克隆抗体，可选择性结合降钙素基因相关肽（calcitonin gene-related peptide，CGRP）并抑制其活性，在美国和欧洲已经被批准用于成人偏头痛的预防性治疗。Eptinezumab 通过静脉输注给药，快速起效，疗效持久，每 12 周使用 1 次。

DELIVER 研究包括 28 ～ 30 d 的筛选期、24 周的安慰剂对照期和 48 周的剂量设盲扩展期，共纳入 892 例成人偏头痛患者，随机接受至少一剂研究药物治疗 [eptinezumab 100 mg（299 例），eptinezumab 300 mg（294 例）或安慰剂（299 例，其中 1 例未治疗）]。研究过程中，患者可使用急性偏头痛治疗药物，但不能进行其他预防性治疗（图 13-1）。研究的主要终点是 12 周每月偏头痛天数较基线的变化。在 1 ～ 12 周，eptinezumab 100 mg 和 300 mg 组的每月偏头痛天数较基线分别减少 4.8 d 和 5.3 d，安慰剂组减少 2.1 d（$P<0.0001$）。13 ～ 24 周，eptinezumab 100 mg 和 300 mg 组每月偏头痛天数进一步减少 5.4 d 和 6.1 d，安慰剂组减少 2.4 d（$P<0.0001$）。在 1 ～ 12 周和 13 ～ 24 周，eptinezumab 100 mg 与 300 mg 组偏头痛缓解率≥ 50% 和≥ 75% 的患者比例均显著高于安慰剂组（P 均 <0.0001）（图 13-2）。

综上所述，DELIVER 研究结果显示，在单次注射后的 1 ～ 12 周，两种剂量的 eptinezumab 均能显著减少患者每月偏头痛天数，再次给药后疗效持续，未观察到新的安全性问题。在不同次要终点、不同患者报告结局以及不同亚组分析中，eptinezumab 都表现出一致的良好疗效。

Ornello 等于同期杂志发表评论，认为 DELIVER 研究证实了 eptinezumab 预防性治疗难治性偏头痛患者有效且安全，每 12 周 1 次注射可能使其成为部分患者最适合的治疗方案。为了达到更好的治疗效果，可以结合其他治疗策略，以帮助偏头痛患者恢复对疾病发作的掌控感。

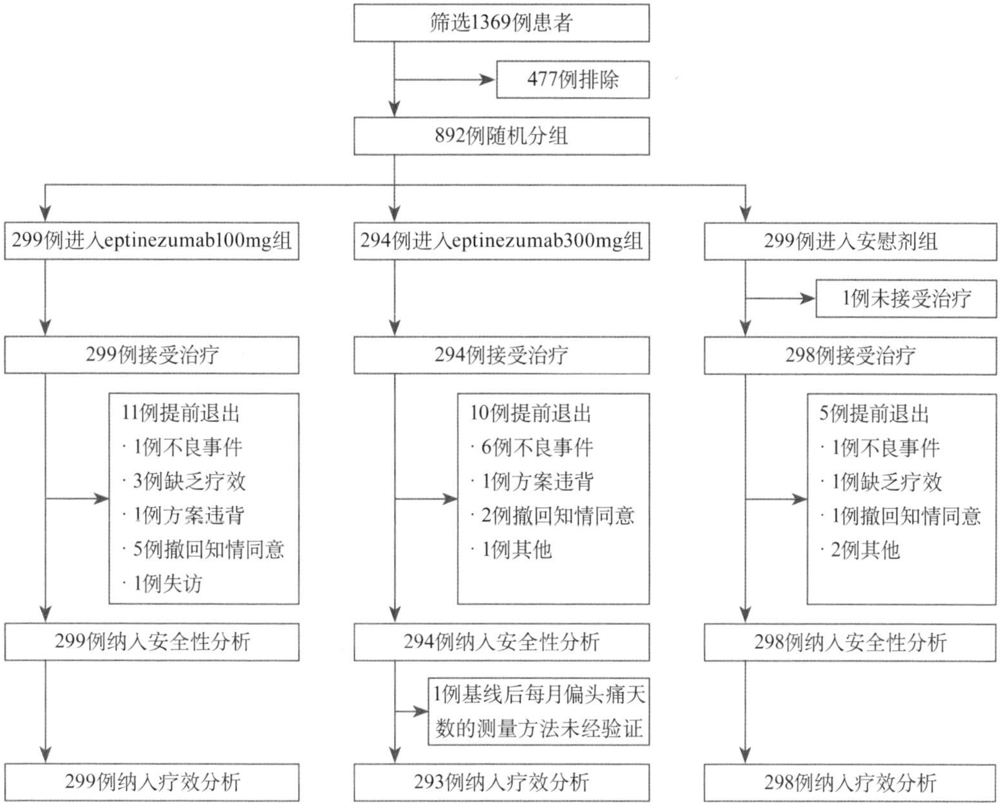

筛选1369例患者
477例排除
892例随机分组
299例进入eptinezumab100mg组
294例进入eptinezumab300mg组
299例进入安慰剂组
1例未接受治疗
299例接受治疗
294例接受治疗
298例接受治疗
11例提前退出
· 1例不良事件
· 3例缺乏疗效
· 1例方案违背
· 5例撤回知情同意
· 1例失访
10例提前退出
· 6例不良事件
· 1例方案违背
· 2例撤回知情同意
· 1例其他
5例提前退出
· 1例不良事件
· 1例缺乏疗效
· 1例撤回知情同意
· 2例其他
299例纳入安全性分析
294例纳入安全性分析
298例纳入安全性分析
1例基线后每月偏头痛天数的测量方法未经验证
299例纳入疗效分析
293例纳入疗效分析
298例纳入疗效分析

图13-1　DELIVER研究流程

eptinezumab 100 mg组
eptinezumab 300 mg组
安慰剂组
每月偏头痛天数变化/d
0
-1
-2
-3
-4
-5
-6
-7
299例
-2.7
(-3.4~-2.0,
P<0.0001)
-4.8
293例
-3.2
(-3.9~-2.5,
P<0.0001)
-5.3
298例
-2.1
287例
-3.0
(-3.8~-2.2,
P<0.0001)
-5.4
286例
-3.7
(-4.5~-3.0,
P<0.0001)
-6.1
295例
-2.4
第1~12周
第13~24周

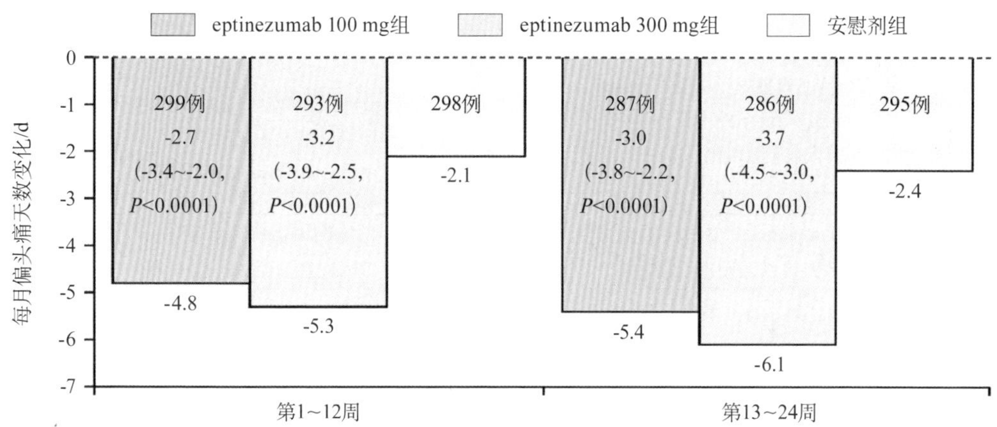

柱形中数据为较安慰剂组每月偏头痛天数的差异（95%*CI*），柱形下方数据为与本组基线比较，每月偏头痛天数的差异。CI—置信区间。

图13-2　DELIVER研究中各组第1~12周和第13~24周每月偏头痛天数变化

图片来源：https://linkinghub.elsevier.com/retrieve/pii/S1474-4422(22)00185-5

2 未来之星：Erenumab 治疗有先兆偏头痛有效

CGRP 受体单抗是一类预防性治疗偏头痛的新药。有先兆偏头痛患者对治疗的反应以及血管风险均可能与无先兆偏头痛患者不同，因此应对此类患者的偏头痛预防性治疗进行单独的有效性与安全性评估。

一项事后二次分析评估了 4 项双盲、安慰剂对照的随机临床研究，这 4 项研究于 2013 年 8 月 6 日—2019 年 11 月 12 日在北美、欧洲、俄罗斯和土耳其的治疗中心进行，受试者为 18 ~ 65 岁的发作性偏头痛或慢性偏头痛患者。患者入组后随机接受 erenumab 或安慰剂治疗，在双盲治疗阶段和开放标签或剂量盲法的活性药物治疗中，给予皮下注射 1 剂或多剂 erenumab（每月 70 mg 或 140 mg）或安慰剂，在延长期，每月给予 1 次 erenumab 70 mg 或 140 mg 皮下注射。有效性终点包括每月偏头痛天数和每月急性偏头痛药物治疗天数的变化；安全性终点为不良事件的发生率。研究者还根据患者是否有先兆病史进行了亚组分析（图 13–3）。

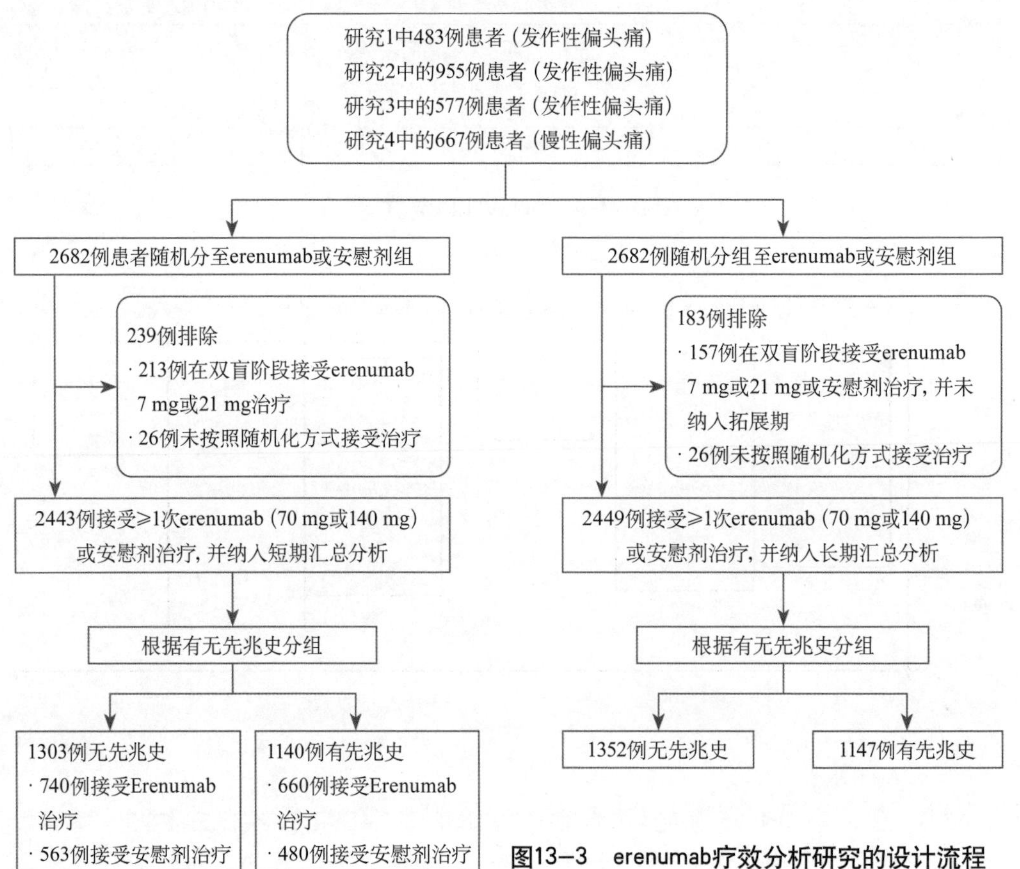

图13–3 erenumab疗效分析研究的设计流程

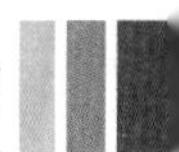

纳入的 4 项研究共随机入组 2682 例偏头痛患者，其中 1400 例（52.2%）接受了一剂或多剂 erenumab（70 mg 或 140 mg）治疗，1043 例（38.9%）接受了安慰剂治疗。患者的平均年龄为 41.7 岁，以女性患者（84.1%）为主。在双盲治疗阶段，有先兆病史和无先兆病史的患者中，erenumab 组较基线减少的每月偏头痛天数和每月急性偏头痛药物治疗天数均显著多于安慰剂组，并且这种减少趋势可持续至整个延长阶段。在有先兆病史的发作性偏头痛患者中，在 12 周时，接受 70 mg 或 140 mg erenumab 治疗患者的每月偏头痛天数较基线下降比安慰剂组患者多 1.1 d 和 0.9 d；在有先兆病史的慢性偏头痛患者中，在 12 周时，接受 70 mg 或 140 mg erenumab 治疗的患者每月偏头痛天数较基线下降比安慰剂组患者多 2.1 d 或 3.1 d（图 13-4）。无论有无先兆病史，各治疗组的总体安全性相似，并且在 12 周内与安慰剂组相当，随着时间的推移，不良事件的发生率没有增加。

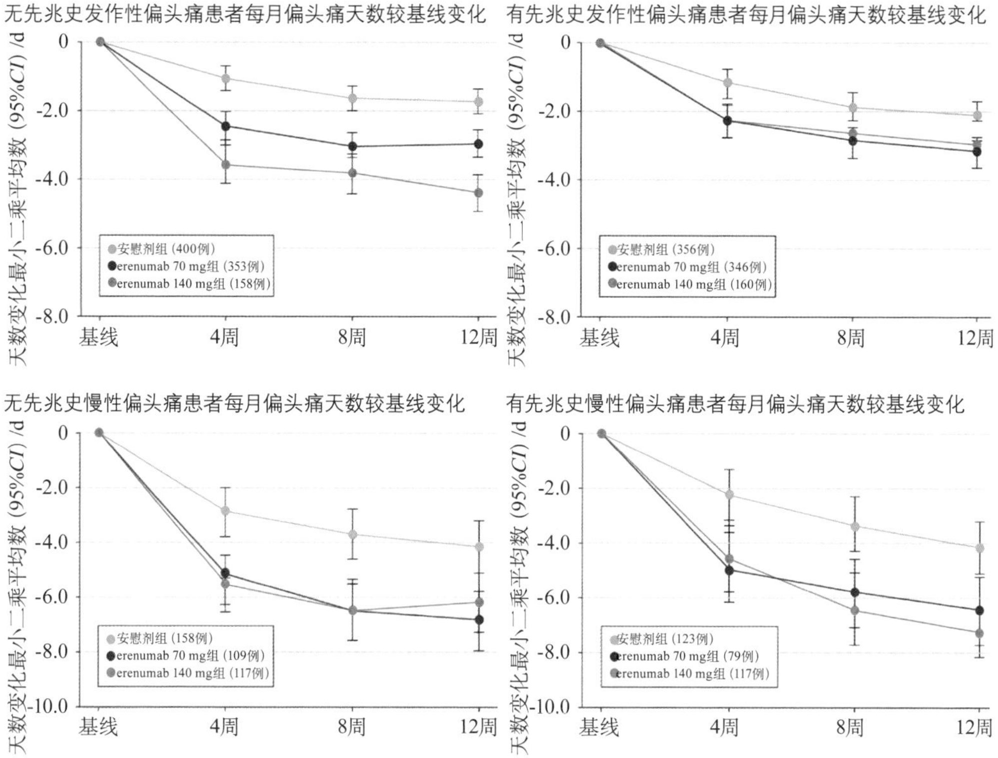

CI—置信区间。

图13-4　不同先兆史的偏头痛患者每月偏头痛天数较基线的变化

图片来源：https://www.ncbi.nlm.nih.gov/pmc/articles/PMC8689443/

上述4项随机对照试验的二次分析结果显示，在有先兆和无先兆病史的偏头痛患者中，使用erenumab治疗均可降低偏头痛的发作次数和急性偏头痛药物治疗天数。研究结果支持在有先兆偏头痛患者群体中使用erenumab。

3　会逢其适：ubrogepant治疗轻度头痛 *vs*. 中重度头痛

偏头痛发作时，通常初始轻微，随后逐渐加重至中重度。虽然相关指南推荐头痛轻度发作时即开始急性治疗，但患者可能出于减少用药、避免不良反应等考虑而延迟用药。那么，急性药物治疗轻度和中重度头痛的疗效是否一致呢？

一项临床Ⅲ期、开放标签、剂量盲法、52周延长研究评估了ubrogepant治疗偏头痛轻度与中重度疼痛的疗效差异。研究纳入的成人偏头痛患者（来自先导研究ACHIEVE Ⅰ和Ⅱ）1∶1∶1随机接受常规护理、ubrogepant 50 mg或100 mg治疗。受试者每4周治疗8次不同强度的偏头痛发作（图13–5）。疗效终点包括2 h疼痛完全缓解、相关症状完全缓解和致残性完全缓解。在该研究的事后分析中（808例受试者的19 291次发作数据），使用具有二项分布和logit连接函数的广义线性混合模型来评估基线疼痛强度对治疗结果的影响。研究结果显示，ubrogepant治疗轻度疼痛的2 h疼痛完全缓解比例高于中重度疼痛（ubrogepant 50 mg组：47.1% *vs*. 23.6%，*OR* 2.89，*P*<0.001；ubrogepant 100 mg组：55.2% *vs*. 26.1%，*OR* 3.50，*P*<0.001）（图13–6）。与中重度疼痛相比，轻度疼痛治疗后2 h畏光、恐声和恶心的缓解率也显著提高（两种剂量均*P*<0.001）。两种剂量的ubrogepant均可使2 h正常功能恢复比例增加一倍以上（*P*<0.001）。治疗中最常见不良事件为上呼吸道感染（两种剂量组均为11%），另外，ubrogepant 50 mg组和100 mg组分别有2%和3%的患者报告严重不良事件。

这项研究显示，相较于中重度疼痛发作，在轻度疼痛期间使用ubrogepant治疗，可显著提高偏头痛患者用药后2 h疼痛缓解、相关症状缓解和正常功能恢复的比例。研究结果进一步证实，应在头痛发作初期开始急性止痛药物治疗。

4　水落石出：三叉神经痛是否可用CGRP受体单抗治疗？概念验证研究获阴性结果

三叉神经痛是一种严重的面部疼痛疾病，治疗难度大。erenumab是一种抗CGRP受体单克隆抗体，已被证明对偏头痛有效。erenumab可调节三叉神经痛模

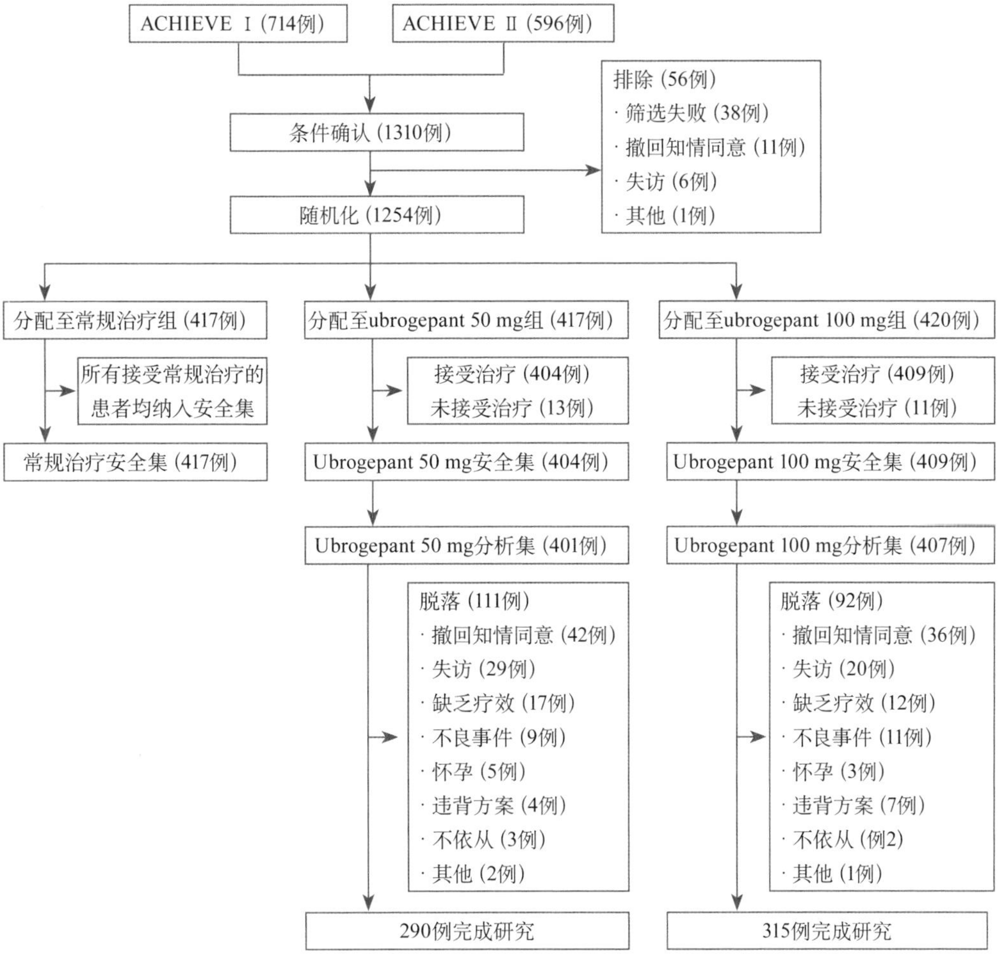

ACHIEVE Ⅰ (714例)
ACHIEVE Ⅱ (596例)
条件确认 (1310例)
排除 (56例)
· 筛选失败 (38例)
· 撤回知情同意 (11例)
· 失访 (6例)
· 其他 (1例)
随机化 (1254例)
分配至常规治疗组 (417例)
分配至ubrogepant 50 mg组 (417例)
分配至ubrogepant 100 mg组 (420例)
所有接受常规治疗的患者均纳入安全集
接受治疗 (404例)
未接受治疗 (13例)
接受治疗 (409例)
未接受治疗 (11例)
常规治疗安全集 (417例)
Ubrogepant 50 mg安全集 (404例)
Ubrogepant 100 mg安全集 (409例)
Ubrogepant 50 mg分析集 (401例)
Ubrogepant 100 mg分析集 (407例)
脱落 (111例)
· 撤回知情同意 (42例)
· 失访 (29例)
· 缺乏疗效 (17例)
· 不良事件 (9例)
· 怀孕 (5例)
· 违背方案 (4例)
· 不依从 (3例)
· 其他 (2例)
脱落 (92例)
· 撤回知情同意 (36例)
· 失访 (20例)
· 缺乏疗效 (12例)
· 不良事件 (11例)
· 怀孕 (3例)
· 违背方案 (7例)
· 不依从 (例2)
· 其他 (1例)
290例完成研究
315例完成研究

图13–5　ubrogepant治疗偏头痛研究设计流程

轻度疼痛
中重度疼痛
OR 2.89
CI 2.57~3.24
P<0.001
OR 3.50
CI 3.12~3.92
P<0.001
OR 2.90
CI 2.54~3.30
P<0.001
OR 2.79
CI 2.46~3.15
P<0.001
接受治疗2 h后疼痛完全缓解率/%
60
40
20
0
47.1
23.6
55.2
26.1
49.9
25.6
58.1
33.3
N1/例 218 382 221 395
N2/次 1630 6018 1562 6673
A
ubrogepant 50 mg
ubrogepant 100 mg
N1/例 209 209 217 217
N2/次 1572 3343 1554 3843
B
ubrogepant 50 mg
ubrogepant 100 mg

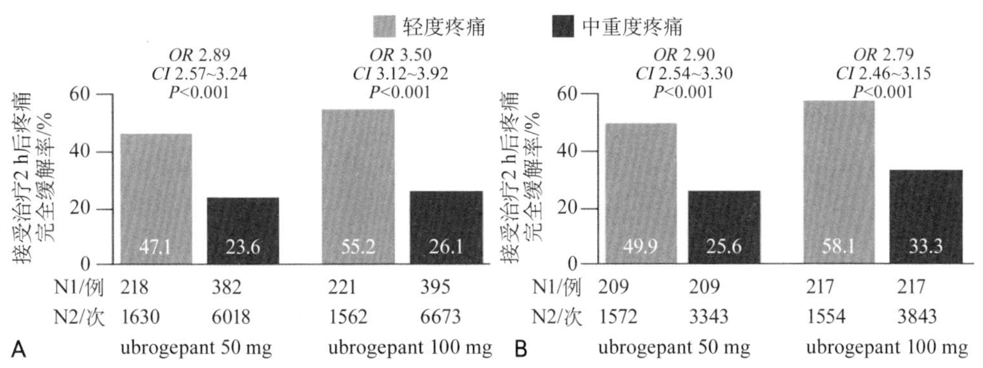

A：全人群；B：偏头痛发作时有治疗数据的人群亚组。N1—患者例数，N2—治疗次数；OR—比值比；CI—置信区间。

图13–6　ubrogepant治疗2 h后不同严重程度头痛的完全缓解情况

图片来源：https://www.ncbi.nlm.nih.gov/pmc/articles/PMC9620813/

型小鼠的外周感觉处理过程，在开放标签研究中对三叉神经痛患者有效。

哥本哈根大学医院的丹麦头痛中心进行的一项随机、双盲、安慰剂对照研究在纳入的特发性或经典性三叉神经痛（根据第3版国际头痛分类标准定义）成人患者（18～85岁）中评价了erenumab的疗效。该研究要求受试者无临床显著脑血管或心血管疾病，自我报告的11点疼痛数字评分≥4分，且每天至少有3次疼痛发作。在1周预筛选期后，患者进入4周基线期。基线期结束时确定符合疼痛纳入标准的受试者1∶1随机接受皮下注射erenumab 140 mg或安慰剂治疗。由第三方公司使用计算机生成的计划表每10例一组进行随机分配，erenumab和安慰剂被装在相同的预填充注射器中，治疗对受试者和评估者设盲。随访期为4周，主要终点是疼痛缓解患者的比例，疼痛缓解定义为随访与基线期相比平均每日疼痛强度减轻≥30%。

研究在2019年10月28日—2021年9月13日共评估了860例患者，并排除了741例患者。119例患者进入1周的预筛选期，26例被排除，93例进入4周基线期，其中13例在随机分组前被排除，最终80例受试者被随机分配到erenumab 140 mg组（40例）和安慰剂组（40例）（图13–7）。在意向治疗人群中，4周时两组疼痛缓解患者比例无差异[erenumab组35%（14例）*vs*. 安慰剂组45%（18例），

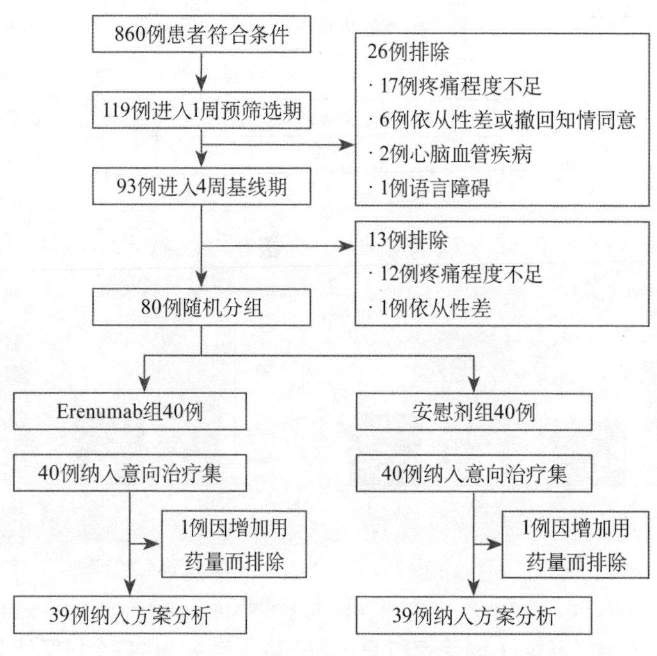

图13–7 erenumab治疗三叉神经痛研究流程

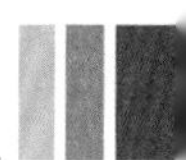

组间差异 -10%，P=0.36]（表 13-1）。每组有 20 例（50%）报告不良事件，其中 erenumab 组最常见的不良事件是便秘（28%）和头痛（10%），安慰剂组最常见的不良反应是头痛（13%）、便秘（10%）和腹痛（10%）。该研究结果提示，CGRP 受体单抗可能在三叉神经痛患者的疼痛发作中不发挥作用，仍需进一步探索耐受性良好且有效的三叉神经痛治疗方法。

表13-1　erenumab治疗三叉神经痛主要终点

主要终点①	安慰剂组（40例）/例（%）	erenumab组（40例）/例（%）	治疗差异（95%*CI*）/%	*P*值
平均每日疼痛强度减少≥30%（意向治疗集）	18（45）	14（35）	10（-31~11）	0.36
平均每日疼痛强度减少≥30%（符合方案集）	18（46）	14（36）	10（-32~11）	0.36

注：①意向治疗集中每组40例，符合方案集中每组39例。CI—置信区间。

5　别具匠心：退伍军人创伤后头痛合并创伤后应激障碍的认知行为疗法

创伤后头痛是轻度创伤性脑损伤中最严重的致残性并发症。创伤后应激障碍（posttraumatic stress disorder，PTSD）通常与创伤后头痛共病，但目前尚无确定的治疗方法。

一项单中心、3 个平行分组的随机对照试验比较了针对头痛和 PTSD 的认知行为疗法与针对轻度创伤性脑损伤引起的创伤后头痛的常规治疗的临床疗效。该研究纳入了来自多个创伤中心的经历“9 · 11”事件、共患创伤后头痛和 PTSD 的美国退伍军人，收集治疗后、3 个月和 6 个月的随访数据。受试者入组时间为 2015 年 5 月 1 日—2019 年 5 月 30 日，随访数据收集截止于 2019 年 10 月 10 日。患者被随机分配接受 8 次针对头痛的认知行为疗法、12 次 PTSD 认知加工治疗或头痛常规治疗。主要终点为从治疗完成至治疗后 6 个月头痛影响测评量表 -6（headache impact test-6，HIT-6）评估头痛相关残疾，以及 DSM 中 PTSD 筛查量表第 5 版 [PTSD checklist for diagnostic and statistical manual of mental disorders（Fifth Edition），PCL-5] 评估的 PTSD 严重程度。研究流程见图 13-8。

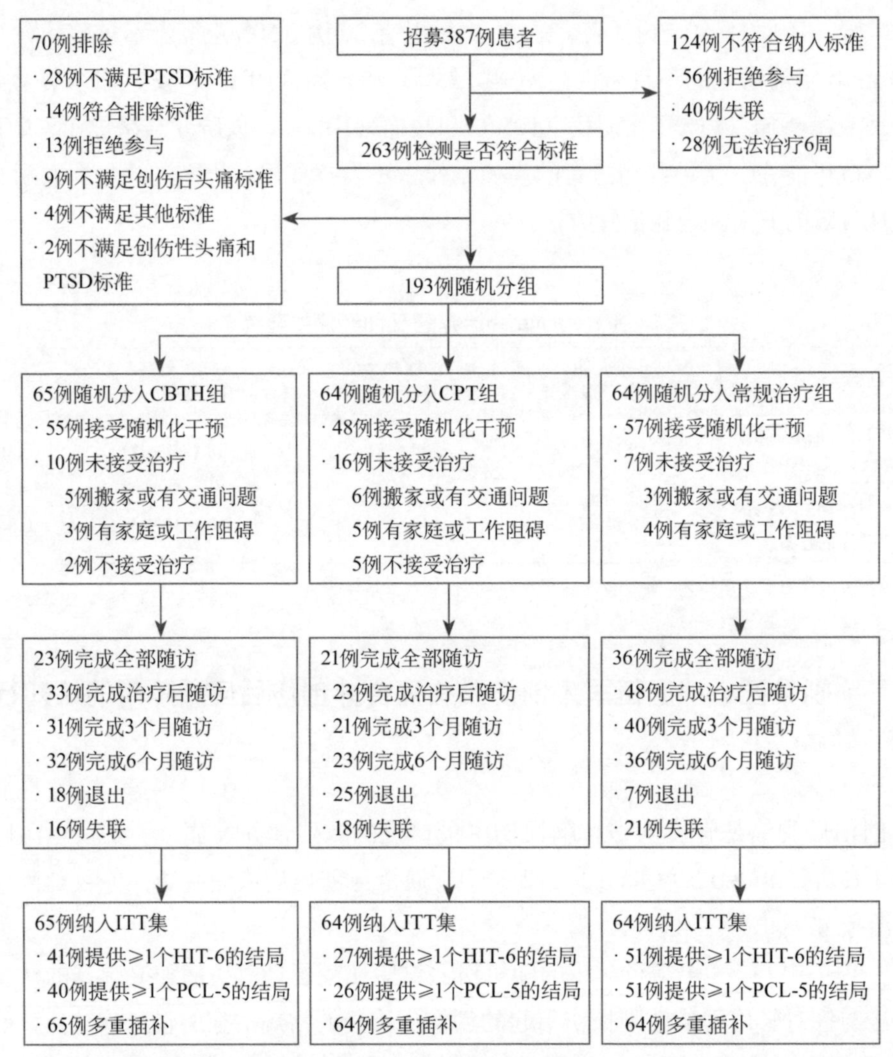

PTSD—创伤后应激障碍；CBTH—认知行为疗法；CPT—认知加工治疗；ITT—意向治疗；HIT−6—头痛影响测评量表−6；PCL−5—美国精神障碍诊断与统计手册PTSD筛查量表第5版。

图13−8 退伍军人创伤后头痛合并创伤后应激障碍认知行为疗法研究流程

研究共纳入193例退伍军人，平均年龄39.7岁，男性167例（87%），基线时报告了重度头痛相关残疾（平均HIT−6评分65.8分）和重度PTSD症状（平均PCL−5评分48.4分）。结果显示，与常规治疗相比，接受认知行为疗法的患者治疗后HIT−6评分降低3.4分（95%*CI* −5.4 ~ −1.4分，*P*<0.01），接受认知加工治疗的患者降低1.4分（95%*CI* −3.7 ~ 0.8分，*P*=0.21）；与常规治疗相比，接受认知行为疗法的患者治疗后PCL−5评分降低6.5分（95%*CI* −12.7 ~ −0.3分，

P=0.04)，接受认知加工治疗患者降低 8.9 分（95%CI −15.9 ~ −1.9 分，P=0.01）（图 13−9）。各组不良事件极少且比例相似。

该研究表明，认知行为疗法治疗头痛对退伍军人创伤后头痛相关的残疾有效，并可显著改善 PTSD 症状的严重程度；认知加工治疗对 PTSD 症状有效，但对头痛残疾无效。

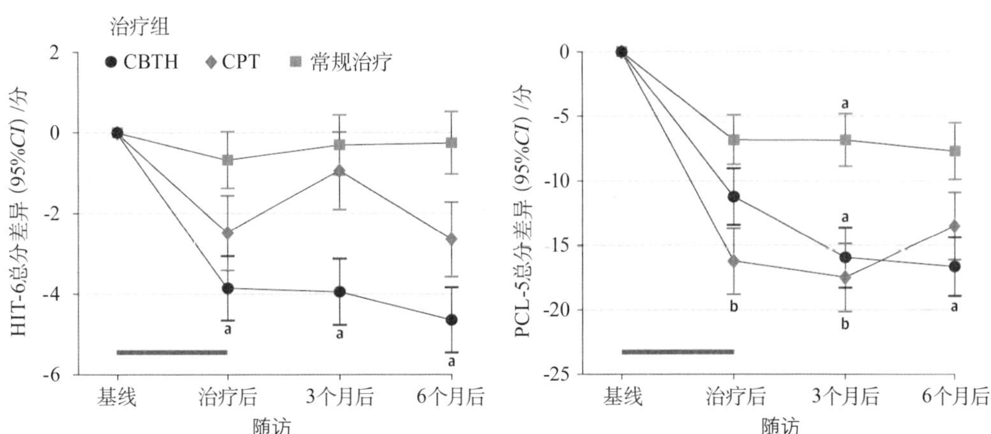

HIT−6—头痛影响测评量表；CI—置信区间；CBTH—认知行为疗法；CPT—认知加工治疗；PCL−5—美国精神障碍诊断与统计手册创伤后应激障碍筛查量表第5版。

图13−9　不同治疗组研究终点情况

图片来源：https://www.ncbi.nlm.nih.gov/pmc/articles/PMC9237802/

6　刨根问底：单细胞测序技术助力解析头痛编码，揭开头痛面纱

近年来，单细胞测序技术被广泛应用于神经科学领域研究中。原发性头痛作为以症状为诊断依据的疾病，其头痛的异质性较大，机制也比较复杂。偏头痛是临床上常见的头痛类型，严重影响患者的生活，但目前多数治疗方法只能部分缓解疼痛。目前认为三叉神经节致敏可能是偏头痛及其他头面部疼痛的重要原因，但仍不清楚该机制具体涉及到哪些基因和细胞类型。

2022 年，美国布莱根妇女医院和麻省总医院 Renthal 教授团队发表了三叉神经节细胞图谱的研究结果。该研究绘制了人和小鼠三叉神经节的细胞图谱，鉴定出了 15 种不同转录组的细胞类型（8 种神经元，7 种非神经元），包括卫星胶质细胞、施万细胞、免疫细胞、血管内皮细胞等，以单细胞分辨率分析了每种细胞类型所表达的基因（图 13−10）。研究者还进一步分析了两种偏头痛模型小鼠（炎症汤模型

和皮层扩散抑制模型）三叉神经节中的mRNA表达水平，发现两种偏头痛模型小鼠三叉神经节中卫星胶质细胞和成纤维细胞的比例都高于对照小鼠。与非活化的细胞相比，活化细胞在基因调控、炎症等方面有更高的基因表达水平。

既往尽管多种治疗方法在动物头痛模型中疗效显著，但很少有疼痛疗法能够顺利转化为临床应用。Renthal研究团队发布的这份图谱可以帮助研究人员靶向鉴定特定细胞，开发出更有选择性的疼痛疗法，寻找治疗头面部疼痛的新靶点，该研究为偏头痛拉开了精准治疗时代的序幕。

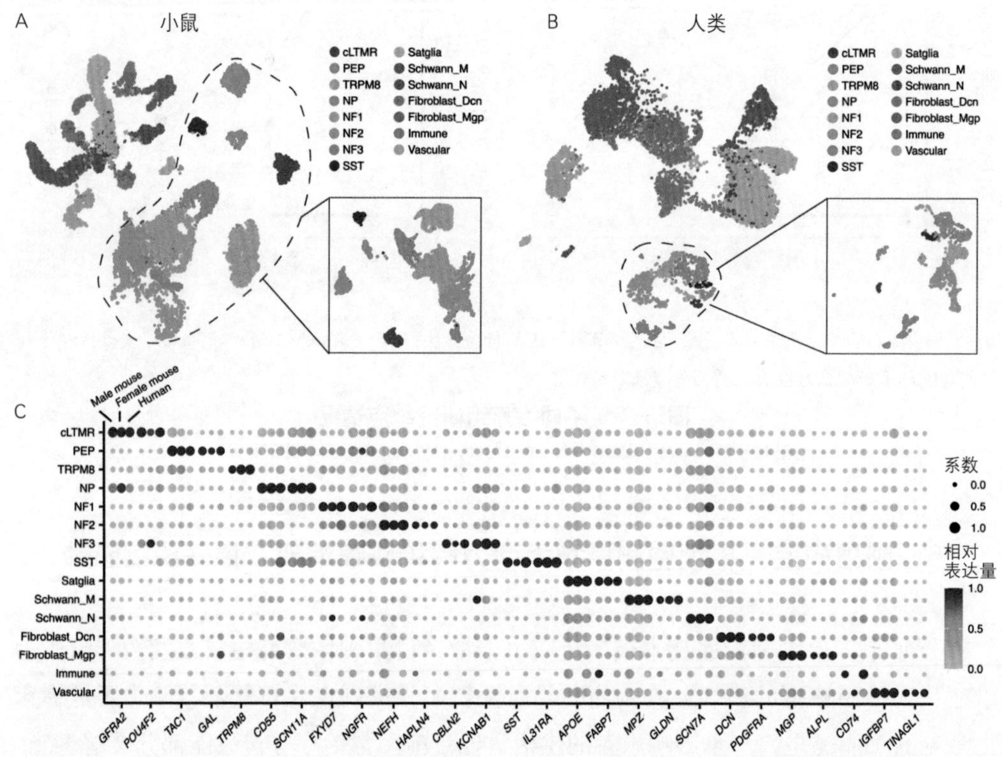

A图为59 921个小鼠三叉神经节单个核RNA测序数据的均匀流形近似与投影图，降采样以显示28 000个核，每个供体2000个（14 984个神经元，13 016个非神经元），颜色表示单元格类型；B图为来自3个供体的38 028个人类三叉神经节单个核RNA测序数据的均匀流形近似与投影图，降采样以显示15 000个核，每个供体5000个（1487个神经元，13 513个非神经元），颜色表示单元格类型；C图显示了在雄性小鼠、雌性小鼠或人类TG细胞类型中选择的细胞类型特异性标记基因的表达，点的大小表示核表达的系数，颜色表示每个细胞类型基因的相对表达量。

图13–10　人类和小鼠三叉神经节的细胞图谱

图片来源：https://linkinghub.elsevier.com/retrieve/pii/S0896–6273（22）00228–8

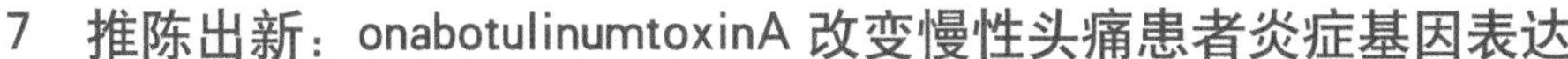

7 推陈出新：onabotulinumtoxinA 改变慢性头痛患者炎症基因表达

偏头痛、紧张型头痛、枕骨神经痛的患者都常描述有枕部头痛，且常伴有颈后部肌肉的压痛。枕部头痛通常是偏头痛或偏头痛样头痛的首发临床表现，随着时间的推移（几分钟或几小时），疼痛区域逐渐向前波及，可累及到眶周和颞叶区域。

临床中有多种治疗手段用于预防或减少偏头痛和偏头痛样头痛的发生，如枕神经阻滞、枕神经刺激、枕神经减压手术、C2 ~ C3 背根神经节射频损毁以及局部注射肉毒杆菌毒素 onabotulinumtoxinA 等。鉴于这些干预措施主要作用于外周神经，现有关于 onabotulinumtoxinA 的研究也着重于干扰突触对伤害性刺激的传输，通过阻断神经肌肉突触乙酰胆碱的释放来放松颅周肌肉。不过，必须注意，感觉神经元和痛觉感受器在调节免疫和炎症反应中扮演重要角色。有研究者假设颅外注射 onabotulinumtoxinA 这种神经毒素可能会影响注射组织的炎症过程，通过转录组分析组织中炎症基因的表达水平，发现注射 onabotulinumtoxinA 可能减少枕部头痛患者骨膜中的免疫细胞数量，如中性粒细胞、巨噬细胞、CD8 T 细胞、CD4+ T 细胞、NK 细胞和 Toll 样受体（Toll-like receptor，TLR）调节 CD45 细胞，这些细胞能释放细胞因子，如 IL1、IL6、TNF α 、TNF α 、干扰素（interferon，IFN）γ 、CXC 趋化因子配体（CXC chemokine ligand，CXCL）2、CXCL10、CXCL8、IL13、IL12 和 IL23——这可能成为 onabotulinumtoxinA 治疗其他炎症相关疾病的理论基础（图 13-11）。

8 敏于观察：血清催乳素——下丘脑和痛觉感受器的“桥梁”

近年来开发的针对偏头痛的新型临床药物改善了许多患者的预后，但仍有较多患者并没有从现有治疗方法中获得足够的益处，偏头痛的治疗仍然是一个充满挑战的领域。

偏头痛有很强的性别差异：女性患者居多且女性患者的偏头痛病程更长、病情更严重，伴有更多并发症。导致偏头痛性别差异的潜在机制尚不清楚。偏头痛发作包括多种症状，出现在特定的偏头痛阶段。先兆期被认为对偏头痛的开始至关重要。对自发性偏头痛发作的影像学研究表明，下丘脑在先兆期即可被激活（图 13-12）。即使在发作间期，偏头痛患者感觉神经元传入的阈值也较低，并随着发作期的出现进一步降低。与此相一致的是，通常无害的刺激也可通过激活脑膜中敏感的三叉神经痛觉感受器诱发偏头痛。偏头痛研究中一个重要的科学问题是，下丘脑活

骨膜：注射 *vs.* 未注射

	Pt. 18	Pt. 01	Pt. 03	Pt. 14	Pt. 16	Pt. 10	Pt. 17	Pt. 09	Pt. 11	Pt. 13	Pt. 21	Pt. 04	Pt. 19	Pt. 20	Pt. 08	Pt. 15	Pt. 23	Pt. 12
CD45RA	4.66	3.41	5.12	3.03	3.42	1.96	0.00	0.76	0.67	-2.41	-0.47	-0.52	-0.73	-0.09	-1.44	-2.04	-2.31	-4.43
GNLY	4.60	3.11	2.27	3.41	2.62	1.48	0.43	1.41	0.88	-0.52	-0.16	-0.91	-0.75	-0.41	-2.37	-1.16	-1.49	-4.41
GZMB	3.80	3.06	3.82	3.23	1.93	1.52	1.89	0.72	0.64	-0.50	-0.31	-0.39	-0.72	-0.51	-2.03	-1.22	-2.38	-2.12
CCL5	4.48	3.25	1.53	2.59	4.83	1.81	0.08	0.88	0.82	-2.08	-0.51	-1.19	-0.77	-1.79	-1.81	-0.88	-1.26	-2.48
TCF7	3.30	2.71	5.11	1.72	1.43	0.27	1.20	1.27	0.66	-0.55	-0.69	0.07	-1.03	-0.84	-2.10	-1.25	-2.55	-2.34
CD3D	4.48	2.16	4.92	1.87	1.65	0.67	1.47	1.32	0.15	-0.49	-0.64	-0.47	-0.50	-0.88	-2.17	-0.09	-2.15	-2.94
PRF1	4.87	3.94	1.67	3.04	3.04	1.16	0.80	1.17	0.55	-1.42	-0.93	-0.84	-0.51	0.02	-2.38	-1.75	-1.09	-2.45
IL2RB	3.27	2.18	2.81	1.25	0.67	1.42	1.64	1.24	0.50	0.69	-0.89	-0.50	-0.52	0.01	-1.79	-1.43	-3.65	-2.55
ITGAL	3.61	2.99	3.72	2.97	2.30	0.85	0.41	1.20	0.45	-0.70	-0.81	-0.26	-0.73	-0.51	-1.27	-1.42	-1.65	-3.08
GZMK	4.09	2.06	1.72	1.58	0.75	2.01	1.89	0.71	0.84	1.58	0.65	0.44	-0.69	-0.64	-0.90	-0.99	-2.57	-2.55
KLRB1	3.71	3.03	3.17	1.82	1.71	1.06	1.32	1.12	0.59	-0.49	0.44	-0.33	-0.68	-0.70	-0.52	-1.39	-1.88	-2.62
GZMA	4.00	2.98	1.07	2.22	2.21	1.08	0.77	1.02	0.84	-0.56	0.16	-0.39	-0.51	-0.36	-0.78	-1.20	-2.15	-3.65
IRF4	4.46	3.72	1.93	-0.06	0.05	0.04	2.21	0.43	1.58	1.84	-0.98	0.44	-0.08	-0.55	-0.11	-0.78	-5.13	-3.02
IL7R	4.48	2.63	4.03	2.02	1.78	0.91	1.99	0.58	0.85	-0.85	-1.04	0.27	-1.28	-0.43	-1.46	-1.54	-0.49	-2.23
JAK3	4.03	3.02	3.41	1.91	1.63	0.69	0.72	0.09	0.80	0.05	-0.48	-0.13	-0.71	0.01	-0.98	-1.13	-2.01	-3.02
CXCL1	3.97	2.45	1.68	1.43	0.00	1.84	4.08	-0.49	0.99	1.64	-0.70	-0.36	0.40	-0.51	-0.99	-0.28	-3.57	-2.00
KLRG1	3.68	3.13	0.25	3.06	1.38	1.11	0.89	1.23	0.50	0.07	-0.52	-0.60	-0.88	-0.82	-0.93	-0.76	-2.75	-1.72
CD28	3.90	2.91	2.50	1.15	0.32	0.81	2.21	0.59	0.81	1.06	-1.00	-0.08	-0.89	-0.96	-0.54	-0.72	-3.01	-1.94
IL18RAP	3.92	2.73	-0.19	1.79	2.13	2.20	1.57	0.79	0.42	-0.07	-0.89	-0.99	-0.66	-0.69	-1.22	-1.13	-1.49	-2.50
ITGA4	4.05	3.53	2.91	2.54	1.74	1.22	0.80	0.38	0.55	-0.32	-0.46	-0.63	-0.79	0.39	-0.47	-1.11	-2.23	-1.90
CD48	3.63	2.87	4.51	1.81	1.77	1.58	0.73	0.69	0.40	-0.51	-0.29	-0.39	-0.26	-0.50	-0.82	-0.88	-1.01	-2.59
CD96	3.92	3.52	3.52	1.61	0.59	1.29	0.82	-0.32	0.77	0.48	-0.95	0.12	-0.82	0.14	-1.52	-0.87	-2.08	-2.57
PTPRC_all	4.02	3.41	3.23	2.30	3.35	1.52	0.35	0.59	0.37	-0.96	-0.55	-0.44	-0.34	-0.35	-0.40	-1.14	-1.01	-2.40
KLRK1	3.43	2.65	2.39	2.41	2.19	0.76	1.19	1.08	0.58	-0.85	0.19	-0.40	-0.41	-0.44	-0.67	-1.02	-1.53	-2.57
NOD2	3.54	1.99	-0.12	1.43	0.60	1.92	1.41	0.95	0.66	1.39	0.06	-0.54	-0.80	-2.16	-0.58	-1.34	-1.42	-1.30
KLRC4	2.52	2.92	0.90	2.15	1.49	0.81	1.09	0.63	0.61	0.89	-0.78	-0.45	-0.95	-0.76	0.04	-1.14	-1.82	-2.93
TLR2	3.79	3.07	-0.42	1.54	2.80	1.54	2.69	1.15	0.19	-0.41	-0.56	-0.50	-0.01	-1.11	-0.44	-1.01	-2.38	-1.14
GBP5	3.67	3.34	1.96	2.91	1.10	1.36	0.53	1.46	0.40	-0.81	-0.59	0.04	-0.60	0.52	-0.78	-1.08	-0.91	-3.70
CSF2RB	3.96	3.05	0.54	1.34	2.04	1.18	0.76	1.05	0.51	0.31	-0.22	-0.10	-0.70	-0.55	-0.86	-0.84	-2.18	-1.78
PRDM1	4.00	2.41	1.53	1.39	0.87	0.26	1.31	0.31	0.39	0.13	-0.34	-0.08	-0.72	-0.74	-0.70	-0.29	-3.20	-2.08
IKBKE	4.06	2.24	2.85	0.88	0.73	0.25	1.83	0.91	0.91	1.46	-0.15	0.22	-0.17	-0.67	0.01	-0.24	-1.91	-2.62
MAP4K1	2.35	1.88	3.78	1.65	0.54	0.88	0.88	1.18	0.33	1.09	-1.14	0.21	-0.26	-0.56	-0.19	-1.52	-2.23	-2.23
CCL4	4.37	2.49	0.72	1.50	0.03	1.54	1.45	0.89	0.37	2.10	-0.77	0.60	0.23	-1.04	0.40	-0.49	-3.45	-2.04
CCL19	4.68	3.33	1.75	0.75	-0.63	1.31	0.54	0.07	1.92	-0.21	-0.69	0.49	0.00	0.35	0.63	-0.74	-4.91	-2.62
GPI	-0.94	-0.59	-0.73	-0.74	-0.25	-1.79	-1.63	-0.75	-0.14	-0.51	0.03	-0.17	0.40	0.66	-0.90	0.21	0.31	-0.35
PSMB7	-0.88	-0.57	-0.79	-0.58	-0.44	-0.03	-0.80	-0.46	0.17	-0.54	-0.08	0.03	0.40	0.15	0.27	-0.02	0.90	0.77
PSMB5	-2.44	-1.83	-1.24	-0.54	-0.16	-0.13	-1.67	-0.58	0.20	-1.52	-0.21	-0.25	0.56	0.28	0.48	0.27	1.79	1.24

基因表达增加
基因表达减少

图中基因至少在50%的病例中基因表达水平升高或下降1.5倍以上。Pt—患者编号。

图13–11　注射onabotulinumtoxinA后患者的基因变化方向和程度

图片来源：https://www.ncbi.nlm.nih.gov/pmc/articles/PMC9337807/

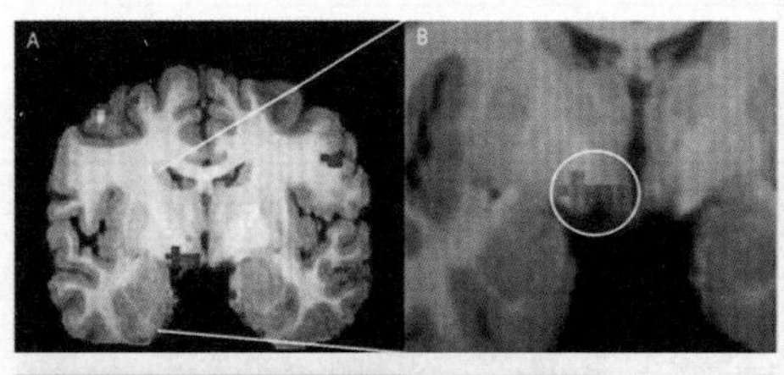

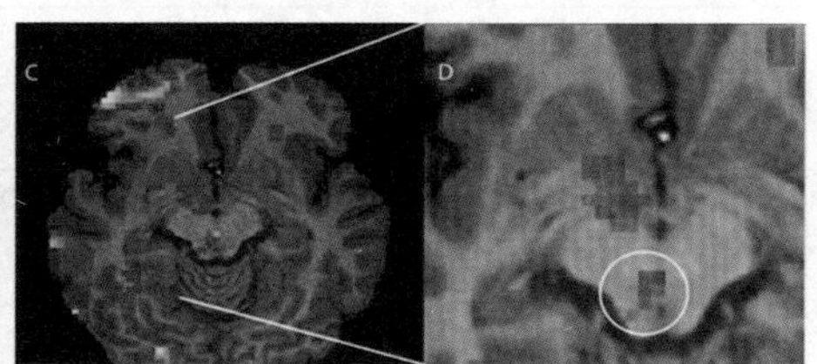

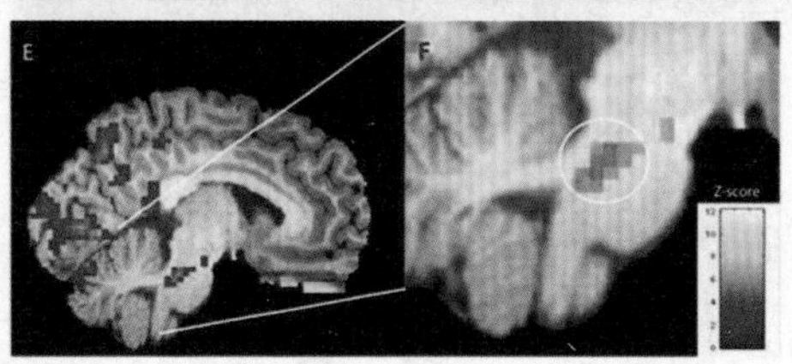

图13–12　正电子发射断层扫描成像显示偏头痛先兆期的大脑激活分布

图片来源：https://www.ncbi.nlm.nih.gov/pmc/articles/PMC7109292/figure/F1/

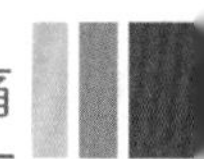

动如何敏化三叉神经的痛觉感受器。

偏头痛发作被认为是由多种内在因素和环境因素引起的，这些因素被称为诱发因素。压力是最常见的偏头痛诱发因素，偏头痛患者中，女性压力水平高于男性，这表明压力可能是诱发偏头痛的一个关键因素。下丘脑整合内外感受刺激，通过释放神经激素调节自主神经。下丘脑已被证明可被压力激活，皮质类固醇是一种由下丘脑－垂体－肾上腺轴控制的激素，有研究发现偏头痛患者具有更高的血浆皮质类固醇水平。

临床前研究表明，压力涉及与偏头痛有关的大脑区域（杏仁核、伏隔核和下丘脑）的 Kappa 阿片受体系统。此外，压力和吗啡都会增加人类和啮齿动物血液中催乳素的水平。催乳素与偏头痛患者头痛增加相关，泌乳素瘤相关的高泌乳素血症患者偏头痛发生率增加。催乳素是由垂体前叶产生的，垂体前叶同时富含多巴胺 D2 受体。多巴胺是弓状核中结节漏斗部多巴胺神经元合成的催乳素抑制因子。多巴胺 D2 受体激动剂卡麦角林被证明能有效控制泌乳素瘤相关头痛。

上述研究结果提示，压力可能参与下丘脑 Kappa 阿片受体的激活，增加血液循环中催乳素水平，导致三叉神经外周痛觉感受器敏感。这一机制首次将下丘脑的激活与三叉神经痛觉感受器的敏化联系起来。

9　别具一格：利用遗传组学阐明偏头痛风险与大脑结构之间的关系

偏头痛的特点是严重和长时间的头痛发作，可造成感觉敏感和大脑功能障碍。偏头痛发作时，运动、感觉、自主神经、认知和情绪症状方面存在很大的个体差异。目前，人们对导致偏头痛症状异质性的生物机制知之甚少，需要更多的研究进行深入探索。

约 40% ～ 60% 的偏头痛个体风险变化是可遗传的，这提示了基因在偏头痛中的作用。目前，在了解偏头痛的遗传危险因素方面已经取得了一定进展，特别是在较罕见的偏头痛亚型中，如家族性偏瘫偏头痛，其候选生物标志基因已经被很好地确定。然而，与常见的偏头痛亚型相关的遗传变异的鉴定一直受阻于该疾病的复杂性质。2016 年，有 GWAS 对 59 674 例偏头痛患者和 316 078 例对照者进行了荟萃分析，确定了 38 个相关基因位点的 44 个独立单核苷酸多态性，研究结果支持离子平衡、氧化应激和血管功能障碍参与偏头痛的病理机制（图 13–13）。

影像学检查可以用来识别发作性或慢性偏头痛患者的大脑结构变化。有研究发现，偏头痛风险与脑皮层下区域体积减少有关。然而，导致大脑形态学变化的具体细胞内机制尚不明确。神经元树突或胶质细胞密度的改变被认为是导致灰质体积变化的潜在因素。大脑形态的改变可能解释偏头痛患者认知、行为和感觉的变化，但这些变化是偏头痛发作的原因还是结果，目前尚不清楚。大脑形态学的改变也与偏头痛的多项危险因素有关，如性别和年龄。因此，需要进一步探索以明确这些关联的潜在机制。大脑形态和偏头痛风险的个体差异均受遗传因素的影响。虽然脑组织体积和偏头痛风险之间存在表型关联，但还没有研究探讨这种关联是否由遗传途径介导。因此，探索偏头痛和大脑结构之间的遗传关系提供了新的方向：从另一个角度理解偏头痛的病理生理，探索潜在的偏头痛特异性生物标志物，将偏头痛从其他头痛疾病中分离出来，或帮助预测患者对治疗的反应。

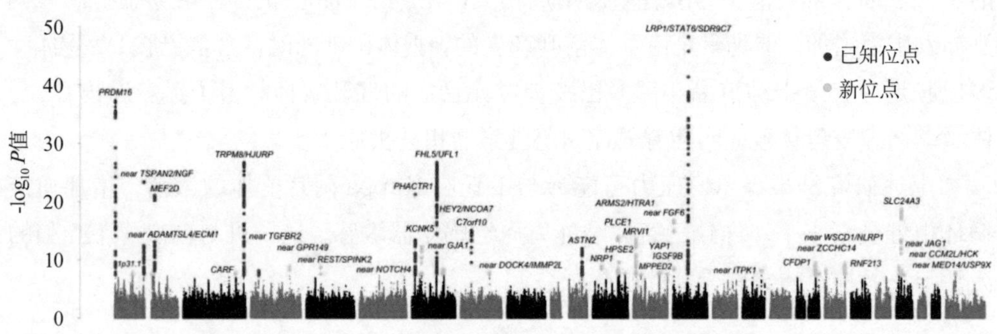

图13-13 偏头痛单核苷酸多态性研究曼哈顿图

图片来源：https://www.ncbi.nlm.nih.gov/core/lw/2.0/html/tileshop_pmc/tileshop_pmc_inline.html?title=Click%20on%20image%20to%20zoom&p=PMC3&id=5331903_nihms845323f1.jpg

澳大利亚的 Mitchell 等探讨了偏头痛风险与颅内容积以及 9 个皮层下结构区域体积之间的遗传关系，并进行了因果推理分析。他们利用迄今为止最大的 GWAS 分析了偏头痛和颅内体积之间的全基因组遗传重叠，以及 9 个皮层下结构的区域体积，进一步将偏头痛与每个大脑结构之间遗传重叠的鉴定和生物注释集中在偏头痛和大脑结构之间共享的基因组的特定区域。最后，该研究采用孟德尔随机化方法研究了上述所有脑区的体积变化是否增加偏头痛风险。该研究观察到，偏头痛风险与颅内容积存在明显的全基因组负遗传关系（rG −0.11，$P < 0.001$），但与任何皮层下区域的体积无相关性（图 13–14）。研究确定了偏头痛与每个大脑结构之间共同相关的区域基因组重叠。这些共享基因组区域的基因富集指出了与神经元信号传导和血管调节的可能关联。该研究结果表明，全脑、海马和腹侧间脑体积较小与偏头痛风险增加可能存在因果关系，偏头痛风险增加与杏仁核体积较大也可能存在因果关系（图 13–15）。

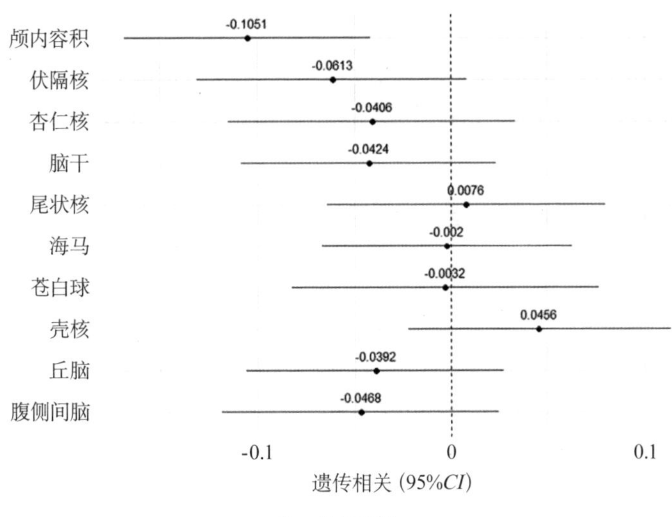

CI—置信区间。

图13-14　偏头痛风险与颅内容积以及9个皮层下结构区域体积的遗传相关性

图片来源：https://pubmed.ncbi.nlm.nih.gov/35735024/

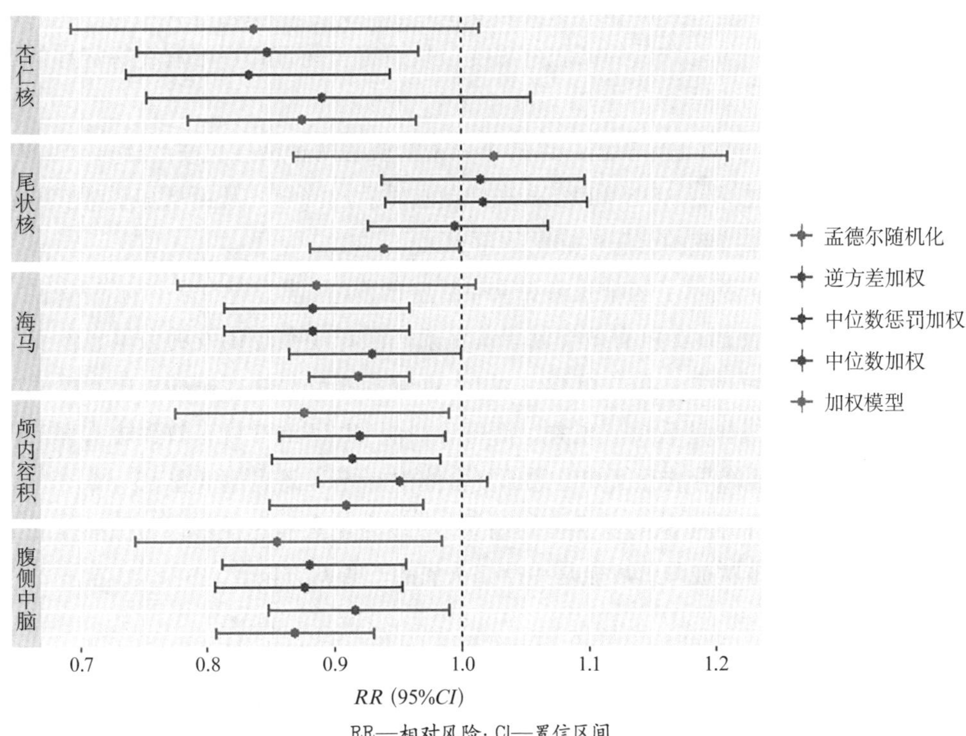

RR—相对风险；CI—置信区间。

图13-15　大脑结构与偏头痛风险增加的因果关系

图片来源：https://pubmed.ncbi.nlm.nih.gov/35735024/

该研究的意义在于利用大型 GWAS 发现了共同影响偏头痛风险和大脑结构的遗传途径证据，表明偏头痛高风险个体的大脑形态改变可能是由基因介导的。对这些结果的进一步解析支持偏头痛病因的神经血管假说，并有助于揭示潜在的治疗靶点。

10 耳目一新：脑啡肽酶双重抑制剂治疗偏头痛

非甾体抗炎药和曲坦类药物目前已被广泛应用于偏头痛的急性发作期治疗。然而，这些治疗药物并非对所有患者都有效且部分药物的耐受性较差。尽管新型的靶点治疗药物，如 CGRP 受体拮抗剂和 5- 羟色胺受体拮抗剂给偏头痛的治疗带来一定的曙光，但在世界范围内，对安全、有效治疗偏头痛的新型药物的研发仍面临巨大需求和挑战。

脑啡肽是一种内源性阿片肽，有明显的镇痛作用，易被两种膜结合的金属蛋白酶——脑啡肽酶（neprilysin，NEP）和氨基肽酶 N（aminopeptidase N，APN）迅速降解，因此，其镇痛作用持续时间比较短暂。外源性阿片类药物可与所有的阿片类受体结合，有便秘、镇静和呼吸抑制等不良反应。如阻断脑啡肽代谢降解，便可仅增加其生理分泌位点附近的细胞外浓度，从而将其药理作用限制在特定部位的阿片受体上。

PL37 是脑啡肽酶双重抑制剂，这种小分子物质有两种活性代谢产物——PL800 和 PL804，分别通过抑制 APN 和 NEP 来抑制脑啡肽的降解，从而增加脑啡肽的局部浓度，达到局部和持续的缓解疼痛的作用。

2022 年，有研究揭示了脑啡肽酶双重抑制剂 PL37 在偏头痛治疗中的潜在价值。研究结果显示，口服 PL37 可有效抑制单次注射硝酸异山梨酯诱发的大鼠急性发作性头部皮肤机械超敏现象，单次静脉注射 PL37 可抑制反复注射硝酸异山梨酯诱导的慢性发作性头皮机械超敏反应现象，而每日口服 PL37 治疗可有效预防头部皮肤机械超敏并抑制触压诱导的三叉神经颈部复合体中 c-Fos 的表达（图 13-16）。

以上数据揭示了脑啡肽酶双重抑制剂 PL37 作为偏头痛急性和预防性治疗的潜力。也提示避免脑啡肽被降解可能是治疗偏头痛的一种新方向。

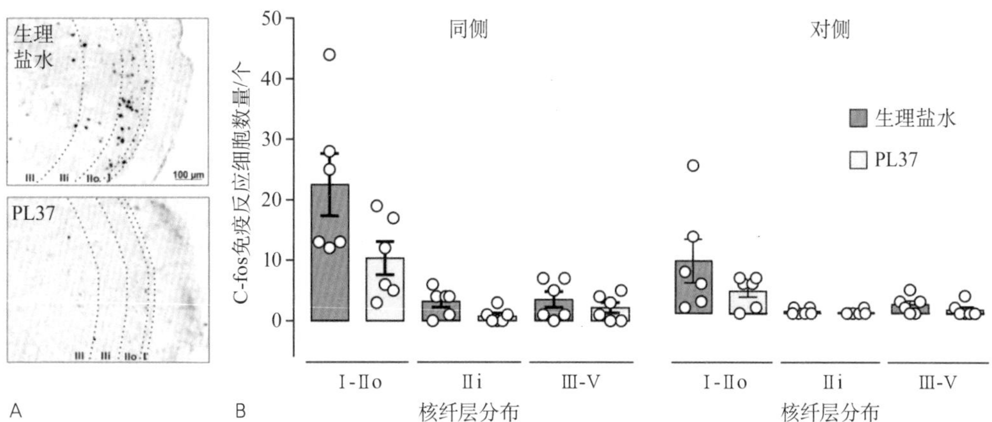

A图为同侧眶周区无害机械刺激后，在生理盐水和PL37处理的大鼠三叉神经颈复合体中c-Fos免疫反应情况；B图为c Fos免疫反应细胞在同侧和对侧三叉神经颈复合体不同层内的分布。

图13-16 PL37对三叉神经颈复合体中c-Fos表达的影响

图片来源：https://pubmed.ncbi.nlm.nih.gov/35411377/

参考文献

[1] GBD 2019 Diseases and Injuries Collaborators. Global burden of 369 diseases and injuries in 204 countries and territories, 1990-2019：a systematic analysis for the global burden of disease study 2019[J]. Lancet, 2020, 396 (10258)：1204-1222.

[2] ASHINA M, LANTERI-MINET M, POZO-ROSICH P. et al. Safety and efficacy of eptinezumab for migraine prevention in patients with two-to-four previous preventive treatment failures (DELIVER)：a multi-arm, randomised, double-blind, placebo-controlled, phase 3b trial[J]. Lancet Neurol, 2022, 21 (7)：597-607.

[3] ORNELLO R, SACCO S. A new option for patients with treatment-resistant migraine[J]. Lancet Neurol, 2022, 21 (7)：578-579.

[4] ASHINA M, GOADSBY P J, DODICKASHINA D W, et al. Assessment of erenumab safety and efficacy in patients with migraine with and without aura：a secondary analysis of randomized clinical trials[J]. JAMA Neurol, 2022, 79 (2)：159-168.

[5] LIPTON R B, Dodick D W, Goadsby P J. et al. Efficacy of ubrogepant in the acute treatment of migraine with mild pain vs moderate or severe pain[J/OL]. Neurology, 2022, 99 (17)：e1905-e1915[2023-02-01]. https://doi.org/10.1212/wnl.0000000000201031.

[6] SCHOTT ANDERSEN A S, MAARBJERG S, NOORY N, et al. Safety and efficacy of erenumab in patients with trigeminal neuralgia in Denmark：a double-blind, randomised, placebo-controlled, proof-of-concept study[J]. Lancet Neurol, 2022, 21 (11)：994-1003.

[7] MCGEARY D D, RESICK P A, MCGEARY C A. et al. Cognitive behavioral therapy for veterans with comorbid posttraumatic headache and posttraumatic stress disorder symptoms：a randomized clinical trial[J]. JAMA Neurol, 2022, 79 (8)：746-757.

[8] YANG L T, XU M G, BHUIYAN S A, et al. Human and mouse trigeminal ganglia cell atlas implicates multiple cell types in migraine[J]. Neuron, 2022, 110 (11)：1806-1821.

[9] BLUMENFELD A M, SILBERSTEIN S D, DODICK W D, et al. Insights into the functional anatomy behind

the PREEMPT injection paradigm: guidance on achieving optimal outcomes[J]. Headache, 2017, 57 (5) : 766-777.

[10] BURSTEIN R, BLUMENFELD A M, SILBERSTEIN S D, et al. Mechanism of action of onabotulinumtoxina in chronic migraine: a narrative review[J]. Headache, 2020, 60 (7) : 1259-1272.

[11] CHU C C, ARTIS D, CHIU I M. Neuro-immune interactions in the tissues[J]. Immunity, 2020, 52 (3) : 464-474.

[12] GFRERER L, XU W J, AUSTEN W, et al. OnabotulinumtoxinA alters inflammatory gene expression and immune cells in chronic headache patients[J]. Brain, 2022, 145 (7) : 2436-2449.

[13] KARSAN N, GOADSBY P J. Imaging the premonitory phase of migraine[J/OL]. Front Neurol, 2020, 11: 140[2023-01-02]. https://doi.org/10.3389%2Ffneur.2020.00140.

[14] PENG K P, MAY A. Migraine understood as a sensory threshold disease[J]. Pain, 2019, 160 (7) : 1494-1501.

[15] GUERRERO M, URBANO M, KIM E K. et al. Design and synthesis of a novel and selective kappa opioid receptor (KOR) antagonist (BTRX-335140) [J]. J Med Chem, 2019, 62 (4) : 1761-1780.

[16] BRUCHAS M R, LAND B B, CHAVKIN C. The dynorphin/kappa opioid system as a modulator of stress-induced and pro-addictive behaviors[J/OL]. Brain Res, 2010, 1314: 44-55[2023-01-02]. doi: 10.1016/j.brainres.2009.08.062.

[17] BERNARD V, YOUNG J, BINART N. Prolactin-a pleiotropic factor in health and disease[J]. Nat Rev Endocrinol, 2019, 15 (6) : 356-365.

[18] BEN-JONATHAN N, HNASKO R. Dopamine as a prolactin (PRL) inhibitor[J]. Endocr Rev, 2001, 22 (6) : 724-763.

[19] KALLESTRUP M M, KASCH H, ØSTERBY T, et al. Prolactinoma-associated headache and dopamine agonist treatment[J]. Cephalalgia, 2014, 34 (7) : 493-502.

[20] OPHOFF R A, TERWINDT G M, VERGOUWE M N, et al. Familial hemiplegic migraine and episodic ataxia type-2 are caused by mutations in the Ca^{2+} channel gene CACNL1A4[J]. Cell, 1996, 87 (3) : 543-552.

[21] DE FUSCO M, MARCONI R, SILVESTRI L, et al. Haploinsufficiency of ATP1A2 encoding the Na^{+}/K^{+} pump alpha2 subunit associated with familial hemiplegic migraine type 2[J]. Nat Genet, 33 (2) : 192-196.

[22] DICHGANS M, FREILINGER T, ECKSTEIN G, et al. Mutation in the neuronal voltage-gated sodium channel SCN1A in familial hemiplegic migraine[J]. Lancet, 2005, 366 (9483) : 371-377.

[23] GORMLEY P, ANTTILA V, WINSVOLD B S, et al. Meta-analysis of 375, 000 individuals identifies 38 susceptibility loci for migraine[J]. Nat Gen, 2016, 48 (8) : 856-866.

[24] HUSØY A K, PINTZKA C, EIVKENES L, et al. Volume and shape of subcortical grey matter structures related to headache: a cross-sectional population-based imaging study in the Nord-Trøndelag Health Study[J]. Cephalalgia, 2019, 39 (2) : 173-184.

[25] PETRUSIC I, DAKOVIC M, ZIDVERC-TRAJKOVIC J. Subcortical volume changes in migraine with aura[J]. Clin Neurol, 2019, 15 (4) : 448-453.

[26] MITCHELL B L, DIAZ-TORRES S, BIVO S. et al. Elucidating the relationship between migraine risk and brain structure using genetic data[J]. Brain, 2022, 145 (9) : 3214-3224.

[27] ALVAREZ-PEREZ B, PORAS H, MALDONADO R. The inhibition of enkephalin catabolism by dual enkephalinase inhibitor: a novel possible therapeutic approach for opioid use disorders[J]. Br J Pharmacol, 2023, 180 (7) : 87-89.

[28] AKERMAN S, KARSAN N, BOSE P, et al. Nitroglycerine triggers triptan-responsive cranial allodynia and trigeminal neuronal hypersensitivity[J]. Brain, 2019, 142 (1) : 103-119.

[29] DESCHEEMAEKER A, PORAS H, WURM M, et al. Dual enkephalinase inhibitor PL37 as a potential novel treatment of migraine: evidence from a rat model[J]. Brain, 145 (8) : 2664-2670.

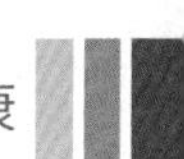

第 14 章 运动促进健康

随着计算机技术的发展，远程医疗、可穿戴健康管理设备、人工智能技术逐渐应用到医学和体育领域，体医融合呈现出了崭新范式并获得了高质量的研究证据。2022 年，体育与健康领域相关的研究灿若星辰，专业人员需要在众多的研究中采撷精华，把握学科发展的前沿和趋势，从而为大众提供更科学的运动建议。在这一部分，我们梳理 2022 年运动和脑健康领域的研究成果，分析这一领域的前沿进展及其发展前景。

1　生命健康8要素：美国心脏学会的心血管健康评价更新及升级

2010年，AHA公布了一种新的心血管健康评价框架，提供了从仅关注疾病治疗向积极促进人群和个体整个生命过程健康转变的新范式。较多后续研究对其定义和量化心血管健康评估原始方法的优势和局限进行了讨论。作为回应，AHA召集了写作小组来更新和升级推荐，在2022年发布了新的主席公告，该公告评估了生命简单7法则（life’ s simple 7）每个原始指标的定义，量化对个体间变异和个体内变化的反应，增加了睡眠健康这一新指标，并将年龄范围扩大到包括整个生命过程。健康和心理健康为社会决定因素的基本背景被认为是优化和保持心血管健康的关键因素。这份AHA公告介绍了评估心血管健康的改善方法：生命健康8要素（life’ s essential 8）。

生命健康8要素包括饮食(更新)、体力活动、尼古丁暴露(更新)、睡眠健康(新)、体重指数、血脂（更新）、血糖（更新）和血压（图14-1）。每个指标都有一个从0到100分的新评分算法,进而获得综合心血管健康评分(所有指标的未加权平均值),该评分范围也为0～100分。AHA公告还讨论了实施心血管健康评估和纵向监测的方法，以及促进其在政策制定、公共卫生、临床、机构和社区环境中广泛采用的潜在数据源和工具。

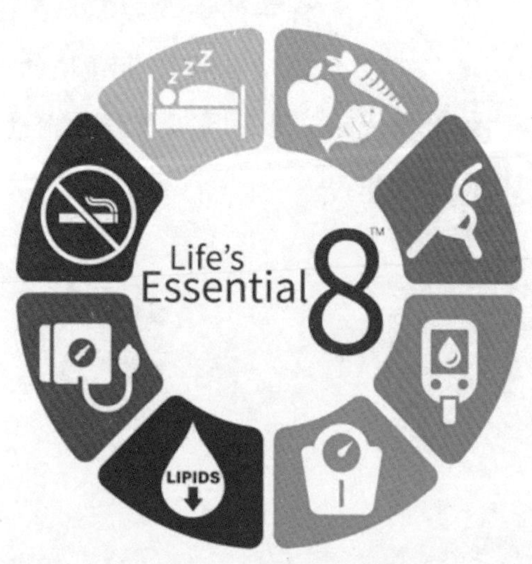

生命健康8要素的组成部分包括饮食、体力活动、戒烟（尼古丁暴露）、睡眠健康、体重指数、血脂、血糖和血压。

图14-1　生命健康8要素

图片来源：https://pubmed.ncbi.nlm.nih.gov/35766027

2 增加运动，可以减少大量成人死亡

通过增加身体活动水平，每年可以避免大量的死亡。为了探索将日常身体活动量调整到可接受程度对公共健康的潜在益处，美国一项研究使用加速度计测量成年人身体活动与死亡率的关联，同时估计中等至剧烈身体活动强度（moderate-to-vigorous physical activity，MVPA）适度增加后每年可预防的死亡人数。

该研究数据来自美国国家健康与营养调查（the national health and nutrition examination survey，NHANES），在 2003—2006 年，6 岁及以上的 NHANES 参与者被要求佩戴加速度计 7 d。研究者用加速度计数据评估了 6355 位 40 ～ 85 岁或以上年龄的成年人中的 4840 人，其余 1515 人因各种原因被排除。通过截至 2015 年 12 月 31 日的国家死亡指数联动完成死亡率随访。研究者通过将已确定的临界点及以上的加速度计值求和，并创建 8 个身体活动类别（每天 0 ～ 19 min、20 ～ 39 min、40 ～ 59 min、60 ～ 79 min、80 ～ 99 min、100 ～ 119 min、120 ～ 139 min 和 ≥ 140 min）来估算 MVPA。通过调整后的人群归因分数 ×2003 年美国人口年度死亡人数（年龄 40 ～ 84 岁）估计增加身体活动可预防的每年死亡人数。

研究结果显示，MVPA 每天增加 10 min、20 min 和 30 min，每年死亡人数分别减少 6.9%、13.0% 和 16.9%。每天增加 10 min 的体育活动，估计每年可预防 111 174 人（95%*CI* 79 594 ～ 142 754 人）死亡，增加更多的体育活动可带来更大的获益 [增加 20 min 可预防 209 459 人（95%*CI* 146 299 ～ 272 619 人）死亡，增加 30 min 可预防 272 297 人（95%*CI* 177 557 ～ 367 037 人）] 死亡（图 14-2）。

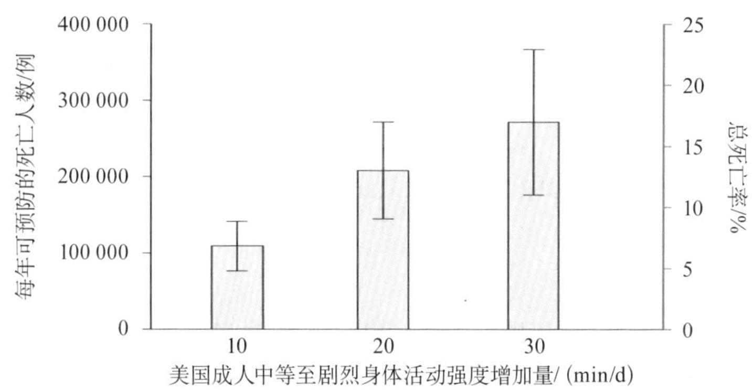

图14-2 不同程度中等至剧烈身体活动强度增加可预防美国40岁以上成人的死亡人数和总死亡人数的等效比例

图片来源：https://www.ncbi.nlm.nih.gov/pmc/articles/pmid/35072698/

研究结论：如 40 岁以上美国成年人的 MVPA 少量增加（每天 10 min），估计每年约可避免 11 万人死亡，而且不同性别、不同种族人群的获益类似。

3 促进健康饮食和体力活动的行为咨询干预措施

2022 年，*JAMA* 发表了一篇来自美国的关于促进健康饮食和体力活动的行为咨询干预措施的研究结果。该研究的目的是寻找对于没有已知心血管危险因素的成年人，促进健康饮食和身体活动行为咨询干预措施获益和危害的相关证据。

该研究纳入了 113 项随机对照试验（129 993 例研究对象），其中有 3 项随机对照试验报告了与心血管疾病相关的结果，其中 WHI–DMT 研究对没有心血管疾病的绝经后女性进行了高强度低脂饮食咨询干预（47 179 例），在长达 13.4 年的随访中发现，高强度低脂饮食咨询干预对任何心血管结局没有显著影响；对另外两项随机对照试验（1203 例）的联合分析发现，随访 4 年时，身体活动行为咨询干预与非致命性心血管事件（*HR* 0.27，95%*CI* 0.08 ~ 0.88）和致命性心血管事件（*HR* 0.31，95%*CI* 0.11 ~ 0.93）具有统计学意义的相关性。饮食和身体活动行为咨询干预与连续测量的血压小幅降低显著相关 [收缩压平均差（–0.80 mmHg，95%*CI* –1.30 ~ –0.31 mmHg）；舒张压平均差（–0.42 mmHg，95%*CI* –0.80 ~ –0.04 mmHg）]，另外，受试者的 LDL–C 水平（平均差 –2.20 mg/dL，95%*CI* –3.80 ~ –0.60 mg/dL）、肥胖相关终点（体重指数平均差 –0.32，95%*CI* –0.51 ~ –0.13）的改善也达到了统计学意义（表 14–1）。

研究结论：对于没有心血管疾病风险的成人，进行健康饮食和身体活动的行为咨询，对各种中间健康结局（血压、血脂水平、血糖水平、体重指数）增加的获益虽然较小，但差异具有统计学意义；对饮食和身体活动行为的影响，具有小到中等的获益。目前关于这些干预措施的长期健康结果或有害影响的证据有限。

4 正念训练、运动或两者联合应用，未能改善老年人的记忆和执行功能

情景记忆和执行功能是老年人认知功能下降的主要方面。为了探讨正念训练（mindfulness–based stress reduction，MBSR）、运动以及两者结合能否改善老年人的认知功能，Lenze 等将 585 例有主观认知问题但未达到痴呆程度的老年人（65 ~ 84 岁）随机分为 4 组：MBSR 组（150 例），每天冥想 60 min；有氧、力

表14-1 健康饮食和身体活动行为咨询干预对健康影响的汇总结果

预后	均数差（95%*CI*）	随机对照试验数量/项	入组人数/例	I^2/%
收缩压	−0.80（−1.30~0.31）	23	57 079	11.3
舒张压	−0.42（−0.80~−0.04）	24	57 148	35.8
TC	−1.58（−4.21~1.04）	21	10 122	68.8
LDL-C	−2.20（−3.80~−0.60）	15	6350	25.7
HDL-C	−0.12（−1.04~−0.80）	17	7527	51.4
快速血糖	−0.34（−1.24~−0.55）	14	7468	42.7
BMI①	−0.32（−0.51~−0.13）	27	59 239	94.6
体重/kg	−1.07（−1.62~−0.52）	24	51 812	91.2
腰围/cm	0.81（−1.32~−0.30）	23	52 128	96.1

注：①计算公式为体重（kg）/身高（m^2）。CI—置信区间；TC—总胆固醇；LDL-C—低密度脂蛋白胆固醇；HDL-C—高密度脂蛋白胆固醇；BMI—体重指数。

量和功能性运动组（138 例），每周运动至少 300 min；MBSR 和运动相结合组（144 例）；健康教育对照组（153 例）。其中，568 例（97.1%）完成了 6 个月的试验，475 例（81.2%）完成了 18 个月的试验。研究的主要终点是 6 个月神经心理学测试的情景记忆和执行功能的综合评分，次要终点为 18 个月的综合评分。研究还设置了 5 个次要终点：头颅 MRI 显示的海马体积、背外侧前额叶皮层厚度和表面积，以及功能认知能力和自我报告的认知问题。

研究结果：主要终点方面，6 个月时，正念训练或运动对情景记忆（MBSR *vs*. 非 MBSR：0.44 分 *vs*. 0.48 分，平均差 −0.04 分，95%*CI* −0.15 ~ 0.07 分，*P*=0.50；运动 *vs*. 非运动：0.49 分 *vs*. 0.42 分，平均差 0.07 分，95%*CI* −0.04 ~ 0.17 分，*P*=0.23）和执行功能（MBSR *vs*. 非 MBSR：0.39 分 *vs*. 0.31 分，平均差 0.08 分，95%*CI* −0.02 ~ 0.19 分，*P*=0.12；运动 *vs*. 非运动：0.39 分 *vs*. 0.32 分，平均差 0.07 分，95%*CI* −0.03 分 ~ 0.18 分，*P*=0.17）没有显著影响。18 个月时正念训练或运动对情景记忆和执行功能的综合评分（次要终点）也没有显著影响（图 14-3）。在 6 个月时，正念训练和运动之间无显著交互作用（记忆 *P*=0.93，执行功能 *P*=0.29）。与健康教育对照组相比，各干预组的 5 个次要终点均未有显著改善。

研究结论：对于有主观认知问题的老年人，正念训练、运动或两者联合应用 6 个月不能有效改善其情景记忆或执行功能。

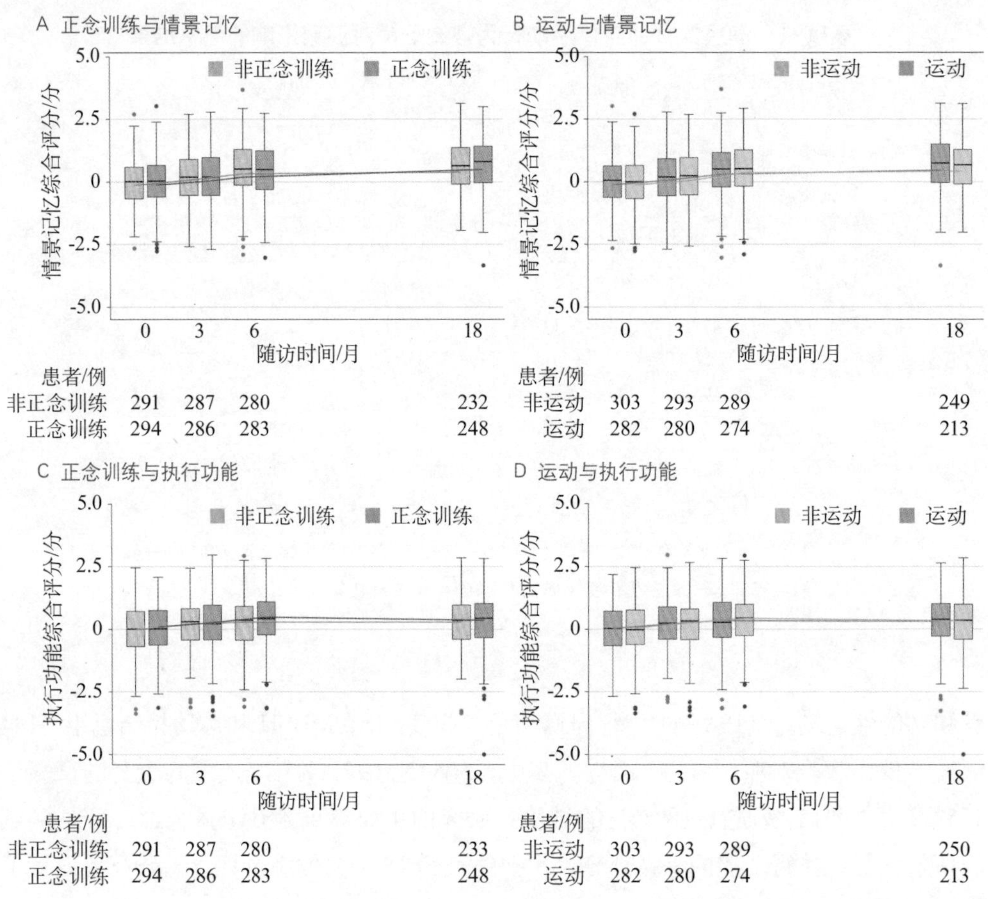

图14-3 正念训练、运动干预对有主观认知问题老年人的情景记忆和执行功能综合评分的影响

图片来源：https://pubmed.ncbi.nlm.nih.gov/36511926/

5 18个月冥想训练对老年人具有高依从、低损耗的可行性

AGE-WELL研究是一项随机、对照、盲法终点评估的优效性临床研究。纳入137例65岁及以上、认知功能正常的社区成年人，随机分为3组，分别给予为期18个月的冥想训练、结构相配的非母语（英语）训练和无干预。结果显示：冥想训练组与无干预组的前扣带回皮层体积差异无统计学意义（β 0.01，98.75%*CI* −0.02～0.05，*P*=0.36）；与非母语（英语）训练组相比，冥想干预组的岛叶体积变化差异无统计学意义（β 0.01，98.75%*CI* −0.02～0.03，*P*=0.58）。冥想组与无干预组相比，前扣带回皮层区的灌注水平没有显著差异

（β 0.02，98.75%*CI* −0.01 ~ 0.05，*P*=0.06），与非母语训练组相比，岛叶的灌注水平差异也没有达到统计学意义（β 0.02，98.75%*CI* −0.01 ~ 0.05，*P*=0.09）。不过，在注意力调节、社会情绪、自我认知能力的全面综合得分变化方面，18 个月的冥想训练优于非母语训练（*Cohen's d* 0.52，95%*CI* 0.19 ~ 0.85，*P*=0.002）（表 14–2）。

表14–2 应用混合效应模型评估18个月的冥想和非母语训练对综合评分的影响

终点指标	标准化预计变化 (95%*CI*)		组间差异	
	冥想	非母语训练	平均值 (95%*CI*)	*P*值①
综合评分	0.43 (0.20~0.67)	−0.09 (−0.12~0.30)	0.52 (0.19~0.85)	0.002
注意力调节能力	0.48 (0.28~0.69)	0.10 (−0.10~0.30)	0.38 (0.10~0.67)	0.009
社会情绪能力	0.04 (−0.15~0.23)	−0.27 (−0.46~0.57)	0.31 (0.06~0.57)	0.02
自我认知能力	0.27 (0.07~0.48)	−0.01 (−0.22~0.20)	0.28 (−0.01~0.58)	0.06

注：①*P*值来源于原文献，小数点后位数不一致。CI—置信区间。

AGE–WELL 研究证实了冥想与非母语训练在老年人中的可行性，同时冥想的阳性行为效应并不是反映在目标脑区域的体积和灌注上。

6 以家庭为基础的步行运动行为改变干预方式可改善外周动脉疾病患者的行走距离

MOSAIC 研究是一项前瞻性、多中心的随机对照试验，将 190 例因外周动脉疾病引起间歇性跛行的受试者随机分为步行运动行为改变干预（由接受过动机方法培训的物理治疗师提供）组（95 例）和常规管理组（95 例），评价家庭步行运动行为改变干预措施能否提高患者的行走能力。研究的主要终点是 3 个月随访时步行 6 min 的距离（最小临床重要差异值为 8 ~ 20 m）。共有 8 个次要终点，其中 3 个是通过历史计算的步行估计限制（walking estimated limitation calculated by history，WELCH）问卷（分数范围 0 ~ 100 分，0 分为最佳表现），简易疾病感知问卷（分数范围 0 ~ 80 分，80 分表示对疾病的负面感知）和计划行为理论问卷（分数范围 3 ~ 21 分，21 分表示最佳态度、主观情绪、感知行为控制或意图）。

研究结果：3 个月时，干预组的 6 min 步行距离从基线时的 352.9 m 提高到 380.6 m，常规管理组从 369.8 m 提高到 372.1 m，组间差异有统计学意义（校正组间均数差 16.7 m，95%*CI* 4.2 ～ 29.2 m，*P*=0.009）。在 8 项次要终点中，有 5 项的差异没有统计学意义。6 个月随访时，干预组的 WELCH 问卷评分从基线的 18.0 分提升为 27.8 分，常规管理组的基线和 6 个月时 WELCH 问卷评分均数均为 20.7 分（校正平均组间差 7.4 分，95%*CI* 2.5 ～ 12.3 分，*P*=0.003）；干预组的简易疾病感知问卷评分从基线的 45.7 分变为 38.9 分，常规管理组从基线的 44.0 分变为 45.8 分（校正组间均数差 −6.6 分，95%*CI* −9.9 ～ −3.4 分，*P* < 0.001）；干预组计划行为理论问卷的态度分量表评分从基线的 14.7 分变为 15.4 分，常规管理组从基线的 14.6 分变为 13.9 分（校正组间均数差 1.4 分，95%*CI* 0.3 ～ 2.5 分，*P*=0.02）（表 14–3）。干预组中有 13 例患者发生了严重不良事件，而常规管理组为 3 例，所有不良反应均被确定与该研究的干预措施无关或不太可能相关。

研究结论：在患有外周动脉疾病所致间歇性跛行的成年人中，与常规管理相比，以家庭为基础的步行运动行为改变干预可增加患者 3 个月时的 6 min 步行距离。

7　积极老龄化可防止有行动受限风险老年人的身体功能下降

REACT 研究是一项实用性、多中心、双臂、单盲的随机对照试验，目的是确定基于社区人群的积极老龄化干预措施能否防止活动受限风险增加的老年人下肢身体功能下降。该研究纳入了下肢身体功能下降 [简易体能状况量表（short physical performance battery，SPPB）4 ～ 9 分] 的 777 例受试者，平均年龄为（77.6±6.8）岁，将其随机分配到干预组与对照组，对干预组进行 12 个月的身体活动与行为维持训练。在 24 个月的随访中，干预组的 SPPB 评分显著高于对照组 [（8.08±2.87）分 *vs*.（7.59±2.61）分]，调整后均数差为 0.49 分（95%*CI* 0.06 ～ 0.92 分，*P*=0.014），低于预先设定的具有临床意义的差异（0.50 分）。研究结果表明，为期 12 个月的身体活动与行为维持计划有助于防止社区下肢身体功能下降老年人 24 个月的身体功能衰退（表 14–4）。

8　智能工作和生活方式加用可调节高度办公桌，可减少久坐时间，增加健康获益

Edwardson 等发表在 *BMJ* 上的一项群组随机对照试验比较了智慧工作和生活方式（smart work and life，SWAL）以及 SWAL+ 可调节高度办公桌干预对日常久坐时间和健康获益的影响，分析两种干预的相对有效性，并比较联合应用两种干

表14-3 以家庭为基础的步行运动行为改变干预对患者主要和次要终点的影响

	干预组（95例）			常规管理组（95例）			干预组 *vs*. 常规管理组	
	基线	3个月随访①	组内差异（95%*CI*）②	基线	3个月随访①	组内差异（95%*CI*）②	校正组间均数差（95%*CI*）	*P*值
主要终点								
6min步行距离/m	352.9±87.1	380.6±87.7	22.3(0.5~44.2)	369.8±77.8	372.1±77.3	9.2(−15.2~33.6)	16.7 (4.2~29.2)	0.009
次要终点（6个月随访）								
历史计算的步行估计限制分数/分	18.0±12.6	27.8±18.5	6.6 (2.4~10.8)	20.7±13.9	20.7±14.2	−1.4 (−4.8~2.1)	7.4 (2.5~12.3)	0.003
自行报告的最大步行距离问卷/m	199±241	586±1430	378 (72~685)	275±549	305±588	71 (−44~185)	104 (−56~264)	0.20
诺丁汉日常生活扩展量表/分	51.3±15.7	56.3±13.1	−0.6 (−1.4~0.2)	54.3±11.0	58.4±8.5	−0.3 (−1.0~0.3)	−1.4 (−4.4~1.6)	0.37
血管生存质量量表-6分/分	13.3±3.5	15.2±3.9	1.5 (0.7~2.2)	13.9±3.1	14.6±3.9	0.8 (0.1~1.6)	0.5 (−0.5~1.5)	0.33
简易疾病感知问卷/分	45.7±11.5	38.2±11.3	−4.3 (−6.9~−1.7)	44.0±10.1	45.8±12.2	2.0 (−0.2~4.2)	−6.6 (−9.9~−3.4)	<0.001
计划行为理论问卷/分								
态度分量表	14.7±3.1	15.4±3.7	0.7 (−0.3~1.7)	14.6±3.4	13.9±3.6	−0.6 (−1.4~0.2)	1.4 (0.3~2.5)	0.02
主观标准评分	16.2±4.9	16.7±4.9	−0.0 (−1.3~1.2)	15.8±4.6	16.0±4.4	0.0 (−1.0~1.0)	0.3 (−1.1~1.7)	0.67
感知行为控制评分	17.5±3.7	16.8±34	−0.8 (−1.8~0.3)	17.0±3.8	16.8±3.9	−0.2 (−1.2~0.9)	−0.2 (−1.4~1.0)	0.78
意图评分	19.3±2.8	18.0±3.5	−1.1 (−2.1~−0.1)	19.0±2.6	18.3±3.7	−0.8 (−1.7~0.1)	−0.3 (−1.5~0.9)	0.64
自我管理/分								
行动计划评分	2.5±1.2	3.0±0.9	0.5 (0.2~0.7)	2.3±1.1	2.8±1.0	0.4 (0.1~0.7)	0.2 (−0.1~0.5)	0.16
动作控制评分	2.4±0.9	3.1±0.8	0.7 (0.4~0.9)	2.4±1.0	3.0±0.8	0.6 (0.3~0.8)	0.1 (−0.1~0.4)	0.36
国际体育活动问卷每周MET/min	2846±6359	2768±4189	−57 (−877~992)	2615±5093	2599±5534	−110 (−599~819)	−2.0 (1034~1029)	>0.99

注：①数据计算以随访时完成该指标评估的患者为准；②统计时仅纳入基线和随访时均完成该指标评估的患者数据。MET—任务的代谢当量；CI—置信区间。

表14-4　REACT研究中24个月时的主要和次要终点[①]

	对照组（294例）[②]	干预组（334例）[②]	均数差	P值[③]
主要终点				
SPPB总分/分	7.59±2.61	8.08±2.87	0.49（0.06~0.92）	0.014
次要终点				
MVPA（min/d）[②]	4.50±6.61	5.15±5.99	0.65（−0.48~1.78）	0.26
非MVPA/（min/d）[③]	48.76±19.48	51.22±17.20	2.46（−0.52~5.44）	0.11
极低的体力活动和久坐时间（min/d）[④]	798±65.80	804±64.04	6.43（−4.81~17.67）	0.26
突破久坐时间次数/（次/天）	42.33±13.54	40.76±13.21	−1.57（−3.89~0.75）	0.18
PASE评分/分	113.17±52.10	123.90±49.79	10.73（2.62~18.84）	0.010
活动性评估工具简表评分/分	47.96±8.13	49.99±8.96	2.03（0.66~3.40）	0.0042
肌肉强化运动问卷评分/分	3.18±1.88	3.86±2.30	0.68（0.33~1.02）	0.0006
握力强度/kg	23.43±4.08	23.74±3.86	0.31（−0.33~0.94）	0.34
跌倒/次				
过去6个月内跌倒次数	0.73±1.05	0.70±1.05	−0.02（−0.19~0.14）	0.77
过去6个月内与跌倒相关的受伤	51±17.2	57±17.5	0.3（−5.92~6.46）	0.81
英国生物银行健康思维问卷				
简单处理速度/ms	811.28±240.15	801.67±246.72	−9.61（−52.47~33.24）	0.66
流体智力评分/分	4.03±1.41	4.19±1.61	0.16（−0.11~0.43）	0.23
执行功能评分/分	64 770.62±38 677.48	58 515.77±35 648.79	−6254.85（−13 498.22~988.52）	0.090
工作记忆1/分	4.59±1.29	4.46±1.22	−0.13（−0.35~0.06）	0.26
工作记忆2/分	14.27±5.24	14.62±5.15	0.36（−0.56~1.28）	0.44
情景记忆评分/分	5.84±4.19	5.36±6.85	−0.48（−1.49~0.53）	0.35
社会幸福感评分/分	24.68±5.85	24.88±7.07	0.20（−0.84~1.24）	0.70
睡眠状况指标评分/分	21.97±6.10	22.50±6.65	0.53（−0.49~1.54）	0.31
WOMAC疼痛评分/分	10.20±3.28	9.63±3.95	−0.57（−1.15~0.0）	0.052

续表

	对照组（294例）[②]	干预组（334例）[②]	均数差	P值[③]
SF-36/分				
生理部分	29.38±9.39	30.84±10.04	1.46（-0.09~3.01）	0.065
心理部分	54.73±7.64	54.33±9.18	-0.40（-1.78~0.98）	0.56
EQ-5D/分	0.67±0.16	0.69±0.16	0.02（-0.01~0.04）	0.22
单项孤独量表评分/分	107±35.7	110±33.3	0.037（-0.064~0.074）	0.91

注：①表中数据来源于原文献，部分数据的小数点后位数不一致；②数据计算以随访时完成该指标评估的患者为准；③调整场地、运动组（包括干预组）、年龄组、性别、SPPB基线评分等因素。SPPB—简易体能状况量表；MVPA—中等至剧烈身体活动强度；PASE—老年人身体活动量表；WOMAC—西安大略和麦克马斯特大学关节炎指数；SF-36—健康结局调查简表（36条）；EQ-5D—欧洲5维问卷。

预方法对受试者行为、生理、心理和工作相关健康以及工作表现等方面的影响。该研究共纳入了 78 个组群共 756 例受试者，受试者被随机分为 SWAL 组、SWAL+ 可调节高度办公桌组和对照组 3 组。

研究结果：SWAL+ 可调节高度办公桌、SWAL 组的每日久坐时间均显著低于对照组（SWAL *vs*. 对照组：-22.2 min/d，95%*CI* -38.8 ~ -5.7 min/d，*P*=0.003；SWAL+ 可调节高度的办公桌组 *vs*. 对照组：-63.7 min/d，95%*CI* -80.1 ~ -47.4 min/d，*P* < 0.001），并且 SWAL+ 可调节高度办公桌比 SWAL 更有效（表 14-5）。两种干预均可小幅度改善受试者的压力、幸福感和活力，同时 SWAL+ 可调节高度办公桌还可改善受试者的下肢疼痛，以及工作时坐和站立习惯。

研究结论：SWAL、SWAL+ 可调节高度办公桌均可减少久坐时间，增加可以调节高度的办公桌减少久坐时间的效果可达 3 倍。

9 可穿戴活动追踪器可有效增加身体活动并具有持续性

2022 年，*Lancet Digit Health* 上发表的一项针对系统综述和 meta 分析的系统综述，分析了可穿戴活动追踪器在增加身体活动和改善健康方面的有效性。该系统综述检索了 7 个数据库（Embase、MEDLINE、Ovid Emcare、Scopus、SPORTDiscus、Cochrane Library 和 Web of Science），时间从建库至 2021 年 4 月 8 日，以使用可穿戴活动追踪器为干预措施，报告调查对象的身体活动、生理或心理社会结果。该研究共纳入了 39 项系统综述和荟萃分析，报告了 163 992 例参与

表14–5　智慧工作和生活方式加用可调节高度办公桌对受试者每日运动结果的影响　（单位：min/d）

	基线			基线–随访差异			校正均数差（95%*CI*）和*P*值		
	对照组	SWAL组	SWAL+可调节高度办公桌组	对照组	SWAL组	SWAL+可调节高度办公桌组	SWAL组 *vs*. 对照组	SWAL+可调节高度办公桌组 *vs*. 对照组	SWAL+可调节高度办公桌组 *vs*. SWAL组
主要终点									
久坐时间 12个月随访	596.5±84.1	606.3±81.2	610.4±78.7	15.6±75.0	−9.4±80.5	−53.7±79.1	−22.2 (−38.8~−5.7) 0.003	−63.7 (−80.1~−47.4) <0.001	−41.7 (−56.3~−27.0) <0.001
次要终点									
久坐时间 3个月随访	599.9±83.7	606.3±81.2	608.4±81.1	−3.5±75.9	−27.5±87.2	−68.5±78.1	−20.0 (−34.9~−5.0) <0.009	−62.7 (−77.6~−47.8) <0.001	−43.4 (−60.4~−26.3) <0.001
延长久坐 3个月随访	314.2±99.5	315.9±92.2	322.4±106.0	8.7±81.0	−25.7±85.4	−41.9±83.6	−32.1 (−47.8~−16.4) <0.001	−47.4 (−63.0~−31.8) <0.001	−15.9 (−32.9~1.1) 0.07
延长久坐 12个月随访	308.7±101.0	311.7±89.3	324.0±102.4	24.9±74.8	−5.5±82.7	−29.2±77.8	−30.5 (−45.3~−15.7) <0.001	−50.3 (−64.9~−35.7) <0.001	−19.9 (−35.1~−4.7) 0.010
站立时间 3个月随访	234.3±66.2	225.6±70.1	233.6±71.2	2.8±51.3	9.5±57.7	51.1±64.6	5.5 (−7.5~18.4) 0.41	47.2 (34.3~60.2) <0.001	—
站立时间 12个月随访	238.4±66.2	229.1±71.9	232.1±68.6	−5.6±50.7	0.1±60.8	32.8±65.6	6.0 (−6.4~18.4) 0.34	39.0 (26.8~51.3) <0.001	—
行走时间 3个月随访	110.0±33.0	109.2±30.7	110.3±33.3	−3.5±22.1	0.5±26.6	−1.5±24.2	4.7 (−0.5~9.8) 0.07	3.0 (−2.1~8.1) 0.25	—
行走时间 12个月随访	112.8±33.1	111.7±30.5	110.9±32.9	−4.7±20.9	−1.0±26.1	−1.0±26.9	4.6 (−0.4~9.6) 0.07	4.1 (−0.8~9.1) 0.10	—

注：SWAL—智慧生活和工作方式；CI—置信区间。

者的数据。结果显示，可穿戴活动追踪器可改善参与者的身体活动（标准化均数差 0.3 ~ 0.6）、身体成分（标准化均数差 0.7 ~ 2.0）和健康（标准化均数差 0.3），相当于每天多走 1800 步，每天多走 40 min，体重减轻约 1 kg。可穿戴活动追踪器对其他生理（血压、总胆固醇、糖化血红蛋白水平）和心理（生活质量和疼痛）结局的影响较小且不显著。

研究结论：可穿戴活动追踪器在不同年龄组、临床和非临床人群中都能有效增加身体活动，这种获益具有临床意义，且具有持续性。根据所分析的研究，有足够的证据建议使用可穿戴活动追踪器以增加身体活动。

10 新型冠状病毒感染疫情隔离期间，远程直播对增加身体活动有效

新型冠状病毒感染疫情期间的封闭措施对公众生活产生了影响，导致人们身体活动减少，精神和躯体健康水平下降。2022 年，来自法兰克福大学的一项多中心、前瞻性、随机对照试验探索了远程直播对增加身体活动的作用。该研究纳入了 763 例健康受试者（女性 523 例），随机分配至运动直播项目干预组或非互动组。在 4 周干预期内，运动直播项目干预组的受试者参加各种身体活动直播。在接下来的 4 周内，两组进行预定方案的训练，其中非互动组只评估结果，包括身体活动、焦虑、精神健康、睡眠质量、疼痛和运动意愿。

研究结果：运动直播项目干预组能一致性地增加中等强度（例如：第 1 周身体活动时间校正均数差 1.65，95%*CI* 1.40 ~ 1.94）和高强度身体活动（例如：第 1 周身体活动时间校正均数差 1.31，95%*CI* 1.08 ~ 1.61），但效果随着时间下降。此外，在直播第 4 周，运动直播项目干预组参与者的活动动机、睡眠质量和焦虑等方面都有改善，但两组精神健康改善方面的效果类似（均数差 0.99，95%*CI* 0.13 ~ 1.86）（图 14–4 ~ 图 14–7）。不过，当直播被提前录播代替后，该结果有反转趋势。

研究结论：远程直播能有效改善新型冠状病毒感染疫情期间人群的身体活动和部分身体健康指标，但在实施中需要注意减少脱落。

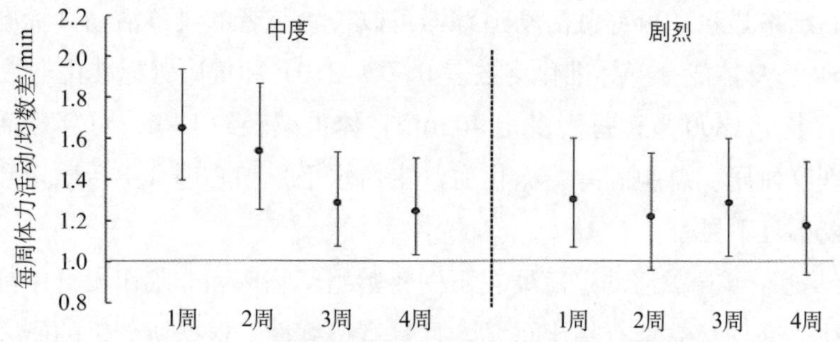

图14-4　远程直播组和对照组的运动时间差异

图片来源：https://www.ncbi.nlm.nih.gov/pmc/articles/PMC8861875/

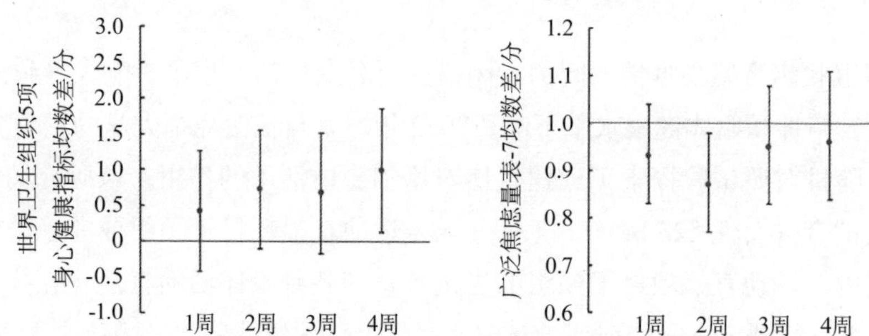

图14-5　远程直播组和对照组的健康情况和焦虑状态差异

图片来源：https://www.ncbi.nlm.nih.gov/pmc/articles/PMC8861875/

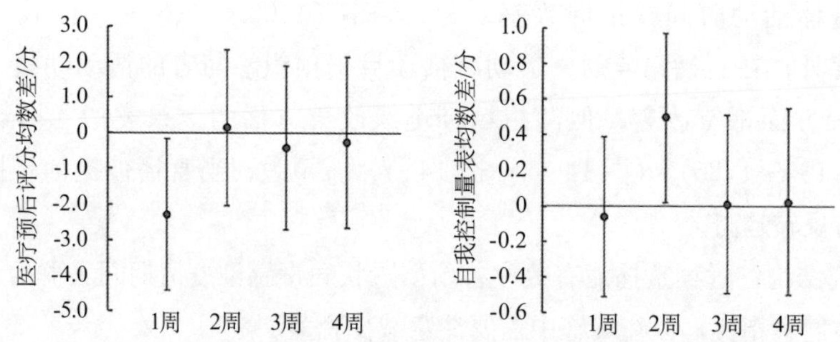

图14-6　远程直播组和对照组的睡眠质量和锻炼动机差异

图片来源：https://www.ncbi.nlm.nih.gov/pmc/articles/PMC8861875/

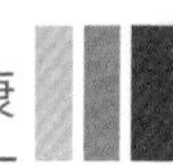

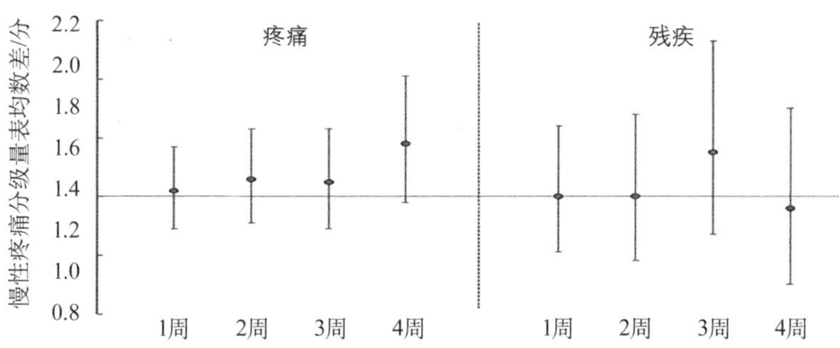

图14–7 远程直播组和对照组的疼痛和残疾差异

图片来源：https://www.ncbi.nlm.nih.gov/pmc/articles/PMC8861875/

参考文献

[1] LLOYD-JONES D M, ALLEN N B, ANDERSON C A M, et al. Life's essential 8: updating and enhancing the American Heart Association's construct of cardiovascular health: a presidential advisory from the American Heart Association[J/OL]. Circulation, 2022, 146 (5) : e18-e43[2023-01-19]. https://doi.org/10.1161/cir.0000000000001078.

[2] SAINT-MAURICE P F, GRAUBARD B I, TROIANO R P, et al. Estimated number of deaths prevented through increased physical activity among US adults[J]. JAMA Intern Med, 2022, 182 (3) : 349-352.

[3] PATNODE C D, REDMOND N, IACOCCA M O, et al. Behavioral counseling interventions to promote a healthy diet and physical activity for cardiovascular disease prevention in adults without known cardiovascular disease risk factors updated evidence report and systematic review for the US preventive services task force[J]. JAMA, 2022, 328 (4) : 375-388.

[4] LENZE E J, VOEGTLE M, MILLER J P. Effects of mindfulness training and exercise on cognitive function in older adults[J]. JAMA, 2022, 328 (22) : 2218-2229.

[5] CHÉTELAT G, LUTZ A, KLIMECKI O, et al. Effect of an 18-month meditation training on regional brain volume and perfusion in older adults the age-well randomized clinical trial[J]. JAMA Neurol, 2022, 79 (11) : 1165-1174.

[6] BEARNE L M, VOLKMER B, PEACOCK J, et al. Effect of a home-based, walking exercise behavior change intervention vs usual care onwalking in adults with peripheral artery disease the MOSAIC randomized clinical trial[J]. JAMA, 2022, 327 (14) : 1344-1355.

[7] BEARNE L M, VOLKMER B, PEACOCK J, et al. Effect of a physical activity and behaviour maintenance programme on functional mobility decline in older adults: the REACT (retirement in action) randomised controlled trial[J]. JAMA, 2022, 327 (14) : 1344-1355.

[8] EDWARDSON C L, BIDDLE S J H, CLEMES S A, et al. Effectiveness of an intervention for reducing sitting time and improving health in office workers: three arm cluster randomised controlled trial[J/OL]. BMJ, 2022, 378: e069288[2023-01-19]. https://doi.org/10.1136/bmj-2021-069288.

[9] STATHI A, GREAVES C J, THOMPSON J L, et al. Effect of a physical activity and behaviour maintenance programme on functional mobility decline in older adults: the REACT (retirement in action) randomised controlled trial[J/OL]. Lancet Public Health, 2022, 7 (4) : e316-e326[2023-01-19]. https://doi.org/10.1016/

s2468-2667 (22) 00004-4.

[10] WILKE J, MOHR L, YUKI G, et al. Train at home, but not alone: a randomised controlled multicentre trial assessing the effects of live-streamed tele-exercise during COVID-19- related lockdowns[J]. Br J Sports Med, 2022, 56 (12) : 667-675.

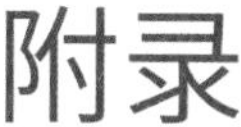

附录 研究名称对照表

研究英文缩写	研究中文全称
ACHIEVE	口服ubrogepant在偏头痛急性期治疗中的疗效、安全性和耐受性研究
ACST	无症状性颈动脉狭窄手术研究
AcT	阿替普酶对比替奈普酶研究
ADvance	脑深部电刺激在轻度的可能阿尔茨海默病患者中的应用研究
AGE-WELL	在无认知障碍老年人中评估冥想训练效果研究
ANGEL-ASPECT	急性前循环大血管闭塞大梗死核心患者的血管内治疗研究
ARAMIS	解决真实世界中卒中抗凝血管理问题研究
ATACH	急性脑出血抗高血压治疗研究
ATTENTION	急性基底动脉闭塞血管内治疗研究
BACS	急性卒中血压研究
BAOCHE	中国急性基底动脉闭塞血管内治疗研究
BASICS	基底动脉国际合作研究
BEST	椎基底动脉闭塞的血管内治疗对比标准药物治疗研究
BioFINDER-1	瑞典阿尔茨海默病的早期诊断研究-多学科方法
BOX	心肺复苏后血压和氧合目标研究
BRIDGE-TNK	血管内治疗联合或不联合替奈普酶静脉溶栓治疗卒中研究
C3	脑-冠状动脉关联研究
CANDI	中国老龄化和神经退行性倡议研究
CASSISS	中国血管成形术和支架置入术治疗症状性颅内动脉严重狭窄研究
CHALLENGE	西洛他唑和阿司匹林治疗脑小血管病的疗效研究
CHAP	芝加哥健康与老龄化项目设计研究
CHOICE	机械取栓后动脉内应用阿替普酶与安慰剂比较研究

研究英文缩写	研究中文全称
Clarity AD	仑卡奈单抗治疗早期阿尔茨海默病安全性和有效性研究
COGITATE	最佳脑灌注压引导靶向治疗的疗效评估研究
COMPASS	利伐沙班预防冠状动脉或外周动脉疾病主要心血管事件研究
COURAGE	血运重建和积极药物治疗临床预后评估研究
CROMIS	脑微出血与卒中的临床相关性研究
CSPS	西洛他唑预防卒中研究
DELIVER	eptinezumab预防既往预防治疗失败偏头痛的安全性和有效性研究
DEVT	急性缺血性卒中直接血管内治疗与桥接治疗的比较研究
DIRECT–MT	中国三级医院直接动脉取栓恢复大血管闭塞性缺血性卒中患者血流研究
DIRECT–SAFE	卒中发作后4.5 h内直接血管内取栓与标准溶栓桥接血管内治疗的随机对照试验
DIRECT–TNK	缺血性卒中单独血管内治疗对比先进行替奈普酶系统溶栓的随机对照试验
ECASS	欧洲急性卒中合作研究
ENCHANTED2/MT	卒中强化降压和溶栓研究2
ESTEL	丘脑中央核脑深部电刺激治疗Lennox–Gastaut综合征研究
FAIRPARK–Ⅱ	去铁酮治疗帕金森病研究
FAST–MAG	院前使用镁治疗卒中研究
FIREFISH	利司扑兰在1型脊髓性肌萎缩症婴儿中应用的安全性，耐受性研究
GWTG–Stroke	“跟着指南走”——卒中
HFO	癫痫手术中指导和定位致痫灶的新方法研究
HYPO–ECMO	诱导中度低温对静脉动脉体外膜式氧合治疗心源性休克患者死亡率影响的研究
ICTuS	静脉溶栓和低温治疗急性缺血性卒中的Ⅱ/Ⅲ期临床研究

研究英文缩写	研究中文全称
i-DEF	颅内出血去铁胺研究
iMSMS	国际多发性硬化微生物组研究
INTERACT	急性脑出血强化降压研究
ISCHEMIA	比较药物和介入治疗对临床预后影响的国际研究
LACI	腔隙性卒中的干预研究
LASTE	大面积脑梗死治疗评估研究
LATE-MT	超时间窗大动脉闭塞机械取栓研究
LIMIT	日本超急性期大梗死核心脑栓塞血管内治疗研究
MARIGOLD	加奈索酮治疗儿童和青年周期蛋白依赖性激酶5缺乏症研究
MONEAD	抗癫痫药物的母婴结局和神经发育影响研究
MOSAIC	间歇性跛行患者进行步行运动行为改变干预的研究
MR ASAP	救护车上抗硝酸甘油贴片治疗急性卒中的多中心研究
MR CLEAN	荷兰急性缺血性卒中血管内治疗多中心随机对照临床研究
MR CLEAN-MED	急性缺血性卒中的血管内治疗研究：围手术期肝素或抗血小板药物的使用
MR CLEAN-NO IV	颅内动脉近端闭塞所致卒中静脉溶栓后桥接血管内治疗与直接血管内治疗研究
NOR-TEST	挪威替奈普酶卒中研究
NOVA	颅内支架安全性和有效性的首次人体评估研究
OPENS	优化重度卒中的早期肠内营养研究
OPTION-DM	阿米替林补充普瑞巴林、普瑞巴林补充阿米替林、度洛西汀补充普瑞巴林治疗糖尿病周围神经性疼痛的比较研究
PACIFIC-STROKE	新型口服Ⅺa因子抑制剂asundexian对于非心源性卒中的二级预防疗效研究
PASADENA	评估普拉西珠单抗在早期帕金森病患者中的疗效研究

研究英文缩写	研究中文全称
PASSIoN	荷兰围产期缺血性卒中相关研究
PEACH	急性脑出血癫痫预防研究
PRESERVE	脑小血管病强化血压对比标准血压控制的临床研究
ProCID	评估3种不同剂量的免疫球蛋白在慢性炎症性脱髓鞘性多发性神经病变患者中的安全性和有效性研究
RACECAT	疑似大血管闭塞急性卒中患者直接转运至血管内治疗中心与转运至最近卒中中心比较研究
REACT	退休后运动研究
ReCCLAIM	急性前循环缺血性卒中血管内血运重建后轻度诱导低体温研究
REFUND–MS	利妥昔单抗对比富马酸二甲酯治疗新发多发性硬化研究
RESCUE BT	替罗非班联合血管再通治疗急性缺血性卒中研究
RESCUE–Japan LIMIT	日本超急性大梗死核心脑梗死血管内治疗随机对照试验
RICA	远端缺血预适应避免症状性颅内血管狭窄复发研究
RICAMIS	急性中度缺血性卒中远端缺血预适应研究
RIGHT–2	硝酸甘油对高血压性卒中的快速干预研究
RINOMAX	评估利妥昔单抗在重症肌无力患者中的安全性和有效性研究
RMAP	拉什大学记忆和老龄项目
ROS	宗教秩序研究
RUN DMC	拉德堡德大学弥散张量与磁共振研究
SAIVMs	苏格兰脑血管畸形调查研究
SAMMPRIS	支架治疗对比积极药物治疗预防颅内动脉狭窄卒中复发研究
SELECT	优化急性缺血性卒中血管内治疗患者选择研究
SELECT–LATE	距最后正常超过24 h的卒中患者血管内治疗 *vs*. 药物治疗的有效性和安全性研究

研究英文缩写	研究中文全称
SETPOINT	卒中后早期气管切开对比延迟气管切开的神经重症监护研究
SITS–MOST	急性缺血性卒中阿替普酶溶栓安全应用监测研究
SKIP	机械取栓联合静脉溶栓对急性缺血性卒中患者功能预后的影响研究
SPACE–2	保护性支架血管成形术对比内膜切除术治疗症状性颈动脉狭窄研究：两项双臂试验
SPARK	评估辛帕奈单抗治疗帕金森病的有效性、安全性、药代动力学和药效学研究
SPRINT–MIND	血压降低后记忆和认知研究
SPS	皮层下小卒中二级预防研究
SUNFISH	利司扑兰治疗2型和3型脊髓性肌萎缩症的有效性、安全性、耐受性、药代动力学和药效学研究
SWIFT–DIRECT	急性缺血性卒中桥接溶栓与直接机械取栓对比研究
TELSTAR	心肺复苏后脑电图显示的癫痫持续状态治疗研究
TENSION	卒中扩大梗死范围和扩大时间窗取栓治疗的有效性和安全性研究
TESLA	前循环大面积梗死的急诊取栓治疗研究
TIAregistry.org	短暂性脑缺血发作注册研究
TICH	氨甲环酸治疗超急性原发性脑出血研究
TIMING	急性缺血性卒中合并心房颤动的口服抗凝剂治疗时间研究
ULTIMATE	评估乌布利妥昔单抗在复发性多发性硬化患者中应用的有效性和安全性研究
WHI–DMT	妇女健康倡议饮食调整试验
WRAP	Wisconsin阿尔茨海默病登记研究